科学出版社"十四五"普通高等教育本科规划教材·中药学系列教材

福建省"十四五"普通高等教育本科规划教材建设项目

中药化学

Chemistry of Chinese Medicines

李　华　夏永刚　主编

科学出版社

北　京

内 容 简 介

根据培养目标的要求及教学大纲的规定,本教材内容以中药为对象,系统介绍各类型中药化学成分的结构与分类、理化性质、检识、提取分离、结构鉴定,以及具体实例等。同时,结合中药化学在科研和生产中的应用情况,对中药化学相关研究的新思路、新方法、新进展进行介绍,以积极、慎重的态度引入本学科的前沿知识和内容,适当增加知识扩展和案例思考,在良好掌握中药化学课程内容的基础上,培养学生对知识的灵活运用及综合分析能力。

本教材供中药学、药学、中医学等相关专业用。

图书在版编目(CIP)数据

中药化学 / 李华,夏永刚主编. —北京:科学出版社,2022.7
科学出版社"十四五"普通高等教育本科规划教材.
中药学系列教材
ISBN 978-7-03-072244-7

Ⅰ.①中… Ⅱ.①李… ②夏… Ⅲ.①中药化学—高等学校—教材 Ⅳ.①R284

中国版本图书馆 CIP 数据核字(2022)第 079004 号

责任编辑:周 倩 / 责任校对:谭宏宇
责任印制:黄晓鸣 / 封面设计:殷 靓

科学出版社 出版
北京东黄城根北街 16 号
邮政编码:100717
http://www.sciencep.com
南京展望文化发展有限公司排版
广东虎彩云印刷有限公司印刷
科学出版社发行 各地新华书店经销
*
2022 年 7 月第 一 版 开本:889×1194 1/16
2024 年 8 月第二次印刷 印张:22 1/2
字数:634 000
定价:85.00 元
(如有印装质量问题,我社负责调换)

科学出版社"十四五"普通高等教育中医药系列规划教材
中药学系列教材
顾问委员会

（以姓氏笔画为序）

王　伟　　　教授
王　琦　　　中国工程院院士
王广基　　　中国工程院院士
孔令义　　　教授
仝小林　　　中国科学院院士
刘　良　　　中国工程院院士
肖　伟　　　中国工程院院士
陈凯先　　　中国科学院院士
谭仁祥　　　教授
禤国维　　　教授

科学出版社"十四五"普通高等教育本科规划教材
中药学系列教材
专家指导委员会

| 主任委员 |

刘中秋

| 副主任委员 |

李　华　　周玖瑶　　桂双英

| 委　员 |

（以姓氏笔画为序）

于华芸	山东中医药大学	马　伟	黑龙江中医药大学
马　燕	广州中医药大学	马云淑	云南中医药大学
王　瑞	山西中医药大学	王　蕾	首都医科大学
王加锋	山东中医药大学	王艳宏	黑龙江中医药大学
王晓琴	内蒙古医科大学	王淑美	广东药科大学
田雪飞	湖南中医药大学	白吉庆	陕西中医药大学
曲中原	哈尔滨商业大学	全世建	广州中医药大学
刘　强	南方医科大学	刘中秋	广州中医药大学
刘军民	广州中医药大学	刘明平	广州中医药大学
许　亮	辽宁中医药大学	许　霞	安徽中医药大学
许汉林	湖北中医药大学	孙庆文	贵州中医药大学
严寒静	广东药科大学	李　华	福建中医药大学
李　玮	贵州中医药大学	李　明	广东药科大学
李　敏	陕西中医药大学	杨　华	中国药科大学
杨　莉	上海中医药大学	杨扶德	甘肃中医药大学
杨武德	贵州中医药大学	吴庆光	广州中医药大学
吴德玲	安徽中医药大学	何　新	广东药科大学

何蓉蓉	暨南大学	汪 宁	安徽中医药大学
张 玲	安徽中医药大学	张 荣	广州中医药大学
张金莲	江西中医药大学	张学兰	山东中医药大学
张智华	湖北中医药大学	陈丽霞	沈阳药科大学
邵 晶	甘肃中医药大学	季旭明	浙江中医药大学
周 华	澳门科技大学	周小江	湖南中医药大学
周玖瑶	广州中医药大学	孟 江	广东药科大学
赵 敏	河南中医药大学	赵钟祥	广州中医药大学
禹志领	香港浸会大学	俞 捷	云南中医药大学
姜 海	黑龙江中医药大学	都广礼	上海中医药大学
桂双英	安徽中医药大学	贾晓斌	中国药科大学
贾景明	沈阳药科大学	夏 荃	广州中医药大学
夏永刚	黑龙江中医药大学	晁 志	南方医科大学
钱海兵	贵州中医药大学	徐文芬	贵州中医药大学
唐中华	东北林业大学	姬生国	广东药科大学
黄海波	广州中医药大学	寇俊萍	中国药科大学
董志颖	上海中医药大学	蒋桂华	成都中医药大学
韩 彬	广东药科大学	童巧珍	湖南中医药大学
曾元儿	广州中医药大学	熊 阳	浙江中医药大学

《中药化学》
编委会

主 编

李 华　夏永刚

副主编

杨武德　陈丽霞　赵钟祥　吴德玲

编 委

（以姓氏笔画为序）

马红梅（新疆医科大学）　　　　马俊凯（湖北医药学院）

叶晓川（湖北中医药大学）　　　田 平（上海中医药大学）

朱立俏（山东中医药大学）　　　朱玲娟（沈阳药科大学）

关 枫（黑龙江中医药大学）　　关树光（长春中医药大学）

许凤清（安徽中医药大学）　　　孙成鹏（大连医科大学）

孙德娟（沈阳药科大学）　　　　李 华（福建中医药大学）

李国玉（哈尔滨商业大学）　　　杨武德（贵州中医药大学）

吴 鹏（广州中医药大学）　　　吴德玲（安徽中医药大学）

辛 萍（哈尔滨医科大学）　　　陈 杰（江西中医药大学）

陈 辉（河南中医药大学）　　　陈丽霞（沈阳药科大学）

欧阳文（湖南中医药大学）　　　罗国勇（贵州中医药大学）

周宜荣（华中科技大学）　　　　郑俊霞（广东工业大学）

赵钟祥（广州中医药大学）　　　姜 祎（陕西中医药大学）

姜苗苗（天津中医药大学）　　　夏永刚（黑龙江中医药大学）

夏桂阳（北京中医药大学）　　　韩 超（中国药科大学）

訾佳辰（中国医学科学院药物研究所）

学术秘书

夏桂阳（兼）

序

教材建设是教学改革的重要组成部分，是提高高等院校教学质量的重要保证。中医药事业的不断发展，对中医药人才的培养质量、知识结构、专业能力、综合素质提出了新的更高的要求，改进和完善中医药类本科教材成为中医药事业发展的重要基础性工程。为进一步贯彻落实《教育部关于加快建设高水平本科教育全面提高人才培养能力的意见》（教高〔2018〕2号）、《教育部关于一流本科课程建设的实施意见》（教高〔2019〕8号）、《中共中央 国务院关于促进中医药传承创新发展的意见》（2019年）等文件精神，更好地服务于普通高等院校全面深化教育改革、加强一流本科专业和一流本科课程的高水平教材建设，由广州中医药大学和科学出版社上海分社共同策划、组织、启动了"科学出版社'十四五'普通高等教育本科规划教材·中药学系列教材"，并成立了"科学出版社'十四五'普通高等教育本科规划教材·中药学系列教材"专家指导委员会。

本系列教材第一期囊括《中药药理学》《中药炮制学》《中药分析学》《中药学》《方剂学》《中药化学》《中药药剂学》《中药鉴定学》《药用植物学》《中药资源学》十门中药学专业核心课程，采用了"以中医药院校为主导，跨校、跨区域合作，出版社协助"的模式，邀请了全国50多所院校中药学专业的330多名教学名师、优秀学科带头人及教学一线的老师共同参与。本系列教材坚持内容简单新颖、文字精练、图文并茂、经典实用的编写指导思想，对课程经典内容和学科最新进展进行合理的取舍，对文字叙述反复斟酌和提炼，根据实际需要安排图表，力争既能包含经典理论与知识，又能全面、准确、合理地反映本学科最新进展，使学生能较为系统地掌握中药学的理论知识。

本系列教材分纸质与数字内容两部分，具有以下创新：① 纸质内容中融入案例以引导教学，大部分教材还融入思维导图以帮助学生梳理知识架构。② 数字内容为每章配套授课课件，供老师教学使用；大部分还配有视频，以便学生随时、反复学习；建设数字题库，方便课后学习与教学考核；增加知识拓展以帮助学生开拓思维和视野。

本系列教材在组织过程中得到了由王琦院士、王广基院士、仝小林院士、刘良院士、肖伟院士、陈凯先院士、王伟教授、孔令义教授、谭仁祥教授及国医大师禤国维教授组成的顾问委员会的倾力指导；在教材的主编遴选、编委会的成立及审定稿等过程中，得到了全国各高等中医药院校的大力支持。在此致以衷心的感谢！

尽管所有编写人员竭心尽智，精益求精，但本系列教材仍有提升空间。敬请各位专家、老师、同学在使用本系列教材的过程中多提宝贵意见，以便我们在再版时进一步提高教材的质量，为广大师生提供更优质的教学资源。

刘中秋

2022年1月

前　言

中医药学是中国古代科学的瑰宝,也是打开中华文明宝库的钥匙,为中华民族繁衍生息作出了巨大贡献,对世界文明进步产生了积极影响。党的十八大以来,以习近平同志为核心的党中央始终重视中医药事业发展,为新时代中医药工作指明前进方向。新冠肺炎疫情发生后,中医药在救治患者过程中发挥了独特作用,引起社会高度关注。传承和弘扬传统中医药文化,培养优秀中医药人才,是贯彻落实《中共中央　国务院关于促进中医药传承创新发展的意见》和《关于加快中医药特色发展若干政策措施》的基础,与时俱进的高质量教材是培养新时代优秀中医药人才的前提和保障。

《中药化学》"科学出版社'十四五'普通高等教育本科规划教材.中药学系列教材"中的一册,以中药为对象,系统介绍各类型中药化学成分的结构与分类、理化性质、检识、提取分离、结构鉴定,以及具体实例等。本着与时俱进的精神,本教材增设了中药成分的生物合成(第十一章)、中药成分的结构修饰和改造(第十二章)、中药成分靶点鉴定及虚拟筛选(第十三章)、中药代谢和代谢组学(第十四章)。为积极发展"互联网+教育",探索智能教育新形态,根据各章知识要点,本教材数字资源配备各章的授课课件和题库,以方便老师授课及课后考查。

在编写和修订本教材的过程中,力求教学与实践相结合,各章节引入大量研究实例,图文并茂,深入浅出,具有较好的可读性。此外,以二维码的形式适当增加知识拓展,进一步丰富了教材的内容,同时在良好掌握中药化学课程内容的基础上,培养学生对知识的灵活运用及综合分析能力。本教材可作为中药学类专业和药学类专业的教学用书,也可作为广大中药和天然药物相关研究人员的参考用书。

对经过多年教学实践检验的高质量教材进行调整和修订,一方面体现了我们贯彻落实教育部《关于深化本科教育教学改革全面提高人才培养质量的意见》信心,另一方面体现了我们对培养和建设适应时代发展的创新中医药人才队伍的强烈责任感。对于此次内容的重大调整和修订,期待得到读者的肯定和推荐。在本教材的编写过程中,始终得到了科学出版社和各院校的热情鼓励和支持,提出了宝贵的意见和建议,在此一并表示衷心的感谢!

本教材在修订过程中,尽管编委们付出了大量心血和努力,不当之处在所难免,若有不妥,敬请广大师生和读者在使用过程中提出宝贵意见,以便进一步修订和提高。

《中药化学》编委会

2022 年 5 月

目 录

第一章 绪论

第一节 中药化学的研究对象和任务 ········ 001
第二节 中药化学研究的意义和作用 ········ 002
　一、中药化学在中医药现代化中的
　　作用 ································ 002
　二、中药化学在中药产业化中的作用 ····· 005
第三节 中药成分的生物合成途径 ········ 007
　一、中药化学成分简介 ··············· 007
　二、主要的生物合成途径 ············· 008
第四节 中药成分的提取分离方法 ········ 013
　一、中药成分的提取方法 ············· 013
　二、中药成分的分离方法 ············· 018
第五节 中药化学成分的结构鉴定方法 ····· 029

　一、中药化学成分的纯度检验 ············· 029
　二、中药化学成分类型的预判 ············· 030
　三、中药化学成分分子式的确定和不饱
　　和度的计算 ······················ 031
　四、中药化学成分结构的确定 ············· 032
第六节 中药有效成分研究现状与发展
　　趋势 ····························· 045
　一、国内中药有效成分的研究现状与
　　发展趋势 ························ 045
　二、国外植物药有效成分的研究现状与
　　发展趋势 ······················· 046

第二章 糖和苷类化合物

第一节 糖和苷类化合物概述 ············ 050
　一、糖类化合物 ····················· 050
　二、苷类化合物 ····················· 050
第二节 糖类化合物 ··················· 050
　一、糖的结构分类与立体化学 ········· 050
　二、糖的理化性质 ··················· 056
　三、糖的提取分离 ··················· 057
第三节 苷类化合物 ··················· 059
　一、苷类的结构与分类 ··············· 059
　二、苷类的理化性质 ················· 062
　三、苷类的提取分离 ················· 066
第四节 糖和苷的结构鉴定 ············· 068

　一、苷类结构鉴定的一般程序 ············· 068
　二、核磁共振谱在糖和苷类结构鉴定中
　　的应用 ·························· 068
第五节 糖的生物学活性 ··············· 072
　一、免疫调节作用 ··················· 072
　二、抗肿瘤作用 ····················· 072
　三、降血糖作用 ····················· 072
　四、抗氧化作用 ····················· 073
　五、其他作用 ······················· 073
第六节 中药多糖实例 ················· 073
　一、灵芝多糖 ······················· 073
　二、茯苓多糖 ······················· 074

第三章 苯丙素类化合物

第一节 概述 ························· 076
第二节 简单苯丙素 ··················· 077
　一、简单苯丙素的结构与分类 ········· 077
　二、简单苯丙素的理化性质 ··········· 079
　三、简单苯丙素的检识 ··············· 079
　四、简单苯丙素的结构鉴定 ··········· 079

第三节 香豆素 ······················ 079
　一、香豆素的结构与分类 ··············· 080
　二、香豆素的理化性质 ················· 083
　三、香豆素的检识 ····················· 085
　四、香豆素的提取与分离 ··············· 085
　五、香豆素的结构鉴定 ················· 086

第四节　木脂素 ·············· 088
　　一、概述 ·············· 088
　　二、木脂素类化合物的结构与分类 ········ 088
　　三、木脂素的理化性质 ·········· 093
　　四、木脂素的检识 ·········· 094
　　五、木脂素的提取分离 ·········· 094
第五节　苯丙素的生物活性 ·········· 094
　　一、抗病毒作用 ·········· 094
　　二、抗炎作用 ·········· 095

三、保肝作用 ·············· 095
四、抗肿瘤作用 ·············· 095
五、作用于心血管系统 ·········· 095
六、抗氧化作用 ·············· 095
七、抗菌作用 ·············· 095
八、其他作用 ·············· 096
第六节　苯丙素类化合物的中药实例 ········ 096
　　一、丹参 ·············· 096
　　二、独活 ·············· 096

第四章　　醌类化合物
第一节　概述 ·············· 099
第二节　醌类化合物的结构与分类 ········ 099
　　一、苯醌类 ·············· 099
　　二、萘醌类 ·············· 100
　　三、菲醌类 ·············· 100
　　四、蒽醌类 ·············· 101
第三节　醌类化合物的理化性质 ········ 104
　　一、物理性质 ·············· 104
　　二、化学性质 ·············· 104
第四节　醌类化合物的检识 ·········· 107
　　一、理化检识 ·············· 107
　　二、色谱检识 ·············· 107
第五节　醌类化合物的提取分离 ········ 107
　　一、醌类化合物的提取方法 ········ 107

二、醌类化合物的分离方法 ·········· 108
第六节　醌类化合物的结构鉴定 ········ 110
　　一、紫外光谱 ·············· 110
　　二、红外光谱 ·············· 111
　　三、核磁共振波谱 ·········· 112
第七节　醌类的生物活性 ·········· 115
　　一、抗肿瘤作用 ·············· 116
　　二、抗病毒作用 ·············· 117
　　三、抗菌作用 ·············· 118
　　四、治疗心血管疾病作用 ········ 118
　　五、其他作用 ·············· 118
第八节　含醌类化合物的中药实例 ········ 118
　　一、紫草 ·············· 118
　　二、丹参 ·············· 119

第五章　　黄酮类化合物
第一节　概述 ·············· 121
第二节　黄酮类化合物的结构与分类 ········ 121
　　一、黄酮类 ·············· 123
　　二、黄酮醇类 ·············· 124
　　三、二氢黄酮类 ·············· 124
　　四、二氢黄酮醇类 ·········· 124
　　五、异黄酮类 ·············· 125
　　六、二氢异黄酮类 ·········· 125
　　七、高异黄酮类 ·············· 125
　　八、𠮶酮类 ·············· 126
　　九、查耳酮类 ·············· 126
　　十、二氢查耳酮类 ·········· 127
　　十一、橙酮类 ·············· 127
　　十二、花色素类 ·············· 127
　　十三、黄烷类化合物 ·········· 128
　　十四、双黄酮类 ·············· 128
　　十五、其他黄酮类 ·········· 128
第三节　黄酮类化合物的理化性质 ········ 129

一、性状 ·············· 129
二、旋光性 ·············· 130
三、溶解性 ·············· 130
四、酸碱性 ·············· 131
五、显色反应 ·············· 131
第四节　黄酮类化合物的检识 ·········· 133
　　一、理化检识 ·············· 133
　　二、色谱检识 ·············· 134
第五节　黄酮类化合物的提取与分离 ········ 135
　　一、提取 ·············· 135
　　二、分离 ·············· 136
第六节　黄酮类化合物的结构鉴定 ········ 137
　　一、紫外及可见光谱 ·········· 137
　　二、红外 ·············· 139
　　三、质谱 ·············· 139
　　四、核磁共振氢谱特征 ·········· 142
　　五、核磁共振碳谱特征 ·········· 146
第七节　黄酮类化合物的生物活性 ········ 150

一、对心血管系统的作用 ·············· 150
二、抗肿瘤作用 ·························· 150
三、抗炎作用 ···························· 150
四、保肝作用 ···························· 150
五、抗氧化作用 ·························· 151
六、抗菌及抗病毒作用 ················ 151

七、降血糖作用 ·························· 151
八、植物雌激素样作用 ················ 151
九、其他作用 ···························· 151
第八节　含黄酮类化合物的中药实例 ········ 151
一、槐花、槐米 ·························· 151
二、黄芩 ································· 152

第六章　萜类和挥发油

第一节　萜类 ······························ 154
一、概述 ································· 154
二、单萜 ································· 156
三、倍半萜 ······························ 160
四、二萜 ································· 163
五、二倍半萜 ···························· 165
六、萜类化合物的理化性质 ·········· 166
七、萜类化合物的检识 ················ 168
八、萜类化合物波谱学特征 ·········· 169

九、萜类化合物的生物活性 ·········· 170
十、含萜类化合物的中药实例 ········ 171
第二节　挥发油 ···························· 173
一、概述 ································· 173
二、挥发油的组成 ······················ 173
三、挥发油的理化性质 ················ 174
四、挥发油的检识 ······················ 175
五、挥发油的生物活性 ················ 176
六、含挥发油的中药实例 ·············· 177

第七章　三萜类化合物

第一节　概述 ······························ 180
第二节　三萜类化合物的结构与分类 ········ 181
一、链状三萜 ···························· 181
二、单环三萜 ···························· 182
三、双环三萜 ···························· 182
四、三环三萜 ···························· 183
五、四环三萜 ···························· 184
六、五环三萜 ···························· 191
第三节　三萜类化合物的理化性质和溶血
　　　　作用 ······························ 196
一、物理性质 ···························· 196
二、颜色反应 ···························· 197
三、发泡性 ······························ 197
四、溶血性 ······························ 197
第四节　三萜类化合物的检识 ·············· 198
一、理化检识 ···························· 198
二、色谱检识 ···························· 198

第五节　三萜类化合物的提取与分离 ········ 198
一、游离三萜类化合物的提取与分离 ········ 198
二、三萜皂苷的提取与分离 ·········· 199
第六节　三萜类化合物的结构鉴定 ········ 199
一、紫外光谱 ···························· 199
二、氢核磁共振谱 ······················ 200
三、碳核磁共振谱 ······················ 200
四、其他核磁共振谱 ···················· 201
五、质谱 ································· 201
第七节　三萜类化合物的生物活性 ········ 201
一、心脑血管系统 ······················ 201
二、免疫调节作用 ······················ 202
三、抗肿瘤作用 ·························· 202
四、抗病毒作用 ·························· 202
五、降血糖作用 ·························· 202
六、昆虫拒食作用 ······················ 203
第八节　含三萜类化合物的中药实例 ········ 203

第八章　甾体类化合物

第一节　概述 ······························ 206
第二节　强心苷类 ·························· 206
一、强心苷的概述 ······················ 206
二、强心苷的结构与分类 ·············· 207
三、强心苷的理化性质 ················ 209
四、强心苷的检识 ······················ 214
五、强心苷的提取分离 ················ 214
六、强心苷的结构鉴定 ················ 215

第三节　甾体皂苷 ·························· 218
一、甾体皂苷的概述 ···················· 218
二、甾体皂苷的结构与分类 ·········· 218
三、甾体皂苷的理化性质 ·············· 219
四、甾体皂苷的检识 ···················· 220
五、甾体皂苷的提取分离 ·············· 220
六、甾体皂苷的结构鉴定 ·············· 221
第四节　其他甾体类成分 ·················· 223

一、C₂₁甾体化合物 ……………… 223
二、植物甾醇 ………………… 224
三、胆汁酸类化合物 …………… 225
四、昆虫变态激素 ……………… 228
五、醉茄内酯 …………………… 228
第五节　甾体类化合物的生物活性 ………… 229

一、强心苷的生物活性 ………… 229
二、甾体皂苷类化合物的生物活性 ……… 230
第六节　含甾体皂苷中药的提取分离实例 …… 231
一、穿山龙 ……………………… 231
二、知母 ………………………… 232

第九章　　生物碱

第一节　概述 …………………… 234
一、生物碱的研究历程和定义 ………… 234
二、生物碱的存在形式及生物活性 …… 234
三、生物碱的生物合成途径 ………… 234
第二节　生物碱类化合物的结构与分类 234
一、吡咯类生物碱 ……………… 235
二、吡啶类生物碱 ……………… 235
三、莨菪烷类生物碱 …………… 235
四、喹啉类生物碱 ……………… 236
五、异喹啉类生物碱 …………… 236
六、吲哚类生物碱 ……………… 238
七、萜类和甾体类生物碱 ……… 239
八、有机胺类生物碱 …………… 241
第三节　生物碱类化合物的理化性质 …… 242
一、性状 ………………………… 242
二、旋光性 ……………………… 242
三、溶解性 ……………………… 242
四、碱性 ………………………… 243
第四节　生物碱类化合物的检识 ………… 245
一、理化检识 …………………… 245
二、色谱检识 …………………… 247
第五节　提取与分离 …………… 248

一、提取与初步分离方法 ……… 248
二、精制与纯化方法 …………… 249
第六节　生物碱的结构鉴定 …… 252
一、生物碱的薄层色谱检识 …… 252
二、紫外光谱 …………………… 253
三、红外光谱 …………………… 253
四、核磁共振波谱 ……………… 254
五、质谱 ………………………… 256
第七节　生物碱的生物活性 …… 257
一、抗肿瘤作用 ………………… 257
二、抗细菌作用 ………………… 258
三、抗炎作用 …………………… 258
四、抗真菌作用 ………………… 258
五、抗心律失常作用 …………… 258
六、抗疟作用 …………………… 258
七、镇痛作用 …………………… 259
八、止咳平喘作用 ……………… 259
九、其他作用 …………………… 259
第八节　含生物碱类化合物的中药实例 …… 259
一、黄连 ………………………… 259
二、延胡索 ……………………… 260

第十章　　鞣质

第一节　概述 …………………… 263
第二节　鞣质的结构与分类 …… 263
一、可水解鞣质 ………………… 263
二、缩合鞣质 …………………… 265
三、复合鞣质 …………………… 266
第三节　鞣质的理化性质 ……… 267
一、物理性质 …………………… 267
二、化学性质 …………………… 267
第四节　鞣质类化合物的检识 … 267
一、化学检识 …………………… 267
二、色谱检识 …………………… 268
三、含量测定 …………………… 268
第五节　鞣质的提取与分离 …… 269

一、鞣质的提取 ………………… 269
二、鞣质的分离 ………………… 269
第六节　鞣质的结构鉴定 ……… 270
一、紫外光谱 …………………… 270
二、红外光谱 …………………… 270
三、质谱 ………………………… 270
四、核磁共振谱特征 …………… 270
第七节　鞣质的生物活性 ……… 272
一、抗氧化作用 ………………… 272
二、抗肿瘤作用 ………………… 272
三、抗病原微生物作用 ………… 273
四、降血压、降血脂和降血糖作用 …… 273
五、收敛、止血作用 …………… 273

六、抗炎作用 ·················· 273
七、增强对脏器功能的保护作用 ········· 273
八、免疫调节作用 ·············· 274

九、其他作用 ·················· 274
第八节　鞣质类化合物的中药实例 ········· 274

第十一章　中药成分的生物合成

第一节　概述 ·················· 276
一、中药成分生物合成研究的意义 ··· 276
二、中药成分生物合成研究的主要技术
手段 ·················· 276
第二节　常见的中药成分生物合成反应 ····· 280
一、糖苷化 ·················· 280
二、羟基化反应 ·············· 281

三、环合反应 ·················· 283
四、双键转移 ·················· 284
五、甲基化反应 ·············· 284
第三节　中药有效成分生物合成研究的
实例 ·················· 285
一、青蒿素的生物合成研究 ····· 285
二、檀香精油生物合成研究 ····· 288

第十二章　中药成分的结构修饰和改造

第一节　中药化学成分结构修饰和改造的
目的和意义 ·············· 291
第二节　中药有效成分结构修饰和改造的
方法 ·················· 291
一、氧化反应 ·················· 291
二、还原反应 ·················· 292
三、碳链连接反应 ·············· 293
四、重排反应 ·················· 294

第三节　中药有效成分结构修饰和改造的
策略 ·················· 295
一、生物电子等排策略 ········· 295
二、简化分子结构策略 ········· 296
第四节　中药有效成分结构修饰和改造以及
全合成实例 ·············· 297
一、青蒿素及其衍生物 ········· 297
二、紫杉醇全合成和半合成 ····· 299

第十三章　中药成分靶点鉴定及虚拟筛选

第一节　中药化学生物学的内涵、研究内容、
目的和意义 ·············· 301
一、中药化学生物学的研究内容 ··· 301
二、中药化学生物学的内涵、目的和
意义 ·················· 302
第二节　中药活性成分靶点鉴定的方法 ····· 303
一、化学蛋白质组学 ·········· 303
二、生物物理学方法 ·········· 309
第三节　中药成分的虚拟筛选 ········· 311

一、分子对接的基本原理 ········· 312
二、PDB 数据库介绍 ·········· 313
三、分子对接常用软件 ········· 314
四、中药成分的虚拟筛选的应用 ··· 316
第四节　中药有效成分靶点鉴定及虚拟筛选
的实例 ·················· 317
一、苏木中抗炎活性成分苏木酮 A 的作用
靶点研究 ·············· 317
二、青蒿素抗疟疾作用靶点的研究 ······· 318

第十四章　中药代谢和代谢组学

第一节　中药代谢和代谢组学研究内容、
目的和意义 ·············· 321
一、中药代谢研究 ·············· 321
二、中药代谢组学研究 ········· 323
第二节　中药代谢和代谢组学研究方法 ····· 324
一、中药代谢研究方法 ········· 324
二、中药代谢组学研究方法 ····· 328
第三节　中药化学成分代谢反应类型 ······· 337

一、中药化学成分肝代谢常见反应
类型 ·················· 337
二、中药化学成分肠道代谢主要反应
类型 ·················· 341
第四节　中药代谢和代谢组学研究实例 ······ 341
一、中药代谢研究实例 ········· 341
二、中药代谢组学研究实例 ····· 344

主要参考文献

第一章　绪　　论

中医药,是包括汉族和少数民族医药在内的我国各民族医药的统称,反映了中华民族对生命、健康和疾病的认识。当前国家实行中西医并重的方针,充分发挥中医药在我国医药卫生事业中的作用。发展中医药事业应当遵循中医药发展规律,坚持继承和创新相结合,充分运用现代科学技术,促进中医药理论和实践的发展。

第一节　中药化学的研究对象和任务

中药化学(Chemistry of Chinese Medicines)是一门结合中医中药的基本理论,运用现代化学及其他科学的理论和方法来研究中药化学成分的学科。中药化学的研究对象是中药的化学成分,尤其是有效成分(具有一定的生物活性、能起治疗作用,可以用分子式或结构式表达的具有一定物理常数的单体化合物),具体地说,主要包括化学成分的结构、物理化学性质、提取分离方法、检识与分析方法、结构鉴定、生物合成途径和必要的化学结构修饰或改造,以及有效成分的结构与中药药效之间的关系等。

中药是指在中医理论指导下,用于预防、治疗、诊断疾病并具有康复与保健作用的物质。我国劳动人民在与疾病作斗争的长期实践中,在辨认、采集、种植、炮制和使用中药方面积累了极为宝贵的经验。中药除少数品种如青黛、冰片、阿胶等为人工制品外,大都是来自植物、动物、矿物的天然产品,并以植物来源为主且种类繁多,故有"诸药以草为本"的说法。中医用药遵循"辨证论治",并在临床实践中总结、归纳。从中药的采集、炮制、配伍到制剂等各个环节都注意到形色气味、升降浮沉和归经等方面。研究中药的化学成分不同于一般含义的植物化学(Phytochemistry),也不同于现代药学中的天然药物化学(Natural Medicinal Chemistry)研究,尽管在研究内容和方法上可以相互借鉴。中药化学成分或有效成分的研究,应在中医药理论的指导下,尊重中医临床用药实践经验,结合现代科学理论和成果,应用当代最新技术和方法进行研究。

植物在体内物质代谢过程中发生着不同的生物合成反应,并产生结构千差万别的代谢产物。有些代谢过程对维持植物体生命活动来说是必不可少的,如植物细胞的光合作用、柠檬酸代谢等,习称一次代谢,其相应一次代谢产物广泛分布于生物体内,如糖类、氨基酸、脂肪酸、核酸等。在特定条件下,一些重要的一次代谢产物,如乙酰辅酶 A、丙二酸单酰辅酶 A、莽草酸及一些氨基酸等,作为原料或前体,又进一步经历不同的代谢过程,生成如生物碱、黄酮、萜类等化合物。这些过程并非所有植物中都能发生,对维持植物生命活动来说又不起重要作用,故称之为二次代谢或次生代谢。生物碱、萜类等化合物则称之为二次或次生代谢产物。因此,前述的有效成分一般就是指植物中的次生代谢产物。一种植物由于含有多种次生代谢途径,因而一种中药中往往存在母核相同、取代基不同的同一类型成分;同时也有不同类型的成分,例如,中药人参中已经分离鉴定出超过 100 种三萜皂苷类成分,其苷元主要属于四环三萜的达玛烷型和五环三萜的齐墩果酸型,其中又以达玛烷型更多见,同时人参中又含有黄酮类、多糖及挥发油等成分。

中药中成分的复杂性及多种中药的配伍应用,构成了中药功效的多样性。换言之,一味中药有如此多方面的作用,可从中药化学的研究成果找到一部分解释。以大黄为例,已知大黄泻下活性成分是番泻苷类,游离蒽醌苷元则对多种细菌有抑菌活性,而大黄中的芪类成分则可能是抗高血脂的有效成分,苯丁酮苷类则有较弱的镇痛抗炎作用,最近还发现大黄鞣质有明显的降低血清尿素氮的作用。应当指出,目前真正被阐明了有效成分的中药品种并不多,特别是从中医临床疗效及中药传统功效的角度来说,这样的品种就更加有限。多数只是一般化学成分,少数为通过不同程度的药效试验或生物活性试验证明对机体具有一定生理作用的成分。

有效成分和无效成分的划分也是相对的。一方面,随着科学的发展和人们对客观世界认识的提高,一些过去被认为是无效成分的化合物,如某些多糖、多肽、蛋白质和油脂类等成分,现已发现它们具有新的生物活性或药效。反之,某些有效成分也随着中药化学研究的深入而应加以修正或完善。如麝香抗炎活性成分,近年来实验证实是其所含的多肽而不是过去认为的麝香酮(muscone)。

此外,每种中药的有效成分很少仅为一种成分,常常是同一结构类型的多种成分,甚至是不同结构类型的多种成分。在中药化学中,常将含有一种主要有效成分或一组结构相近的有效成分的提取分离物称为有效部位,如人参总皂苷、苦参总生物碱、银杏叶总黄酮等。有效部位不仅仍然具有传统中药多成分、多靶点、多途径协同发挥药效的特点,而且经过"去粗取精",还具有药效增强、服用剂量降低、化学成分相对清楚、质量稳定可控的优点,因而也是当前我国创新药物研究的重要方向和途径。在中药、天然药物的注册管理中,未在国内上市销售的从植物、动物、矿物等中提取的有效部位及其制剂归为 5 类新药,而提取的有效成分及其制剂为 1 类新药。如已经上市的 5 类新药地奥心血康,其活性成分为从薯蓣科植物黄山药中提取分离的总甾体皂苷。

一些中药中的化学成分本身不具有生物活性,也不能起防病治病的作用,但是,它们受采收、加工、炮制或制剂过程中一些条件的影响而产生的次生产物,或它们口服后经人体胃肠道内的消化液或细菌等作用后产生的代谢产物,以及它们以原型的形式被吸收进入血液或被直接注射进入血液后产生的代谢产物却具有防病治病作用,这些化学成分无疑也应被视为有效成分。例如,中药秦皮具有清热利湿的作用,在临床上具有较好治疗痢疾的效果,其含有的主要成分秦皮素(fraxetin)并无抗菌活性,但在体内秦皮素代谢为 3,4 -二羟基苯丙酸,代谢产物 3,4 -二羟基苯丙酸的抗菌作用优于氯霉素(chloramphenicol)(图 1 - 1)。

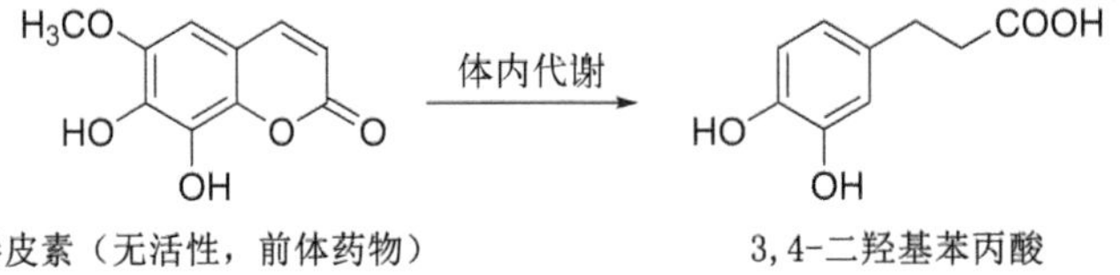

秦皮素(无活性,前体药物)　　　　3,4-二羟基苯丙酸

图 1 - 1　秦皮素体内生物转化

中药的化学成分,特别是有效成分的复杂性虽然增加了中药化学的研究难度,但也使中药化学的研究变得更加富有挑战性和趣味性。

第二节　中药化学研究的意义和作用

中药化学是中药类专业的一门专业课或专业基础课,在中药类专业整个课程体系中处于极其重要的地位。中药化学的知识可为中药鉴定学、中药炮制学、中药药剂学等课程的学习及将来从事中药研究、生产、检验工作,奠定化学成分方面的基础。同样,中药化学的研究,在中医药现代化和中药产业化中也处于极为特殊的重要地位和具有极其关键的作用。

一、中药化学在中医药现代化中的作用

(一)阐明中药的药效物质基础,探索中药防治疾病的原理

中药及复方药效物质基础研究是中医药现代化研究的重要组成部分,是探明中药整体功效及其作用本质奥秘的关键,是中药安全性和质量控制的基础与核心。通过中药有效成分的研究,不仅可以阐明中药产生功效的本体究竟为何物的核心问题,也为探索中药防治疾病的原理

提供了前提和物质基础。

迄今为止,许多中药,特别是一些常用中药的化学成分或有效成分已被较为深入地研究,其防治疾病的物质基础逐渐被阐明。如麻黄具有发汗散寒、宣肺平喘、利水消肿等功效,现代研究证明,麻黄中的挥发油成分 α-松油醇(α-terpineol)能降低小鼠体温,是其发汗散寒的有效成分;其平喘的有效成分是麻黄碱(ephedrine,图1-2)和去甲麻黄碱(norephedrine),前者具有肾上腺素样作用,能收缩血管、兴奋中枢,后者亦有松弛支气管平滑肌的作用;而利水的有效成分则是伪麻黄碱(pseudoephedrine,图1-2),它具有升压、利尿的作用。

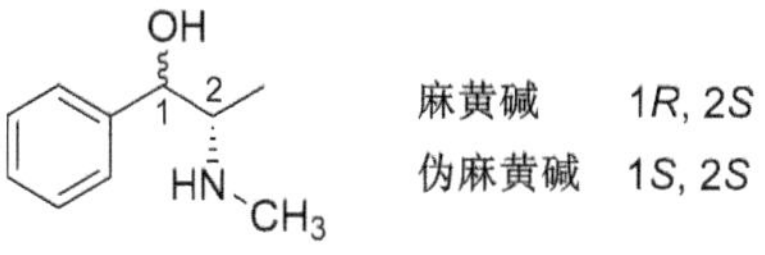

麻黄碱	1R, 2S
伪麻黄碱	1S, 2S

图1-2　麻黄碱、伪麻黄碱的化学结构

(二) 促进中药药性理论研究的深入

中药药性理论是中药的灵魂,是现代中药理论体系的核心。中药药性理论包括四气五味(性味)、归经、升降浮沉、有毒无毒等。通过对中药药性的物质基础进行系统深入研究,以现代科学技术语言表征中药药性理论的科学内涵,建立符合现代科学认知规律的中药药性表征体系及其规范标准,不仅可为临床用药提供理论指导,也为现代中药开发研究开辟广阔的前景,并成为保持中医药特色与优势、提高中医临床疗效的重要支撑和保障。

近年来,一些学者对中药的化学成分与中药性味之间的相关性进行研究,也总结出一些初步规律。辛温药大多含有挥发油成分;苦寒药以生物碱和苷类成分为主;甘平药的化学成分除含糖类较多外,蛋白质、氨基酸、维生素类成分比辛温、苦寒药多;酸味药物常含鞣质、有机酸;咸味药物多为动物类或其化石;咸寒之品多含碘及无机盐,而咸温或平的药物多含蛋白质、脂肪。附子、细辛、吴茱萸、高良姜和丁香等祛寒药所含的去甲乌药碱(higenamine),是祛寒药物质基础。去甲乌药碱与儿茶酚胺(catecholamine)有相似的结构,而儿茶酚胺实为肾上腺素类物质,故推测儿茶酚胺类的药物如麻黄中的麻黄碱,陈皮、枳壳中的新福林(phenylephedrine)等化合物可能为中药热性作用的物质基础。

在中药归经的研究中,可以探讨同一归经中药的相同化学成分或相同结构类型的化学成分,以此阐明归经的物质基础。归肺经中药中萜类化合物出现频数最高,其中又以单、倍半萜类最为多见;而挥发油、黄酮、三萜、皂苷及生物碱类在肝经出现的频率同样有趋向性。也有学者通过研究中药化学成分的药理作用或通过考察中药中的某种有效成分在体内药物代谢动力学的特点,来探讨中药物质基础与归经的关系。如麻黄碱对支气管平滑肌有解痉和升压作用,伪麻黄碱有明显的利尿、抗炎作用,从肺主气、与膀胱相表里等中医理论来看,麻黄的主要成分的药理作用说明其入肺、膀胱经是有依据的。再如川芎嗪(tetramethylpyrazine)是川芎的有效成分,川芎嗪在动物体内主要分布在肝脏和胆囊中,与川芎归肝、胆经相一致。

药物的偏性或作用强弱及毒副作用的大小,均与其所含成分有关。药物是否有毒副作用,取决于其所含成分是否有毒。如芦根、蜂蜜、茯苓等不含有毒成分,对人体无毒副作用,而马钱子、巴豆、斑蝥等均含有毒成分,对人体有一定的刺激和毒害作用。古人所泛指的"偏性""作用强弱"及有毒无毒的概念,与药物有效成分的量有关,即少量就能产生明显毒性药效者,称之为"大毒"或"有毒";较大量才能显效者,称之为"小毒"或"无毒"。

(三) 阐明中药复方配伍的原理

中医临床用药形式以复方为主,复方的核心是药物间的配伍。阐明复方配伍规律的实质,即复方的药效物质基础及作用机理,将使中药配伍的科学内涵得以客观表述,从而加快中医药现代化进程。从药效学方面看,中药的配伍不是同类药物的累积相加,也不是不同药物的随机并列,而是根据病症的不同和治则的变化,按照中药配伍理论优化组合而成。中药通过配伍,可以提高与加强疗效,降低毒性和副作用,适应复杂多变的病情。从中药的有效成分方面看,按照中药配伍理论而成的方剂,不是单味药有效成分的简单加和,而可能存在着一种中药有效成分与其他中药有效成分在药理作用方面的相互作用,也可能存在着一种中药有效成分与其他中药有效成分之间产生物理或化学的相互作用,有的还可产生新的化合物。因此,方剂中的有效成分无论在质的方面,还是在量的方面都与单味药有所不同。

中药方剂各组成药味的有效成分之间通过配伍最有可能出现的物理变化是溶解度的改变,从而对药效产生相应影响。如很多含柴胡的方剂常配伍人参,经研究证明,柴胡的主要有效成分是柴胡皂苷 A(saikosaponin A)、柴胡皂苷 D(saikosaponin D)等,它们的水溶性较差,用水煎煮时溶出率较低。但与人参配伍后,因人参中有效成分人参皂苷类有助溶作用,可使柴胡皂苷的溶出率有较大的提高,从而提高了临床疗效。芫花与甘草配伍是中药"十八反"的代表性组合之一,研究结果表明,芫花不论醋炙与否,与甘草合煎时,随甘草比例升高,芫花中二萜类等毒性成分溶出明显提高,尤其芫花酯甲(yuanhuacin A)、芫花酯乙(yuanhuacin B)的溶出影响最为显著。

中药方剂各组成药味的有效成分之间通过配伍产生化学变化的情况也比较多。含生物碱的中药与含大分子酸性成分的中药配伍时,往往会因它们之间产生难溶性物质而使生物碱在煎煮液中的含量降低。如黄连与吴茱萸配伍,煎煮液中来源于黄连的小檗碱(berberine)含量较单味黄连煎液降低37%,初步研究发现是小檗碱和吴茱萸中的黄酮类化合物生成沉淀而致。四逆汤由附子、干姜、甘草组成,其煎液的毒性比单味附子的煎液毒性要小得多,半数致死量约为后者的 5 倍,表明干姜、甘草与附子配伍,可减低附子的毒性。进一步研究发现,乌头和甘草合煎与乌头单煎相比,毒性成分乌头碱(aconitine)的溶出率降低了22%。对配伍后六味地黄汤的化学成分进行研究,结果发现,复方中的化学成分不等于单味药化学成分之和,薄层扫描中发现全方通过配伍有新峰出现,提示配伍后可能产生了新的化合物。

(四)阐明中药炮制的原理

中药炮制是中医药学的一门独特制药技术,也是中医用药的经验总结。很多中药在用于临床前,都要经过炮制,以达到提高疗效、降低毒副作用、改变药物功效、便于贮藏和服用等目的。研究中药炮制前后化学成分或有效成分的变化,将有助于阐明中药炮制的原理、改进传统的炮制方法、制定炮制品的质量标准、丰富中药炮制的内容等,这也是发掘和提高祖国医药学遗产的一个重要方面。

如延胡索的有效成分为生物碱类化合物,用水煎煮溶出量甚少,醋炒后,延胡索中的生物碱与醋酸结合成易溶于水的醋酸盐,使水煎液中溶出的总生物碱含量增加,从而增强了延胡索的镇痛作用。又如斑蝥中含斑蝥素(cantharidin),有剧毒,能引起皮肤黏膜红肿疼痛、发泡等。研究表明,米炒斑蝥在110℃时斑蝥素可部分升华除去,含量降低从而毒性降低。另外,用米炒的目的还在于使斑蝥受热均匀,并借米的颜色变化来控制炮制的程度。

黄芩有浸、烫、煮、蒸等炮制方法。过去南方认为"黄芩有小毒,必须用冷水浸泡至色变绿去毒后,再切成饮片,叫淡黄芩"。而北方则认为"黄芩遇冷水变绿影响质量,必须用热水煮后切成饮片,以色黄为佳"。经中药化学的研究,黄芩在冷水浸泡过程中,其有效成分黄芩苷(baicalin)可被药材中的酶水解成黄芩素(baicalein),后者不稳定易氧化成醌类化合物而显绿色(图1-3)。药理学研究也证明,生黄芩、淡黄芩的抑菌活性比烫、煮、蒸的黄芩低。可见用冷水浸泡的方法炮制,使有效成分损失导致抑菌活性降低,而用烫、煮、蒸等方法炮制时,由于高温破坏了酶的活性,使黄芩苷免遭水解,故抑菌活性较强,且药材软化易切片。因此,黄芩应以北方的蒸或用沸水略煮的方法进行炮制。

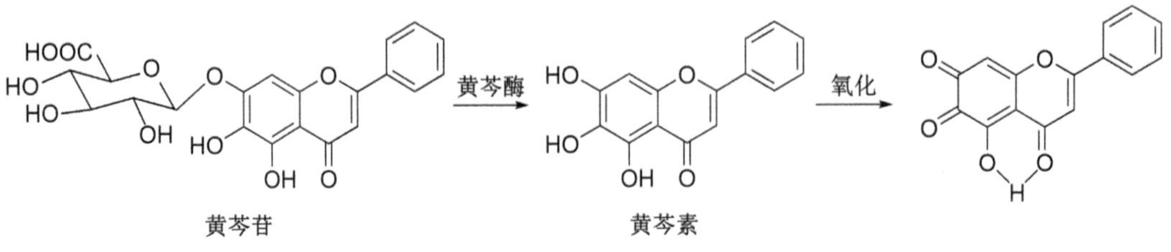

图1-3 黄芩冷水浸泡炮制变绿原理

二、中药化学在中药产业化中的作用

中药产业是我国医药产业的重要组成部分,为我国和世界人民提供了安全有效的药品,发挥着保障人民健康、提高民族素质的重要作用。随着全球经济一体化和中国经济对外开放的日益深入,我国医药市场受到了严重的冲击。中药产业作为我国医药行业最大的自主知识产权产业,成为我国医药行业新的增长点和支柱。同时,以人为本的可持续发展观,重视生活质量的消费观,崇尚自然的医疗保健观等日益深入人心,中药的国际化已经成为必然趋势。积极开展中药现代化的研究,提高中药产业化水平,是加快中药走向国际所必需的前提。中药化学研究,对于推动中药产业化的发展具有非常重要的作用。

(一)建立和完善中药的质量评价标准

中药材作为一种天然药物,其有效成分的生物合成、积累及保持易受品种、产地、栽培条件、采收季节、贮存条件、加工方法等各种自然及人工条件的影响而产生变化,使得以此为原料的中药制剂中有效成分的含量也难以保证,最终导致临床疗效不稳定。

为了更好地控制中药的质量,应严格按照中药材栽培质量管理规范(GAP)的要求进行中药材栽培、生产,并严格按照药品生产质量管理规范(GMP)的要求进行中药制剂生产。同时,应用中药化学的检识反应、鉴别方法、各种色谱法(如薄层色谱法、高效液相色谱法、气相色谱法及高效毛细管电泳法等)以及各种波谱法(如红外吸收波谱法、核磁共振波谱法及质谱法等)对中药材及其制剂进行定性鉴别和含量测定,并尽可能对其生产的全过程进行监控。

在中药材的质量控制中,如果能确定其有效成分,则应以其有效成分为指标,建立定性鉴别和含量测定的方法,以此来控制中药材的生产质量。如果其有效成分还不清楚时,可以采用该中药材的主要化学成分或标志性化学成分为指标进行质量控制。在中药复方制剂的质量控制中,应尽量选用方剂中的君药、主要臣药,以及贵重药、毒剧药中的有效成分作为质量控制的指标。如果中药制剂中的有效成分含量过低,也可选用有效部位来进行检测,如总生物碱、总黄酮、总皂苷等。如果有效部位也不易测定,还可采用对照药材制备成对照溶液进行检测。

中药质量评价中指标性成分的确定是中药质量标准研究的关键,目前现行质量标准存在着质控指标单一、与药效关联性不强的问题和缺陷。近年来有学者提出采用中药质量标志物进行中药质量评价。中药质量标志物是存在于中药材和中药产品(饮片、中药煎剂、中药提取物、中成药制剂等)中固有的或加工制备过程中形成的、与中药功能属性密切相关的化学物质。中药质量标志物的提出,强化了中药有效性-物质基础-质量控制标志性成分的关联度,使以物质-功能为核心的质量标准贯穿中药生产全过程。例如,通过对延胡索化学成分来源途径和成分特异性分析,药效、药性及药动学研究及其物质基础的相关性分析,确定延胡索乙素(tetrahydropalmatine)、延胡索甲素(corydaline)、黄连碱(coptisine)、巴马汀(palmatine)、去氢延胡索甲素(dehydrocorydaline)、D-四氢药根碱(tetrahydrojatrorrhizine)及原阿片碱(protopine)7个生物碱为质量标志物,从而建立了延胡索多指标成分定量测定及指纹图谱控制方法。

可见,无论上述哪种情况,都是首先要对中药或复方进行深入的化学成分研究,以明确中药或复方中的有效成分或化学成分的种类、化学结构等。

(二)改进中药制剂剂型,提高药物质量和临床疗效

中药制剂包括中药成方制剂、中成药、协定处方制剂及单味药制剂等。据统计,我国成方制剂与中成药品种已达到10 000余种,医院制剂大约有15 000余种。然而,我国中药制剂的技术和产品的质量,与先进发达国家相比还有一定的差距,如制剂技术相对落后、产品粗糙、质量不稳定且难以控制等问题还没有从根本上得到解决。这不仅阻碍了中药产业化的发展,还直接导致中药在国际上的竞争力不强。

中药化学在中药制剂的研制中,起着十分重要的作用。中药制剂的制备过程中的提取、精制、浓缩、干燥、灭菌等步骤均与中药有效成分或化学成分有关。可根据中药有效成分或有效部

位的理化性质,研制出合理可行的工艺,如选择适当的溶剂和提取分离方法、确定被提取中药材的颗粒大小、溶剂的用量、提取的温度、时间、次数等因素,把中药有效成分最大限度地提取分离出来,将杂质最大限度地除去。

中药的有效成分或有效部位的溶解性、酸碱性、挥发性、稳定性、生物利用度等性质是中药剂型选择的主要考虑因素。如果它们的水溶性较好,可制成注射液、口服液等,如双黄连注射液、喉咽清口服液等。如果它们难溶于水,可考虑制成片剂、胶囊剂、滴丸等,如复方丹参滴丸等。

中药制剂的稳定性是保证中药制剂安全有效的主要因素,中药有效成分是否稳定对中药制剂的稳定性影响很大。如中药制剂在整个制备加工过程及贮存过程中,其中某些有效成分受光、热、空气、温度、酸碱度等影响,可能会发生水解、聚合、氧化、酶解等反应,使有效成分结构破坏,导致中药制剂变色、混浊、沉淀等,使药效降低或消失,甚至产生毒副作用。因此,应针对中药有效成分的理化性质,通过采用适当的剂型、调整合适的 pH、制备衍生物,或采用适当的包装等方法,提高中药制剂的稳定性。

(三) 研制开发新药、扩大药源

创新药物的研制与开发,关系到人类的健康与生存,其意义重大而深远。开发新药必须综合应用化学、生理学、药理学、微生物学、病理学、医学等各学科,并经过体内、体外、动物、临床反复试验,该研制过程花费时间长,资金投入大、失败风险也很大。从经过数千年的临床实践证明临床疗效可靠的中药中寻找有效成分,并将其研制开发成为新药,是一条事半功倍的研制新药途径,越来越引起业界的关注和重视。

有些中药的有效成分疗效好、毒副作用小、能满足开发成为新药的条件,并且在中药中的含量较高,可以采用从中药材中提取分离的方法制备成药物,供临床使用。如吗啡(morphine)、利血平(reserpine)、洋地黄毒苷(digitoxin)等药物。有些从中药有效成分研制出来的药物,若其化学结构比较简单,可以用化学合成的方法大量生产,如麻黄素、阿托品(atropine)、天麻素(gastrodin)等药物。

有些有效成分的生物活性不太强,或毒副作用较大,或溶解度不符合制剂的要求,或化学性质不够稳定等,不能直接开发成为新药,可以将其作为先导化合物,通过结构修饰或改造,以克服其缺点,使之能够符合开发成为新药的条件。如青蒿素(artemisinin),是我国科学家首次从黄花蒿中分离出来的抗疟疾有效成分,屠呦呦也因此发现获得了 2015 年诺贝尔生理学或医学奖。青蒿素的抗疟药效基团为过氧基,然而其在水和油中均难溶解,临床使用不方便,影响了疗效。为了解决青蒿素的溶解性能不好的缺点,对青蒿素进行了一系列的化学结构修饰,将青蒿素结构中的羰基还原成羟基,再制备成蒿甲醚(artemether)或青蒿琥酯(artesunate)(图 1-4)。蒿甲醚为脂溶性,可溶于注射用油,抗疟活性提高了 14 倍;青蒿琥珀单酯临用前加 5% 碳酸氢钠注射液溶解后供静脉注射用,用于脑疟疾及各种危重疟疾的抢救。这两个青蒿素的衍生物都有高效低毒、溶解性好、生物利用度高、便于临床使用的优点,并均已实现了工业化生产。

有些有效成分不仅化学结构复杂,还有很大的毒副作用。可将有效成分的分子结构进行改造,保留某部分基本骨架,分子的其他部分大为简化,结果可得到保持其原有主要药理性质,但毒副作用大为降低的新药分子。如当前临床广泛使用的局部麻醉药普鲁卡因(procaine),其合成创造的灵感是来源于古柯树分离的可卡因(cocaine)。相对于可卡因,普鲁卡因仍有局部麻醉作用,但毒性远比可卡因低,并且不像可卡因具有成瘾性。

有些中药有效成分在中药中的含量少,或该中药产量小、价格高,可以从其他植物中寻找其代用品,扩大药源。如黄连素(小檗碱)是黄连的有效成分,但如果以黄连为原料生产黄连素,其成本很高。通过调查和研究发现,三棵针、黄柏、古山龙等植物中均含有黄连素,现已作为生产黄连素的主要原料。一般来讲,植物的亲缘关系相近,则其所含的化学成分也相同或相近。因此,可以根据这一规律按植物的亲缘关系寻找某种中药的代用品。

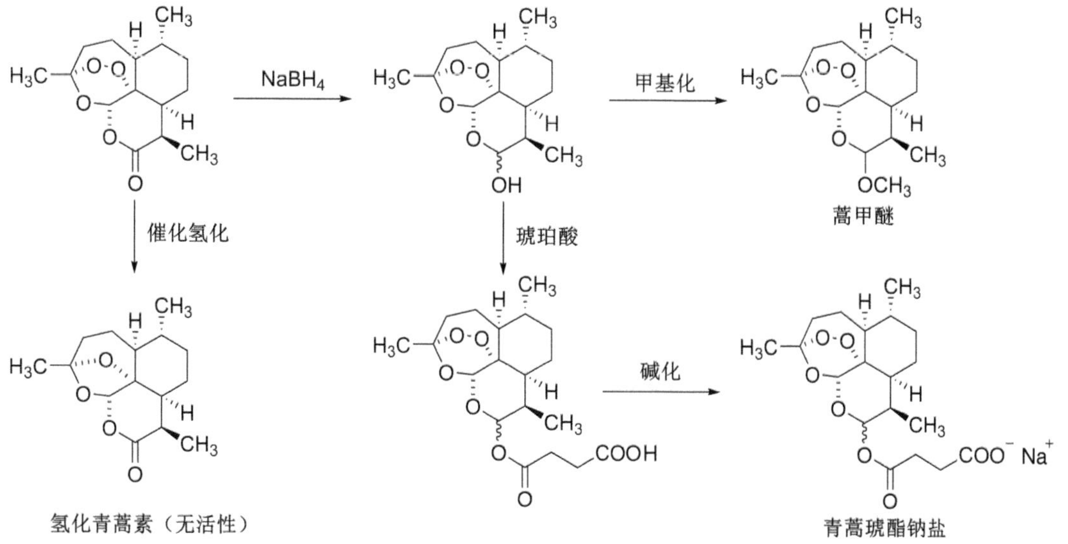

图 1-4 青蒿素化学结构修饰

第三节 中药成分的生物合成途径

一、中药化学成分简介

中药化学成分结构复杂、数量繁多,目前主要根据其化学结构、生理活性、来源、生源关系和生源结合化学结构进行分类,其主要类型分为以下几种。

按物质基本类型分为:有机物、无机物。

按结构母核分为:苷类、醌类、苯丙素类、黄酮类、萜类、甾类、生物碱等。

按物质的酸碱性分为:酸性成分、碱性成分、中性成分。

按物质在溶剂中的溶解性分为:非极性(亲脂性)成分、中极性成分、极性(亲水性)成分。

按化学成分的活性分为:有效成分、无效成分。

按生物合成途径分为:一次(初级)代谢产物、二次(次级)代谢产物。

下面按照结构母核的分类方式,对重要类型的化学成分进行简要介绍。

(一)糖和苷类

糖类在自然界中分布广泛,常占植物干重的 80%~90%。糖类又可分为单糖、低聚糖和多糖等。单糖分子为带有多个羟基的醛类或者酮类,为无色晶体,味甜,有吸湿性,极易溶于水,难溶于乙醇,不溶于乙醚。单糖有旋光性,其溶液有变旋现象。低聚糖又称寡糖,指 2~9 个单糖分子脱水缩合而成的化合物。低聚糖易溶于水,难溶于乙醇等有机溶剂。多聚糖是由 10 个以上的单糖基通过苷键连接而成的,一般多聚糖常由几百甚至几千个单糖组成。多糖一般不溶于水。常见的多糖有淀粉、菊糖、果胶、树胶和黏液质等,无一般单糖的性质。

苷类是指糖或糖的衍生物与非糖物质(称为苷元或配基)通过糖的端基碳原子连接而成的化合物。苷类也是极性较大的化合物,能溶于水、甲醇和乙醇等极性溶剂,而难溶于三氯甲烷、苯和乙酸乙酯等低极性溶剂。苷元则大多难溶于水,易溶于有机溶剂。

(二)醌类化合物

醌类化合物是指分子中具有不饱和环二酮结构(醌式结构)的一类化合物,主要分为苯醌、萘醌、菲醌和蒽醌四种类型。其中蒽醌类化合物数量较多。母核常具有酚羟基,呈一定的酸性。游离醌类化合物多溶于乙醇、乙醚等有机溶剂,微溶或难溶于水。

(三)苯丙素类化合物

以苯丙基(C_6—C_3)为基本骨架单位的一类化合物,其典型的化合物有香豆素和木脂素。

1. **香豆素**　　有苯骈 α-吡喃酮母核,具内酯环的性质。游离香豆素溶于沸水、甲醇、乙醇和乙醚,香豆素苷类则溶于水、甲醇和乙醇。在碱性溶液中,内酯环水解开环,生成能溶于水的顺邻羟桂皮酸盐,加酸又环合为原来的内酯。

2. **木脂素**　　由聚合的芳香醇构成的一类物质,存在于木质组织中,主要作用是通过形成交织网来硬化细胞壁。难溶于水,能溶于苯、三氯甲烷、乙醚等有机溶剂,木脂素苷类水溶性增大。

(四) 黄酮类

是指两个苯环(A 环和 B 环)通过中央三个碳原子连接而成,泛指具有 C_6—C_3—C_6 基本碳架的一系列化合物。其母核上常含有羟基、甲氧基、烃氧基、异戊烯基等取代基。由于这些助色团的存在,使该类化合物多显黄色。分子中多具有酚羟基,显酸性。游离黄酮类化合物易溶于甲醇、乙醇、乙酸乙酯等有机溶剂和稀碱溶液中。

(五) 鞣质及其他酚类

鞣质又称单宁或鞣酸,是一类分子较大、结构复杂的多元酚类化合物。鞣质广泛存在于植物界,约 70% 以上的生药中含有鞣质类化合物。鞣质大多为无定形粉末,能溶于水、乙醇、丙酮、乙酸乙酯等极性溶剂中,不溶于乙醚、三氯甲烷等有机溶剂,可溶于乙醚和乙醇的混合溶液,能与蛋白质结合形成不溶于水的沉淀。

(六) 萜类和挥发油

萜类由甲戊二羟酸(mevalonic acid,MVA)衍生而成,分子式符合 $(C_5H_8)_n$ 通式。根据分子结构中异戊二烯单位的数目,可分为单萜、倍半萜、二萜等。单萜和倍半萜多具挥发性、可随水蒸气蒸馏出来的油状液体或低熔点固体。二萜和二倍半萜多为结晶性固体。游离萜类亲脂性强、易溶于有机溶剂,难溶于水。含内酯结构的萜类化合物能溶于碱水,酸化后又从水中析出。

挥发油类又称精油,是存在于植物中的一类具有芳香气味,可随水蒸气蒸馏出来而又与水不相混溶的挥发性油状成分的总称。挥发油为混合物,其组分较为复杂,包括脂肪族化合物、芳香族化合物,单萜和倍半萜类是植物挥发油的主要成分。

(七) 三萜及其苷类

基本碳架大多由 30 个碳原子组成的萜类化合物。三萜皂苷元多具有较好结晶,能溶于乙醇、三氯甲烷等有机溶剂,不溶于水。三萜皂苷多为无定形粉末,难溶于有机溶剂,可溶于水,易溶于热水、稀醇、热醇中。其水溶液多具起泡性、溶血性。

(八) 甾体及其苷类

结构中具有环戊烷骈多氢菲母核,包括植物甾醇、胆汁酸、C21 甾类、昆虫变态激素、强心苷、甾体皂苷、甾体生物碱、蟾毒配基等。甾体皂苷元多具较好结晶,能溶于乙醚、三氯甲烷等亲脂性溶剂,不溶于水。甾体皂苷可溶于水,易溶于热水、稀醇,不溶于苯、乙醚等有机溶剂,其水溶液多具起泡性、溶血性。

(九) 生物碱

存在于生物体内的一类含氮有机化合物,通常具有碱的性质,大多能与酸结合成盐。大多数生物碱几乎不溶或难溶于水,能溶于乙醇、丙酮、三氯甲烷、乙醚、苯等有机溶剂,也能溶于稀酸的水溶液而成盐。生物碱的盐类大多溶于水。但有不少例外,如麻黄碱可溶于水,也能溶于有机溶剂,草酸麻黄碱不溶于水。

二、主要的生物合成途径

生物合成(biosynthesis)研究包括两层含义:第一是指中药化学成分生物合成途径的研究;第二是指利用现代细胞学、遗传学和生理学知识以及各种现代生物技术手段制备某些具有生理活性的化合物。

植物体内的物质代谢过程是通过不同的生物合成反应进行的,这些生物合成会产生结构各异的代谢产物。其中,糖、蛋白质、脂质、核酸、叶绿素等这些对植物生命活动必不可少的物质称为一次代谢产物(primary metabolites)。某些重要的一次代谢产物,如乙酰辅酶 A、丙二酸单酰辅酶 A、莽草酸等,在特定的条件下,可作为原料或前体,进一步通过不同的代谢过程,生成黄酮类、萜类、生物碱类等化合物。这个过程对于维持植物生命活动不起重要作用,而相应产生的黄酮类、萜类、生物碱类等化合物被称为二次代谢产物(secondary metabolites)。这些二次代谢产物并非存在于每种植物中,往往反映植物种、属、科的特征,结构多样、生理活性显著,因而是中药化学的主要研究对象。

中药化学成分种类繁多,结构复杂,但其化学结构均由一定的基本单位按不同方式组合而成。中药化学成分的生物合成途径主要包括醋酸-丙二酸途径、莽草酸途径、甲戊二羟酸途径、氨基酸途径和复合途径。

(一) 醋酸-丙二酸途径

饱和、不饱和脂肪酸、酚类、蒽酮类等化合物均由此途径合成而来。

1. 脂肪酸类　生物合成脂肪酸的主要原料是乙酰辅酶 A,丙二酸单酰辅酶 A 则起延伸碳链的作用。碳链的延伸由缩合及还原两个步骤交替而成,得到的饱和脂肪酸均为偶数碳。碳链为奇数碳的脂肪酸,起始物质不是乙酰辅酶 A,而是丙酰辅酶 A(propionyl CoA),支链脂肪酸的前体则为异丁酰辅酶 A(isobutyryl CoA)、α-甲基丁酰辅酶 A(α-methylbutyryl CoA)及甲基丙二酸单酰辅酶 A(methyl malonyl CoA)等,其缩合及还原过程均与以上类似。具体合成途径见图 1-5。

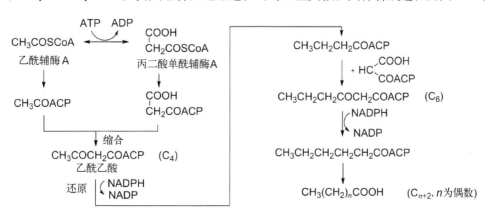

图 1-5　饱和脂肪酸的生物合成途径

2. 酚类　酚类的生物合成过程中只发生缩合反应。乙酰辅酶 A 直线聚合后再进行环合,生成各种酚类化合物(图 1-6)。

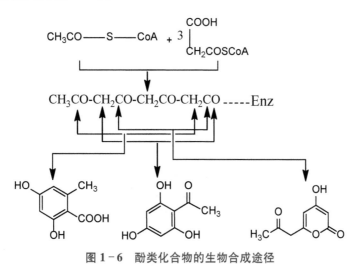

图 1-6　酚类化合物的生物合成途径

3. 醌类　醋酸-丙二酸途径多通过多酮环合生成各种醌类化合物或聚酮类化合物(图 1-7)。

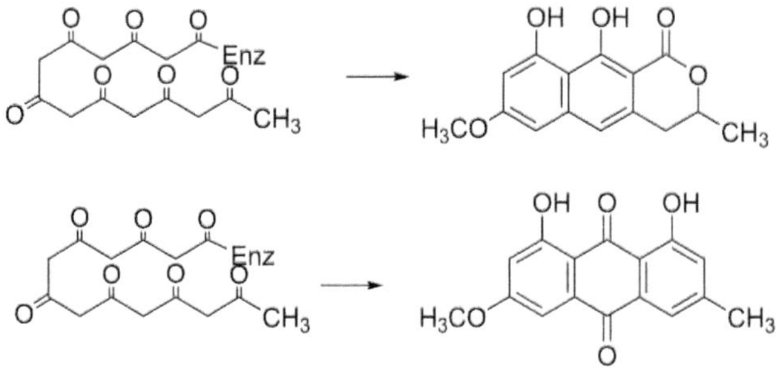

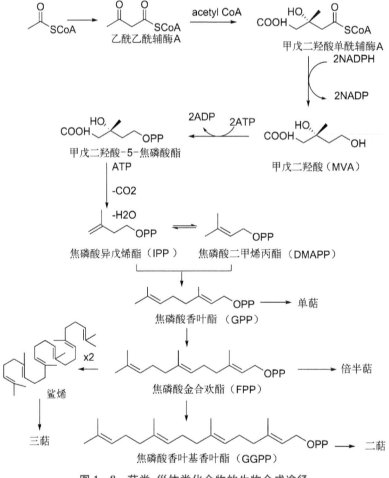

图1-7 蒽醌类化合物的生物合成途径

（二）甲戊二羟酸途径

萜类、甾体化合物均由甲戊二羟酸途径（mevalonic acid pathway）生成。由乙酰辅酶A聚合生成的甲戊二羟酸单酰辅酶A是生物合成萜类、甾体化合物的基本单位，也是焦磷酸二甲烯丙酯（DMAPP）及其异构体焦磷酸异戊烯酯（IPP）的前体，它们均由异戊烯单位组成，一般通过头-尾相接。各种萜类分别经由对应的焦磷酸酯得来，三萜及甾体则由反式角鲨烯（trans-squalene）转化而来。进而再经过氧化、还原、环合等化学反应，生成各种三萜类及甾类化合物。有些萜类化合物不严格遵循异戊烯法则，这是由于在环化过程中伴随重排反应（图1-8）。

图1-8 萜类、甾体类化合物的生物合成途径

（三）莽草酸途径及桂皮酸途径

1. 莽草酸途径（shikimic acid pathway） 一级代谢过程中的丙酮酸磷酸酯（PEP）和赤藓糖-4-磷酸酯（DEP）缩合后，通过环合、还原等过程，生成莽草酸、奎宁酸、分支酸等重要中间体，进而生物合成一系列化合物（图1-9）。

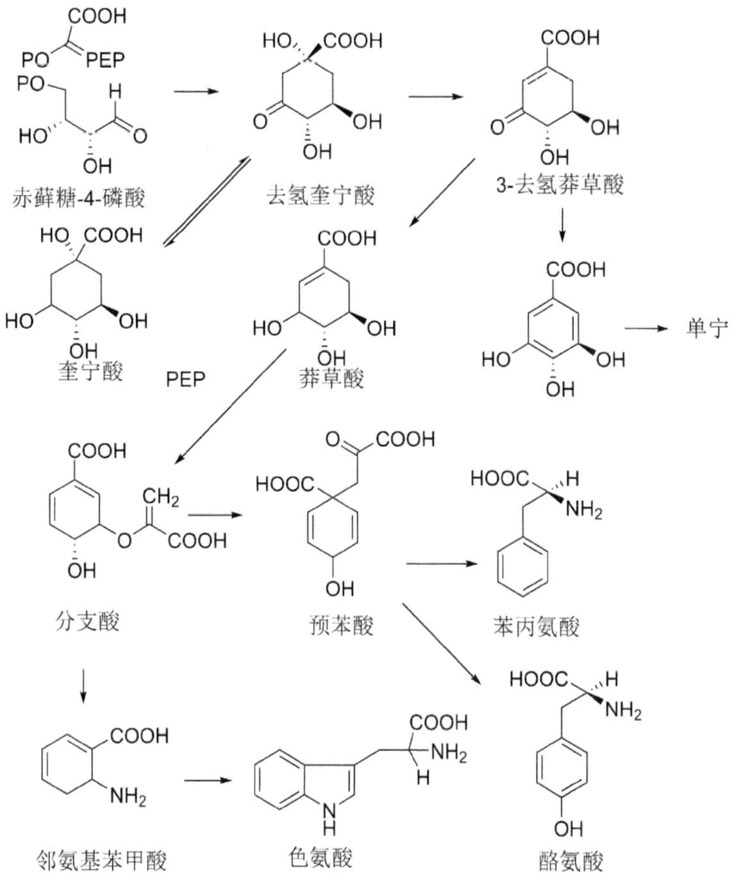

图中化学结构式（莽草酸途径）：

赤藓糖-4-磷酸　去氢奎宁酸　3-去氢莽草酸 → 单宁

奎宁酸　PEP　莽草酸

分支酸　预苯酸　苯丙氨酸

邻氨基苯甲酸　色氨酸　酪氨酸

图 1-9　莽草酸途径

2. 桂皮酸途径(cinnamic acid pathway)　由莽草酸途径生成的苯丙氨酸,经脱氨及氧化等反应分别生成桂皮酸。然后由桂皮酸、苯甲酸生物合成各种含 C_6—C_2、C_6—C_1 及 C_6 等结构的化合物(图 1-10)。

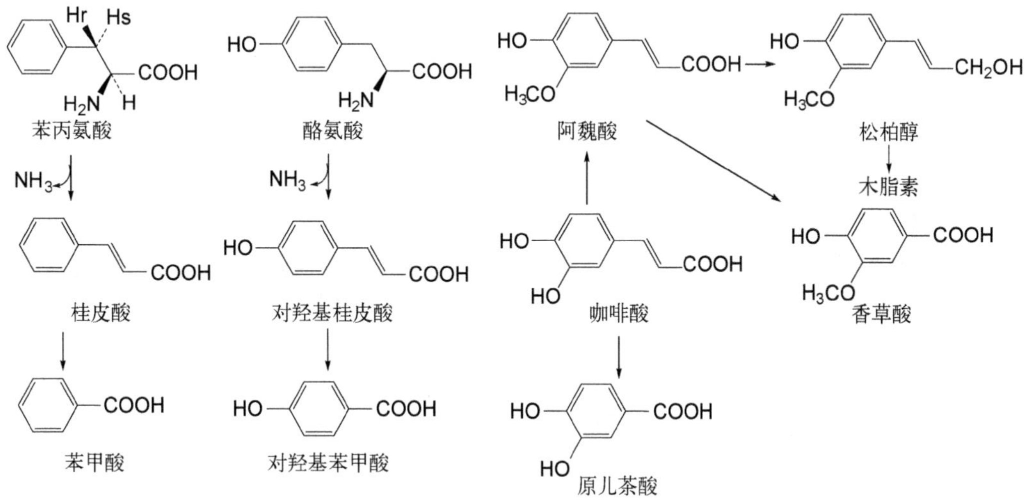

图中化学结构式（桂皮酸途径）：

苯丙氨酸　酪氨酸　阿魏酸 → 松柏醇 → 木脂素

桂皮酸　对羟基桂皮酸　咖啡酸　香草酸

苯甲酸　对羟基苯甲酸　原儿茶酸

图 1-10　桂皮酸途径

(四) 氨基酸途径

生物碱类成分均由氨基酸途径(amino acid pathway)生成。作为生物碱前体的主要氨基酸,如鸟氨酸、赖氨酸、苯丙氨酸、酪氨酸及色氨酸等经脱羧成为胺类,再经过一系列化学反应(甲基化、氧化、还原、重排等)生成各种生物碱。芳香族氨基酸来自莽草酸途径,脂肪族氨基酸则大多来自三羧酸循环及糖分解途径中形成的 α-酮酸经还原氨化后生成。在整个生物合成进程中常有各式各样的酶参与,如转氨酶、脱氨酶、脱羧酶、还原酶、氧化酶、异构酶、羟化酶、转甲基酶等(图1-11)。

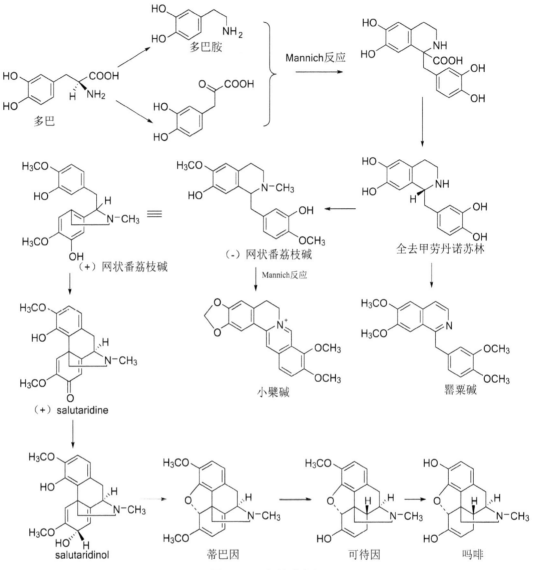

图 1-11　氨基酸途径

(五) 复合途径

由两种以上不同的生物合成途径组成,即分子中各个部分由不同的生物合成途径产生(图1-12)。常见的复合途径有醋酸-丙二酸/莽草酸途径、醋酸-丙二酸/甲戊二羟酸途径、氨基酸/甲戊二羟酸途径、氨基酸/丙二酸途径和氨基酸/莽草酸途径。

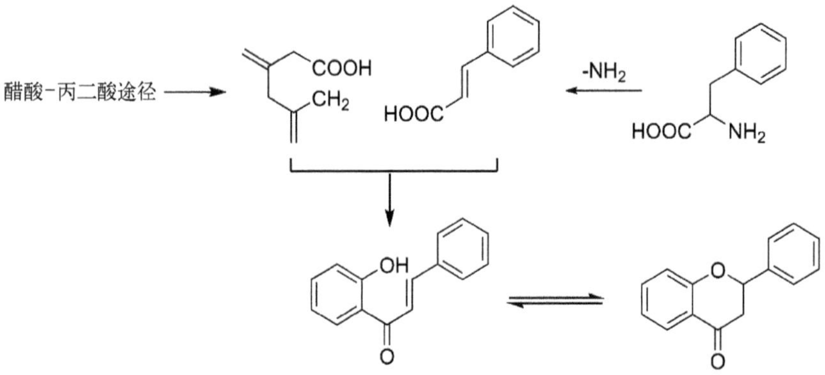

图 1-12　查耳酮、二氢黄酮生成的复合途径

第四节 中药成分的提取分离方法

一、中药成分的提取方法

我国的中药资源十分丰富,为了阐明中药的化学组成及其药效物质基础,发现新的活性成分,寻找新的药物,首先对中药化学成分进行提取,进而更好地加以研究和利用。因此,中药提取是中药化学成分研究中最基本和最重要的步骤之一。中药中化学成分多样复杂,既有有效成分,又有无效成分和有毒成分,有的中药有效成分含量很低,且与多种有效成分共存。因此提取方法是否合理直接影响中药成分的提取效果和进一步的分离效果,乃至最终目标成分的质量。

中药提取是指用适宜的溶剂和适当的方法从中药材或中药饮片中将所需要的化学成分尽可能完全地提出,而避免或减少无用成分或其他杂质的提出。

(一)经典提取方法

中药化学成分的经典提取方法有溶剂法、水蒸气蒸馏法、升华法等。

1. 溶剂法

(1)原理:溶剂法是依据"相似相溶"的原理,根据中药中各种化学成分在不同溶剂中的溶解度不同,选用对有效成分溶解度大、对杂质成分溶解度小的溶剂,将有效成分从药材组织内溶解出来的方法。

(2)操作:根据所要提取成分的性质,选择合适的溶剂,加到适当粉碎过的中药原料中;溶剂由于扩散、渗透作用会逐渐通过细胞壁渗入到细胞内,溶解可溶性物质,而造成细胞内外的浓度差,于是细胞内的浓溶液不断向外扩散,细胞外的溶剂则不断进入药材组织细胞中,如此往返多次,直至细胞内外溶液浓度达到动态平衡时,将溶液滤出,浓缩;继续往过滤后的药渣中加入新溶剂,重复以上过程,反复多次就可以把所需要的成分几乎完全溶出或基本溶出,合并所有的浓缩液,即为含有所需有效成分或化学成分的混合液。

(3)溶剂的选择:溶剂的选择是溶剂法的关键,溶剂选择适当,就可以有效地将目标成分提取出来。选择溶剂要注意以下三点:① 溶剂对有效成分溶解度大,对杂质溶解度小;② 溶剂不能与要提取的中药成分起不可逆的化学反应;③ 溶剂要经济、易得、使用安全、易于回收等。

提取溶剂根据极性不同可分为水、亲水性有机溶剂及亲脂性有机溶剂。

常见溶剂及亲脂性顺序为:石油醚(Pet.)>四氯化碳(CCl_4)>苯(C_6H_6)>三氯甲烷($CHCl_3$)>乙醚(Et_2O)>乙酸乙酯(EtOAc)>正丁醇($n-BuOH$)>丙酮(Me_2CO)>乙醇(EtOH)>甲醇(MeOH)>水(H_2O)。

水为强极性溶剂,溶解极性较大的成分。其特点为来源广、价廉、使用安全,但提取物杂质较多,易霉变等。一般提取盐(无机盐、有机盐)、糖(单糖、多糖)、氨基酸、蛋白质、鞣质、苷类等成分时可选择水作为溶剂。有时为了增加某些成分的溶解度,也常采用酸水或碱水作为提取溶剂。例如,多数游离的生物碱是亲脂性化合物,不溶或难溶于水,但与酸结合成盐后,能够离子化,加强了极性,就变为亲水的物质,不溶或难溶于有机溶剂,所以,通常用酸水提取生物碱。对于有机酸、黄酮、蒽醌、内酯、香豆素以及酚类成分,则常用碱水提取,可使成分易于溶出。用水提取存在的问题:① 易酶解苷类成分,易发霉变质;② 对于含果胶、黏液质类成分较多的中药,其水提取液常常呈胶状,很难过滤;③ 含淀粉量多的中药,沸水煎煮时,中药中的淀粉可被糊化,过滤困难,所以不宜磨成细粉水煎;④ 含皂苷成分较多的中药,水提液在减压浓缩时,常会产生大量泡沫,浓缩困难。

亲水性有机溶剂是指与水能混溶的有机溶剂,如乙醇、甲醇、丙酮等,以乙醇最常用。乙醇的溶解性能比较好,对中药细胞的穿透能力较强。中药中的亲水性成分除蛋白质、黏液质、果胶、淀粉及部分多糖、油脂和蜡等外,其余成分在乙醇中皆有一定程度的溶解度;一些难溶于水的亲脂性成分,在乙醇中的溶解度也较大。而且还可以根据被提取物质的性质采用不同浓度的乙醇进行提取。用乙醇提取时,乙醇的用量、提取时间皆比用水提取节省,溶解出来的水溶性杂质也少。乙醇为有机溶剂,虽易燃,但毒性小,价格便宜,来源方便,有一定设备即可回收反复使用,而且乙醇的提取液不易发霉变质。因此,乙醇是实验室和工业生产中应用范围最广的一种溶剂,是提取工艺最常用的一种溶剂。甲醇的性质虽和乙醇相似,沸点也较低(64℃),但因为有毒性,所以提取时少用,使用时应注意安全。

亲脂性有机溶剂也就是一般所说的与水不互溶的有机溶剂,如石油醚、苯、三氯甲烷、乙醚、乙酸乙酯等。这些溶剂的选择性强,不能或不容易提取亲水性杂质,易提取亲脂性物质,如油脂、挥发油、蜡、脂溶性色素等强亲脂性的成分。这类溶剂容易挥发,多易燃,一般有毒,价格较贵,设备要求也比较高,操作需要有通风设备。另外,这类试剂透入植物组织的能力较弱,往往需要长时间反复提取才能提取完全。药材中水分的存在,会降低这类溶剂的穿透力,很难浸出其有效成分,影响提取率,所以对原料的干燥度要求较高。鉴于以上原因,在大量提取中药原料或工业生产时,直接应用这类溶剂有一定的局限性。

被溶解的成分也有亲水性成分及亲脂性成分的不同。化合物亲水性、亲脂性及其程度的大小,与分子结构直接相关。有机化合物分子结构中,如果亲水性基团多,则其极性大而疏于油;如果亲水性基团少,则其极性小而疏于水。中药化学成分复杂,同一类有效成分的分子结构还有差异,难以做到用偶极矩和介电常数来比较每一个分子的极性,更多的情况下是从分子的结构出发去判断和比较有效成分的极性,一般来说,有以下几种情况:

1)如两种成分基本母核相同,其分子中极性基团的极性越大或数目越多,则整个分子的极性越大,亲水性越强,亲脂性越弱;反之,分子中非极性部分越大或碳链越长,则极性越小,亲脂性越强而亲水性越弱。如苷与苷元相比,苷分子由于含有糖基,极性基团多,因而亲水性较强,多用醇或水提取。

2)如两种化学成分的结构类似,分子的平面性越强,亲脂性越强。如黄酮类成分由于分子中存在共轭体系,平面性强,亲脂性强,可用亲脂性溶剂提取;二氢黄酮类成分由于黄酮基本母核的2、3位双键被氢化,平面性被破坏,其亲水性明显增强。

3)如分子中含有酸性或碱性基团,常可与碱或酸反应生成盐而增大水溶性。如生物碱可溶于酸水,羟基蒽醌可溶于碱水,一些含有内酯环的化合物也可与热碱水共煮开环而溶解。

中药化学成分不同,分子极性则不同。要做到最大限度地将有效成分从药材中提取出来,须遵循"相似相溶"的原理。植物中的亲水性成分有:蛋白质、单糖及低聚糖、黏液质、氨基酸、水溶性有机酸、鞣质、苷及水溶性色素、生物碱盐等。植物中的亲脂性成分有:游离生物碱、苷元、非水溶性有机酸、树脂、挥发油、脂溶性色素、油脂和蜡等。中药化学成分及其较适用的提取溶剂见表1-1。

表1-1 中药化学成分及其较适用的提取溶剂

中药成分极性	中药成分的类型	适用的提取溶剂
强亲脂性(非极性)	挥发油、脂肪油、蜡、脂溶性色素、甾醇、个别苷元	石油醚、己烷
亲脂性	苷元、脂溶性生物碱、树脂、醌、有机酸、某些苷类	乙醚、三氯甲烷
中等极性	某些苷类(如强心苷、黄酮苷、皂苷、蒽醌苷等)、水溶性生物碱	三氯甲烷-乙醇(2∶1) 乙酸乙酯 正丁醇、异戊醇
亲水性	极性很大的苷类、糖类、氨基酸、某些生物碱盐	丙酮、乙醇、甲醇
强亲水性	蛋白质、多糖(黏液质、树胶、果胶)、糖、氨基酸、无机盐	水

（4）提取方法：用溶剂提取中药化学成分,常用浸渍法、渗漉法、煎煮法、回流提取法及连续回流提取法等。

1）浸渍法：浸渍法的操作是先将中药粉末或碎片装入适当的容器中,然后加入适宜的溶剂（如乙醇、稀醇或水等）浸渍药材,密闭,时常搅拌或振摇,在室温条件下浸渍1~3天,使有效成分浸出,滤过,用力压榨残渣,药渣另加新溶剂,如此再提2次,合并滤液,浓缩。按照所用提取溶剂的温度,可分为冷浸法和温浸法。本法比较简单易行,由于无须加热（必要时温热）,适用于遇热易破坏的有效成分的提取及含大量淀粉、果胶、黏液质、树胶等加热易糊化粘锅的黏性药材、新鲜及易于膨胀的药材和价格低廉的芳香性药材的提取。但本法提取率较低,需要特别注意的是当水为溶剂时,其提取液易发霉变质,须注意加入适当的防腐剂。

2）渗漉法：渗漉法的操作是将中药粉末先加少量溶剂润湿使其膨胀,然后装在渗漉器（图1-13）中加溶剂使药材浸渍24~28小时后,不断添加新溶剂,使其自上而下渗透过药材,从渗漉器下部流出、收集浸出液的一种浸出方法。当溶剂渗透进药粉细胞内溶出成分后,由于密度增大而向下移动时,上层新加入的溶液便置换其位置,造成良好的浓度差,使扩散能较好地进行。渗漉法提取的过程是一种动态浸提过程,提取效率高,适用于贵重药材、毒性药材及高浓度制剂,也可用于有效成分含量较低药材的提取。在渗漉过程中应对流速加以控制。在渗漉过程中应该随时从药面上补充加入新的溶剂,使药材中有效成分充分浸出为止。当渗漉流出液的颜色极浅或渗漉液体积的数值相当于原药材质量数值的10倍时,一般可认为基本上已提取完全。

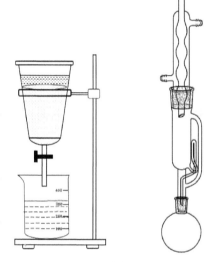

图1-13 渗漉装置（左）和
索氏提取器（右）

3）煎煮法：煎煮法是我国最早使用的传统的提取方法。是药材饮片或粗粉加水加热煮沸,趁热滤过后取煎煮液的一种经典提取方法。此法操作简单,提取效率高于冷浸法。药材绝大多数成分可被不同程度地提取出来,适用于有效成分能溶于水且不易被高温破坏的中药提取,但遇热易破坏的成分及有效组分为挥发油的药材不宜用该法提取。含有大量果胶、黏液质等的药材,因煎煮后提取液黏稠,难以滤过,同样不宜使用。而且水对中药化学成分的溶解范围广,煎出液中杂质较多,且容易发生霉变。一般药材宜煎2~3次。所用容器一般为陶器、砂罐或铜制、搪瓷器皿,不宜用铁锅,以免药液变色。加热时应时常搅拌,以免局部药材受热太高,容易焦糊。

4）回流提取法：是指以有机溶剂为提取溶剂,采用回流提取装置对药材有效成分进行加热提取的一种常用方法。此法提取效率高,但是由于提取液受热时间较长,且溶剂消耗量较大,操作较麻烦,故只适用于对热稳定的药材成分的提取。

5）连续回流提取法：是回流提取法的发展,可弥补分次加热回流提取法中溶剂需要量大、操作比较麻烦的不足。此方法是实验室进行中药有效成分分析时,有机溶剂提取中常用的方法,通常用索氏提取器（图1-13）来完成。这种提取法,需用溶剂量较少,提取效率高,提取成分也比较完全,但一般需数小时（一般为6~8小时）才能完成,多适用于脂溶性化合物的提取,也常用于种子类药材的脱脂及除去植物药材的叶绿素。遇热不稳定、易变化的中药成分不宜采用此法。

（5）影响提取效率的因素：溶剂提取法的关键在于选择合适的溶剂及提取方法,但是在操作过程中,原料的粒度、提取时间、提取温度、设备条件等因素也都能影响提取效率,必须加以考虑。

1）原料的粒度：粉碎是中药前处理过程中的必要环节,通过粉碎可增加药物的表面积,促进药物的溶解与吸收,加速药材中有效成分的浸出。但粉碎过细,药粉比表面积太大,吸附作用增强,反而影响扩散速度,尤其是含蛋白、多糖类成分较多的中药,粉碎过细,用水提取时容易产生黏稠现象,影响提取效率。原料的粉碎度应该考虑选用的提取溶剂和药用部位,如果用水提取,最好采用粗粉,用有机溶剂提取可略细;原料为根茎类,最好采用粗粉,全草类、叶类、花类等可用细粉。

2）提取的温度:温度增高使得分子运动速度加快,渗透、扩散、溶解的速度也加快,所以热提比冷提的提取效率高,但杂质的提出也相应有所增加。另外,过高的温度会使某些有效成分遭到破坏,氧化分解。一般加热到60℃左右为宜,最高不宜超过100℃。

3）提取的时间:在药材细胞内外有效成分的浓度达到平衡以前,随着提取时间的延长,提取出的量也随之增加。提取的时间没必要无限延长,只要合适,提取完全就行。一般来说,加热提取3次,每次1~2小时为宜。

2. 水蒸气蒸馏法　　水蒸气蒸馏法,只适用于难溶或不溶于水、与水不会发生反应、能随水蒸气蒸馏而不被破坏的中药成分的提取。这类成分的沸点多在100℃以上,当温度接近100℃时存在一定的蒸气压,与水在一起加热时,当其蒸气压和水的蒸气压总和为1 atm(标准大气压,1 atm=101.325 kPa)时,液体就开始沸腾,水蒸气将挥发性物质一并带出。例如,中药中的挥发油多采用此法提取,白头翁素、丹皮酚、杜鹃酮、丁香酚、桂皮醛等单体成分也常用此法提取。

案例 1-1

牡丹花雍容华贵、艳冠群花,被誉为"花中之王"。可药食两用。药用牡丹花多为白色,其根皮入药,称牡丹皮,为凉血祛瘀药,具有清热凉血、活血祛瘀之功效。

问题:

1. 牡丹皮中主要的有效成分有哪些?

2. 丹皮酚可采用什么方法提取呢?

3. 升华法　　有些固体物质受热后会直接气化,遇冷后又凝固为原来的固体化合物,此现象称为升华。中药中有一些化学成分就具有升华的性质,故可采用升华法直接提取。例如,从樟木中提取樟脑,是世界上最早应用升华法从中药材中提取的有效成分,这在《本草纲目》中有详细的记载。茶叶中的咖啡碱在温度达到178℃以上时也能升华而不被分解,所以,提取咖啡碱时也常用升华法。另外,有些生物碱类、香豆素类、有机酸类成分,也具有升华的性质,例如苦马豆素、七叶内酯及苯甲酸等。

升华法虽然简单易行,但在实际提取时很少采用,因为升华所需要的温度较高,中药容易炭化,炭化后产生的挥发性焦油状物容易黏附在升华物上,不易精制除去;其次,升华不完全,产率低,有时还伴随有分解现象。

（二）现代提取方法

1. 超声波提取法　　超声波是一种高频率的机械波,超声场主要通过超声空化向体系提供能量,频率范围在15~60 kHz的超声波,常被用于过程强化和引发化学反应。超声波在中药有效成分提取等方面已有了一定的应用。其原理主要是利用超声的空化作用对细胞膜的破坏,有助于有效成分的溶出与释放,超声波使提取液不断震荡,有助于溶质扩散,同时超声波的热效应使水温升高,对原料有加热作用。超声波提取与传统的回流提取、连续回流提取法等比较,具有提取速度快、时间短、收率高、无须加热等优点,已被许多中药分析过程选为供试样处理的手段。超声提取的频率和时间都会影响有效成分的收率。

2. 超临界流体萃取法　　超临界流体萃取法(supercritical fluid extraction,SFE)是利用超临界流体为溶剂,从固体或液体中萃取出某些有效组分,并进行分离的一种技术。

（1）超临界流体：任何一种物质都存在三种相态：气相、液相、固相。三相成平衡态共存的点叫三相点。液气两相成平衡状态的点叫临界点。在临界点时的温度和压力称为临界温度（T_c）和临界压力（P_c）。高于临界温度和临界压力而接近临界点的状态称为超临界状态（图1-14）。不同的物质其临界点所要求的压力和温度各不相同。超临界流体（supercritical fluid，SF）是指在临界温度（T_c）和临界压力（P_c）以上，以流体形式存在的物质，具有液体和气体的双重性质，密度近似液体，易于溶解成分，黏度近似气体，易于扩散。因此具有较强的溶解物质的能力。可作为超临界流体的物质很多，如二氧化碳、一氧化亚氮、六氟化硫、乙烷、庚烷等。其中CO_2为最为广泛使用的超临界流体萃取剂，原因在于：① CO_2的临界温度接近于室温（31.1℃），可进行低温萃取和分离，不破坏成分；② CO_2的临界压力（7.38 MPa）处于中等压力，易于达到；③ 原料中的重金属、无机物、尘土都不会被CO_2溶解带出；④ CO_2具有无毒、无味、不燃、不腐蚀、价格便宜，易于精制、易于回收等特点。因而超临界CO_2萃取无溶剂残留问题。CO_2超临界流体对物质溶解作用有一定选择性，主要与物质的极性、沸点、分子量关系密切。极性较小的化合物如酯、醚、内酯和含氧化合物等易于萃取，化合物极性大则萃取较难。对此，近些年常在超临界流体萃取中加入夹带剂予以解决。夹带剂可以从溶剂流体的密度和溶质与夹带剂分子间的相互作用两方面影响溶质在超临界流体中的溶解性和选择性。一般情况下，对溶质具有很好溶解性的溶剂往往是很好的夹带剂，常用甲醇、乙醇、丙酮等，夹带剂的用量一般不超过15%。

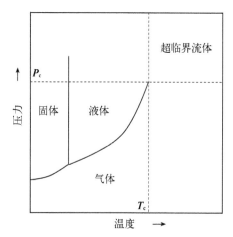

图1-14 纯组分的压力-温度关系示意图

（2）超临界流体萃取的基本原理：超临界流体萃取分离过程的实现是利用超临界流体的溶解能力与其密度的关系，即利用压力和温度对超临界流体溶解能力的影响而进行的。当气体处于超临界状态时，成为性质介于液体和气体之间的一种特殊的单一相态的超临界流体。SF具有十分独特的物理化学性质，具有和液体相近的密度，黏度只是气体的几倍，但远低于液体，扩散系数比液体大100倍左右，因此更有利于传质，对物料有较好的渗透性和较强的溶解能力，能够将物料中某些成分提取出来。SF具有选择性溶解物质的能力，并且这种能力随超临界条件（温度、压力）的变化而变化。在超临界状态下，将SF与待分离的物质接触，使其可选择性地溶解其中的某些组分。SF的密度和介电常数随着密闭体系压力的增加而增加，因此利用程序升压可将不同极性的成分进行分步提取。当然，对应各压力范围所得到的萃取物不可能是单一的，但可以通过控制条件得到最佳比例的混合成分。临界点附近，温度压力的微小变化都会引起CO_2密度显著变化，从而引起待萃取物的溶解度发生变化，因此可通过控制温度或压力的方法达到萃取目的。然后通过减压、升温或吸附的方法使超临界流体变成普通气体，让被萃取物质分离析出，从而达到分离提纯的目的，这就是超临界流体萃取的基本原理。这种提取分离的手段被称为超临界流体萃取。它具有提取率高、产品纯度好、流程简单、能耗低等优点，并且其操作温度低，系统密闭，尤其适合不稳定、易氧化的挥发性成分和脂溶性、分子量小的物质的提取分离。

3. 微波提取法　　微波是一种非电离的电磁辐射。微波提取（microwave assisted extraction，MAE）是利用微波来提高萃取率的新技术。被提取的极性分子在微波电磁场中快速转向及定向排列，从而产生撕裂和相互摩擦，引起发热，可以保证能量的快速传递和充分利用，易于溶出和释放。研究表明，微波辅助提取技术具有选择性高、操作时间短、溶剂耗量少、有效成分收率高的特点，已被成功应用在药材的浸出、中药活性成分的提取方面。它的原理是利用磁控管所产生的每秒24.5亿次超高频率的快速振动，使药材内分子间相互碰撞、挤压，这样有利于有效成分的浸出，提取过程中，药材不凝聚，不糊化，克服了热水提取易凝聚、易糊化的缺点。

4. 生物提取法　　生物技术提取中药材有效成分的主要方法为生物酶提取法，尤其是在传统的溶剂提取方法的基础上,根据植物药材细胞壁的构成,利用酶反应所具有的高度专一性等特点,选择相应的酶,将细胞壁的组成成分水解或降解,破坏细胞壁结构,使有效成分充分暴露出来,溶解、混悬或胶溶于溶剂中,从而达到提取细胞内有效成分目的的一种新型提取方法。由于植物提取过程中的屏障——细胞壁被破坏,因而酶法提取有利于提高有效成分的提取率。

常见的可用于植物细胞破壁的酶有纤维素酶、半纤维素酶、果胶酶以及多酶复合体:果胶酶复合体、各类半纤维素酶、葡聚糖内切酶等。

此外,许多中药材含有蛋白质,采用常规提取法,在煎煮过程中,药材中的蛋白质遇热凝固,影响了有效成分的煎出。应用能够分解蛋白质的酶,如食用木瓜蛋白酶等,将药材中的蛋白质分解,可提高有效物质的提取率。

5. 其他提取方法　　除上述提取方法外,组织破碎提取法、分子蒸馏法、固相微萃取法等方法也在中药提取领域有一定的应用,并取得了一定进展。随着新技术、新方法的不断涌现,中药有效成分的提取研究工作进入一个快速发展的新阶段,取得更多的研究成果。

二、中药成分的分离方法

中药所含化学成分非常复杂,而且其药效的发挥往往是多种活性成分共同作用的结果。这种复杂性不仅表现在不同的中药含有不同类型的化学成分,如黄酮、皂苷、生物碱、有机酸、糖、肽等,也体现在同一种中药也可能含有大量结构类型不相同的化学成分,不仅有常量成分,还有微量成分。面对如此复杂的中药成分体系,如何对其物质组成进行系统的阐释一直是中药研究的难点之一。对中药物质基础的全面阐述,其前提要对中药提取条件进行优化,可以最大程度得到其活性成分。根据研究目标的不同,可以设计不同的分离方案。

中药化学成分的分离是采用物理、化学等方法,将中药提取物或有效部位中的成分逐一分离开,并经精制纯化得到单体化合物的过程。中药系统分离制备流程包括预处理、粗分离和精分离三个部分,根据不同的分离要求每个部分都涉及不同的分离方法与技术。经典的分离方法包括溶剂法、沉淀法、结晶法、经典色谱法、分馏法、盐析法、透析法等。现代的分离方法有高效液相色谱法、超滤法、液滴逆流色谱法等。

(一)经典分离法

1. 溶剂法　　溶剂法是从中药总提取物中初步分离化学成分最常用的方法。主要包括以下几种分离方法。

(1)溶剂分配法:该法是利用中药提取物中各组成成分的极性不同,在两相溶剂中分配系数不同而达到分离的方法,称为两相溶剂分配法,简称萃取法。萃取时如果各成分在两相溶剂中分配系数相差越大,则分离效率越高。操作时首先将中药提取物浸膏加少量水分散后,在分液漏斗中用与水不相混溶的有机溶剂进行萃取,一般需要反复萃取数次,才能使化学成分得到较好的分离。一般根据中药提取物中成分极性的大小选择不同的两相溶剂系统。如果在中药提取物中的有效成分是亲脂性的,一般多用亲脂性有机溶剂如石油醚、甲苯、二氯甲烷、三氯甲烷或乙醚等进行两相萃取;如果有效成分是偏于亲水性的,在亲脂性溶剂中难溶解,则需要用乙酸乙酯、正丁醇等有机溶剂进行萃取。如分离亲水性强的皂苷类成分时,可先用乙醇提取,对浓缩后的水溶液依次用低极性的溶剂,如三氯甲烷、乙酸乙酯从水中萃取除去亲脂性成分,然后选用正丁醇或异戊醇和水作两相萃取,可使皂苷类成分富集于正丁醇或异戊醇部位,达到初步纯化作用。一般有机溶剂亲水性越大,与水做两相萃取的效果就越不好,因为能使较多的亲水性杂质伴随而出,对有效成分进一步精制影响较大。

图1-15所示流程是对各类型化合物的初步分离均较实用,为目前常用的溶剂分配法。

(2)酸碱溶剂法:利用混合物中各组分酸碱性的不同进行分离。对于难溶于水的有机碱性成分,如生物碱类可与无机酸成盐溶于水,借此可与非碱性难溶于水的成分分离;对于具有羧基或酚羟基的酸性成分难溶于酸水,可与碱成盐而溶于水;对于具有内酯或内酰胺结构的成分可

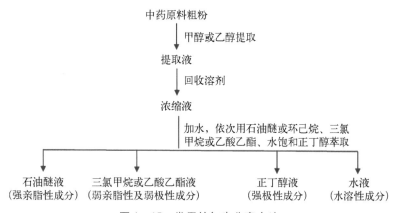

图 1-15 常用的初步分离方法

被皂化溶于水,借此与其他难溶于水的成分分离。具体操作时,可将总提取物溶于亲脂性有机溶剂(常用乙酸乙酯),用酸水、碱水分别萃取,将总提取物分为碱性、酸性和中性三部分。也可将总提取物溶于水,调节 pH 后有机溶剂萃取,如此所得碱性或酸性部位中,存在着碱度或酸度不同的成分,还可结合 pH 梯度萃取法进一步分离不同酸碱性的成分。

两相溶剂萃取法在操作中还要注意以下几点:① 中药中含有的一些成分如蛋白质、皂苷、树脂等,都是表面活性剂,是天然的乳化剂,因此在大量萃取前,先将两相溶剂用小试管猛烈振摇约 1 分钟,观察萃取后液层分层现象。如果容易产生乳化,大量萃取时要避免猛烈振摇,可延长萃取时间。如产生乳化现象,可将乳化层分出,再用新溶剂萃取;或将乳化层抽滤;或将乳化层稍稍加热;或较长时间放置并不时旋转,令其自然分层。② 提取物水溶液的比重最好在 1.1~1.2 之间,过稀则溶剂用量太大,影响操作。③ 有机溶剂与提取物水溶液应保持一定量的比例,第一次萃取时,有机相要多一些,一般为水溶液的 1/3,以后的用量可以少一些,一般 1/6~1/4。④ 使用酸碱溶剂法时注意酸性或碱性的强度、与被分离成分接触的时间、加热温度和时间等,避免在剧烈条件下某些化合物结构发生变化或不能恢复到原存于中药中的状态。

萃取法所用设备根据萃取量的不同,可以选择不同的容器。小量萃取可在分液漏斗中进行;中量萃取可在较大的下口瓶中进行。在工业生产中的大量萃取,多在密闭萃取罐内进行,用搅拌机搅拌一定时间,使两相溶剂充分混合,再放置令其分层。在实际工作中为了避免用分液漏斗萃取多次所带来的麻烦和有时会发生的乳化现象,也可采用连续萃取法。这是一种连续的两相溶剂萃取法,其装置可具有一根或更多的萃取管。管内用小瓷圈或小的不锈钢丝圈填充,以增加两相溶剂萃取时的接触面。

2. 沉淀法 沉淀法是指在中药提取液中加入某些试剂或溶剂,使某些成分溶解度降低而沉淀,以获得有效成分或除去杂质的初步分离方法。对所分离的成分来讲,这种沉淀反应是可逆的。依据加入试剂或溶剂的不同,可分为下述几种方法。

(1)溶剂沉淀法

1)水提醇沉法:用水作为提取溶剂对药材进行提取,在水提浓缩液中加入乙醇使含醇量达 80% 以上,高浓度的醇可使多糖、蛋白质、淀粉、树胶、黏液质等沉淀下来,经过滤除去沉淀,即可达到有效成分与这些杂质相分离的目的。在提取中药多糖成分时常采用此法进行粗多糖的分离。

2)醇提水沉法:对于在醇中溶解性较好的中药成分,先用一定浓度的乙醇提取,在醇提取浓缩液中加入 10 倍量以上水,可沉淀亲脂性成分。

(2)酸碱沉淀法

1)酸提取碱沉淀:利用碱性成分在酸中成盐而溶解,在碱中游离而沉淀的性质,对中药中碱性成分进行分离。如游离生物碱一般难溶于水,在酸中生成生物碱盐而溶于水,过滤除去水不溶性杂质,滤液加碱碱化,重新生成游离的生物碱从水溶液中析出,与其他水溶性成分相分离。

2）碱提取酸沉淀：利用酸性成分在碱中成盐而溶解，在酸中游离而沉淀的性质，对中药中酚、酸类成分和内酯类成分进行分离。如对于中药中不溶于水的内酯类化合物，可以利用内酯环遇碱开环，生成羟基羧酸盐类而溶于水，滤过除去水不溶性杂质，滤液加酸酸化，内酯环重新环合生成不溶于水的内酯类化合物沉淀，从而与其他成分分离。

3）专属试剂沉淀法：专属试剂沉淀法是利用某些试剂能选择性地与某类化学成分反应生成可逆的沉淀而与其他成分分离。如雷氏铵盐能与水溶性生物碱类生成沉淀，可用于水溶性生物碱与其他生物碱的分离；胆甾醇能与甾体皂苷生成沉淀，可使其与三萜皂苷分离；明胶能沉淀鞣质，可用于分离或除去鞣质等。可根据中药有效成分和杂质的性质，选用适当的沉淀试剂。特别注意所选用的试剂来沉淀分离有效成分时，生成的沉淀应当是可逆的，这样得到的沉淀可以用一定溶剂或试剂将其还原为原化合物。

3. 结晶法　　结晶法是利用混合物中各成分在某种溶剂或某种混合溶剂中的溶解度不同达到分离的方法，是分离和精制中药化学成分的重要方法之一。中药多数化合物在常温下是固体状态，可通过结晶达到分离纯化的目的。当某一中药成分在药材中含量很高，找到合适的溶剂提取，提取液放冷或稍微浓缩，便可能得到结晶。由于最初析出的结晶通常会带有一些杂质，需要通过反复结晶，才能得到纯度较高的单一晶体，故该步骤称为重结晶。而对于一些微量成分或难以结晶的成分的分离，结晶法是无法奏效的。

结晶法的关键是选择适宜的结晶溶剂。对溶剂的要求一般包括对被溶解的成分溶解度随温度不同有显著差异、对杂质的溶解度则是随着温度变化差别不大、与被结晶成分不发生化学反应、沸点适中等。常用于结晶的溶剂有甲醇、乙醇、丙酮、乙酸乙酯、乙酸、吡啶等。如果用单一溶剂不能达到结晶目的时，可用两种或两种以上溶剂组成的混合溶剂进行结晶操作。

4. 分馏法　　分馏法是利用液体混合物中各组分沸点的差别，通过反复蒸馏来分离液体成分的方法。分馏法通常分为常压分馏、减压分馏、分子蒸馏等。在中药化学成分研究中，分馏法主要用于挥发油和一些液体生物碱的分离。液体混合物中所含的每种成分都有其固定的沸点，在一定的温度下，都有一定的饱和蒸气压。沸点越低，则该成分的蒸气压越大，即挥发性越大。当溶液受热汽化后，并且呈气-液两相平衡时，沸点低的成分在蒸气中的分压高，因而在气相中的相对含量较液相中的大，即在气相中含较多低沸点成分，而在液相中含有较多的高沸点成分。经过一次理想的蒸馏后（即气-液两相达到平衡），馏出液中沸点低的成分含量提高，而沸点高的成分的含量降低。如果把馏出液再进行一次蒸馏，沸点低的成分含量又进一步增加，如此经过多次反复蒸馏，就可将混合物中各成分分开。这种多次反复蒸馏而使混合物分离的过程称为分馏。一般是通过分馏柱进行分离，可以在一支分馏柱中完成这种多次蒸馏的复杂过程。

在分离液体混合物时，如液体混合物各成分沸点相差 100℃ 以上，则可以不用分馏柱，如相差 25℃ 以下，则需采用分馏柱，沸点相差越小，则需要的分馏装置越精细，分馏柱也越长。若液体混合物能生成恒沸混合物或所含化学成分较复杂，且有些成分沸点相差很小，用分馏法很难得到单体，须配合其他分离方法如色谱法进一步分离才能得到单体。另外，用分馏法分离挥发油时，由于挥发油中各成分沸点较高（常在 150℃ 以上），并且有些成分在受热下易发生化学变化，因而通常需在减压下进行操作。

分子蒸馏是一种在高真空度条件下进行分离操作的连续蒸馏过程。由于待分离组分在远低于常压沸点的温度下挥发，以及各组分在受热情况下停留时间很短（0.1~1 s），因此该方法是分离中药化学成分最温和的蒸馏方法，适合于高沸点、黏度大和热敏性化学成分的分离。

5. 盐析法　　盐析法是在中药的水提取液中加入无机盐至一定的浓度，或达到饱和状态，可使某些成分由于溶解度降低而沉淀析出，或用有机溶剂萃取出来，从而与水溶性较大的杂质分离。常用的无机盐有 $NaCl$、Na_2SO_4、$MgSO_4$、$(NH_4)_2SO_4$ 等，如从三棵针中分离小檗碱。有些水溶性较大的成分如麻黄碱、苦参碱，在分离时，常先在水提取液中加一定量的食盐，再用有机溶剂提取。

案例 1-2

黄连为毛茛科植物黄连 *Coptis chinensis* Franch.、三角叶黄连 *Coptis deltoidea* C. Y. Cheng et Hsiao 或云连 *Coptis teeta* Wall. 的干燥根茎。为清热解毒良药。其主要有效成分为生物碱类成分,以盐酸小檗碱为代表性化合物。

问题:

1. 如何选择合适的提取溶剂和方法提取黄连中生物碱类成分?

2. 目前黄连资源匮乏、价格高升,从中药化学角度如何进行黄连的可持续开发利用?

6. 透析法　　透析法是利用小分子物质在溶液中可通过半透膜,而大分子物质不能通过半透膜的性质达到分离的方法。如对中药中的皂苷、蛋白质、多肽、多糖等物质进行分离和纯化时,可用透析法以除去无机盐、单糖、双糖等杂质。反之也可将大分子的杂质留在半透膜内,而将小分子的物质通过半透膜进入膜外溶液中而加以分离精制。透析是否成功与透析膜的规格紧密相关,透析膜的膜孔有大有小,要根据所要分离成分的具体情况而选择。透析膜有动物性膜、火棉胶膜、羊皮纸膜(硫酸纸膜)、蛋白质胶膜、玻璃纸膜等。通常多用市售的玻璃纸或动物性半透膜扎成袋状,外面用尼龙网袋加以保护,小心加入欲透析的样品溶液,悬挂在清水容器中。经常更换清水使透析膜内外溶液的浓度差加大,必要时适当加热并加以搅拌,以利于加快透析速度。透析是否完全,须取透析膜内溶液进行定性反应检查。

7. 经典色谱法　　色谱法是中药化学成分分离中最常用的技术方法,其最大的优点在于分离效能高、快速简便。其根据操作方式不同可分为纸色谱、薄层色谱和柱色谱等,根据分离原理可分为吸附色谱、分配色谱、离子交换色谱和凝胶色谱等。通过选用不同分离原理、不同操作方式、不同色谱材料或将各种色谱组合应用,可达到对各类中药成分的精制和分离。

（1）吸附色谱:吸附色谱是利用吸附剂对分离化合物分子吸附能力的差异而实现分离的一类色谱。吸附剂的吸附作用主要通过氢键、络合作用、静电引力、范德瓦耳斯力等而产生。色谱分离时吸附作用的强弱与吸附剂的吸附能力、被吸附成分的性质和流动相的性质有关。色谱的操作过程中,当流动相流经固定相时,化合物连续不断地发生吸附和解吸附,由于结构不同化合物发生吸附和解吸附的强弱不同,从而使混合物中各成分相互分离。具体分离过程见图 1-16。

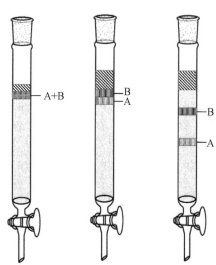

图 1-16　柱色谱分离过程示意图

1) 吸附剂

A. 硅胶:正相色谱硅胶为一多孔性物质,可用通式 $SiO_2 \cdot xH_2O$ 表示。它具有多孔性的硅氧环(—Si—O—Si—)的交链结构,其骨架表面的硅醇基(—SiOH)能通过氢键与极性或不饱和分子相互作用。硅胶的吸附性能取决于硅胶中硅醇基的数目及含水量。随着水分的增加,吸附能力降低。若吸水量超过 17%,吸附力极弱,不能用作吸附色谱,只可用于分配色谱的载体。当硅胶加热到 $100 \sim 110℃$ 时,其表面所吸附的水分能可逆地被除去,因此当用硅胶作吸附剂时,一般需加热活化,但活化温度不宜过高,以防止硅胶表面的硅醇基脱水缩合转变为硅氧烷结构而失去吸附能力。通常以活化温度 105℃、活化时间 30 分钟为宜。在大多数制备型液相色谱分离中常采用硅胶,主要在于其价格低廉,可供选择的溶剂种类多,样品损耗少,分离后溶剂易于除去且分离速度快。

硅胶色谱适用范围广,能用于非极性化合物也能用于极性化合物,尤其适用于中性或酸性成分如挥发油、萜类、甾体、苷类、蒽醌类、酚性化合物等的分离。

B. 氧化铝：氧化铝是一种常用的吸附能力较强的极性吸附剂,是由氢氧化铝直接在高温下(约600℃)脱水制得,其吸附作用与暴露在表面的铝离子、Al—O 键或者其他阳离子有关。

色谱用氧化铝有碱性、中性和酸性 3 种。碱性氧化铝由于氧化铝的颗粒表面常含有少量的碳酸钠等成分而带有微碱性,适于分离中药中的碱性成分如生物碱,但不宜用于醛、酮、酯和内酯等类型化合物的分离,因为有时碱性氧化铝可与上述成分发生反应,如异构化、氧化和消除反应等。用水洗除去氧化铝中的碱性杂质,再活化即得中性氧化铝,中性氧化铝可用于碱性或中性成分的分离,但不适合酸性成分的分离。用稀硝酸或稀盐酸处理氧化铝,可中和氧化铝中的碱性杂质,并使氧化铝颗粒表面带有 NO_3^- 或 Cl^- 等阴离子,从而具有离子交换剂的性质,这种氧化铝称为酸性氧化铝,适于酸性成分如有机酸、氨基酸的分离。

目前除了分离生物碱等碱性成分外,很少用氧化铝色谱,基本上被硅胶色谱所取代,但氧化铝对树脂、叶绿素及其他杂质的吸附能力较强,常用以提取物的预处理,去除杂质,便于以后的分离与纯化。

C. 活性炭：活性炭是一种非极性吸附剂,其吸附能力与硅胶、氧化铝相反,对非极性成分具有较强的亲和力,主要用来分离水溶性成分。对中药中的某些苷类、糖类及氨基酸等成分具有一定的分离效果。由于它容易获得,价格便宜,因此适用于大量制备型分离。

活性炭对芳香族化合物的吸附力大于对脂肪族化合物;对大分子化合物的吸附力大于对小分子化合物,可以利用这些吸附性能的差别,将水溶性芳香族化合物与脂肪族化合物、氨基酸与肽、单糖与多糖分开。活性炭的吸附作用在水溶液中最强,在有机溶剂中较弱。例如,用水-乙醇溶剂系统进行洗脱时,随乙醇浓度的递增而洗脱力增加,即洗脱剂的洗脱能力随着溶剂的极性降低而增强。

D. 聚酰胺：聚酰胺是通过酰胺键聚合而成的一类高分子化合物,分子中含有丰富的酰胺基,其分离作用是由于其酰胺键(—CO—NH—)与酚类、酸类、醌类、硝基化合物等形成氢键的数目不同、强度不同,因而对这些化合物产生不同强度的吸附作用,与不能形成氢键的化合物分离(图 1 - 17)。化合物分子中酚羟基数目越多,则吸附力越强。芳香核、共轭双键多的吸附力也较大。易形成分子内氢键的化合物,会使化合物的吸附力减小。主要用于中药中的黄酮、蒽醌、酚类、有机酸、鞣质等成分的分离。从聚酰胺柱上洗脱被吸附的化合物是通过一种溶剂分子取代酚性化合物来完成的,即以一种新的氢键代替原有氢键的脱吸附而完成。通常洗脱剂是在水中递增甲醇或乙醇的含量。如黄酮苷元与苷的分离,当用稀醇作洗脱剂时,黄酮苷比其苷元先洗

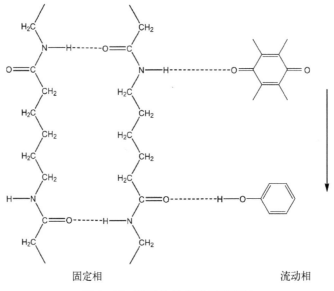

固定相　　　　　　　　　　　流动相

图 1 - 17　聚酰胺分离原理示意图

脱下来,而非极性溶剂洗脱其结果恰恰相反,当用三氯甲烷-甲醇为流动相时,黄酮苷元比苷先洗脱下来,这表明聚酰胺具有"双重色谱"的性能。因为聚酰胺分子中既有非极性的脂肪键,又有极性的酰胺基团,当用含水极性溶剂为流动相时,聚酰胺作为非极性固定相,其色谱行为类似反相色谱,所以黄酮苷比苷元容易洗脱。当用非极性三氯甲烷-甲醇为流动相时,聚酰胺则作为极性固定相,其色谱行为类似正相色谱,所以苷元比其苷容易洗脱,故聚酰胺除了上述化合物外也可用于分离萜类、甾体、生物碱及糖类。

2)洗脱剂和展开剂:在吸附色谱中,除气相色谱外,流动相均为液体,在柱色谱中,流动相习惯上称为洗脱剂,而在薄层色谱中,流动相通常被称为展开剂。色谱分离过程中溶剂的选择,对组分分离效果影响极大。洗脱剂和展开剂由单一溶剂或混合溶剂组成。洗脱剂的选择,需根据被分离物质的性质与所选用的吸附剂性质这两者结合起来加以考虑。对用极性吸附剂的色谱而言,通常是被分离的组分极性越大,吸附作用越强;而对洗脱剂而言,极性越大洗脱能力越强。

常用的单一溶剂洗脱能力由小到大排列顺序为:石油醚<环己烷<二氯甲烷<三氯甲烷<乙酸乙酯<正丁醇<丙酮<乙醇<甲醇<水。以上顺序仅适用于极性吸附剂的色谱,如硅胶、氧化铝。对非极性吸附剂,如活性炭,则正好与上述顺序相反。

聚酰胺色谱作为一种以氢键吸附为主的吸附色谱,其常用的洗脱剂的洗脱能力由小到大的顺序为:水<甲醇或乙醇<丙酮<稀氢氧化钠水溶液或氨水<甲酰胺<二甲基甲酰胺<尿素水溶液。

在柱色谱分离过程中,以单一溶剂为洗脱剂时,组成简单,分离重现性好,但往往分离效果不佳。所以,在实际工作中常常采用二元、三元或多元溶剂系统作洗脱剂。在多元流动相中不同的溶剂起不同的作用。一般比例大的溶剂往往起到溶解样品和分离的作用,占比例小的溶剂则起到改善 R_f 值的作用,有时在分离酸性或碱性成分时还需加入少量的酸或碱以使被分离的某些极性物质的斑点集中,改善拖尾现象,提高分离程度。也可以在整个洗脱过程中,由小极性溶剂开始,逐渐增大洗脱剂的极性,使吸附在层析柱上的各组分逐个被洗脱。这种极性的增大是一个缓慢的过程,称为梯度洗脱,如果极性增大过快(梯度太大),就不能获得满意的分离效果。

(2)离子交换色谱:离子交换色谱法(ion exchange chromatography,IEC)是利用各种离子性化学成分与离子交换树脂等进行离子交换反应时,因交换平衡的差异或亲和力差异而达到分离的一种分离方法。

该方法以离子交换树脂为固定相,用水或与水混合的溶剂为流动相,在流动相中存在的离子性成分与树脂进行离子交换反应而被吸附。离子交换色谱法主要适合离子性化合物的分离,如生物碱、有机酸、氨基酸、肽类和黄酮类成分。化合物与离子交换树脂进行离子交换反应的能力强弱,主要取决于化合物解离度的大小和带电荷的多少等因素,化合物解离度大(酸性或碱性强),则易交换在树脂上,而较难被洗脱下来。因此,当具不同解离度成分的混合物被交换在树脂上,解离度小的化合物先于解离度大的化合物被洗脱,由此实现分离。

1)离子交换树脂的类型:离子交换树脂是一种高分子化合物,外形为球形颗粒,不溶于水但可在水中膨胀。离子交换树脂是由母核部分和离子交换部分组成。母核部分是苯乙烯通过二乙烯苯交联而成的大分子网状结构。网孔大小用交联度表示(即加入交联剂的百分数)。交联度越大,则网孔越小,越紧密,在水中膨胀越小;反之亦然。不同交联度适于分离不同大小的分子。骨架上带有能解离的基团作为交换离子。

根据交换离子的不同可将其分为阳离子交换树脂和阴离子交换树脂。阳离子交换树脂包括强酸型($-SO_3H$)和弱酸型($-COOH$),阴离子交换树脂包括强碱型[$-N(CH_3)_3X$、$-N(CH_3)_2(C_2H_4OH)X$]和弱碱型($-NR_2$、$-NHR$、$-NH_2$)。根据上述原理可采用不同型号的离子交换树脂,将中药中在水中具有一定溶解度的酸、碱与两性成分分开。

2)离子交换树脂的选择:离子交换树脂对交换化合物来说,主要取决于化合物的解离离子的电荷、半径及酸碱性的强弱。在离子交换树脂中,强酸型和强碱型的应用范围最广,常可用于中药中氨基酸、肽类、生物碱、有机酸、酚类等的分离纯化。

A. 被分离的物质为生物碱阳离子时,选用阳离子交换树脂;为有机酸阴离子时,选用阴离子交换树脂。

B. 被分离的离子吸附性强(交换能力强),选用弱酸或弱碱型离子交换树脂,如用强酸或强碱型树脂,则由于吸附力过强而较难洗脱;被分离的离子吸附性弱,应选用强酸或强碱型离子交换树脂,如用弱酸或弱碱型离子交换树脂则不能很好地交换或交换不完全。

C. 被分离物质分子量大,选用低交联度的树脂;分子量小,选用高交联度的树脂。如分离生物碱、大分子有机酸、多肽类,采用2%~4%交联度的树脂为宜。分离氨基酸或小分子肽(二肽或三肽),则以8%交联度的树脂为宜。制备无离子水或分离无机成分,需用16%交联度的树脂。只要不影响分离的完成,一般尽量采用高交联度的树脂。

D. 作分离色谱用的离子交换树脂颗粒要求较细,一般用200目左右;提取离子性成分用的树脂,粒度可较粗,可用100目左右;制备无离子水用的树脂可用16~60目。但无论作什么用途,都应选用交换容量大的树脂。

3) 洗脱剂的选择:由于水是优良的溶剂并具有电离性,因此,大多数离子交换树脂色谱都选用水为洗脱剂,有时亦采用水-甲醇混合溶剂。为了获得最佳的洗脱效果,经常需用竞争的溶剂离子,并同时保持恒定的溶剂pH。为此,经常采用各种不同离子浓度的含水缓冲溶液。如在阳离子交换树脂中,常用醋酸、枸橼酸、磷酸缓冲液;在阴离子交换树脂中,则应用氨水、吡啶等缓冲液;对复杂的多组分则可采用梯度洗脱方法,即有规律地随时间而改变溶剂的性质,如pH、离子强度等。如分离生物碱时,可用强酸型树脂,以氨水或氨性乙醇洗脱。

除了离子交换树脂外,还可用离子交换纤维和离子交换凝胶来进行分离。离子交换纤维和离子交换凝胶是在纤维素或葡聚糖等大分子的羟基上,通过化学反应引入能释放或吸收离子的基团制得的,如二乙氨乙基纤维素(DEAE - Cellu-lose)、羧甲基纤维素(CM - Sellulose)、二乙氨乙基葡聚糖凝胶(DEAE - Sephadex)、羧甲基葡聚糖凝胶(CM - Sephadex)等。这些类型的离子交换剂既有离子交换性质,又有分子筛的作用,对水溶性成分的分离十分有效,主要用于分离纯化蛋白质、多糖等水溶性成分。

(3) 大孔树脂色谱:大孔树脂色谱法(macroreticular resin chromatography, MRC)是利用化合物与大孔树脂吸附力的不同及化合物分子量大小的不同,在大孔树脂上经溶剂洗脱而达到分离的方法。

大孔树脂是一种不含交换基团的、具有大孔结构的高分子吸附剂,也是一种亲脂性物质。一般为白色球形颗粒状,粒度多为20~60目。大孔树脂色谱是吸附和分子筛原理相结合的色谱方法,其吸附力以分子间范德华力为主,其分子筛作用是由于其多孔性结构所决定。大孔树脂具有各种不同的表面性质,如疏水性的聚苯乙烯,可以有效地吸附具有不同化学性质的各种类型化合物,这种吸附的特点是解吸附容易。

大孔吸附树脂在20世纪70年代末开始应用于中药化学成分的提取与分离。大孔树脂根据孔径、比表面积和树脂结构可分为许多型号,如D - 101、DA - 201、MD - 05271、GDX - 105、CAD - 4、AB - 8、NKA - 9、NKA - 12、X - 5型及SIP系列等。以聚苯乙烯为核心的大孔树脂属于非极性大孔树脂,能吸附非极性化合物;以极性物质为核心的大孔树脂属于极性大孔树脂,能吸附极性化合物。在应用中,可根据实际要求和化合物性质选择合适的树脂型号和分离条件。

在操作时须注意以下几方面因素的影响,以取得满意的分离效果。

1) 化合物极性的大小:极性较大的化合物一般适于在极性大的大孔树脂上分离,而极性小的化合物则适于在极性小的大孔树脂上分离。

2) 化合物体积的大小:在一定条件下,化合物体积越大,吸附力越强。通常分子体积较大的化合物选择较大孔径的树脂,在合适的孔径情况下,比表面积越大,分离效果越好。

3) 溶液的pH:一般情况下,酸性化合物在适当的酸性溶液中充分被吸附,碱性化合物在适当碱性溶液中较好地被吸附,中性化合物可在近中性的溶液中被较充分地吸附。根据化合物结构特点改变溶液 pH,可使分离工作达到理想效果。

大孔吸附树脂具有选择性好、机械强度高、再生处理方便、吸附速度快等优点,适用于从水溶液中分离低极性或非极性化合物,组分间极性差别越大,分离效果越好。大孔树脂用于中药化学成分的分离时,通常用中药提取物的水溶液通过大孔树脂后,一般依次用水、低浓度含水甲醇、乙醇或丙酮洗脱,最后用浓醇或丙酮洗脱,可获得若干有效部位,是中药新药研究中制备有效部位常用的方法。对非极性大孔树脂来说,洗脱剂极性越小,洗脱能力越强;而对于极性大孔树脂来说,则洗脱剂极性越大,洗脱能力越强。根据实际情况,可采用不同极性梯度的洗脱液分别洗脱不同组分。典型的系统分离单体化合物的过程可先采用大孔树脂色谱,然后再进行硅胶色谱、反相色谱及凝胶过滤色谱等。

大孔树脂的再生处理比较方便,再生时用甲醇或乙醇浸泡洗涤即可,必要时可用 1 mol/L 盐酸和 1 mol/L 氢氧化钠液依次浸泡,然后用蒸馏水洗至中性,浸泡在甲醇或乙醇中备用,使用前用蒸馏水洗涤除尽醇即可应用。

(4)凝胶滤过色谱:凝胶滤过色谱(gel filtration chromatography,GFC)是一种以凝胶为固定相的液相色谱方法,又称为排阻色谱、分子筛色谱。所用的固定相凝胶为具有许多孔隙的立体网状结构的高分子多聚体,有分子筛的性质,而且空隙大小有一定的范围。它们呈理化惰性,大多具有极性基团,能吸收大量水分或其他极性溶剂。将凝胶颗粒在适宜的溶剂中浸泡,使其充分溶胀,然后装入色谱柱中,将样品溶液上样后,再用洗脱剂洗脱。由于凝胶颗粒膨胀后形成的骨架中有许多一定大小的孔隙,当混合物溶液通过凝胶柱时,比孔隙小的分子可以自由进入凝胶内部,而比空隙大的分子只能在凝胶颗粒的间隙移动,并随洗脱剂从柱底先行流出,因此在移动速度方面就发生了差异。这样经过一段时间洗脱后,混合物中的各成分就能按分子由大到小顺序先后流出并得到分离。这种方法在蛋白质及多糖等大分子化合物的分离中应用较普遍。

凝胶色谱是 20 世纪 60 年代发展起来的一种分离分析技术,在中药化学成分的研究中,凝胶色谱主要用于蛋白质、酶、多肽、氨基酸、多糖、苷类、甾体以及某些黄酮、生物碱的分离。

商品凝胶的种类有很多,可分为亲水性凝胶和疏水性凝胶。不同种类凝胶的性质和应用范围有所不同,常用的有葡聚糖凝胶(Sephadex G)和羟丙基葡聚糖凝胶(Sephadex LH-20)。

1)葡聚糖凝胶:葡聚糖凝胶(Sephadex G)是由葡聚糖和甘油基通过醚键(—O—CH₂—CHOH—CH₂—O—)相交联而成的多孔性网状结构物质。由于其分子内含大量羟基而具亲水性,在水中溶胀。凝胶颗粒网孔大小取决于制备时所用交联剂的数量及反应条件。交联结构直接影响凝胶网状结构中空隙的大小,加入交联剂越多,交联度越高,网状结构越紧密,孔径越小,吸水膨胀也越小;交联度越低,则网状结构越稀疏,孔径就大,吸水膨胀也越大。商品型号即按交联度大小分类,并以吸水量(每克干凝胶吸水量×10)来表示,如 Sephadex G-25,表示该凝胶吸水量为 2.5 mL/g,Sephadex G-75 的吸水量为 7.5 mL/g。Sephadex G 系列的凝胶只适于在水中应用,不同规格的凝胶适于分离不同分子量的物质。

2)羟丙基葡聚糖凝胶:羟丙基葡聚糖凝胶(Sephadex LH-20)是在 Sephadex G-25 分子中的羟基上引入羟丙基而成醚键(—OH→OCH₂CH₂CH₂OH)结合而成的多孔性网状结构物质。虽然分子中羟基总数未改变,但非极性烃基部分所占比例相对增加了,因此,这种凝胶既有亲水性又有亲脂性,不仅可在水中应用,也可在多种有机溶剂中膨胀后应用。它所用的洗脱剂范围也较广,可以是含水的醇类,如甲醇、乙醇等,也可使用单一有机溶剂,如甲醇、二甲基甲酰胺等,还可使用混合溶剂,如三氯甲烷与甲醇的混合液,在极性与非极性溶剂组成的混合溶剂中常常起到反相分配层析的效果,适于不同类型化合物的分离。还可在洗脱过程中改变溶剂组成,类似梯度洗脱,以达到较好的分离效果。

Sephadex LH-20 凝胶过滤可用于多种中药化学成分的分离,如黄酮类、生物碱、有机酸、香豆素等。不仅可作为一种有效的初步分离手段,还可被用于最后的分离工作,以除去最后微量的固体杂质、盐类或其他外来的物质。当纯化合物的量很少时,可在分离的最后阶段使用

Sephadex LH-20 凝胶过滤法,以减少样品损失。从产业化角度来说,它具有重复性好、纯度高、易于放大、易于自动化等优点。使用过的 Sephadex LH-20 可以反复再生使用,而且柱子的洗脱过程往往就是凝胶的再生过程。短期不用时,可以水洗,然后用不同梯度的醇洗(醇的浓度逐步增加),最后醇洗,放入装有醇的磨口瓶中保存。如长期不用时,可以在上述处理的基础上,减压抽干,再用少量乙醚洗净抽干,室温挥干乙醚后,可以在 60~80℃ 干燥后保存。

除上述两种凝胶外,在葡聚糖凝胶分子上可引入各种离子交换基团,使凝胶具有离子交换剂的性能,同时仍保持凝胶的一些特点。如羧甲基交联葡聚糖凝胶(CM-Sephadex)、二乙氨基乙基交联葡聚糖凝胶(DEAE-Sephadex)、磺丙基交联葡聚糖凝胶(SP-Sephadex)、苯胺乙基交联葡聚糖凝胶(QAE-Sephadex)等。

此外,商品凝胶还有丙烯酰胺凝胶(Sephacrylose,商品名 Bio-Gel P)、琼脂糖凝胶(Sepharose,商品名 Bio-Ged A)等,都适用于分离水溶性大分子化合物。

(5)分配色谱法:分配色谱法(partition chromatography)是指以液体作为固定相和流动相的液相色谱法。其原理是利用混合物中各成分在固定相和流动相两种不相混溶的液体之间作连续分配,由于各成分在两相间的分配系数不同,从而达到相互分离的目的,色谱分离时,将作为固定相的溶剂吸附于某种惰性固体物质的表面,这些惰性固体物质主要起到支持和固定溶剂的作用,称为支持剂或载体。而被载体吸附着的溶剂称为固定相。

当与固定相不相混溶的流动相流经载体时,因被分离的各成分在两相之间的分配系数不同,随着流动相移动的速率也不一样,易溶于流动相的成分移动快,不易溶于流动相的成分移动慢,从而得以分离。

若固定相的极性大于流动相的极性,称为正相分配色谱;若固定相的极性小于流动相的极性,则称为反相分配色谱。分配色谱法通常可使用柱色谱、薄层色谱、纸色谱等操作方法。

1)载体:常用的载体有硅胶、硅藻土、纤维素粉等。这些物质能吸收其本身重量 50%~100% 的水而仍呈粉末状,涂膜或装柱时操作简便,作为分配色谱载体效果较好。如含水量在17% 以上硅胶因失去了吸附作用,可作为分配色谱的载体,是使用最多的一种分配色谱载体。纸色谱是以滤纸的纤维素为载体,滤纸上吸着的水分为固定相的一种特殊分配色谱。

2)固定相与流动相:在分配色谱中,由于固定相和流动相均为液体,选用的溶剂应该是互不相溶的;两者极性应有较大的差异;被分离物质在固定相中的溶解度应适当大于其在流动相中的溶解度。

在实际操作中为了提高固定相的稳定性,一般使用键合固定相材料,如常用的反相硅胶分配色谱填料系将普通硅胶键合上长度不同的烃基(R),在载体硅胶上形成一层亲油性表面。硅胶表面的硅羟基能与烃基如乙基($-C_2H_5$)、辛基($-C_8H_{17}$)和十八烷基硅烷($-C_{18}H_{37}$)键合,在键合相硅胶中,以十八烷基硅烷(ODS,octadecane silicane)即 C_{18} 反相硅胶应用最为普遍,适用于极性及中等极性化合物的分离。在利用键合相硅胶进行反相色谱时,流动相常用甲醇-水、乙醇-水或乙腈-水。这类吸附剂具有减少样品不可逆吸附等优点。正相分配色谱常用的固定相有氰基与氨基键合相,主要用于分离非极性及弱极性的化合物。

(二)现代分离方法

经典的色谱分离技术虽然不需要专门的设备,但分离效率往往较低。近年来,各种现代分离技术越来越多地应用于中药化学成分的制备分离和纯化中。如加压或减压液相色谱、膜分离技术、液滴逆流色谱等。

1. 膜分离技术　膜分离法(membrane separation)是利用具有一定孔径的多孔滤膜对分子大小不同的化学成分进行筛分而达到相互分离的方法。根据分离的目的不同,可将膜分离法分为微滤、超滤、纳滤三种主要类型。

(1)微滤:采用多孔半透膜,截留 0.02~10 μm 的微粒,使溶液通过,使溶液除去悬浮的微粒。一般用作中药有效成分溶液的预处理。

（2）超滤：采用非对称膜或复合膜，截留 $0.001 \sim 0.02~\mu m$ 的大分子溶质，一般用作除去溶液中的生物大分子杂质，得到较纯的分子量较小的有效成分溶液。常用于除去黄酮、生物碱、皂苷等中药有效成分提取液中的鞣质、多糖、树胶等大分子杂质。

（3）纳滤：采用复合膜，截留 1 nm 以下的分子或高价粒子，一般用作除去溶液中的小分子和低价离子杂质，得到较纯的分子量较大的有效成分溶液。常用于除去皂苷、蛋白质、多肽、多糖等大分子有效成分溶液中的无机盐、单糖、双糖等小分子杂质。

与传统的分离技术相比，膜分离具有以下优点：① 分离过程高效；② 分离产物可以是单一成分，也可以是某一分子量区段的多种成分；③ 多数膜分离过程中物质不发生相变，分离系数大，操作温度可以常温，特别适用于热敏性物质的处理；④ 膜分离设备体积较小，占地较少，单价和运行费用低。

2. 高效液相色谱法　　液相色谱中的制备型加压液相色谱应用更为广泛。制备型加压液相色谱有别于靠重力驱动的常压柱色谱分离，是利用各种装置施加压力进行的液相色谱，压力可高达 100 bar（1 bar＝100 kPa）。加压液相色谱中可允许在分离过程中使用颗粒度更小的吸附剂，从而获得更高的分辨率。另外，还可加快洗脱剂的流速，缩短分离时间，以避免敏感化合物因长时间的常压色谱分离而发生转变。根据分离中所用压力的大小可把制备型柱色谱区分为快速色谱（约 2 bar）、低压液相色谱（<5 bar）、中压液相色谱（5~20 bar）及高压液相色谱（>20 bar），低压、中压与高压液相色谱的压力范围之间会存在一定交叠，只是为了区分方便，才分成这样三类。分离中所用色谱柱及固定相颗粒的大小需根据分离的难易程度而定。一般对于难以分离的样品，应采用小颗粒的固定相及稍长的色谱柱，分离所需压力也会加大，见表 1-2。尤其是近年来高压液相色谱的应用，对中药化学成分的分离纯化起到了推进作用。

表 1-2　几种色谱填充剂粒径和压力的比较

色 谱 方 法	填充剂颗粒直径（μm）	压力（Pa）
常规柱色谱	100~200	常压
低压柱色谱	50~75	$(0.5 \sim 5) \times 10^5$
中压柱色谱	50~75	$(5 \sim 20) \times 10^5$
高效液相色谱	5~20	$>20 \times 10^5$

高效液相色谱（high performance liquid chromatography，HPLC）是在经典的常规柱色谱的基础上发展起来的一种新型快速分离分析技术，其分离原理与常规柱色谱相同，包括吸附色谱、分配色谱、凝胶色谱、离子交换色谱等多种方法。高效液相色谱采用了粒度范围较窄的微粒型填充剂（颗粒直径 $5 \sim 20~\mu m$）和高压匀浆装柱技术，洗脱剂由高压输液泵压入柱内，并配有高灵敏度的检测器和自动描记及收集装置，从而使它在分离速度和分离效能等方面远远超过常规柱色谱，具有高效化、高速化和自动化的特点。在制备型高压液相色谱系统中色谱柱内装填的粒度范围较窄，通常为 $5 \sim 30~\mu m$，为了使流动相流出，需采用较高的压力，系统的复杂性和成本增大，但分辨率得到了较大的提高。

在许多中药化学成分的分离工作中，需要从大量的粗提物中分离出微量成分，制备型的高效液相色谱可用于分离制备纯度较高的样品，因而在中药化学成分的分离方面已占有越来越重要的地位。通常是在分离的最后阶段采用高压液相色谱纯化化合物。制备型高压液相色谱分离大多采用恒定的洗脱剂条件，这样可减少操作中可能出现的问题。然而，对于那些难分离的样品，有时也需在分离过程中采用梯度洗脱方式。

色谱柱是制备型加压液相色谱的关键部位，常使用键合固定相材料，即反相色谱。反相色谱柱适用于分离强极性和（或）水溶性化合物。皂苷类成分常具有复杂且非常相近的结构，用其他分离方法很难将其纯化，许多分离工作的最后阶段都采用了制备型的反相高压液相色谱。反相硅胶也适用于中等极性化合物的分离,且往往分离效果比正相好。因此,在所有高压液相色谱分离工作中,约有95%使用的是C_{18}反相硅胶。反相色谱一般采用甲醇、乙醇、甲醇-水、乙腈-水等作为流动相。

样品在上样于制备型色谱柱上之前,首先要溶解。溶解样品的溶剂,尽可能用流动相,但应该注意样品在流动相中应有良好的溶解度。也可选用接近流动相组成的溶剂,以便减少样品体积。如果样品体积太大,分辨率就会下降;另一方面,样品溶液也不可以太浓,否则会在柱顶部形成沉淀,最好是在小体积的流动相中溶解较多的样品。进样前需对样品进行过滤,使用能与注射器相连的过滤器可以方便、廉价地除去样品中混有的颗粒状物质,这些颗粒状物质可能损坏高压液相色谱的阀门、阻塞管线或柱子入口端的滤板。样品在柱子上的载量取决于柱体积、填料类型和分离的需要。

常用检测器的类型有紫外检测器、示差检测器,但都有其局限性。示差检测器对温度变化很敏感,对小量物质的检测不理想,且不能采用梯度洗脱。紫外检测器则难以对无紫外吸收的样品进行检测。蒸发光散射检测器(ELSD)是一种通用型的检测器,可检测挥发性低于流动相的任何样品,且不需要样品含有发色基团。绝大多数检测器存在容易饱和的问题,只适用于分析性检测。制备型分离的检测器带有专用的样品槽,允许洗脱液的流速达500 mL/min。如带有0.05 mm长度样品槽的紫外检测器可承受高达200 mL/min的洗脱液流速。

3. 液滴逆流色谱法　　液滴逆流色谱法(droplet counter current chromatography,DCCC)是一种在逆流分配法基础上改进的液-液分配技术。它要求流动相通过固定相时能形成液滴。流动相形成的液滴在细的分配萃取管中与固定相有效地接触、摩擦不断形成新的表面,促进溶质在两相溶剂中分配,使混合物中的各化学成分在互不任意混溶的两相液滴中因分配系数不同而达到分离。该法适用于各种极性较强的中药化学成分的分离,其分离效果往往比逆流分配法好,且不会产生乳化现象。用氮气压驱动流动相,被分离物质不会因遇大气中氧气而氧化。但本法必须选用能生成液滴的溶剂系统,且处理样品量小,并需要有专门设备。

一台典型的DCCC仪器,包含200至600根直立的、小孔径的硅烷化玻璃管柱(其长度为20~60 cm),这些管柱之间用聚四氟乙烯管连接起来,移动相液滴不断地穿过充满固定相的管柱体系,并于尾端收集(图1-18)。

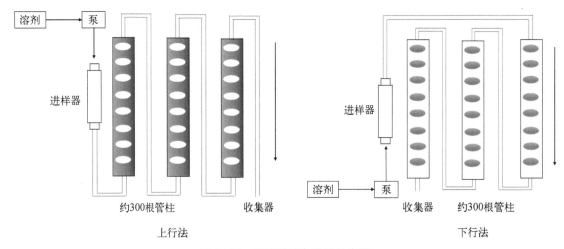

图1-18　液滴逆流色谱法示意图

实际操作中,首先要选择适合于分离样品的两相溶剂系统,然后取两相中的一相作为固定相充满仪器的整个管柱体系。样品溶于轻相或重相,也可以溶于两相的混合液中,然后注入进样器。此后,将移动相通过进样器连续地泵入第一根管柱中,使样品溶液形成一串液滴进入与之互不混溶的固定相之中。根据所选定的移动相和固定相的轻重情况,决定使液滴按上行法或下行法穿过仪器的管柱体系。因为移动相是以液滴形式穿过管柱的,液滴间的湍流促使溶质在两相之间有效地分配,样品中的各个组分也就在这一过程中按各自不同的分配系数获得有效的分离。液滴的大小和流动性受众多因素的影响,包括管柱的内径尺寸、移动相的流速、引入喷嘴的孔径尺寸、两个液相的比重差异、溶剂的黏度和界面张力等。一般情况下,管柱的内径若小于1 mm 就会出现阻塞现象,也就是说管柱里的溶剂体系会被完全推出。

要达到好的分离效果,溶剂系统的选择是很关键的,因为两相的极性差异很大,所以两相溶剂系统的选择对于合适液滴的形成影响很大。有必要用三元(或四元)的系统来制备两相溶剂,即用附加的第三种溶剂(或第四种溶剂)来调和其他溶剂组分和减缓原始两相的极性差异,实现相似物质的有效分离,增强溶剂系统的选择性。此外,增加的第三种溶剂组分还能调节界面张力和减小黏度。

DCCC 能实现很好的重现性和有效的分离,能够处理毫克至克级的粗提物样品,在酸性和碱性分离条件下都能使用。因为不用固体的分离媒质,不可逆吸附和色谱峰区带展宽的现象均可避免。DCCC 同制备型 HPLC 相比,溶剂消耗量较小,但是分离时间过长且分辨率较低。

4. 高速逆流色谱法　　高速逆流色谱法(high speed counter current chromatography,HSCCC)是一种液-液分配色谱方法。该法利用聚氟乙烯螺旋分离柱的方向性和在特定的高速行星式旋转所产生的离心力作用,使无载体支持的固定相稳定地保留在分离柱中,并使样品和流动相单向、低速通过固定相,使互不相溶的两相不断充分地混合,随流动相进入螺旋分离柱的混合物中的各化学成分在两相之间反复分配,按分配系数的不同而逐渐分离,并被依次洗脱。在流动相中分配系数大的化学成分先被洗脱,反之,在固定相中分配系数大的化学成分后被洗脱。

高速逆流色谱法由于不需要固体载体,克服了其他液相分配色谱中因为采用固体载体所引起的不可逆吸附消耗、样品的变性污染和色谱峰畸形拖尾等缺点,样品可定量回收,还具有重现性好、分离纯度高和速度较快等特点,适用于皂苷、生物碱、酸性化合物、蛋白质和糖类等化合物的分离和精制工作。

第五节　中药化学成分的结构鉴定方法

中药化学成分是中药发挥药效、防病治病的物质基础,只有准确确证了中药中获得的化学成分的结构,才能开展中药的药效学、毒理学、体内代谢等方面的研究工作,继而进行中药有效成分的结构优化以及构效关系的探讨。因此,中药化学成分的结构研究是中药化学的一项重要研究内容,也是中药二次开发的前提。

中药化学成分具有种类繁多、结构庞杂的特点。仅在一味中药中,中药的化学成分类型多达几十种,个数更是成百上千,且结构相对复杂;同时化合物的含量相差悬殊,多则几十克,少则几克甚至仅几毫克,这就为中药化学成分的结构鉴定带来了很大困难。因此,中药化学成分的结构鉴定,不仅需要用到经典的化学方法(如化学衍生化等),更需要依靠谱学知识,在不消耗或少消耗试样的情况下通过测试各种图谱,尽可能获得更多的结构信息,在综合分析的基础上,结合理化性质及文献数据,推断化学成分的平面结构乃至立体构型。

中药化学成分的结构确证,可视情况选择合适的方法。首先需要测定中药化学成分的物理常数,并进行纯度检验,从而可以推断成分的大致结构类型,并从纯度上降低结构解析的难度,保证结构确证工作的顺利进行。对于可能为已知结构的化合物,可将试样与文献中描述的已知化合物标准品的熔点(沸点)、色谱光谱行为、质谱以及核磁图谱数据进行比较,从而确证其结构;对于可能为未知结构的化合物,通常需要将波谱学技术(紫外可见光谱、红外光谱、核磁共振谱、质谱、圆二色谱等)与化学方法有机结合起来,最终准确确证其平面结构和立体构型。

一、中药化学成分的纯度检验

中药化学成分在进行结构研究前,首先需要确定其纯度是否合格。化合物纯度的检测包括物理常数的测定和色谱学方法两大类。

（一）物理常数的测定

中药化学成分经常测定的重要物理常数有：熔点、沸点、比旋光度、折光率和相对密度等。熔点是晶体固有的物理常数，通常在同一种溶剂中得到的化合物结晶，其晶形和色泽应均匀一致，有明确的熔点，熔程范围一般应在 0.5~2℃，熔程较长表明化合物可能存在杂质，需要进一步精制。沸点是液体纯物质恒定的常数，除高沸点物质外，其沸程不应超过 5℃；液体纯物质还应有恒定的折光率及相对密度。中药中的化学成分多具手性中心，为光学活性物质，故在中药成分的纯度检验和结构鉴定过程中需测定其比旋光度。若具有手性中心的化合物的比旋光度接近于零，很有可能为一对外消旋体，需要通过手性拆分的方式得到光学纯的物质。

（二）色谱学的方法

判断化合物纯度的常用的色谱学方法包括薄层色谱（TLC）、纸色谱（PC）、气相色谱（GC）和高效液相色谱（HPLC）等。薄层色谱法和纸色谱法是操作最为简便的方法，通常要求选择至少三种不同的展开系统进行展开，且在有效比移值（R_f = 0.2~0.8）的高、中、低区域内均显示单一的斑点时，方可确认其为单一化合物。气相色谱法和高效液相色谱法则是更为高效、灵敏、准确的仪器检测手段，气相色谱只适用于在高真空和一定加热条件下能够气化而不被分解的物质的纯度检验；高效液相色谱法则适用范围更广泛，适用于 90% 以上的中药成分的检测。若在气相色谱或高效液相色谱中检测到正态分布的单一的峰，则认为系纯的物质，有条件时亦最好同时采用正相和反相色谱柱进行纯度检验。

二、中药化学成分类型的预判

在中药化学成分纯度检验合格的情况下，需要初步判定成分的大致类型，为结构的精细判断提供方向。通常情况下，可通过固有的理化性质和色谱学行为确定中药中是否含有某一类化学成分。

物理方法适用于某些具有特殊性质的化合物，例如，化合物在水溶液中进行振摇，若能观察到较持久的泡沫，提示可能为皂苷类化合物；又如化合物有浓郁的芳香气味，在滤纸上可观察到油斑，并在一段时间后挥散消失，提示可能为挥发油类成分；又如化合物具有鲜艳的颜色，提示可能含有较长共轭体系。化学方法适用于某些具有特殊官能团的化合物，可以与特定的试剂发生反应，产生难溶性的沉淀或特定的颜色变化。例如，大多数的生物碱在酸性条件下，可与金属盐类（如碘化铋钾、碘-碘化钾、碘化汞钾等）、酸或酚酸类（如硅钨酸、苦味酸等）、复盐类（如雷氏铵盐等）发生反应，生成难溶于水的复盐或络合物沉淀，因此可以初步判定中药中生物碱成分的存在。又如在样品的甲醇溶液中加入少许镁粉振摇，再加几滴浓盐酸后，若能观察到玫红色的现象，即可判断该成分可能为黄酮、黄酮醇、二氢黄酮以及二氢黄酮醇。再如通过 Liebermann - Burchard 等颜色反应和 Molish 反应，可初步推测化合物是否为三萜或三萜皂苷类化合物。然而在这里需要强调的是，有的中药中的化学成分因检识反应不够专一，可能会出现假阳性的结果，例如，氨基酸、蛋白质、鞣质等也可以与生物碱的沉淀试剂发生反应而产生沉淀。相反，麻黄碱、咖啡因等虽属生物碱类成分，但对碘化铋钾试剂并不十分敏感，因此在这些成分的检识过程中容易得出错误的结论。关于沉淀反应或颜色反应判断化合物结构类型的内容，将在后面各类型化合物的理化性质章节中着重介绍。

在使用色谱法，尤其是薄层色谱法、纸色谱法进行中药化学成分的检识时，需配合专属性显色剂，可根据斑点在特定展开剂下的颜色、R_f 值以及形状，判断所检识成分的结构类别、极性大小以及溶解性等。例如，大多数黄酮类化合物在纸色谱上用紫外灯观察，可看到有色斑点，用氨水熏蒸后可看到颜色明显加深的现象；若为黄酮、黄酮醇以及查尔酮类成分，用含水溶剂如 3%~5% HOAc 溶液展开时，几乎停留在原点不动（R_f < 0.1）；若为二氢黄酮、二氢黄酮醇以及二氢查尔酮类成分，则由于其亲水性较强，R_f 值较大（R_f = 0.1~0.3）；若为黄酮、黄酮醇等的苷类成

分,R_f值可在0.5以上,糖链越多,则R_f值越大。不同类型的黄酮类化合物在用纸色谱法展开时常常出现在特定的区域,由此可推测它们的结构类型,甚至判定是否成苷以及含糖的数量。此外,若有对照品在相同色谱条件下进行色谱对照,还可以基本判断所检识成分的结构。

随着色谱技术的发展,色谱—波谱联用技术日益成熟,采用HPLC(UPLC)-TOF-MS技术,结合相应的数据库软件,利用分离获得的化合物一级及多级质谱信息,寻找质谱裂解规律,结合中药相关化学成分的文献报道,综合保留时间、紫外光谱等,可对样品中未知成分的类型、结构片段以及片段的连接信息等作出预测和判定。值得一提的是,目前该技术已经常规用于目标类型化合物的导向分离,从而快速锁定中药中的有效成分,大大提高了中药成分分离的效率。

三、中药化学成分分子式的确定和不饱和度的计算

(一) 分子式的确定

目前在中药化学成分的结构研究中,最常用的确定分子式的方法为质谱法,其中高分辨质谱法(high resolution mass spectrometry,HR-MS)可以通过测定化合物的精确分子量,直接给出化合物的分子式。例如,从中药金银花中分离得到的具有心血管保护活性的3,5-二咖啡酰奎宁酸的高分辨质谱(图1-19)中,HR-ESI-MS(positive)给出539.115 8 $[M+Na]^+$(计算值为539.116 0),可给出其分子式为$C_{25}H_{24}O_{12}$。在没有条件测试试样的高分辨质谱时,也可以测试其低分辨质谱,同时结合样品测试氢谱(^1H-NMR)和碳谱(^{13}C-NMR)中得到的数据信息,推测其分子式。

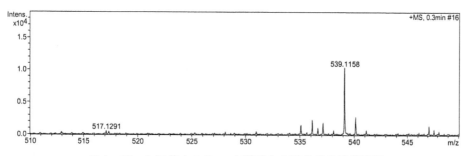

图1-19 金银花中3,5-二咖啡酰奎宁酸的高分辨质谱图

有些化合物在质谱测试过程中不稳定,难以得到分子离子峰或准分子离子峰,为了确定该成分的分子式,可以将该化合物制备成衍生物,再用质谱测定其分子量,推出分子式。此外,也可以在自动元素分析仪上进行化合物的元素定性定量分析,首先确定化合物所含的元素种类,然后获得化合物中碳、氢、氮、硫和氧的准确含量,根据获得的各元素之间的比例,计算出该化合物的实验式,再结合分子量的测定结果,即可求算出该化合物的分子式。需要强调的是,供元素分析的样品必须保证有足够的纯度,否则无法保证测定结果的准确性。

(二) 不饱和度的计算

不饱和度(degree of unsaturation,以Ω表示)的计算对确定化合物结构至关重要,根据不饱和度可判定化合物所含双键、三键的个数以及环状化合物的成环数。分子式确定后,可按下式计算化合物的不饱和度:

$$\Omega = Ⅳ - Ⅰ/2 + Ⅲ/2 + 1$$

式中,Ⅰ为一价原子(如H、D、X)的数目;Ⅲ为三价原子(如N、P)的数目;Ⅳ为四价原子(如C、Si)的数目。O、S等二价原子与不饱和度无关,故无须考虑。

以3,5-二咖啡酰奎宁酸$C_{25}H_{24}O_{12}$为例,其不饱和度计算如下:

$$\Omega = 25 - 24/2 + 0/2 + 1 = 14$$

四、中药化学成分结构的确定

绝大多数中药来源于植物,在药用植物的亲缘关系与化学成分的相关性研究中发现,往往在同科同属植物中常含有相同或相似的化合物结构类型。例如,薯蓣属植物的根茎中往往含有多种甾体类成分,五味子属植物的茎和种子中含有丰富的木脂素类成分,毛茛科芍药属植物均含有多种骨架亚型的倍半萜类成分,夹竹桃属植物中含有大量的强心苷类成分等等。因此在化合物结构鉴定时,应对该成分所在的属甚至是科中的化学成分进行充分的文献调研,了解该属或该科植物主要的化学成分类型、生物合成途径以及该类成分的谱学特征。在此基础上,结合该成分的理化性质、色谱学行为以及质谱特征,综合运用多种波谱学技术,包括紫外吸收光谱(ultraviolet absorption spectra, UV)、红外光谱(infrared spectra, IR)、氢核磁共振谱(^{1}H nuclear magnetic resonance spectroscopy, ^{1}H－NMR)、碳核磁共振谱(^{13}C nuclear magnetic resonance spectroscopy, ^{13}C－NMR)、二维核磁共振谱(two dimension nuclear magnetic resonance spectroscopy, 2D NMR)、旋光谱(optical rotary dispersion, ORD)、圆二色谱(circular dichroism, CD)以及 X－射线单晶衍射(X－ray crystal analysis)的方法,确证化合物的平面结构和立体构型。

对于已知化合物的结构鉴定,若有对照品,可将试样与对照品同时进行熔点、混合熔点、色谱和红外光谱的测试,若两者的熔程相同,且混合后熔程不下降;用相同的展开系统进行展开时,色谱行为相似,R_f 值一致;红外光谱各区域均相同,则可判定样品与对照品为同一化合物。若无对照品,可将试样的旋光、核磁数据与文献中在相同测试溶剂下的数据进行对比,从而确定化合物结构。对于未知结构的鉴定,则需在已知化合物相应测试数据的基础上,引入二维核磁共振谱图加以深入解析,必要时可辅以化学反应、X－射线单晶衍射等方法以确定其化学结构。在解析化合物的结构之后,通过 SciFinder Scholar 数据库检索,确证是否为新发现的化合物。

由于紫外吸收光谱、红外光谱、核磁共振谱、质谱、旋光谱、圆二色谱以及 X－射线单晶衍射等方法的基础知识已经在《有机化合物波谱解析》课程中详细讲授,因此接下来将对这些波谱学方法在中药化学成分结构鉴定中的应用作简要的介绍。

(一)紫外吸收光谱

紫外吸收光谱,简称紫外光谱,是指分子吸收波长范围在 200~400 nm 区间的电磁波产生的吸收光谱,是 20 世纪 30 年代发展起来的光谱技术。紫外光谱通常用于判断中药中单体化合物所具有的共轭系统情况,中药中各类常见的天然产物紫外光谱特征见表 1－3,具体峰位与母核上取代基的性质、数目以及取代位置有关。一般来说,紫外光谱可以用来确定未知化合物是否含有与某一已知化合物相同的共轭体系,当未知化合物与已知化合物的紫外光谱趋势一致时,可以认为两者具有相同的共轭体系;同时,也可以将试样的紫外光谱与同类型的已知化合物的紫外光谱进行比较,根据该类型化合物的结构－紫外光谱变化规律,做出结构骨架的判断。此外,还可以根据化合物的紫外光谱变化规律,区分顺反异构体以及互变异构体。因此,紫外光谱在中药化学成分,尤其是具有较长共轭体系的苯丙素、蒽醌、黄酮、强心苷、生物碱等成分的结构鉴定中发挥着重要的作用。

表 1－3　中药中常见的各类化合物的紫外吸收特征

骨　架　类　型	吸收范围(nm)			
香豆素	约 274　约 311			
木脂素	220~240　280~290			
醌	苯醌: 约 240　约 285　约 400			
	萘醌: 约 245　约 257　约 251　约 335			
	蒽醌: 约 252　约 272　约 325　约 405			

续 表

骨 架 类 型	吸收范围(nm)
黄酮	黄酮:250~280　304~350
	黄酮醇:250~280　328~385
	异黄酮:245~270　310~330(肩峰)
	二氢黄酮(醇):270~295　300~330(肩峰)
强心苷	甲型强心苷:217~220
	乙型强心苷:295~300

图 1-20 为从荚果蕨中分离获得的黄酮类化合物 matteflavoside G 的紫外吸收光谱图,横坐标为波长,以纳米(nm)表示,纵坐标为吸收度(absorbance,Abs)。大多数黄酮类化合物在甲醇中的 UV 光谱是由两个主要吸收带引起的,分别为由桂皮酰系统引起的 300~400 nm 之间的带 I 吸收带,以及苯甲酰系统引起的 240~280 nm 之间的带 II 吸收带。通过观察 matteflavoside G 的紫外吸收光谱图发现,带 II 吸收带(270~295 nm)较强,而带 I 吸收带非常弱,由此可以判断该结构应该为二氢黄酮或二氢黄酮醇类化合物。

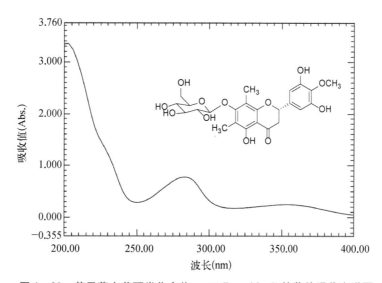

图 1-20　荚果蕨中黄酮类化合物 matteflavoside G 的紫外吸收光谱图

(二)红外光谱

红外光谱是 20 世纪 40 年代发展起来的,研究以连续波长(波数 4 000~400 cm^{-1})的红外光为光源,照射样品后与样品分子间相互作用所产生的吸收光谱。由于红外光可引起分子振动和转动能级的跃迁,所以又称为振—转光谱。在波数范围 4 000~400 cm^{-1} 内产生的分子价键的伸缩及弯曲振动峰中,特征官能团如羟基、氨基及重键(如 C═C、C≡C、C═O、N═O)、芳环等的伸缩振动峰出现在波数范围 4 000~1 333 cm^{-1} 内的特征频率区(functional group region),而 C—X(X═C,N,O)单键的伸缩振动及各种弯曲振动峰出现在波数范围 1 333~400 cm^{-1} 的指纹区(finger print region)。指纹区的峰带特别密集,分子结构上存在的微小差别都能在该区域的光谱上反映出来,犹如人的指纹,可据此进行化合物的真伪鉴别。例如,25R 和 25S 型的螺甾烷型皂苷元在约 920 cm^{-1}(B 带)和 900 cm^{-1}(C 带)附近有明显区别,当 B 带的相对强度大于 C 带的相对强度,则 C$_{25}$ 为 S 构型,相反则为 R 构型。此外,红外光谱还可以用于鉴别光学异构体,区分顺反异构体、互变异构体以及同分异构体等。

红外光谱在中药化学成分结构鉴定中的应用,主要表现在结合其他谱学手段推断化合物的大致结构骨架及特征官能团。在保证试样纯度(>98%)的情况下,首先依据谱图推出化合物碳架类型。例如,若在红外区域有 $\upsilon_{C=O}$(1 675~1 653 cm^{-1})、υ_{OH}(3 600~3 130 cm^{-1})以及 $\upsilon_{芳环}$(1 600~1 480 cm^{-1})的吸收,则初步判断可能为羟基蒽醌骨架;若在红外区域有 $\upsilon_{C=O}$(1 750~1 660 cm^{-1})的最强吸收,在 1 270~1 220 cm^{-1} 和 1 100~1 000 cm^{-1} 出现内酯官能团的强吸收,以及芳环双键 1 660~1 600 cm^{-1} 之间出现三个较强吸收,则可以确定为香豆素类母核结构。在碳骨架类型确定后,则可将各官能团的相关峰联系起来,准确判定其他特征官能团的存在与否。

(三)核磁共振谱

核磁共振谱学是 20 世纪中叶起步并发展起来的。所谓核磁共振谱,是指化合物分子在外加静磁场中受到电磁波的辐射,有磁矩的原子核(如 ^{1}H,^{13}C 等)吸收特定辐射频率的能量后,使核由低能级跃迁到高能级,从而实现核磁共振,以吸收峰的频率对吸收强度作图所得的图谱。核磁共振谱所提供的结构信息非常丰富,是目前中药化学成分结构鉴定最主要的工具,它能提供分子中有关氢及碳原子的类型、数目、相互连接方式、周围化学环境以及空间排列等结构信息。若为简单的小分子化合物,仅可依靠氢核磁共振谱(^{1}H - NMR)或碳核磁共振谱(^{13}C - NMR),便可解析出化合物的整体结构;若为结构较为复杂的化合物,则需在测试 ^{1}H - NMR 和 ^{13}C - NMR 的基础上,结合同核化学位移相关谱(homonuclear chemical shift correlation spectroscopy),如 ^{1}H -^{1}H COSY 谱、NOESY 谱等,异核化学位移相关谱(heteronuclear chemical shift correlation spectroscopy),如 HMBC 谱、HMQC 谱等,以及空间相关谱(multiple quantum spectroscopy),如 NOESY 谱、ROESY 谱等,解析化合物的结构。目前,随着超导脉冲傅里叶变换核磁仪的普及,对于分子量在 1 000 以下几个毫克的微量有机化合物,甚至仅用 NMR 测定技术即可快速测定它们的分子结构。

1. 氢核磁共振谱(^{1}H - NMR)　氢核磁共振谱是核磁共振谱解析天然有机化合物结构的基础谱,由于在氢核的同位素中,^{1}H 的天然丰度百分比最大(99.985%),信号灵敏度高,测试时间短,所需试样少,因而 ^{1}H - NMR 的应用最为广泛。同时,^{1}H - NMR 能够为结构解析提供丰富的信息参数,包括质子的化学位移(δ)、峰面积与氢核数目、峰的裂分及耦合常数(J),因此简单的有机小分子化合物,可能仅需 ^{1}H - NMR 即可知化合物的整体结构。

(1)化学位移(δ):^{1}H - NMR 的化学位移范围是 δ 0~15,可提供氢核的化学环境信息。由于在分子结构中,氢核周围化学环境不同,其外围电子云密度及绕核旋转产生的磁屏蔽效应不同,使不同类型的氢核共振信号出现在不同区域,表现出不同大小的化学位移值。例如,中药化学成分中常见的芳香氢的化学位移在 δ 6.00~8.00 之间,烯烃质子的化学位移在 δ 4.50~7.00 之间,脂肪链上的质子的化学位移在 δ 0.70~1.70 之间,醛基氢的化学位移在 δ 9.00~10.00 之间,羧基上的活泼氢的化学位移在 δ 10.00~12.00 之间,酚羟基上的活泼氢的化学位移在 δ 4.00~8.00 之间,甲氧基的氢信号的化学位移在 δ 3.50~4.00 之间等。以从中药甘草中分离得到的甘草素(liquiritigenin)(图 1 - 22 和图 1 - 23)为例,在 ^{1}H - NMR(400 MHz,DMSO - d_6)图谱中,在低场区 δ 7.64,6.50 和 6.33 分别为黄酮 A 环上 H - 5,H - 6 和 H - 8 位上的芳香氢信号;δ 7.32 和 6.79 分别为黄酮 B 环上 H - 2′,6′和 H - 3′,5′位上的芳香氢信号;δ 5.43,3.11 和 2.62 构成黄酮 C 环上—CH—CH$_2$—片段。

(2)峰面积与氢核数目:由于 ^{1}H - NMR 谱上的积分面积与分子中的总质子数相当,因此可通过比较各组氢信号的共振峰面积来判断各组氢核的相对数目。一般选取明确为一个质子的共振峰,设定其峰面积为 1,或者甲基上的质子共振峰,设定其峰面积为 3,其他峰面积即可积分出相应的氢数目。若 ^{1}H - NMR 谱中给出的质子信号少于化合物分子式中氢的数目,则说明分子为对称结构或分子中含有活泼氢。

如图 1 - 21 和图 1 - 22 中,峰面积在每一个峰的正下方,δ 7.64,6.50 和 6.33 下方的峰面积均约为 1.00,表明为 1 个氢信号的峰;而 δ 7.32 和 6.79 下方的峰面积均约为 2.00,表明为 2 个氢信号的峰。值得注意的是,活泼氢信号峰面积与氢的数目可能不成比例。

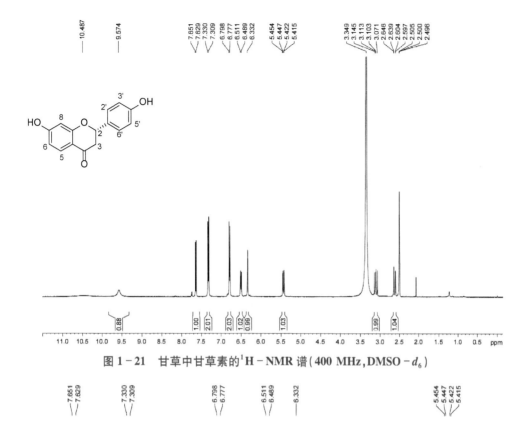

图 1 - 21　甘草中甘草素的 ^{1}H - NMR 谱（400 MHz, DMSO - d_6）

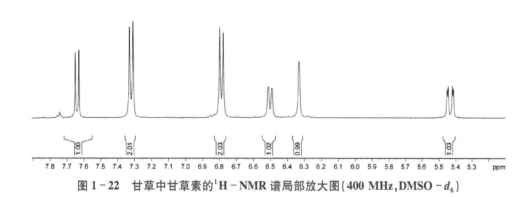

图 1 - 22　甘草中甘草素的 ^{1}H - NMR 谱局部放大图（400 MHz, DMSO - d_6）

（3）峰的裂分及偶合常数（J）：峰的裂分，主要是由于磁不等同的两个或两组氢核在一定距离内因相互自旋偶合干扰而使信号发生裂分，表现出不同的峰形，如单峰（singlet, s）、二重峰（doublet, d）、三重峰（triplet, t）、四重峰（quartet, q）及多重峰（multiplet, m）等。等价质子的相互偶合，峰的裂分符合"n+1"规律，即一组氢信号裂分的数目等于相邻氢核的数目加一。

偶合常数（coupling constant）为相互偶合的氢信号裂分的裂距，用 J 值表示，单位通常以赫兹（Hz）表示，可以表明氢核和氢核之间的偶合强弱程度，推测氢核之间的相互关系。一般相互偶合的两个（组）^{1}H 核信号其偶合常数相等。

偶合常数的计算公式为：J（Hz）= $\Delta\delta_{裂分峰}$ × 核磁仪器频率。

例如，从甘草中获得的甘草素（图 1 - 21 和图 1 - 22）中，黄酮 A 环上 δ 7.64 的偶合常数计算为 8.6 Hz,可表示为 δ 7.64(1H,d,J = 8.6 Hz);黄酮 B 环上 δ 7.32 和 6.79 的偶合常数均计算为 8.4 Hz,故可表示为 δ 7.32(2H,d,J = 8.4 Hz)和 6.79(2H,d,J = 8.4 Hz)。

偶合常数的变化范围与分子结构密切相关,一般随着化学键数目的增加而下降。若相互干扰的两个氢核位于同一个碳原子上,则称为偕偶,根据不同的结构,其偶合常数绝对值通常在 0~16 Hz 之间。若两个或两组相互偶合的氢核位于相邻的两个碳原子上,则偶合常数与键长、取代基的电负性、两面角以及 C—C—H 间键角大小有关,其中与两面角的关系(详见《有机化合物波谱解析》)对天然糖苷类化合物中苷键相对构型的确定具有重要的意义。例如,在葡萄糖等多数单糖以及它们的苷类化合物中,因糖的 H-2 位于直立键上,若端基氢与 H-2 的两面角为 180°,$^3J_{H1-H2}$ 值约为 7~8 Hz,则端基碳为 β 构型;若端基氢与 H-2 的两面角为 60°,$^3J_{H1-H2}$ 值约为 2~3 Hz,端基碳为 α 构型。值得注意的是,甘露糖和鼠李糖苷,由于糖的 H-2 位于平伏键上,α 构型和 β 构型中的 H-1 与 H-2 的两面角均为 60°,故无法通过偶合常数进行区别。此外,间隔了三根以上化学键由于空间或 π 电子的存在等原因,偶合作用能传递到较远的距离,相互之间仍可以发生偶合作用,只是作用较弱($J \approx 0~3$ Hz),如饱和的环状化合物,烯丙基、高烯丙基以及芳环系统中通常可以观察到远程偶合。如图 1-23 所示为 π 系统中的远程偶合情况:

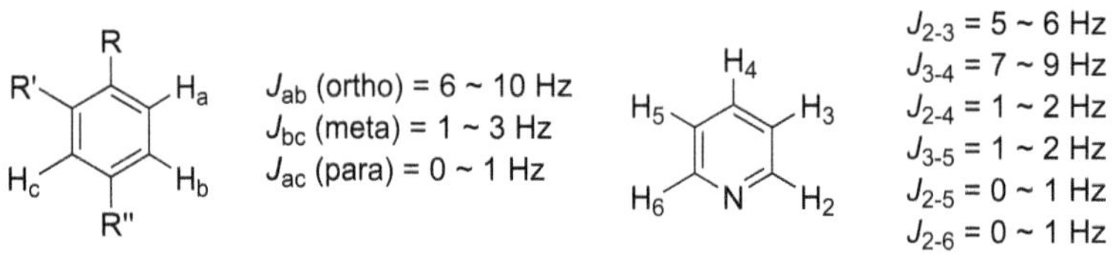

图 1-23 芳环系统中的远程偶合

案例 1-3

近年来,随着超导核磁共振的普及,核磁共振波谱仪的开发和应用不断得到完善和提升,中药化学成分的结构确证工作的步伐大大加快。目前,各大科研院校和研发机构大多使用的超导核磁共振波谱仪的频率为 300~600 MHz,有的还可高达 700~900 MHz。

问题:

1. 不同频率的仪器,测试同一样品所得的化学位移和偶合常数是否相同?

2. 同一样品在不同的氘代溶剂中测试 ^{1}H-NMR 谱图,所得化学位移是否会有差异?

除普通的 ^{1}H-NMR 谱技术以外,还有一些辅助技术。在中药化学成分的结构鉴定中,应用得较多的技术是核的 Overhauser 效应(nuclear Overhauser effect,NOE)。所谓的 NOE 指的是,当两个或两组不同类型质子位于相近的空间距离时,照射其中一个或一组质子会使另一个或另一组质子的信号强度增强的现象。该技术可以找出互相偶合的两个核之间的关系,还可以反映不相互偶合,但是在空间上距离较近的两个核之间的关系。若存在 NOE 效应,则表示两个(组)质子在分子立体空间结构中接近,NOE 值越大,则两者在空间的距离就越近。因此,利用 NOE 效应,可以用来确定分子中某些基团的空间相对位置、结构片段间的连接、立体构型、优势构象等,对研究分子的立体化学结构具有重要的意义。此外,在天然产物结构鉴定中当缺乏通过键的连接信息时,如由于较多的季碳或杂原子相连用碳氢远程偶合无法判断时,可借助 NOE 效应来完成分子片段之间的骨架连接。

如图 1-24 所示为从中药牡丹皮中获得的丹皮酚的 ^{1}H-NMR 谱和 NOE 谱,若仅通过 ^{1}H-NMR 谱的解析,无法确定结构中甲氧基和羟基的位置,可能存在甲氧基和羟基位置互换的情况。当照射 δ_H 3.8 处甲氧基质子时,发现 H_a 和 H_b 核的信号强度较照射前增加了约 30%,产生了 NOE 效应,因此可以判断甲氧基与 H_a 和 H_b 核在空间上距离相近,位于 H_a 和 H_b 核之间;若甲氧基位于羟基的位置,则观察不到 H_a 核的 NOE 效应,由此可以确定甲氧基和羟基的位置。

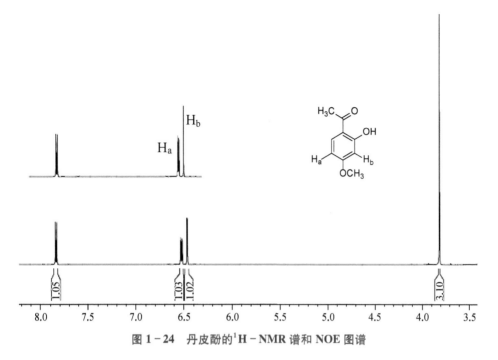

图 1-24　丹皮酚的^{1}H-NMR 谱和 NOE 图谱

但是在实际工作中,照射某个氢核(H_a),与其空间相近的氢核(H_b)产生的 NOE 效应有时不是很明显,或者 H_b 与其他氢信号相互重叠时,观测信号强度的微小变化十分困难,因此目前较为常用的是 NOE 差光谱测定技术,即照射某组选定的氢核,并记录此时的谱图,谱图中所选定氢核的信号因饱和而消失,与照射氢核空间相近的氢核因 NOE 效应而增强,将该谱图与照射前的谱图进行相减即得到 NOE 差光谱。在 NOE 差光谱中,只有信号强度增加(正 NOE 信号,与照射氢核空间相近的氢核信号)或减小(负 NOE 信号,被照射氢核信号)的信号被保留,根据这些信号可以判断相关质子在空间上的相互接近程度。其模式图如图 1-25 所示。

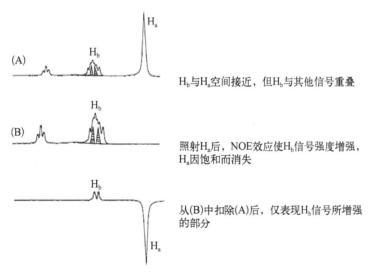

图 1-25　NOE 差光谱的示意模式图

此外,在氢谱测定中还有其他许多特殊的方法可以提供结构信息,如通过重水交换以判断分子中有无活泼质子,通过改变测试溶剂或加入位移试剂以改善信号重叠,通过改变测试温度以判断有无氢键缔合或相对构型、构象的变化等,对解析中药中的化学结构都有重要的意义,有关内容可参阅相关专著。

2. 碳核磁共振谱(^{13}C-NMR)　　^{13}C-NMR 在天然有机化合物的结构解析中起着非常重要的作用,其地位不比^{1}H-NMR 低。^{13}C-NMR 的谱线简单,化学位移值(δ)范围在 0~250 之间,为^{1}H-NMR 化学位移值的 15 倍之多,因此信号不易重叠,识别起来比较容易。同时^{13}C-NMR 的分辨率远高于^{1}H-NMR,能够观察到各种类型的碳信号,因此在判断化合物骨架过程中提供了关键信息。然而,^{13}C-NMR 也有一定的缺点,因在碳的同位素中,^{13}C 的天然丰度百分比只有 1%,使其测定灵敏度低,仅为^{1}H 信号的 1/6 000,故碳谱测定需要样品量多,测定时间长。随着脉冲傅里叶变换核磁共振波谱仪(pulse FT-NMR)的问世和计算机的引入,^{13}C-NMR 才迅猛发展起来。

^{13}C-NMR 能够提供分子中碳核的化学位移,根据碳核的化学位移值大小可大致判断碳的杂化方式以及所处的化学环境,在结构解析中具有非常重要的价值。此外,^{13}C-NMR 还能够提供异核偶合常数(J_{CH})以及弛豫时间(T_1),但是利用度最高的还是化学位移。一般情况下,脂肪碳的化学位移值(δ)在 50 以下,若脂肪碳与杂原子相连,则碳的化学位移值(δ)在 40~100,例如—OCH$_3$ 的碳在 50~60,糖上的连氧碳在 60~90,糖端基碳在 100 左右;芳香碳和烯碳的化学位移值在 120~140,若芳香碳和烯碳与氧原子相连,则直接相连碳的化学位移值在 140~170,邻位碳的化学位移值在 90~120;羰基碳的化学位移值一般在 160~220,其中酮羰基碳在 195~220,醛基碳在 185~205,羧基碳在 170~185,酯及内酯的碳在 165~180。

^{13}C-NMR 谱的类型很多,如质子宽带去偶谱(broad band decoupling,BBD)、选择氢核去偶谱(selective proton decoupling spectrum,SPD)、偏共振去偶谱(off resonance decoupling spectrum,OFR)和无畸变极化转移技术(distortionless enhancement by polarization transfer,DEPT)等,这些技术在解析化合物结构时均起到不同的作用。在中药化学成分的结构解析中,最常应用的^{13}C-NMR 测定技术为 BBD 和 DEPT 谱,下面就这两种^{13}C-NMR 谱作以简单介绍。

(1)质子宽带去偶谱(BBD):也称为噪声去偶谱(proton noise decoupling spectrum,PND)或全氢去偶谱(proton complete decoupling,COM),即采用宽频的电磁辐射照射所有^{1}H 核使之饱和后测定的^{13}C-NMR 谱。质子去偶后,质子与碳的偶合影响全部被消除,图谱得到大大简化,所有的碳原子均表现为单峰,互不重叠,且具有信号分离度好、强度高的优点,目前常规测试的^{13}C-NMR 谱均为噪声去偶谱。若为不对称结构,谱图中谱线的根数即为分子中碳原子的个数;若为对称结构,则谱图中明显变高(高度倍数增长)的谱线即为分子中磁环境相同的碳核信号。因此,质子宽带去偶谱中的碳信号可以准确判断分子中磁不等价碳核的数目,但是无法区分碳核的类型(伯碳、仲碳、叔碳、季碳)。如图 1-26 为从中药决明子中分离得到的钝叶素的^{13}C-

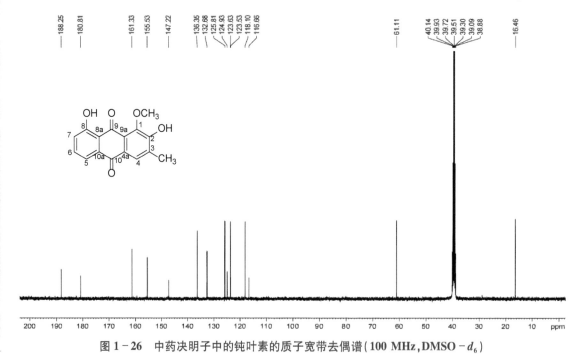

图 1-26　中药决明子中的钝叶素的质子宽带去偶谱(100 MHz,DMSO-d_6)

NMR（100 MHz,DMSO－d_6）谱,从图谱中可以观察到16个碳信号,包括2个醌类羰基碳信号 δ 188.3（C－9）和180.8（C－10）,12个芳香碳信号 δ 161.3（C－8）,155.5（C－2）,147.2（C－1）,136.4（C－6）,132.7（C－3）,125.8（C－4,4a）,124.9（C－10a）,123.6（C－9a）,123.5（C－7）,118.1（C－5）,116.7（C－8a）,1个甲氧基碳信号 δ 61.1,以及1个甲基碳信号 δ 16.5。

（2）无畸变极化转移技术（DEPT）：DEPT是^{13}C－NMR测定中的一种常规方法,即通过改变照射氢核的脉冲宽度（θ）,分别作45°、90°、135°变化,使不同类型的碳信号在谱图上呈单峰形式分别朝上或向下伸出,或者从谱图上消失,从而区别伯、仲、叔、季碳。当 θ＝45°时,碳谱上所有的CH、CH$_2$和CH$_3$信号均朝上,而季碳信号消失;当 θ＝90°时,碳谱上CH信号朝上,而其余碳信号均消失;当 θ＝135°时,碳谱上CH和CH$_3$信号均朝上,CH$_2$信号朝下,而季碳信号消失。由于CH和CH$_3$信号通过化学位移值能大致区分,因此DEPT 135图谱是最常用的识别碳核类型的测试技术。如图1－27为从玄参中获得的生物碱类化合物scrophularianine B的^{13}C－NMR谱和DEPT谱,从DEPT图谱中可以观察到 δ 201.5、160.7和132.2信号消失,为季碳信号; δ 154.6、146.5、121.6和76.6信号朝上,为叔碳信号; δ 43.6信号朝下,为仲碳信号; δ 57.9为甲氧基碳信号。

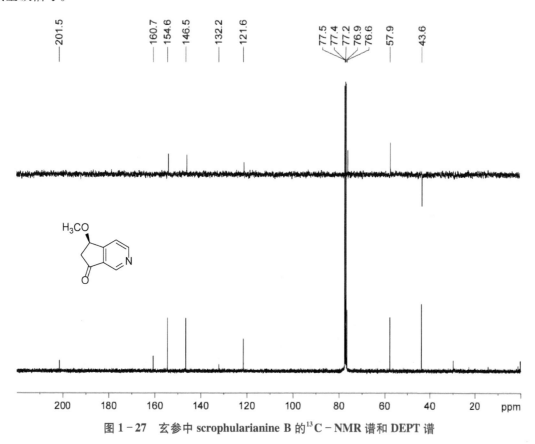

图1－27 玄参中scrophularianine B的^{13}C－NMR谱和DEPT谱

3. 通过化学键的同核位移相关谱（homonuclear shift correlation through the chemical bond） 在二维核磁共振谱中,具有一定化学位移的同种类磁核中不同核之间的相互作用谱称为同核化学位移相关谱,其中最常用的是氢-氢化学位移相关谱（^{1}H－^{1}H COSY谱）和全相关谱（total correlation spectroscopy,TOCSY）。

（1）^{1}H－^{1}H COSY谱：即为同一个自旋偶合系统中,氢与氢之间相互偶合的二维图谱,图谱中横坐标和纵坐标均为氢信号的化学位移,并显示化合物的氢谱,两张氢谱中同一个氢核信号相交于对角线,位于对角线两侧呈对称的峰则为相关峰,该相关峰反映两个或两组氢核之间的偶合关系。因此^{1}H－^{1}H COSY谱相比^{1}H－NMR谱可以更为直接地确定相关氢所在碳的连接顺序。如图 1-28 所示为从中药薄叶胡桐中分离得到的色满酮类化合物 calopolyanic acid methyl ester 的 ^{1}H -^{1}H COSY 谱,从谱图中可知,δ 4.52 (H-2) 与 δ 2.54 (H-3)、1.40 (H-11),δ 2.54 (H-3) 与 δ 1.17 (H-12) 之间有 COSY 相关,提示它们分别具有邻位偶合关系,从而得到 C_{11} - C_2 - C_3 - C_{12} 的结构片段。

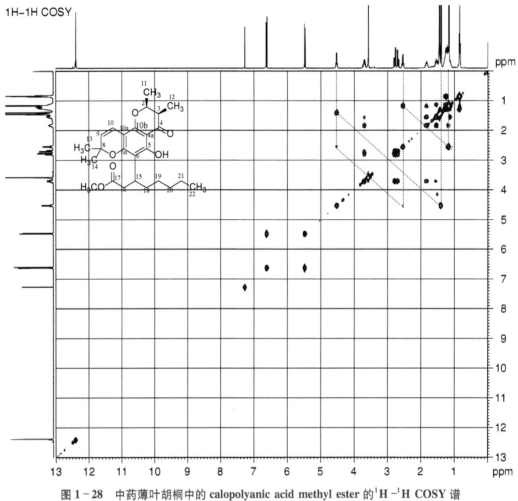

图 1-28 中药薄叶胡桐中的 calopolyanic acid methyl ester 的 ^{1}H -^{1}H COSY 谱

(2) TOCSY 谱:在同一个质子自旋偶合系统中,即质子不被季碳或杂原子分隔开来的结构片段中,设计一种脉冲序列技术将相邻氢的偶合关系关联起来,使同一个自旋系统的质子间均出现相关峰,从而可以明确区别该自旋系统的质子与分子中其他自旋系统的质子信号,并确切归属该自旋系统内的各个质子信号。TOCSY 谱可以作为 ^{1}H -^{1}H COSY 谱的补充和验证,可以克服化学环境相似的质子在 ^{1}H -^{1}H COSY 谱中相互重叠而难以归属的困难,尤其在天然产物含有多个糖的苷类结构中,发挥着重要的作用。

4. 通过化学键的异核位移相关谱(heteronuclear shift correlation through the chemical bond) 异核化学位移相关谱是指通过检测 ^{1}H 核来获得异核(^{13}C 核)相关关系所呈现的谱图,在中药化学成分鉴定中最常用到的异核化学位移相关谱为检测 ^{1}H 的异核多量子相关谱(^{1}H detected heteronuclear multiple quantum coherence,HMQC)或检测 ^{1}H 的异核单量子相关谱(^{1}H detected heteronuclear single quantum coherence,HSQC),以及检测 ^{1}H 的异核多键相关谱(^{1}H detected heteronuclear multiple bond correlation,HMBC),它们在结构鉴定中提供了丰富的碳氢相关信息,是解析复杂天然产物结构的重要手段。由于 HMQC 谱和 HSQC 谱外观相似,功能相似,而 HSQC 谱较 HMQC 谱灵敏度更高些,故这里仅介绍 HSQC 谱。

(1) HSQC 谱:即主要用于检测具有 $^1J_{CH}$ 偶合关系的 ^{13}C -^{1}H 相关的谱图。HSQC 谱的横坐

标为 ${}^1H$ 的化学位移,纵坐标为 ${}^{13}C$ 的化学位移,直接相连的 ${}^1H$ 和 ${}^{13}C$ 将在对应的 ${}^1H$ 化学位移和 ${}^{13}C$ 化学位移的交汇处给出相关信号。通过相关信号分别沿两轴画平行线,即可归属直接相连的 ${}^1H$ 和 ${}^{13}C$ 信号。如图 1－29 为从玄参中获得的生物碱类化合物 scrophularianine A 的 HSQC谱,通过各碳、氢的相关峰,很容易确定各碳氢的归属,即 δ 8.61 (H－1)与 δ 141.3 (C－1)相关,δ 8.71 (H－3)与 δ 155.0 (C－3)相关,δ 7.20 (H－4)与 δ 113.8 (C－4)相关,δ 5.19 (H－6)与 δ 98.9 (C－6)相关,δ 4.03 (H－8)与 δ 59.2 (C－8)相关,从而将直接相连的碳氢信号进行准确归属。

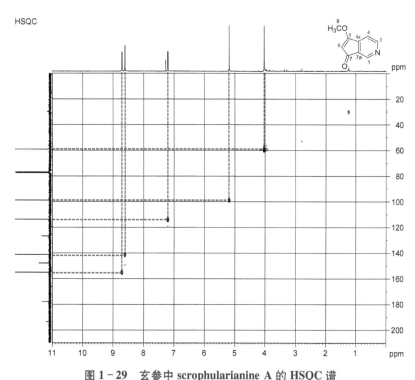

图 1－29　玄参中 scrophularianine A 的 HSQC 谱

　　(2) HMBC 谱:即主要用于检测相隔两根键或三根键的碳氢远程偶合(即 ${}^2J_{CH}$ 或 ${}^3J_{CH}$)相关的谱图。HMBC 谱中横坐标为 ${}^1H$ 的化学位移,纵坐标为 ${}^{13}C$ 的化学位移,谱图中 ${}^1H$ 化学位移和 ${}^{13}C$ 化学位移的交汇处给出信号即为 ${}^1H$ 和 ${}^{13}C$ 远程相关信号,该信号可以用来推断结构中碳链骨架结构,以及因季碳或杂原子存在而被切断的偶合系统之间的连接方式等,对于复杂天然活性成分的结构研究具有十分重要的意义。如图 1－30 为从玄参中获得的生物碱类化合物 scrophularianine A 的 HMBC 谱。从图谱中可见,δ 8.61 (H－1)和 δ 155.0 (C－3),147.8 (C－4a);δ 8.71(H－3)和 δ 141.3(C－1),147.8(C－4a);δ 7.20(H－4)和 δ 126.7(C－7a)的三键远程相关,可对吡啶环上的碳信号和氢信号进行归属。此外在 HMBC 图谱中,还可见 δ 8.61 (H－1)和 δ 193.6(C－7);δ 7.20(H－4)和 δ 177.8(C－5);δ 5.19(H－6)和 δ 177.8(C－5),193.6(C－7)之间的远程相关,由此推断该化合物具有环戊烷并吡啶环的骨架,为单萜吡啶类生物碱。在 HMBC 图谱中观察到甲氧基氢信号 δ 4.03(3H,s)与 δ 177.8(C－5)有远程相关,从而确定甲氧基与骨架的 5 位烯碳相连,由此得到该化合物的结构,并对碳氢信号进行准确归属。

　　5. 空间相关谱(multiple-quantum correlation spectroscopy)　　所谓空间相关谱,即二维NOE 谱,表示的是质子间的 NOE 关系,横纵坐标均为质子的化学位移。因此在空间相关谱中,交叉峰表示的并不是偶合关系,而是空间上相近的质子间的 NOE 关系,在中药化学结构的推断,以及构型和构象的确定上提供着非常重要的信息。NOESY 谱是为了在二维谱上观察空间上相近的质子间的 NOE 效应而开发出来的一种相关谱。与一维 NOE 谱相比,NOESY 谱提供的信

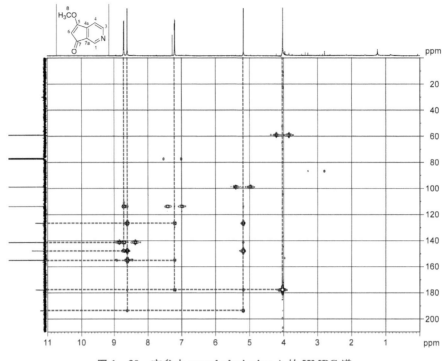

图 1-30 玄参中 scrophularianine A 的 HMBC 谱

息更多,可以在一张图谱中同时给出所有质子的 NOE 信息。在中药化学成分的结构解析中,NOESY 谱通常用来解决某些基团的连接位置,以及结构整体的相对构型问题。

(四) 质谱

质谱是将试样用一定的离子化方式裂解成带电荷的分子或碎片离子,在电场和磁场的共同作用下按其质荷比(m/z)大小排列而成的图谱。图谱中,横坐标为质荷比,纵坐标为离子峰的强度,其中丰度最大的峰称为基峰(base peak),强度为 100%,其他离子的信号强度则与基峰进行比较,得其相对强度,称之为相对丰度(relative abundance)。如前所述,在天然产物结构解析前期,一般会先测试试样的质谱,通过所获得的分子量求算分子式,计算不饱和度,而高分辨质谱还可直接测定分子式,这对后期的结构推导至关重要。然而,质谱作为经典的四大谱学技术之一,所发挥的作用远不止这些,在中药化学成分的结构解析中,它常常可以根据化合物的质谱裂解规律,推导化合物的骨架类型;同时根据裂解碎片推测官能团的种类、残基序列以及连接方式和位置。

根据质谱的电离方式不同,可分为电子轰击(electron impact ionization,EI)质谱、化学电离(chemical ionization, CI)质谱、场解析(field desorption, FD)质谱、快原子轰击(fast atom bombardment,FAB)质谱、电喷雾电离(electrospray ionization,ESI)质谱以及基质辅助激光解吸电离(matrix-assisted laser desorption/ionization,MALDI)质谱等。按照质量分析器的种类不同,可分为双聚焦质量分析器、四极杆质量分析器、离子阱质量分析器,以及飞行时间质量分析器。下面仅介绍目前在中药化学成分结构研究中常用的 EI - MS、FAB - MS、ESI - MS 以及 MALDI - TOF - MS。

1. **电子轰击质谱(EI - MS)**　　电子轰击电离是应用最久、发展最成熟的电离方法之一,在样品受到电子轰击后,大多数分子电离后生成失去一个电子的分子离子,并能进一步发生键的断裂形成碎片离子或中性分子。电子轰击质谱作为硬电离技术的代表,具有易于实现电离、重现性好、碎片离子多、能提供较多的分子结构信息的优点。但对于相对分子质量较大难以气化或易发生热分解的化合物,如糖苷、醇、部分羧酸、肽类等常常得不到分子离子峰,只能看到碎片峰。因此,EI - MS 只适用于具有一定挥发性(香豆素类、游离醌类等)和热稳定性(游离黄酮类、游离三萜类等)的小分子化合物,苷类化合物常制备成苷的全乙酰化物、全甲基化物或全三甲基硅醚化物(TMS)等进行测定。

游离醌类化合物的质谱特征是分子离子峰多为基峰,且可见丢失 1~2 个 C=O 的碎片离子峰。苯醌和萘醌易从醌环上脱去 1 个炔基的碎片,如果醌环上有羟基,则断裂同时将伴有特征的氢重排;香豆素类化合物在 EI－MS 中大多具有很强的分子离子峰,简单香豆素及呋喃香豆素的分子离子峰经常是基峰,且在质谱中经常出现一系列连续失去 C=O、OH 或 H_2O、CH_3 或 OCH_3 的碎片离子。游离醌类、香豆素类、游离黄酮类、游离三萜类等常见的中药化学成分在 EI－MS 中具体的质谱裂解规律,详见后面各章节。

2. 快原子轰击质谱(FAB－MS)　　快原子轰击质谱属于软电离质谱,其碎片离子主要是 $[M+H]^+$、$[M+Na]^+$、$[M+K]^+$ 等准分子离子,碎片离子较少。同时,FAB－MS 配备了阴离子捕获器,可以进行负离子检测,给出相应的阴离子质谱,与阳离子质谱互相补充,增大了质谱的信息量和可信度。由于 FAB－MS 无需将样品加热气化即可使化合物电离,故特别适用于难气化和热稳定性差的固体样品的测定,对大分子极性化合物尤其是糖苷类化合物的研究,不仅可以得到准分子离子峰,还可得到糖基甚至苷元的结构碎片峰。

3. 电喷雾电离质谱(ESI－MS)　　电喷雾电离质谱是一种使用强静电场的软电离技术,是目前应用最广泛的电离方法之一。ESI－MS 在正负离子模式下均可检测,且分子量检测范围很宽,对于分子量在 1 000 以下的小分子,可以产生 $[M+H]^+$、$[M-H]^-$ 以及 $[M+Na]^+$、$[M+K]^+$、$[M+Cl]^-$ 等离子,从而得到分子量;而对于分子量高达 20 000 左右的大分子,常生成一系列多电荷离子,通过数据处理也能得到样品的分子量。ESI－MS 具有所产生碎片离子峰很少或没有的特点,常与 HPLC 或 UPLC 技术联用,继而进行化合物结构的推断。

4. 基质辅助激光解吸电离飞行时间质谱(MALDI－TOF－MS)　　基质辅助激光解吸电离飞行时间质谱是近年来新发展起来的软电离质谱技术,该技术主要由基质辅助激光解吸电离离子源(MALDI)和飞行时间质量分析器(TOF)组成。MALDI 的原理是激光照射样品与基质形成共结晶薄膜,基质从激光中吸收能量传递给生物分子,电离过程中将质子转移到生物分子或从生物分子得到质子,而使生物分子电离的过程。TOF 的原理是从离子源出来的离子,经加速电压作用得到动能,具有相同动能的离子进入漂移管,m/z 最小的离子具有最快的速度,首先到达检测器,m/z 最大的离子具有最慢的速度,最后到达检测器,利用该原理将不同 m/z 的离子分开。将样品溶解于在一定激光波长下有强吸收的基质中,利用激光脉冲照射分散在基质中的样品,基质分子能有效地吸收激光的能量,使基质和样品获得能量投射到气相并得到电离,并根据不同 m/z 的离子在漂移管中飞行时间的不同而形成质谱。该质谱技术所得的质谱图中碎片离子峰少,常产生分子离子、准分子离子及样品分子聚集的多电荷离子,特别适用于结构较为复杂、不易气化和电离的大分子,如多肽、蛋白质、低聚糖、低聚核苷酸等的研究。

(五) 旋光光谱(ORD)和圆二色光谱(CD)

旋光光谱(optical rotatory dispersion,ORD)和圆二色光谱(circular dichroism,CD)是确证中药化学成分立体构型的常用方法之一。由于它们具有样品用量少且可回收,使用一般常用的有机溶剂即可测试,操作简单,数据处理容易,能测定非结晶性化合物的立体结构等优势,所以在天然产物结构研究中具有重要的地位。

1. 旋光光谱(ORD)　　一个平面偏振光可分解成一个左旋圆偏振光和一个右旋圆偏振光。当平面偏振光通过手性物质溶液时,左旋圆偏振光和右旋圆偏振光的折射率不同,传播速度不同,当再合成平面偏振光时,偏振面就发生了旋转,这就是产生旋光的光学原理。用不同波长(200~760 nm)的偏振光照射光学活性物质,并用波长 λ 对比旋度 $[\alpha]$ 或摩尔旋光度 $[\varphi]$ 作图所得的曲线即为旋光光谱。旋光光谱是非吸收光谱,不具有紫外吸收的手性化合物也可测定。不具有生色团的手性化合物产生平滑谱线,具有生色团的手性化合物则产生具有 S 曲线式 Cotton 效应的谱线(短波长方向为谷,长波长方向为峰的为正性 Cotton 效应,相反则为负性

Cotton 效应)。

用仪器记录平面偏振光通过手性物质溶液后的振动面偏转角度,即为旋光度 α。偏振光透过长 1 dm 并且每 1 mL 中含有旋光性物质 1 g 的溶液,在 589.6 nm 下与一定温度下(通常为室温)测得的旋光度称为比旋光度 $[\alpha]$。比旋光度是旋光性物质的一种物理常数,每种旋光性物质的比旋光度是固定不变的。比旋光度的求算公式如下:

$$[\alpha]_D^{25} = \alpha \times 100/(c \times l)$$

其中,α 为旋光度;c 为样品浓度(g/100 mL);l 为测试池长度(dm,测试中通常为 10 mm);D 为测试所用的钠灯,波长为 589.6 nm;25 为测试温度。

ORD 谱较复杂,比较容易显示出微小的差别,因此能够提供更多有关立体结构的信息,对中药化学成分的立体化学结构(构型、构象)确定具有重要的意义。此外,测定比旋光度也可以确定旋光性物质的纯度和含量,许多具有光学活性的天然化合物,无论是已知还是未知物,在鉴定化学结构时都应测试其比旋光度。

2. 圆二色光谱(CD)　　手性分子对左旋圆偏振光和右旋圆偏振光的吸收系数是不同的,当再合成平面偏振光时就变成椭圆的,这种性质称为圆二色散性。以手性物质对左旋和右旋圆偏振光的摩尔吸光系数之差 $\Delta\varepsilon$ 或摩尔椭圆度 $[\theta]$ 为纵坐标,以波长为横坐标作图,得到的曲线称为圆二色谱或 CD 曲线。与旋光光谱相似,CD 谱也可分为正性曲线和负性曲线,即呈现正峰的为正性曲线,呈现负峰的为负性曲线。与旋光光谱不同的是,CD 谱是吸收光谱,具有紫外吸收的手性化合物才可以测定圆二色谱。CD 谱简单明了,易于解析,特别是当分子的 UV 光谱呈现有较多的吸收带,ORD 谱线具有复杂的 Cotton 效应时,ORD 谱往往难于分析,CD 谱则能很好地分辨相应于每个吸收带的 Cotton 效应的正负性。根据椭圆度 θ 计算某个波长下的摩尔吸光系数之差 $\Delta\varepsilon$ 的计算公式如下:

$$\Delta\varepsilon = \theta \times M/(3\,300 \times 100 \times c \times l)$$

其中,M 为试样的分子量;c 为样品浓度(g/mL);l 为测试池长度(dm,测试中通常为 1 mm)。

CD 谱在中药化学成分,尤其是黄酮、生物碱等成分的结构研究中已经成为常规方法。例如,通过多种黄酮类化合物 CD 图谱的实测发现,(2S)-二氢黄酮和(2R,3R)-3-羟基二氢黄酮类化合物,其在~330 nm 显示正 Cotton 效应,在 280~290 nm 显示负 Cotton 效应;而(2R)-二氢黄酮和(2S,3S)-3-羟基二氢黄酮类化合物,其在~330 nm 显示负 Cotton 效应,在 280~290 nm 显示正 Cotton 效应,由此可以确定二氢黄酮及二氢黄酮醇类化合物的绝对构型。此外,也可以将实测的 CD 图谱与通过构象筛选、优化和拟合得到的 CD 计算图谱进行比对,从而推测化合物的绝对构型。例如,从马蓝叶中分离得到的一对双吲哚类生物碱对映异构体(+)-Baphicacanthcusine A 和(-)-Baphicacanthcusine A,将它们进行 CD 谱的测试,然后将该化合物的 2 种构型(2R,2'R,10R 和 2S,2'S,10S)进行含时密度泛函理论电子圆二色谱(time-dependent density functional theory electronic circular dichroism,TDDFT ECD)计算,得到预测的计算 ECD 图谱,将计算的 ECD 图谱和实验测试得到的 CD 图谱进行比对(图 1-31),确定其绝对构型。从图谱可知,**1a** 的实测 CD 图谱与(2R,2'R,10R)构型的计算 ECD 图谱一致,**1b** 的实测 CD 图谱与(2S,2'S,10S)构型的计算 ECD 图谱一致,表明 **1a** 的绝对构型为 2R,2'R,10R,**1b** 的绝对构型为 2S,2'S,10S。

(六) X-射线单晶衍射法(X-ray 法)

X-射线单晶衍射法是中药化学成分结构研究的非常有力的工具,它是通过测定化合物晶体对 X 射线的衍射谱,并通过计算机用数学方法解析、还原分子中各原子的排列关系,最后获得每个原子在某一坐标系中的分布从而给出化合物的化学结构。X-射线单晶衍射法可以测定结构的键角、键长、构象以及绝对构型等,它最常用的阳极靶是铜靶和钼靶,钼靶一般只能确定相

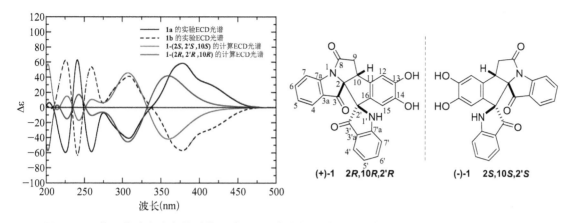

图 1 - 31 从马蓝叶中分离得到的一对双吲哚类生物碱对映异构体(+)-Baphicacanthcusine A 和 (-)-Baphicacanthcusine A 的 CD 图谱与计算 ECD 图谱的比较

对构型,而铜靶可以确定绝对构型。利用 X -射线单晶衍射法解析化合物的结构程序非常复杂,过去一般只能由晶体学家来完成,现在由于计算机辅助解析软件的成功应用,使得化学工作者可以通过短时间培训学习即可完成解谱工作。因此,X -射线单晶衍射法已经越来越多地用于中药化学成分的结构测定,成为常规的技术手段。

第六节 中药有效成分研究现状与发展趋势

中药学是中华民族独具优势和特色的传统文化,凝聚着古代人民几千年的健康养生理念及实践经验,是中国古代科学的瑰宝。深入挖掘中医药宝库的精神内核,从中医典籍中寻找防病、治病的中药有效成分已成为重要的研究方向。在我国古代,本草是中国传统药物学的代名词,而在国外,植物药也是国际药物市场的重要组成部分,因此本节内容从国内和国外两个角度概述中药(植物药)有效成分研究的现状与发展趋势。

一、国内中药有效成分的研究现状与发展趋势

研读我国古代本草著作,发现我国自古就有从中药中提取分离有效成分的历史,有些方法应用至今。明代李梴编著的《医学入门》中记载,采用发酵的方法可从五倍子中获得没食子酸(化学命名为 3,4,5 -三羟基苯甲酸),即"五倍子粗末,并矾、曲和匀,如作酒曲样,入瓷器遮不见风,候生白取出";李时珍《本草纲目》卷三十九中亦云:"看药上长起长霜,药则已成矣"。其中"生白""长霜"即是没食子酸结晶,这是世界上最早采用发酵法从中药中制得的有机酸结晶,较瑞典化学家席勒的工作要早二百多年。又如《本草纲目》木部详细记载了采用煎法和炼法从樟木中提取纯化得到樟脑的过程,其中炼法即为现代的升华法,即"用一盆覆之,黄泥封固,于火上款款炙之。须以意度之,不可太过、不及。勿令走气。候冷取出,则脑皆升于上盆,如此升两、三次,可充片脑也",而在欧洲直至 18 世纪下半叶才有类似的研究。

我国中药化学的近代研究和开发,是从 20 世纪 20 年代开始的。1924 年,我国中药药理学家陈克恢首次发现了中药麻黄中的麻黄碱具有使血管(特别是内脏血管)收缩、支气管舒张、中枢神经兴奋等作用。30 年代,研究者从延胡索中分离到 13 种生物碱,包括延胡索乙素、延胡索丁素、延胡索戊素等多种止痛成分。

新中国成立以后,中医药学科迎来了科学的春天,我国在国际上有较大影响的新药研究成果,大部分是以中药和天然药物为基础研发成功的。例如青蒿素类抗疟新药的研究,三氧化二砷治疗白血病的研究,抗早老性痴呆药物石杉碱甲的研究,治疗缺血性脑卒中药物丁苯酞的研究等。传统中医药学应用中药治疗各种疾病,积累了丰富的经验,为中药新药研究提供了宝贵的线索和基础。同时,在建国初期也涌现了一大批具有历史意义的泰斗级药学专家。赵燏黄

(1883~1960)先生为本草学家,是我国生药学发展的先驱者。他毕生致力于本草学和生药学的教学和科学研究,应用现代科学方法整理本草、研究中药、考订本草药品名实,为编修中国新本草做了大量开拓性工作,在澄清中药品种混乱方面做出了巨大贡献。赵承嘏(1885~1966)先生是蔡元培在1928年筹备中央研究院时第一批受邀的筹备委员,长期担任中央研究院药物研究所所长,中华人民共和国成立后担任中科院药物研究所所长,中国科学院院士。他改变了经典乙醇浸泡法,独创碱磨苯浸法分离提取中药成分,对植物化学作出了巨大贡献。同时赵承嘏先生研究了雷公藤等30多种中草药的化学成分,也为中国医药界培养了几代药学研究人才。

20世纪70年代后期,正值我国改革开放的春天,中药化学的研究事业开始突飞猛进。据统计,我国医药学和化学工作者在80年代从中草药中共发现800余个新化合物,有关中草药化学成分及其活性方面的研究论文达2000余篇,90年代以后每年则以百余个新化合物及三四百篇相关论文递增。多年来,国内拥有一支相当规模的科研队伍从事中药及中药复方药效物质基础方面的提取、分离、结构鉴定、活性筛选以及机制研究的工作,研究步伐大大加快,研究水平大幅度提高。2015年,屠呦呦研究员因为青蒿素的发现获得了诺贝尔生理学或医学奖,这是我国自然科学领域,更是中药化学领域获得的最高荣誉,中药化学学科由此更为大众所知。

由于中药及其复方制剂是中国古代人民在数千年同疾病作斗争的过程中筛选证实确有疗效而保留下来的,有效性和安全性方面得到了充分肯定,因此从中药中发现新的有效成分进而开发成新药的概率非常高,这使得国内外药学工作者将新药的研究与开发方向投向中药领域。例如,在抗抑郁药物的研究方面,中药有效成分的活性和优势突显,从双子叶茜草科巴戟天属植物巴戟天中提取得到的巴戟天寡糖可以显著降低大、小鼠强迫游泳实验的不动时间,且对多种抑郁症动物模型都有较好的改善作用,目前,巴戟天寡糖胶囊已在北京同仁堂作为抗抑郁药物上市。再例如,以五加科多年生草本植物人参中的有效成分人参皂苷为主要成分的复方八维甲睾酮胶囊可用于治疗抑郁、性格改变、孤僻多疑、失眠多梦等症。此外,从经典中医方剂的基础研究出发,阐明抗抑郁药效物质和作用机制,也是研发现代抗抑郁药新药的思路之一。目前我国上市的抗抑郁中药复方制剂有舒肝解郁胶囊(由贯叶金丝桃和刺五加组成的中药复方制剂)、金香疏肝片(由柴胡、香附、枳壳等12味常用中药组成)、舒眠胶囊(由酸枣仁、柴胡、白芍等8味中药组成)以及安乐胶囊(由柴胡、当归、川芎等8味中药组成)等。

进入21世纪以来,生命科学迅猛发展,回归自然、重视传统医药已成为潮流。中医药学作为我国传统的疾病诊疗手段,是中华民族数千年临床实践的经验总结和理论概括,已被越来越多的国家和地区所认识。2016年2月14日,国务院第123次常务会议研究讨论了《中医药发展战略规划纲要(2016—2030年)》,这是党中央、国务院继2009年4月出台关于扶持和促进中医药事业发展若干意见后,对中医药工作进行的又一次全面部署,中医药将成为我国国民经济的重要支柱之一。在国家经济发展需求及民族医药产业发展的大背景下,中药产业显现出巨大的优势。科技部等多个国家部委分别在中药产业链的基础科研、应用转化、特色创新等各个环节给予强有力的支持,例如国家自然科学基金、国家科技重大专项课题"重大新药创制"专项、国家重点研发计划"中医药现代化研究"重点专项、技术创新引导专项(基金)以及基地和人才专项等,相信在未来的几十年中将会取得更多重大的研究成果。

二、国外植物药有效成分的研究现状与发展趋势

随着化学合成药物的不断发展,西方国家政府和医学界很长时间以来对传统医学和植物疗法持排斥态度。20世纪90年代以来,随着"回归自然"潮流和绿色运动的兴起,且主流医学模式由单纯治疗疾病的模式向预防、保健、治疗、康复相结合的模式转变,植物药的研究与开发取得长足进展。目前在国外,开发利用的植物药总数已超过4000种,预计2050年全球常用植物药将达6000种。据世界卫生组织统计,世界上65%~80%的人口将植物药作为健康治疗的基本方

式;天然植物药国际市场年销售额已达 300 亿美元,并以年平均 10% 以上的速度增长。目前,国际植物药的主要市场有四个,分别是以西欧、北美为代表的西方植物药市场,以中国、日本、韩国为代表的亚洲市场,以东南亚、北美、西欧各国华裔社区为代表的东南亚诸国及华裔市场,以及非洲、阿拉伯市场。近年来,各国对中医药或天然植物药产生了愈加浓厚的兴趣,开展了大量工作,取得了许多重要的研究进展。

(一)欧洲植物药有效成分研究概况

欧洲植物药市场是世界最大的植物药市场之一,有 700 年的悠久历史。15 世纪前,欧洲的草药传统经验主要是世代言传身授;15 世纪后,欧洲国家开始以不同语言出版草药著作。17 世纪开始,欧洲出现了忽视本地草药的倾向,现代医学在欧洲占据了垄断地位,而近四十年,草药医学又逐步受到重视,并逐渐发展为现代植物药。

以银杏叶为原料制成的金纳多银杏叶提取物片(extract of ginkgo biloba leaves tablet)是欧洲最具代表性的植物药制剂之一,其主要含有的有效成分为约 24% 银杏黄酮和约 6% 银杏内酯(3.1% 的银杏内酯、2.9% 的白果内酯),并控制其致敏成分银杏叶酸的含量低于 5 ppm(ppm 表示百万分比),主要用于治疗冠心病、心绞痛、高脂血症以及脑血管疾病等。其次,由藤黄科金丝桃属植物贯叶连翘(欧洲又名圣约翰草)为原料制成的抗抑郁药路优泰(hypericum perforatum extract)也极具盛名,其主要的有效成分二蒽酮类(金丝桃素)及黄酮类对单胺类神经递质的再摄取均有一定的抑制作用,还能改善抑郁伴发的焦虑情绪和睡眠障碍。此外还有以菊科植物水飞蓟为原料制成的水飞蓟护肝片(水飞蓟素为主要有效成分),以菊科植物母菊为原料制成的各种茶剂、浸剂、酊剂等(挥发油、黄酮为主要有效成分)。

(二)美洲植物药有效成分研究概况

美洲植物药起步较晚,1552 年,美洲出现了第一部草药著作 *The Badinus Manuscript*,其中记载了 251 种墨西哥植物药。16 世纪在西班牙统治时期,一些欧洲学者开始记载当地土著居民使用的草药;到 17 世纪早期,大批欧洲开拓者涌入北美洲,一度出现轻视土著草药医学的局面;1909 年以后,在北美草药医学和现代医学结合的基础上形成了自然医学;到 20 世纪早期,美国草药医学的发展急剧降速,一些州不承认植物药为药品,因此草药医生不能取得医师资格,医学院校也不设草药医学课程。直到 1994 年,美国颁布了《膳食补充剂健康与教育法》,将草药作为膳食补充剂之一开始研制和推广;2004 年,美国食品药品监督管理局公布了《植物药研制指南》,由此建立了植物药专属的研制指导原则,美国对植物药的活性成分筛选工作全面展开。目前,美国国立卫生研究院每年对千余种药用植物进行活性筛选,以单体化合物形式为主开发各种新的药物。一些著名大学如斯坦福大学、哈佛大学和加州大学等纷纷开展中西医结合研究,斯坦福大学更是设立了"美国中药科学研究中心",集中人才从事中药化学和药理研究,一些制药公司也向我国购买中药材和中药提取物或制剂,进行有效成分的分离以及药理活性筛选工作。

在美洲,从植物药中寻找新的临床活性成分比直接应用植物药更受到重视。例如墨西哥阿兹特克人发现原产北美洲和中美洲的薯蓣科植物绒毛薯蓣的根和块茎可以用于治疗风湿症,也具有良好的镇痛效果,1942 年发现绒毛薯蓣中含有的甾体成分薯蓣皂苷元有类似人体雌性激素之一的孕甾酮的作用,因此在 1950 年墨西哥 Syntex 制药公司首次生产了从绒毛薯蓣中提取的皂苷元合成的避孕丸。再如从南美热带山区的金鸡纳树皮中发现喹啉生物碱奎宁具有解热、抗疟、增进食欲、解痉、收敛和抗菌的作用,因此将其做成散剂、煎剂等用于抗疟和退热,也有做成含漱剂用于治疗咽喉痛等。2006 年 11 月,美国食品药品监督管理局批准第一个植物性处方药 Veregen(polyphenon E),其原料为绿茶萃取物,主要含有儿茶素类成分,是一种局部外用的软膏,用于治疗人乳头瘤病毒引起的生殖器疣。

(三)日韩植物药有效成分研究概况

日本是除我国以外研究中药历史最久、应用最广、水平最高、研究人员最多的国家。日本将中医学称为汉方学,是由中国僧人将中医药学传到日本,在日本发展起来的日本化的中国传统医学。而日本汉方药主要是以我国后汉时代张仲景的《伤寒杂病论》与《金匮要略》中收载的处方为基础,拓展了以金、元、明、清时代的处方,并在原方基础上经加减改方后而成的药物体系。1972 年,日本厚生省从张仲景的《伤寒杂病论》和《金匮要略》中选出 210 个经典古方作为非处方药批准使用。1976 年,日本又以"已经 3 000 年人体临床检验为由",破例将 146 个汉方药收录到国家药典,并纳入国家健康保险。1989 年,日本出版了《汉方 GMP》,由此日本汉方药制剂的生产管理按此标准实施。目前,日本生产汉方药多达 900 多个品种,其中依据 210 个古方生产的汉方药在国际市场上覆盖率高达 80%。最具代表性的日本汉方药包括在我国古方"六神丸"基础上研制出的救心丹、小柴胡汤、当归芍药散等。

韩国的中药基础研究也比较活跃,1969 年,韩国卫生部规定 11 种古典文献上的处方可由药厂生产,而无须做临床试验,包括 4 种我国古典文献《医学入门》《景岳全书》《寿世补元》和《本草纲目》中的处方。韩国的韩药出口以高丽参为主,欧洲市场上 90% 以上的浓缩人参汁和整参来自韩国;其次,韩国生产的牛黄清心丸创汇额超过了我国同仁堂传统的牛黄清心丸。

从最近十几年国内外中药或植物药的研究状况来看,中药化学的研究越来越受到世界各国政府和医药科技领域的重视,中药或植物药在开发之初,对物质基础不可或缺性的认知越来越深厚。而今,中药有效成分研究是中医药现代化研究的关键科学问题之一,只有明确了中药及其复方制剂的药效物质基础,才能明确其作用机制,才能将传统的中医药理论与现代医学、现代生物学紧密结合起来,促进中药的发展。在中药有效成分的研究思路方面,我们将更加注重活性追踪分离的原则,该活性体系的建立也需与中药的功效主治紧密桥接,使研究更体现中医药理论体系及特色优势;在中药有效成分的研究目标方面,多符合我国国情需要,从癌症、心脑血管疾病、神经退行性疾病、病毒性疾病等严重危害和影响人类健康生存的疾病相关的中药或天然药物中寻找有效成分或组方成分;在中药有效成分的研究手段上,更加注重引进、创造适宜中药有效成分研究的现代科学技术设备,拓展研究工作的深度和广度,从粗放的成分研究成功转化为微量成分、水溶性成分、不稳定成分、大分子(如多糖、多肽、鞣质等)物质、难解析物质的研究。然而,遵从传统中医药理论体系,并与现代科学技术相结合,全面阐明中药的有效成分,揭示中药的药效物质基础,需要几代人的共同努力,相信在与时俱进的思想原则指引下,通过勤奋扎实的工作,必将开拓出中药化学研究的广阔天地,为中医药现代化事业做出更大的贡献。

【小结】

中药化学是一门结合中医中药的基本理论,运用现代化学及其他科学的理论和方法,来研究中药化学成分的学科。中药化学的研究对象是中药的化学成分,尤其是中药中具有生物活性或能起防病治病作用的化学成分。中药化学的研究,在中医药现代化和中药产业化中具有极其关键的作用,可以阐明中药的药效物质基础,探索中药防治疾病的原理;促进中药药性理论研究的深入;阐明中药复方配伍的原理以及中药炮制的原理等。中药化学成分的生物合成途径主要包括醋酸-丙二酸途径、莽草酸途径、甲戊二羟酸途径、氨基酸途径和复合途径。中药化学成分的经典提取方法有溶剂法、水蒸气蒸馏法、升华法等,现代提取方法有超声波提取法、超临界流体萃取法、微波提取法、生物提取法等。中药化学成分的经典分离方法包括溶剂法、沉淀法、结晶法、经典色谱法、分馏法、盐析法、透析法等,现代分离方法有高效液相色谱法、超滤法、液滴逆流色谱法等。中药化学成分的结构鉴定方法有很多,一般先结合成分的理化性质、色谱学行为以及质谱特征,再综合运用多种波谱学技术,包括紫外吸收光谱、红外光谱、氢核磁共振谱、碳核磁共振谱、二维核磁共振谱、旋光谱、圆二色谱以及 X-射线单晶衍射的方法,确证化合物的平面结构和立体构型。

·笔记栏·

```
绪论
├─ 研究对象和任务
│   ├─ 中药化学的研究对象
│   └─ 中药化学的研究任务
│
├─ 研究意义和作用
│   ├─ 中药化学在中医药现代化中的作用
│   └─ 中药化学在中药产业化中的作用
│
├─ 生物合成途径
│   ├─ 中药化学成分结构类型
│   └─ 主要的生物合成途径：醋酸-丙二酸途径、莽草酸途径、甲戊二羟酸途径、氨基酸途径和复合途径
│
├─ 提取分离方法
│   ├─ 经典提取方法：溶剂法、水蒸气蒸馏法、升华法等
│   ├─ 现代提取方法：超声波提取法、超临界流体萃取法、微波提取法、生物提取法等
│   ├─ 经典分离方法：溶剂法、沉淀法、结晶法、经典色谱法、分馏法、盐析法、透析法等
│   └─ 现代分离方法：高效液相色谱法、超滤法、液滴逆流色谱法等
│
├─ 结构鉴定方法
│   ├─ 中药化学成分的纯度检验
│   ├─ 中药化学成分类型的预判
│   ├─ 分子式的确定和不饱和度的计算
│   └─ 波谱学技术确定化合物结构：紫外、红外、氢谱、碳谱、二维核磁共振谱、旋光谱、圆二色谱、X-射线单晶衍射等方法
│
└─ 研究现状与发展趋势
    ├─ 国内中药有效成分的研究现状与发展趋势
    └─ 国外植物药有效成分的研究现状与发展趋势
```

第二章 糖和苷类化合物

第一节 糖和苷类化合物概述

一、糖类化合物

糖类化合物(saccharides)是多羟基醛或多羟基酮及其衍生物、聚合物的总称,因多具有 $C_x(H_2O)_y$ 的通式,故又称为碳水化合物(carbohydrates)。

糖类化合物是植物通过光合作用而产生的一次代谢产物,也是多数植物中所含二次代谢产物生物合成的初始原料。糖类化合物在自然界的分布十分广泛,在植物的根、茎、叶、花、果实、种子等各个部位中均含有该类化合物。

糖类化合物是维持生命活动所需能量的主要来源,其中的多糖类化合物一般还具有独特的生物活性,如香菇多糖、灵芝多糖等具有抗肿瘤作用,黄芪多糖、人参多糖等具有增强免疫功能作用,麻黄多糖等具有免疫抑制作用等。

一些具有补益功效的中药(如人参、灵芝、枸杞子、刺五加等)往往含有大量的糖类化合物,且与它们的临床功效具有重要的相关性。

二、苷类化合物

糖类还可和其他非糖物质结合,形成数目更为庞大的各种苷类化合物(glycosides),这些苷类成分也多是中药中重要的有效成分。

苷类化合物是糖或糖的衍生物通过其端基碳上的半缩醛羟基或半缩酮羟基与非糖部分脱水缩合形成的一类化合物,又称为配糖体。苷类化合物数目众多,分布非常广泛,是普遍存在的天然产物,尤以高等植物分布最多。苷类化合物可分布于植物的各个部位,如中药人参的根、根茎、茎、叶、花、果实和种子均含有三萜皂苷。在植物的不同部位,苷类化合物的分布又有所不同,一般而言,根及根茎往往是苷类化合物分布的重要部位。苷类化合物多具有广泛的生物活性,是中药中重要的有效成分类型。

第二节 糖 类 化 合 物

一、糖的结构分类与立体化学

根据能否被水解和水解后生成单糖的数目不同,糖类化合物可分为单糖(monosaccharides)、低聚糖(oligosaccharides)、多聚糖(polysaccharides)三类。

(一)单糖

单糖是组成糖类及其衍生物的基本单元,也是不能再水解的最简单的糖,如葡萄糖、鼠李糖等。

1. 单糖的结构与分类　　自然界中已发现的单糖有 200 余种,从三碳糖到八碳糖都有存在,其中以五碳糖、六碳糖为多。中药中常见的单糖及其衍生物类型如下:

(1)五碳醛糖:常见的有 D -木糖(D -xylose,Xyl)、L -阿拉伯糖(L -arabinose,Ara)和 D -核糖(D -ribose,Rib)等(图 2-1)。

D-木糖　L-阿拉伯糖　D-核糖

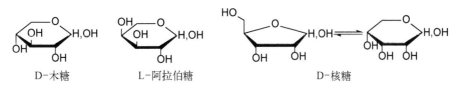

图 2-1　常见的五碳醛糖

（2）甲基五碳糖：亦称为 6-去氧糖。常见的有 *L*-夫糖（*L*-fucose，Fuc）、*D*-鸡纳糖（*D*-quinovose，Qui）和 *L*-鼠李糖（*L*-rhamnose，Rha）等（图 2-2）。

L-夫糖　*D*-鸡纳糖　*L*-鼠李糖

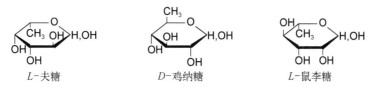

图 2-2　常见的甲基五碳糖

（3）六碳醛糖：常见的有 *D*-葡萄糖（*D*-glucose，Glc）、*D*-甘露糖（*D*-mannose，Man）和 *D*-半乳糖（*D*-galactose，Gal）等（图 2-3）。

D-葡萄糖　*D*-甘露糖　*D*-半乳糖

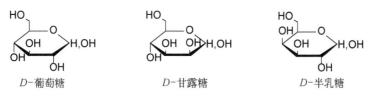

图 2-3　常见的六碳醛糖

（4）六碳酮糖：常见的为 *D*-果糖（*D*-fructose，Fru）（图 2-4）。

D-果糖

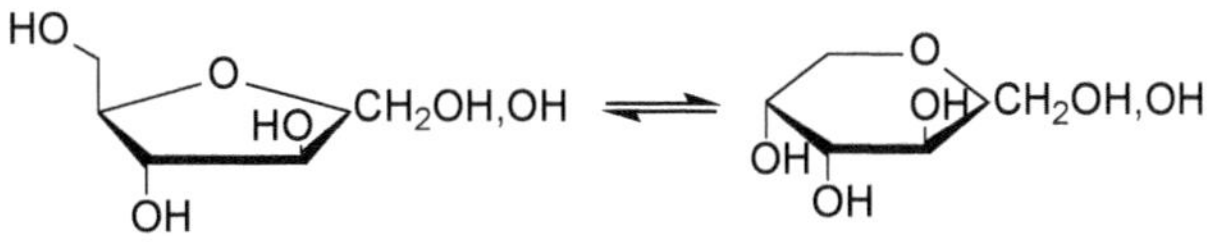

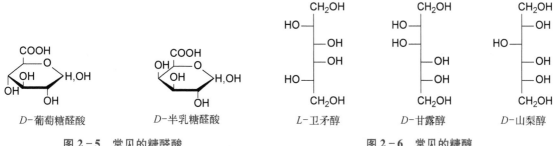

图 2-4　常见的六碳酮糖（果糖）

（5）糖醛酸：单糖中的伯醇羟基被氧化为羧基的化合物称为糖醛酸，主要以多糖及苷类化合物的形式存在于动植物体内。常见的有 *D*-葡萄糖醛酸（*D*-glucuronic acid）和 *D*-半乳糖醛酸（*D*-galacturonic acid）等（图 2-5）。

D-葡萄糖醛酸　*D*-半乳糖醛酸

图 2-5　常见的糖醛酸

L-卫矛醇　*D*-甘露醇　*D*-山梨醇

图 2-6　常见的糖醇

（6）糖醇：单糖的醛或酮基还原成羟基后得到的多元醇称为糖醇，多有甜味。糖醇在天然界分布很广，如 *L*-卫矛醇（*L*-dulcitol）、*D*-甘露醇（*D*-mannitol）、*D*-山梨醇（*D*-sorbitol）等（图 2-6）。

（7）其他单糖及其衍生物：自然界中还存在着一些结构较为特殊的单糖及其衍生物。例如,在单糖的2,6位失去氧可形成2,6-二去氧糖,如 D-洋地黄毒糖(D-digitoxose);单糖的伯或仲羟基被置换为氨基可形成氨基糖,如2-氨基-2-去氧-D-葡萄糖。此外,还发现一些具有分支碳链的糖,如 D-芹糖(D-apiose,Api)等(图2-7)。

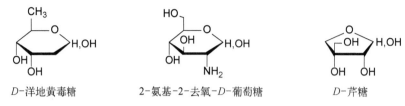

D-洋地黄毒糖	2-氨基-2-去氧-D-葡萄糖	D-芹糖

图2-7　其他单糖及其衍生物

2. 单糖的立体化学　多数单糖以开链及环状两种结构形式存在,如葡萄糖在固体状态时是环状结构,在溶液中则两种结构同时存在并可以互相转变,但主要以环状形式存在。自然界中的糖多以五元或六元氧环的形式存在,五元氧环的糖称为呋喃糖(furanose),六元氧环的糖称为吡喃糖(pyranose)。目前,常以部分简化的 Fischer 投影式表示糖的开链结构,以 Haworth 式表示糖的环状结构(图2-8)。

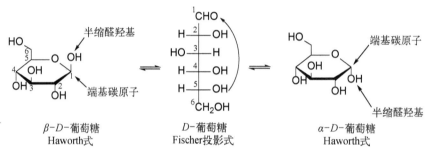

β-D-葡萄糖 Haworth式	D-葡萄糖 Fischer投影式	α-D-葡萄糖 Haworth式

图2-8　葡萄糖的结构式(Fischer 投影式与 Haworth 式)

(1)单糖的绝对构型:单糖的绝对构型一般以 D、L 表示。在 Fischer 投影式中,参照距离羰基最远的手性碳(如葡萄糖的 C_5)上的羟基,该羟基在右侧的为 D 型糖,在左侧的为 L 型糖;在 Haworth 式中,因参与成环的羟基不同,判断方法因此也不同,六碳吡喃醛糖及甲基五碳糖看 C_5(五碳呋喃糖看 C_4)上取代基的取向,向上的为 D 型,向下的为 L 型(图2-9)。

(2)单糖的相对构型:单糖的结构从链状结构转化为环状结构后,会形成一个新的手性碳原子,如葡萄糖的 C_1。这个手性碳原子称为端基碳原子,端基碳原子上的羟基称为半缩醛羟基。由此形成的一对异构体称为差向异构体,它们的相对构型规定为 α、β 两种。在 Haworth 式中,六碳吡喃醛糖及甲基五碳糖的 C_5(五碳呋喃糖的 C_4)上取代基与端基碳上羟基在环同侧的为 β 型,在环异侧的为 α 型(图2-9)。

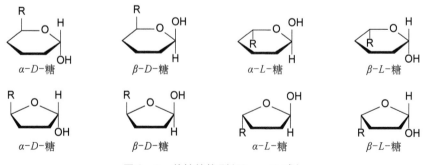

α-D-糖	β-D-糖	α-L-糖	β-L-糖
α-D-糖	β-D-糖	α-L-糖	β-L-糖

图2-9　单糖的构型(Haworth 式)

在 Haworth 式中,五碳吡喃糖构型的判断与六碳吡喃糖不同。判断绝对构型时,参照 C_4 上的羟基,该羟基向下的为 D 型,向上的为 L 型;判断相对构型时,则是 C_4 上的羟基与端基碳上羟

基在环异侧的为 β 型,在环同侧的为 α 型。

单糖结构式的另一种表示方法是优势构象式,这种方法更接近糖的真实结构。根据环的无张力学说,呋喃糖的优势构象是平面信封式,吡喃糖的优势构象是椅式,有 1C 和 C1 两种形式,除鼠李糖等极少数外,大多数单糖的优势构象是 C1 式(图 2-10)。

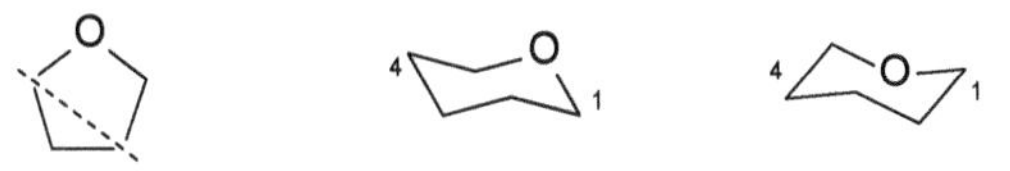

信封式   C1式   1C式

图 2-10 单糖的优势构象式

(二)低聚糖

低聚糖也称为寡糖,由 2~9 个单糖基通过糖苷键聚合而成,天然存在的低聚糖多数由 2~4 个单糖基组成。依据组成低聚糖的单糖基数目不同,低聚糖分为二糖、三糖、四糖等。

二糖也称为双糖,常见的二糖有芸香糖(rutinose)、龙胆二糖(gentiobiose)、槐糖(sophorose)、蔗糖(sucrose)等(图 2-11)。

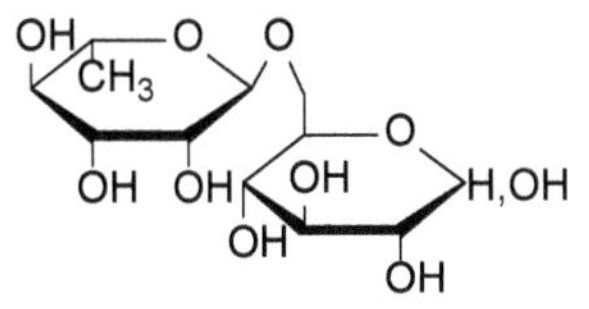

芸香糖

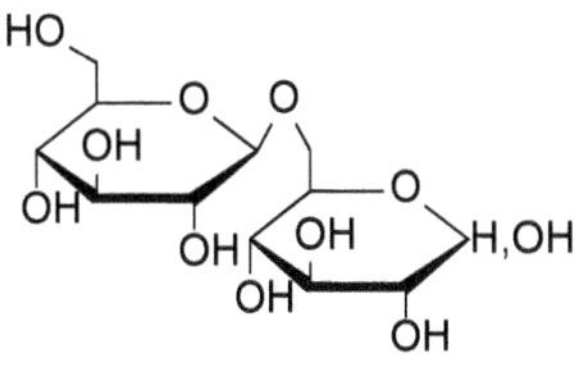

龙胆二糖

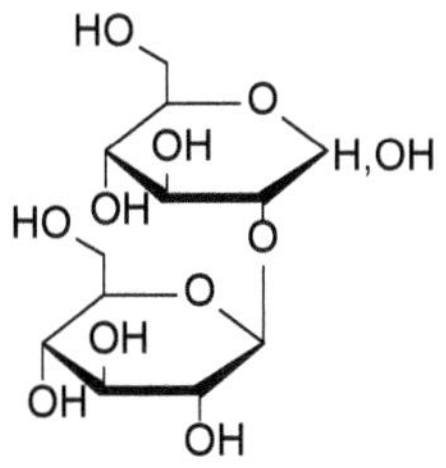

槐糖

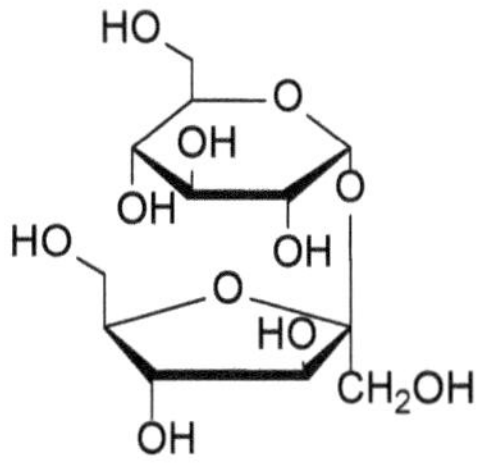

蔗糖

图 2-11 常见的二糖

天然存在的三糖多是在蔗糖的基础上再连接一个单糖而成,如棉子糖(raffinose)等。四糖、五糖又多是在棉子糖的结构上延长,如水苏糖(stachyose)等(图 2-12)。

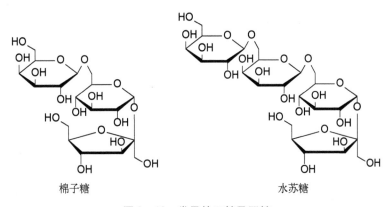

棉子糖

水苏糖

图 2-12 常见的三糖及四糖

根据游离半缩醛(酮)羟基的有无,低聚糖可分为还原糖和非还原糖。有游离的半缩醛(酮)羟基的糖称为还原糖,如槐糖、芸香糖等;没有游离的半缩醛(酮)羟基的糖没有还原性,称为非还原糖,如蔗糖、棉子糖和水苏糖等。

除了常见的单糖外,低聚糖的结构中还常见糖醛酸、糖醇、氨基糖等。通常以单糖的缩写符号表示低聚糖的结构,如棉子糖可以表示为 $\beta - D - Galp - (1\rightarrow6) - \alpha - D - Glcp(1\rightarrow2) - \beta - D - Fruf$,其中数字表示糖与糖之间的连接位置,单糖的缩写符号后面的"p"表示吡喃型,"f"表示呋喃型。

(三) 多聚糖

多聚糖又称多糖,由 10 个以上(一般由几百个至几千个)的单糖分子通过糖苷键聚合而成。由同一种单糖组成的多糖为均多糖(homopolysaccharide),由两种以上单糖组成的为杂多糖(heteropolysaccharide)。多糖分子量较大,其性质也明显不同于单糖和低聚糖,基本不具有单糖的性质,一般无甜味,也无还原性。

根据溶解性不同,多糖可分为水不溶性多糖和水溶性多糖。水不溶性多糖在动植物体内主要起支持组织的作用,如植物中的半纤维素和纤维素,动物甲壳中的甲壳素等,分子呈直糖链型。另水溶性多糖主要指的是菊糖、黏液质、果胶、树胶和动植物体内贮藏的营养物质淀粉等。

根据来源不同,多糖可分为植物多糖、菌类多糖和动物多糖。

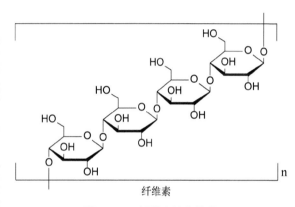

图 2 - 13　纤维素结构片段

1. 植物多糖

(1)纤维素:纤维素(cellulose)由 3 000 ~ 5 000 分子的 D -葡萄糖通过 $1\beta\rightarrow4$ 苷键聚合而成,是自然界分布最广、存在最多的多糖,分子呈直线状结构,是植物细胞壁的主要组成成分(图 2 - 13)。纤维素是白色高分子化合物,不易被稀酸或稀碱水解,不溶于水,也不溶于乙醇、乙醚、苯等有机溶剂。食物中的纤维素可促进肠体蠕动,有防止便秘等作用。

(2)淀粉:淀粉(starch)是葡萄糖的高聚物,由 27% 以下的直链淀粉(糖淀粉)和 73% 以上的支链淀粉(胶淀粉)组成,通常为白色粉末。糖淀粉为 $1\alpha\rightarrow4$ 连接的 D -葡聚糖,聚合度一般为 300 ~ 350,能溶于热水;胶淀粉中的葡聚糖,除 $1\alpha\rightarrow4$ 连接之外,还有 $1\alpha\rightarrow6$ 支链,支链平均为 25 个葡萄糖单位,胶淀粉聚合度为 3 000 左右,在热水中呈黏胶状,不溶于冷水。淀粉分子呈螺旋状结构,每一螺环有六个葡萄糖单位。碘分子或离子可以进入螺环通道形成有色包结化合物,故淀粉遇碘显色。所显颜色与聚合度有关,随着聚合度增高,颜色逐渐加深(由红色→紫色→蓝色)。糖淀粉遇碘显蓝色,胶淀粉聚合度虽高,但螺旋结构的通道在分支处中断,其支链的平均聚合度只有 20 ~ 25,所以遇碘仅显紫红色。

淀粉广泛存在于植物体,尤以果实或根、茎及种子中含量较高,是植物体中贮存的养分。淀粉在制剂中常用作赋形剂,在工业上常用作生产葡萄糖的原料。淀粉和纤维素等为常见的植物多糖,这些多糖均为葡萄糖的高聚物,且大都无生物活性,提取中药时通常把它们作为杂质除去。

(3)黏液质:黏液质(mucilage)属于杂多糖类,是植物种子、果实、根、茎和海藻中存在的一类多糖,在植物中主要起着保持水分的作用。如从海洋药物昆布或海藻中提取的褐藻酸,即为 L -古洛糖醛酸与 D -甘露糖醛酸聚合而成的多糖。在医药领域,黏液质常用作润滑剂、混悬剂及辅助乳化剂。

黏液质可溶于热水,冷后呈胶冻状,不溶于有机溶剂。在用水作溶剂提取中药成分时,黏液质的存在会使水提取液稠性增大,极难过滤。当黏液质为无效杂质时,可在水溶液中加入乙醇使其沉淀,或加入石灰水使其成钙盐沉淀,从而滤过除去。但随着新的研究结果不断出现,人们对黏液质已经有了新的认识。据报道,中药车前子和黄柏中的黏液质含量都很高,这些黏液质分别具有该两味中药功效相关的多方面的药理作用,表明它们也是有效成分。

（4）果聚糖：果聚糖(fructosan)在高等植物和微生物中均有存在。菊糖(inulin)又称菊淀粉，是果聚糖的一种，在菊科植物中分布较多。它由 35 个 D-果糖以 $2\beta \rightarrow 1$ 苷键连接而成，末端连接 D-葡萄糖基。此外，麦冬多糖、桔梗多糖都是果聚糖型的多糖。

（5）树胶：树胶(gum)是植物在受到伤害或被毒菌类侵袭后分泌的物质，干后呈半透明块状物，遇水能膨胀或成黏稠状的胶体溶液，在乙醇及多数有机溶剂中均不溶解。从化学结构看，树胶属于杂多糖类，如中药没药内含 64%树胶，是由 D-半乳糖、L-阿拉伯糖和 4-甲基-D-葡萄糖醛酸组成的酸性杂多糖。在医药领域，树胶常用做乳化剂、混悬剂等。

2. 菌类多糖

（1）猪苓多糖：猪苓多糖(polyporus polysaccharide)是从多孔菌科真菌猪苓［*Polyporus umbellatus*(Pers.)Fr.］中制备得到的、以 $1\beta \rightarrow 3$、$1\beta \rightarrow 4$、$1\beta \rightarrow 6$ 键结合的葡聚糖，支链在 C_3 和 C_6 位上。现代研究表明，猪苓多糖可显著提高荷瘤小鼠巨噬细胞的吞噬能力，促进抗体形成，是良好的免疫调节剂，具有抗肿瘤转移和调节机体细胞免疫功能的作用。此外，猪苓多糖对慢性肝炎也有理想的疗效。

（2）茯苓多糖：茯苓多糖(pachyman)是多孔菌科真菌茯苓［*Poria cocos* (Schw.)Wolf］中制备得到、以 $1\beta \rightarrow 6$ 吡喃葡萄糖为支链的 $1\beta \rightarrow 3$ 葡聚糖。茯苓多糖本身无抗肿瘤活性，若切断其 $1\beta \rightarrow 6$ 吡喃葡聚糖支链，成为完全的 $1\beta \rightarrow 3$ 葡聚糖（茯苓次聚糖，pachymaran），则具有显著的抗肿瘤作用。

（3）灵芝多糖：灵芝多糖(ganoderma lucidum polysaccharide)是从多孔菌科真菌赤芝［*Ganoderma lucidum*(Leyss. ex Fr.)Karst］中制备得到的多糖，约有 20 多种，如葡聚糖($1\beta \rightarrow 6$，$1\beta \rightarrow 3$ 等键结合)、杂多糖($1\beta \rightarrow 6$，$1\beta \rightarrow 3$ 键合的阿拉伯糖、半乳聚糖等)及肽多糖。

3. 动物多糖

（1）肝素：肝素(heparin)是一种广泛分布于哺乳动物的内脏、肌肉和血液中含有硫酸酯的黏多糖，由氨基葡萄糖、艾杜糖醛酸和葡萄糖醛酸聚合而成。其分子结构可用一个四糖重复单位表示，在 4 个糖单位中，有 2 个氨基葡萄糖含 4 个硫酸基，硫酸基在氨基葡萄糖的 2 位和 6 位分别成磺酰胺和酯。艾杜糖醛酸的 2 位羟基成硫酸酯。肝素的含硫量在 9.0%~12.9%之间。氨基葡萄糖基为 α-型，葡萄糖醛酸基为 β-型，分子呈螺旋形纤维状。肝素可用于预防血栓等疾病，作为天然抗凝血剂得到广泛关注。

（2）透明质酸：透明质酸(hyaluronic acid)是由 D-葡萄糖醛酸 $1\beta \rightarrow 4$ 和乙酰 D-葡萄糖胺 $1\beta \rightarrow 3$ 连接而成的直链酸性黏多糖。透明质酸广泛存在于动物的各种组织中，在哺乳动物体内，以玻璃体、脐带和关节滑液中含量最高，鸡冠中的含量与关节滑液相似。透明质酸可用于视网膜脱离手术，并可作为保湿因子广泛用于化妆品中。

（3）硫酸软骨素：硫酸软骨素(chondroitin sulfate)是从动物的软骨组织中得到的酸性黏多糖，有 A、B、C、D、E、F、H 等多种。硫酸软骨素 A 由 D-葡萄糖醛酸 $1\beta \rightarrow 3$ 和乙酰 D-半乳糖胺 $1\beta \rightarrow 4$ 相间连接而成直链分子，在半乳糖胺 C_4-OH 上有硫酸酯化。硫酸软骨素 A 能增强脂肪酶的活性，使乳糜微粒中的甘油三酯分解成脂肪酸，使血液中乳糜微粒减少而澄清，还具有抗凝和抗血栓形成的作用。

（4）甲壳素：甲壳素(chitin)是组成甲壳类昆虫外壳的、由 N-乙酰葡萄糖胺以 $1\beta \rightarrow 4$ 反向连接成直线结构的多糖，甲壳素不溶于水，对稀酸和碱稳定，经浓碱处理，可得脱乙酰甲壳素(chitosan)。甲壳素及脱乙酰甲壳素应用非常广泛，可制成透析膜、超滤膜，也可用作药物的缓释载体，还可用于人造皮肤、人造血管和手术缝合线等。

在过去相当长的时间中，人们普遍认为多糖多为无用成分，大多作为杂质而被在提取分离过程中除去。随着其在生命过程中重要的生理功能及其广泛的应用被不断挖掘，越来越多的多糖成分被证明具有较强的药理作用，很多中药的多糖的药理作用与该中药的功效密切相关，有些多糖已经开发为临床用药。目前，多糖类的研究呈现出迅速发展的趋势，受到学者们的广泛关注,已经成为中药有效成分研究的热点之一。

二、糖的理化性质

(一)性状

单糖和分子量较小的低聚糖以及大部分糖的衍生物等一般为无色或白色晶体,分子量较大的低聚糖常为非结晶性的白色固体。分子量较小的糖有甜味。糖的衍生物(如糖醇等)也多为无色或白色的结晶,有甜味。多糖常为无色或白色无定形粉末,基本无甜味。

(二)溶解性

单糖和低聚糖易溶于水,尤其易溶于热水,可溶于稀醇,一般也溶于吡啶和热的醇溶液中,不溶于亲脂性有机溶剂。多糖一般难溶于冷水,或溶于热水形成胶体溶液,但随着醇的浓度增加,其溶解度降低。不溶于有机溶剂。纤维素和甲壳素几乎不溶于任何溶剂。

(三)旋光性

单糖均具有旋光性,且多为右旋,个别为左旋。因单糖水溶液一般是环状及开链式结构共存的平衡体系,故单糖多具有变旋现象,如 $\beta-D-$ 葡萄糖的比旋光度是 $+113°$,$\alpha-D-$ 葡萄糖是 $+19°$,在水溶液中两种构型通过开链式结构互相转变,达到平衡时葡萄糖水溶液的比旋光度为 $+52.5°$。

(四)化学性质

糖的化学性质在有机化学中已有详细论述,下面仅介绍糖类检识常用的相关化学反应。

1. 糠醛形成反应　单糖在浓酸的作用下,加热脱去三分子水,可生成具有呋喃结构的糠醛及其衍生物。糠醛衍生物可以和许多芳胺、酚类及具有活性次甲基的化合物缩合,生成有色产物。多种糖的显色剂就是根据这一反应原理配制而成的,如邻苯二甲酸和苯胺是常用的糖的色谱显色剂。由于不同类型的糖形成糠醛衍生物的难易不同、产物不同,与芳胺、酚类等形成的缩合物颜色也不相同,因此可以利用这一反应来区别不同类型的糖。

Molish 反应是检测糖和苷类化合物常用的反应。Molish 试剂由浓硫酸和 α-萘酚组成,与单糖发生如下反应,生成物一般呈紫色。在此条件下,低聚糖或多糖先水解成单糖,再脱水生成糠醛及其衍生物,糠醛及其衍生物可与 α-萘酚试剂反应,产生有色缩合物(图 2-14)。

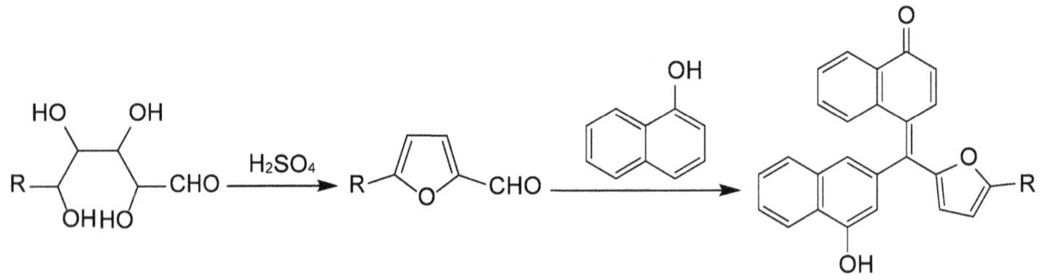

图 2-14　Molish 反应机理

2. 氧化反应　还原糖分子中有醛(酮)基、醇羟基及邻二醇等结构单元,通常醛基最易被氧化,伯醇基次之。在控制反应条件的情况下,不同的氧化剂可选择性地氧化某些特定基团,如 Ag^+、Cu^{2+} 以及溴水可将醛基氧化成羧基,硝酸能将伯醇基氧化成羧基,过碘酸不仅能氧化邻二醇,而且能氧化 α-羟基醛(酮)、α-羟基酸、α-氨基醇、邻二酮等。

常用于糖类检识的氧化反应主要为菲林反应(Fehling reaction)和多伦反应(Tollen reaction)。

(1)菲林反应:碱性酒石酸铜试剂(称为菲林试剂)可以将还原糖中游离的醛(酮)基氧化成羧基,同时菲林试剂中的铜离子由二价还原成一价,生成氧化亚铜砖红色沉淀,该反应称为菲林反应。

(2)多伦反应:氨性硝酸银试剂(称为多伦试剂)也能够将还原糖中的醛(酮)基氧化成羧基,同时多伦试剂中的银离子被还原成金属银,生成银镜或黑褐色银沉淀,该反应称为多伦反应或银镜反应。

3. 碘呈色反应 该反应是碘分了或碘离了排列进入多糖螺环通道中形成的有色包结化合物产生的呈色反应,所呈颜色与多糖的聚合度相关,如糖淀粉聚合度为 300~350,遇碘呈蓝色;胶淀粉聚合度为 3 000 左右,遇碘呈紫红色。

三、糖的提取分离

(一) 糖的提取

糖能溶于水和稀醇,不溶于其他极性小的溶剂,从中药中提取糖时,一般都是用水或稀醇提取。但由于多种成分共存所可能产生的助溶作用,以乙醇或甲醇回流提取也可提出单糖和某些低聚糖。

由于植物体内可水解聚合糖的酶与糖共存,必须采用适当的方法破坏或抑制酶的作用,以保持糖的原存形式。提取时可采用加入无机盐(如碳酸钙)或加热回流等方法破坏酶的活性。若共存有酸性成分,还需以碳酸钙、碳酸钠等进行中和,尽量在中性条件下提取。

1. 单糖及低聚糖的提取 从中药中提取单糖及低聚糖的一般流程如下(图 2 – 15):

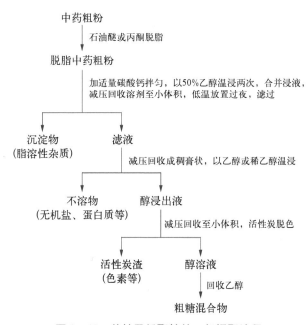

图 2 – 15 单糖及低聚糖的一般提取流程

2. 多糖的提取 从中药中提取多糖的方法主要为以下几种。

(1) 水提取法:用水作溶剂提取多糖是最常用的方法,可以用冷水浸提,也可以水煎煮提取。植物多糖的提取,一般多采用水煎煮法,该法所得多糖提取液可直接过滤除去不溶物,进而采用高浓度乙醇进行醇沉得到粗多糖。根据实验目的的不同,可以采用不同浓度的乙醇进行分级醇沉,即可得到不同分子量大小的多糖提取物。

(2) 酸水提取法:有些多糖适合用稀酸提取,并且能得到更高的提取率。酸提法有其特殊性,只在一些特定的植物多糖提取时优势显著,相关研究报道还较少。此外,在操作上还应严格控制酸度,因为在酸性条件下可能引起多糖中糖苷键的断裂。

(3) 碱水提取法:碱水提取适合酸性多糖的提取。依据蛋白多糖中糖肽键对碱的不稳定性,亦可用于多糖与蛋白质间结合型的提取。稀碱提取液一般为 4%NaOH 或 4%KOH,常通以氮气或加入硼氢化钠或硼氢化钾来防止多糖降解。

(4) 酶提取法:该法是利用蛋白酶水解蛋白质的特性,采取在提取液中加入蛋白酶提取多糖的一种方法,适用于蛋白多糖中多糖的提取。酶法提取多糖的条件比较温和,易去除杂质,回收率高并节约能耗。由于单一酶具有专属性强的特点,提取总多糖时多采用复合酶。

（二）糖的分离

1. 单糖及低聚糖的分离 如提取物中有含量很高的单糖或二糖,可采用结晶方法分离。但多数的粗糖混合物需要通过色谱法进行分离,常用活性炭、大孔吸附树脂和纤维素等柱色谱类型。

用活性炭柱色谱分离糖时,可将糖混合物以适量的水溶解,加到活性炭柱的顶端,以缓慢的流速让其充分吸附。先用水洗脱,最先洗下的一般是无机盐和氨基酸,稍后洗下的是单糖;洗下单糖后,逐渐增加醇的浓度进行洗脱。一般而言,10%的稀醇可洗脱二糖,15%的稀醇可洗脱三糖。随着醇浓度的增加,依次洗下分子量较大的糖,一般35%~45%的稀醇即可洗脱绝大部分的单糖和低聚糖样品。

应用大孔树脂柱色谱时,一般选用非极性或低极性大孔树脂作填料。洗脱的溶剂系统和方法基本同活性炭柱色谱。利用纤维素柱色谱分离糖类,一般可获良好分离效果,溶剂系统可用水、稀乙醇、稀丙酮、水饱和正丁醇或异丙醇等。对酸性多糖,可在溶剂系统中加入适量的乙酸或甲酸,以提高分离效果。

此外,也可用硅胶及反相硅胶进行色谱分离。

2. 多糖的分离 采用上述提取方法获得的粗多糖提取物,一般常含有较多杂质,主要是无机盐、单糖、寡糖、小分子极性成分、大分子水溶性成分（如蛋白质、木质素等）及一些色素,需要进一步对其进行纯化分离。

（1）多糖的常用纯化方法:主要包括① 透析法:该法是将多糖提取液置于半透膜透析袋中,逆向流水透析1~3天,一些低分子量的杂质通过透析膜被分离出来,但透析过程中需选择规格适宜的透析膜以免样品损失。② 凝胶色谱法:一般采用 Sephadex G−25、Sephadex G−50 凝胶分离去除低聚糖、无机盐和小分子化合物。该法分离效果较好,但是耗时较多。③ 超滤法:超滤法对大多数样品的浓缩速度较快,而且温和,因此发生失活的概率较小。国内已有将超滤法运用到香菇多糖的分级纯化的相关报道。

（2）多糖的分级纯化方法:多糖分级纯化方法主要有离子交换柱色谱法、凝胶滤过柱色谱法、有机溶剂沉淀法等。① 离子交换柱色谱法:纤维素阴离子交换剂柱色谱法是目前最常用的多糖分级的方法。其不仅可应用于中性多糖与酸性多糖的分离,也可应用于不同中性多糖的分离。常用的阴离子交换剂有 DEAE−cellulose、PAB−cellulose 等,阳离子交换纤维素有 CM−cellulose、SE−cellulose 等。② 凝胶滤过柱色谱法:该法在多糖的分离纯化中应用很普遍,以不同浓度的盐溶液和缓冲溶液为洗脱剂,可将糖按分子大小依次分离。③ 有机溶剂沉淀法:该法适合于分离各种溶解度差异较大的多糖。根据各种多糖在不同浓度乙醇或丙酮中溶解度的不同,依次加入浓度由低到高的乙醇或丙酮溶液,使多糖分级沉淀析出。这种方法操作简便,但处理步骤多,样品损失较大。④ 其他方法:金属络合法、亲和色谱法、高压液相色谱法、气相色谱法等方法也可用于多糖的纯化。

（3）蛋白质的去除方法:① Sevag 法:在粗多糖溶液中加入三氯甲烷-正丁醇(4∶1)的混合溶液进行充分振摇,充分静置分层后将多糖溶液和有机试剂中间的乳化层即游离变性蛋白,可通过离心或分液法去除。② Sevag 法结合酶法:取一定量的粗多糖溶液,加入一定量的适宜蛋白酶,37℃酶解2 h,滤液以体积比3∶1加入 Sevag 试剂,充分振荡30 min,静置分层后离心去除蛋白沉淀。③ 三氯乙酸法:该方法操作简单,只需将一定浓度的三氯乙酸溶液加入粗多糖溶液中,静置过夜后,离心除去沉淀。然而在酸性条件下,多糖链可能被降解,所以操作必须在低温下进行,常用于植物多糖蛋白去除。

（4）色素的脱除方法:常用的脱色方法主要有吸附法、氧化法、离子交换法、金属络合物法等。DEAE−纤维素柱层析脱去色素是目前最常用的脱色方法,不仅可达到脱色目的,而且可以使多糖混合组分得到初步分离。

案例 2-1

多糖类成分来源丰富,在植物、动物、菌类中多有存在,占干重比例较大。有的多糖具有较为显著的药理活性,被成功开发为成药或保健食品,成为医药领域的热点。

问题:

1. 在中药化学成分提取分离过程中,如何看待及处理多糖类成分?
2. 以多糖为例,分析有效成分与无效成分的关系。

第三节　苷类化合物

一、苷类的结构与分类

(一) 苷类的结构

从结构上看,绝大多数的苷类化合物是糖的半缩醛羟基与苷元上羟基脱水缩合而成的具有缩醛结构的成分。苷中的苷元与糖之间的化学键称为苷键,苷类化合物在稀酸(如稀盐酸、稀硫酸)或酶的作用下,苷键断裂,苷水解成为苷元和糖。苷元上形成苷键以连接糖的原子,称为苷键原子,也称为苷原子。苷原子通常是氧原子,也有硫原子、氮原子;少数情况下,苷元碳原子上的氢与糖的半缩醛羟基缩合,形成碳-碳直接相连的苷键,此时,苷元上形成苷键的碳原子即为苷原子。

苷类化合物可由单糖和苷元结合而成,也可由低聚糖和苷元结合而成。与苷元连接成苷的低聚糖多数由 2~4 个单糖组成,在强心苷、皂苷等苷类化合物中,成苷的低聚糖组成可达 7~8 个单糖。如果苷元上有多个羟基,也可以分别与糖缩合,形成多糖链苷。

苷类化合物结构中最常见的单糖是 D-葡萄糖。此外,还有 L-阿拉伯糖、D-木糖、D-核糖、D-鸡纳糖、L-鼠李糖、L-夫糖、D-甘露糖、D-半乳糖、D-果糖、D-葡萄糖醛酸和 D-半乳糖醛酸等。也有一些比较少见的单糖,如去氧糖、分支碳链的糖等存在于强心苷、黄酮苷或香豆素苷的化合物中。

由于单糖有 α 及 β 二种端基异构体,因此可形成二种构型的苷,即 α-苷和 β-苷。在天然的苷类化合物中,由 D-型糖衍生而成的苷多为 β-苷,而由 L-型糖衍生而成的苷多为 α-苷。但必须注意的是,如苷元的结构相同,β-D-糖苷与 α-L-糖苷中糖的端基碳原子的绝对构型是相同的;α-D-糖苷与 β-L-糖苷中糖的端基碳原子的绝对构型也是相同的。

(二) 苷类的分类

苷类的分类方法主要有以下几种。

1. **按苷原子不同分类**　根据苷键原子的不同,可将苷类分为氧苷、硫苷、氮苷和碳苷。这种分类方法是苷类化合物主要分类方法之一。

(1) 氧苷:苷键原子来自苷元上的醇羟基、酚羟基、羧基和 α-羟基腈,则分别形成醇苷、酚苷、酯苷和氰苷。中药中的氧苷常为醇苷和酚苷,酯苷和氰苷比较少见。

1) 醇苷:苷元上的醇羟基与糖端基碳上的半缩醛羟基脱水形成的苷称为醇苷。如具有泻下和利胆作用的京尼平苷(geniposide)、具有抗菌和杀虫作用的毛茛苷(ranunculin)和具有致适应原作用的红景天苷(rhodioloside)等(图 2-16)。

2) 酚苷:苷元上的酚羟基与糖端基碳上的半缩醛羟基脱水形成的苷称为酚苷,主要包括醌苷、香豆素苷、黄酮苷、木脂素苷等。如具有尿道消毒作用的熊果苷(arbutin)、具有抗菌、镇痛等作用的丹皮苷(paeonoside)等(图 2-17)。

3) 酯苷:糖端基碳上的半缩醛羟基与苷元上的羧基反应生成的苷称为酯苷。酯苷的苷键

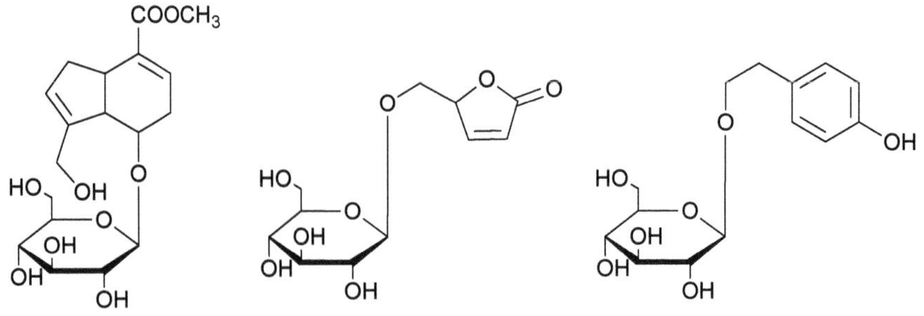

京尼平苷　　　　　　　毛茛苷　　　　　　　红景天苷

图 2-16　醇苷代表化合物

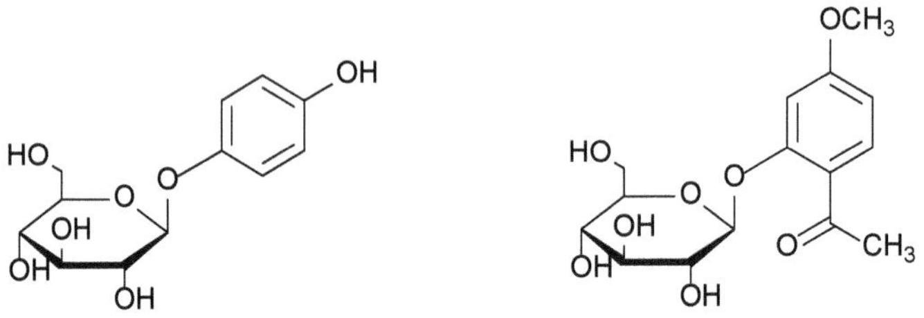

熊果苷　　　　　　　丹皮苷

图 2-17　酚苷代表化合物

既具有缩醛的化学性质,也具有酯类的性质,易被稀酸或稀碱水解。如具有抗菌作用的山慈菇苷 A 和 B(tuliposide A and B)等(图 2-18)。山慈菇苷 A 和 B 被酸水解后,苷元可环合生成环化的异构苷元山慈菇内酯 A 和 B(tulipalin A and B)。某些二萜和三萜化合物的羧基也常与糖缩合成酯苷,尤其在三萜皂苷中酯苷较多见。

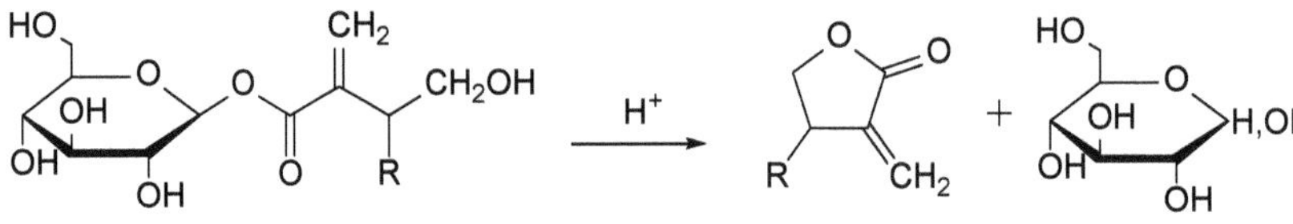

R=H　　山慈菇苷A　　　　　　　　R=H　　山慈菇内酯A
R=OH　山慈菇苷B　　　　　　　　R=OH　山慈菇内酯B

图 2-18　山慈菇苷 A 及其衍生物

4)氰苷:α-羟基腈(如杏仁腈)的 α-羟基与糖端基碳上的半缩醛羟基反应生成的苷称为氰苷。氰苷的数目较少但分布广泛,如苦杏仁苷(amygdalin)、野樱苷(prunasin)和亚麻氰苷(linamanin)等。

由于氰苷化学性质不稳定,易被水解,特别是酶水解,生成的苷元 α-羟基腈很不稳定,立即分解成氢氰酸和醛(或酮)。若在浓酸作用下,氰苷中的腈基易被氧化成羧基并产生铵盐,在碱性条件下,氰苷中的苷元容易发生异构化而生成 α-羟基羧酸盐。

中药杏仁是苦杏(Prunus armeniaca L.)的种子,其所含的苦杏仁苷在人体内会缓慢分解生成不稳定的 α-羟基苯乙腈,进而分解成为具有苦杏仁味的苯甲醛以及氢氰酸。苦杏仁苷在不同条件下的水解反应见图 2-19。

小剂量口服苦杏仁时,由于释放少量氢氰酸,对呼吸中枢产生抑制作用而镇咳。大剂量口服时因氢氰酸能使延髓生命中枢先兴奋后麻痹,并能抑制酶的活性从而阻断生物氧化链,从而引起中毒,严重者甚至导致死亡。

(2)硫苷:苷元上的巯基与糖端基碳上的半缩醛羟基缩合而成的苷称为硫苷,其糖基常为葡萄糖。硫苷在植物中数目较少,如萝卜中的萝卜苷(glugoraphenin)、黑芥[Sinapis nigra(L.)Koch]种子中的黑芥子苷(sinigrin)和白芥 Sinapis alba L. 种子中的白芥子苷(sinalbin)等(图 2-20)。硫苷与其水解酶(称为芥子酶的葡糖硫苷酶)是共存的,当新鲜组织加水粉碎时,

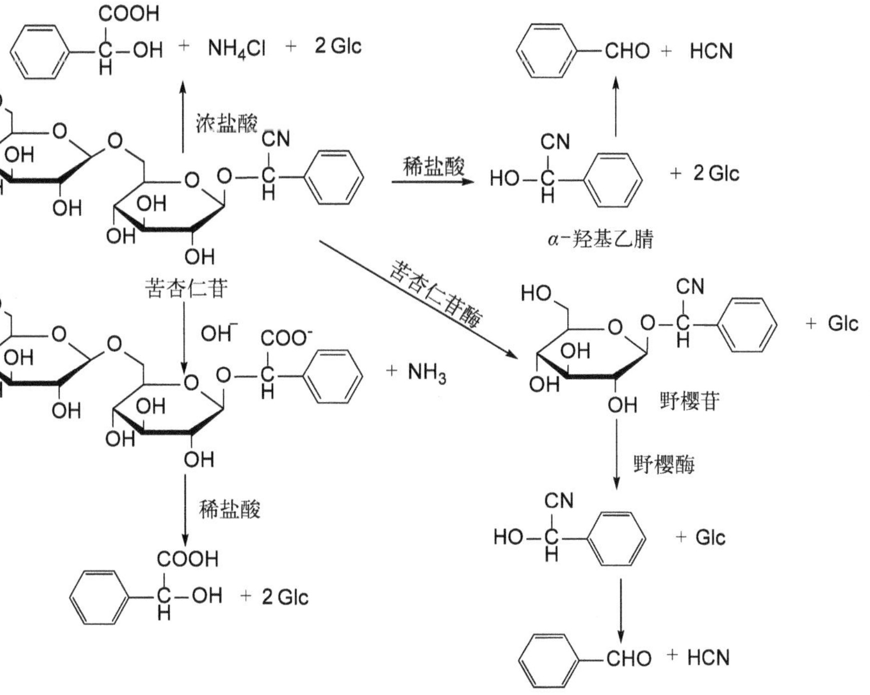

图 2-19 苦杏仁苷在不同条件下的水解反应

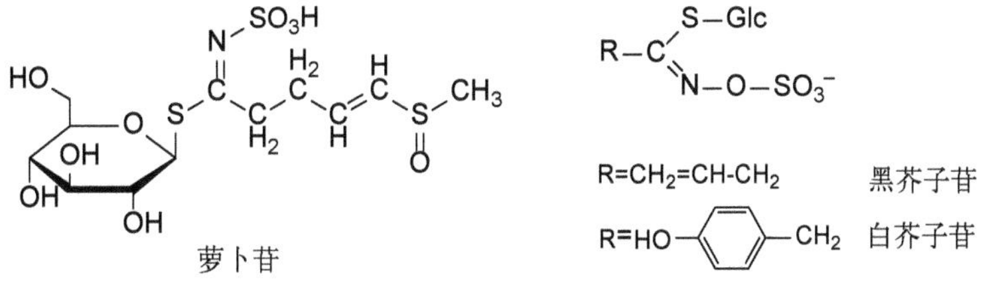

图 2-20 硫苷代表化合物

硫苷被酶解成异硫氰酸酯类、硫酸氢根离子和葡萄糖,因此在水解产物中不能获得真正的苷元。有别于其他苷类化合物的是,硫苷的真正苷元发生重排,异硫氰酸酯没有游离的巯基。

(3)氮苷:苷元上的胺基与糖端基碳上的半缩醛羟基缩合而成的苷称为氮苷,其糖基常为核糖。在生物化学领域,氮苷是一类重要的物质,包括腺苷(adenosine)、鸟苷(guanosine)、胞苷(cytidine)、尿苷(uridine)等(图 2-21)。来源于巴豆 *Croton tiglium* L. 中的巴豆苷(crotonside)

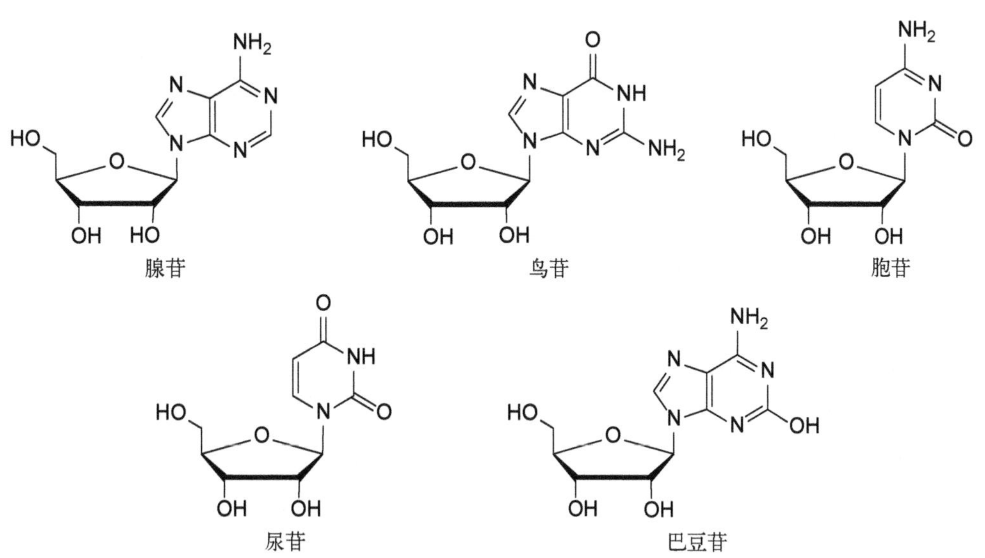

图 2-21 氮苷代表化合物

的化学结构与腺苷相似,其水解后产生的巴豆毒素具有很强的毒性,可抑制蛋白质的合成。

(4)碳苷:苷元碳原子上的氢与糖端基碳上的半缩醛羟基脱水缩合而成的苷称为碳苷。碳苷具有水溶性小、难于被水解等特点,其苷元一般为黄酮类化合物和蒽醌类化合物,如具有泻下作用的芦荟苷(aloin)等(图2-22)。

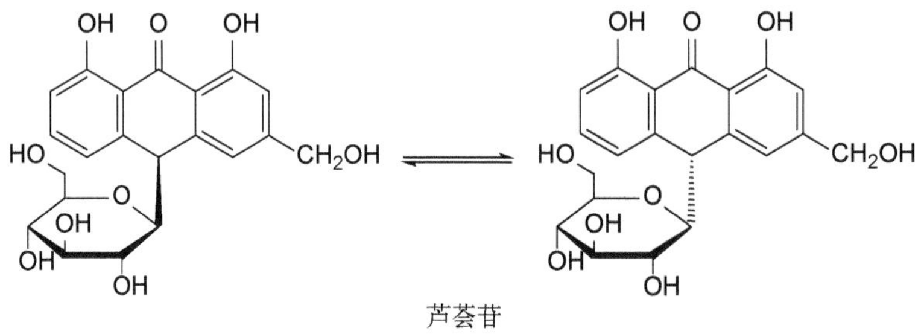

芦荟苷

图2-22 芦荟苷

2. 其他分类方法 苷类化合物还可以按照其他一些方法进行分类。① 根据苷在植物体内是否被水解,可将原存在于植物体内、未发生水解的苷称为原生苷(primary glycoside),原生苷经水解失去一部分糖后而形成的苷称为次生苷(secondary glycoside)。如苦杏仁苷为原生苷,经水解生成葡萄糖和野樱苷,野樱苷即为次生苷;② 根据苷连接的糖基不同,可将苷分为葡萄糖苷、鼠李糖苷、木糖苷、果糖苷、半乳糖苷以及去氧葡萄糖苷等;③ 根据苷元的结构类型不同,可分为蒽醌苷、黄酮苷、环烯醚萜苷、木脂素苷或甾体苷、萜苷等;④ 根据显著的特性或药理作用进行分类,如具有发泡性的苷被称为皂苷,具有强心作用的苷被称为强心苷;⑤ 根据苷中含有糖的数目不同,分为单糖苷、双糖苷、三糖苷等;⑥ 根据苷中含有的糖链数的不同,可分为单糖链苷、双糖链苷、三糖链苷等;⑦ 根据基源植物的不同进行分类,如人参皂苷、红景天苷、天麻苷等。

> **案例 2-2**
>
> 　　皂苷是一类特殊的苷类化合物,因其水溶液具有肥皂样作用、可产生大量持久的泡沫而命名。除具有显著的药理作用外,皂苷也广泛地用于化工领域,如清洁剂、洗发、护发产品等。
>
> **问题:**
> 1. 查阅文献,看看中医药古籍中有记载的植物来源的皂苷类成分的历史应用。
> 2. 皂苷类成分有一定的毒副作用,如何看待这种毒副作用?临床用药时又如何避免?

二、苷类的理化性质

(一)性状

苷类化合物均为固体,其中含糖基少的苷类化合物可能形成具有完好晶形的结晶,含糖基多的苷常为无定形粉末,具有吸湿性。有些苷类化合物对黏膜具有刺激性作用,如皂苷、强心苷等。

苷的颜色取决于苷元的结构中共轭系统情况和助色团的多少。苷类化合物一般无味,但有的也表现出特殊的味道,如人参皂苷具有苦味,而甘草皂苷具有甘甜味。

(二)旋光性

苷类化合物均具有旋光性,多数苷呈左旋。但苷类水解后混合物呈右旋,这是由于生成的糖是右旋的。苷类旋光度的大小与苷元和糖的结构以及苷元和糖、糖和糖之间的连接方式均有一定的关系。

（三）溶解性

苷类化合物一般可溶于水、甲醇、乙醇和含水的正丁醇中,难溶于石油醚、苯、二氯甲烷、乙醚等亲脂性有机溶剂。碳苷比较特殊,在水或其他溶剂中的溶解度都很小。一般来说,苷的溶解性具有如下规律:① 糖基数目和极性取代基团越多,苷的亲水性越强,反之亲脂性越强;② 相同糖基的苷,苷元上亲水性取代基越多极性越大,苷的亲水性则越强,反之亲脂性越强;③ 相同苷元的苷,糖基的羟基数目越多极性越大,反之亲脂性越强;④ 苷的溶解度还与其苷元和糖基对其极性贡献的大小有关,若苷元为非极性大分子(如甾醇或三萜醇),糖基为单糖,由于糖基所占比例小,分子极性不大,故虽为苷类化合物,但往往可溶于低极性的有机溶剂;而其他某些苷类化合物(如强心苷),即使含有多个糖基,但因为是去氧糖基,整体分子极性也较小,表现为难溶于水。

苷元一般具有亲脂性,难溶于水,可溶于甲醇、乙醇和亲脂性有机溶剂,少数苷元可溶于水,如环烯醚萜苷元易溶于水和甲醇,难溶于三氯甲烷、乙醚和苯等亲脂性有机溶剂。

（四）苷键的裂解

苷键具有缩醛结构,在稀酸或酶的作用下,苷键可发生断裂,水解成为苷元和糖。某些特殊结构的苷元形成的苷(如酚苷和酯苷等)可在稀碱性条件下水解。通过苷键的裂解反应有助于了解苷元的结构、糖的种类和组成,确定苷元与糖、糖与糖之间的连接方式。苷键的裂解在制药工业中也可以用于苷元的制备。

苷键裂解的方法主要有酸催化水解、碱催化水解、酶催化水解和氧化开裂等。

1. 酸催化水解　　苷键易被稀酸催化水解,反应一般在水或稀醇中进行,所用的酸有盐酸、硫酸、乙酸和甲酸等。酸水解苷类化合物时,首先是苷键原子发生质子化,然后苷键断裂,产生苷元和糖的正碳离子中间体,正碳离子在水中经溶剂化再脱去氢离子而形成糖分子。下面是氧苷中的某葡萄糖苷的酸水解反应历程(图2-23):

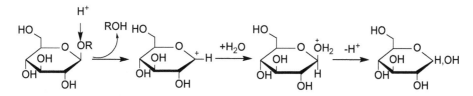

图2-23　苷的酸水解反应机理

根据上述反应机理可知,苷的酸催化水解难易程度与苷键原子碱性、电子云密度及其空间环境密切相关,任何有利于苷原子质子化的因素都将促进苷的酸催化水解。苷类化合物酸催化水解反应的难易规律如下:

（1）按苷键原子的不同,苷类化合物酸水解由易到难的顺序为:N-苷→O-苷→S-苷→C-苷。碳苷的苷原子(碳原子)无游离的电子对,不能产生质子化,故很难发生酸催化水解;由于氮原子碱度高,其孤电子对易接受质子,故氮苷最易发生酸催化水解;氧苷和硫苷的苷键原子虽也含有孤电子对,但其碱度较低,特别是硫原子碱度更低,所以酸催化水解不及氮苷和氧苷容易。如果苷键氮原子处于酰胺氮或嘧啶环中氮的位置时,因酰基吸电子效应和p-π共轭效应的影响,使苷键原子的电子云密度降低,难于质子化,导致该氮苷亦难水解。

（2）呋喃糖苷较吡喃糖苷易水解,这是由于五元呋喃环的平面性导致环上各取代基处于重叠位置,因此环张力较大,分子内能较高,形成水解中间体可使张力减小,故有利于水解。一般果糖苷、核糖苷等多为呋喃糖苷,较易水解;葡萄糖苷、半乳糖苷和鼠李糖苷等醛糖苷都以吡喃糖苷存在,较难水解;而阿拉伯糖苷则两种形式都有。

（3）酮糖苷较醛糖苷易于水解。这是因为酮糖大多为呋喃糖结构,醛糖大多为吡喃糖结构。

（4）在吡喃糖苷中，吡喃环上 C5 上的取代基团越大越难水解，其水解由难到易的顺序是：糖醛酸苷→七碳糖苷→六碳糖苷→甲基五碳糖苷→五碳糖苷。这是由于取代基团越大，对苷键原子质子化过程的空间障碍影响越大，也就越难水解，如甘草皂苷为糖醛酸苷，对其进行酸催化水解时，需要在酸性条件下长时间加热、加压才能发生水解，生成甘草次酸和葡萄糖。

（5）不同单糖苷水解由易到难的顺序是：2,6-去氧糖苷→2-去氧糖苷→2-羟基糖苷→2-氨基糖苷。这是因为 C2 上的吸电子取代基对质子的竞争性吸引和诱导效应使苷键原子电子云密度降低等因素影响，使苷键原子质子化较难发生。

（6）芳香族苷（如酚苷）比脂肪族苷（如醇苷）易于水解。例如，某些酚苷，不用加酸、只需加热也可发生水解。这是由于苷元部分如存在能使苷键原子电子云密度增加的供电基团，则其苷容易发生质子化。

苷的酸催化水解常在稀酸溶液中进行，但对一些较难被酸水解的苷，必须提高酸的强度，而这又可能导致苷元结构的破坏。为了避免苷元结构被破坏，常采用两相酸水解法，即在酸溶液中加入与水不相混溶的有机溶剂（如苯、三氯甲烷等），苷元一旦生成即可进入有机相，避免与酸长时间接触，从而可以获得真正的苷元。

2. 碱催化水解　苷键具有缩醛或缩酮结构，一般对稀碱较稳定，但有些苷键易被碱水解，如酯苷、酚苷、稀醇式苷和 β 位具吸电子基团的苷，如山慈菇苷 A、水杨苷（salicin）和番红花苦苷（picrocrocin）等（图 2-24）。

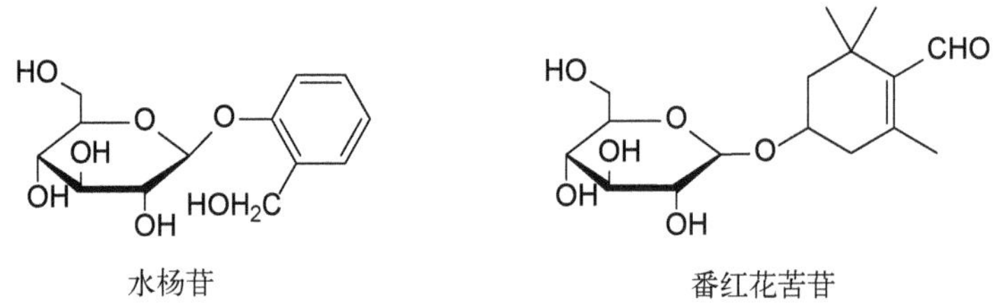

水杨苷　　　　　　　　　　番红花苦苷

图 2-24　易被碱水解的苷类代表化合物

3. 酶催化水解　苷类化合物易受酶的作用而水解。难以水解或不稳定的苷进行酸水解时，往往会使苷元产生脱水、异构化等反应，得不到真正的苷元，而酶水解条件温和（30~40℃），一般不会破坏苷元的结构，可得到真正的苷元。同时酶的高度专属性和水解的渐进性，还可提供更多的结构鉴定信息。

一般情况下，酶具有高度专属性，α-苷酶只能水解 α-苷，β-苷酶只能水解 β-苷，如麦芽糖酶（maltase）是一种 α-苷酶，它只能使 α-葡萄糖苷水解；苦杏仁酶（emulsin）是 β-苷酶，它主要水解 β-葡萄糖苷键等。但苦杏仁酶专属性较差，也能水解一些其他六碳糖的 β-苷键。

此外，酶水解的专属性和渐进性，可使一些原生苷被催化水解产生次生苷或其他部分水解产物。因此，通过酶水解可以获知有关糖的类型、苷元与糖和糖与糖之间的连接方式、糖苷键的构型等信息。除了少数酶外，要获得各种水解特定糖的酶是困难的。因此，在实际工作中常应用一些混合酶，如淀粉酶（diastase）和纤维素酶（cellulase）等。

需要注意的是，含苷的中药中往往也同时含可水解该苷的相应酶。因此，在中药的采收、加工、贮藏和提取过程中，必须特别注意与苷共存的酶对苷的影响。① 当以提取分离原生苷为目的时，首先要注意抑制酶的活性，防止酶解，原料要新鲜，采收后尽快干燥，最好在 50~60℃ 通风快速烘干或晒干，保存期间要注意防潮，控制含水量，提取时要抑制酶的活性，如提取前加入适量碳酸钙拌匀，使酶变性，或直接加入沸水，或用高浓度甲醇或乙醇提取等；② 当以提取次生苷为目的时，要注意利用上述影响因素，可采取诸如发酵以促进酶解等适当方法进行水解。

4. 氧化开裂反应　苷类化合物分子中的糖基具有邻二醇结构，可以被过碘酸氧化开裂。

Smith 降解法是常用的氧化开裂法。此法先以过碘酸氧化糖苷,使之生成二元醛和甲酸,再以四氢硼钠还原,生成相应的二元醇。这种二元醇具有简单的缩醛结构,比苷的稳定性低很多,在室温下与稀酸作用即可发生水解。以下是葡萄糖氧苷的氧化开裂反应过程(图 2 - 25)。

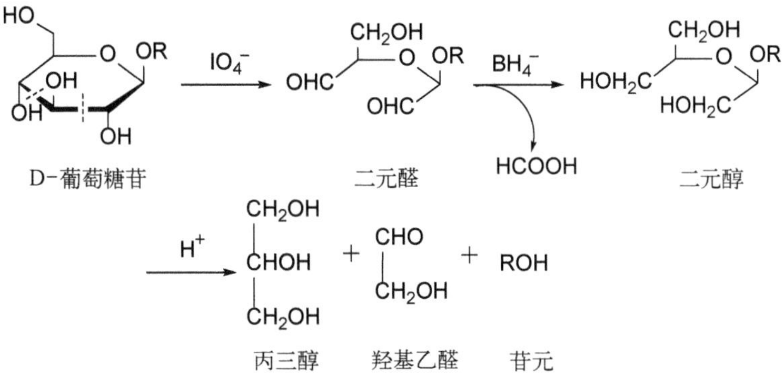

图 2 - 25　葡萄糖氧苷的氧化开裂反应

Smith 降解法在苷结构研究中曾发挥过重要作用。对于难以被酸催化水解的碳苷,也可用此法进行水解,以避免使用剧烈的酸进行水解,可获得一个醛基取代的苷元。如经过 Smith 降解,葡萄糖碳苷可生成带醛基的苷元、丙三醇和甲酸(图 2 - 26)。

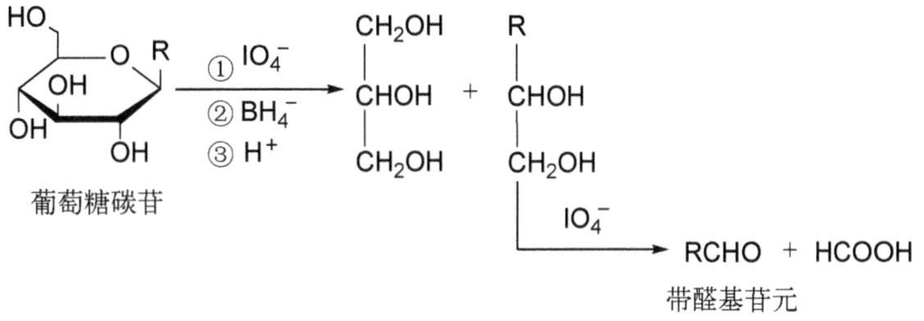

图 2 - 26　葡萄糖碳苷的氧化开裂反应

此外,对一些苷元结构不太稳定的苷类化合物,为了获取真正的苷元,也常采用 Smith 降解法进行水解。如人参皂苷通过 Smith 降解可获得真正的苷元。值得注意的是,Smith 降解时可能破坏苷元所具有的邻二醇结构。

5. 甲醇解反应　　甲醇解反应可以用于判断苷中糖与糖之间的连接位置。一般采用 Haworth 法、Purdie 法、Kuhn 法和 Hakomari 法等。先将苷进行全甲基化,然后在 6% ~ 9% 盐酸的甲醇溶液中进行甲醇解,获得未完全甲基化的各种单糖和全甲基化的单糖,通过 TLC 或 GC 等方法,与对照品进行对照分析,或用 GC - MS 法进行鉴定。通常全甲基化单糖为苷中的末端糖,未完全甲基化的各种单糖中游离的羟基位置一般为单糖之间的连接位置。

以某双糖苷为例,全甲基化甲醇解的反应历程如下(图 2 - 27):

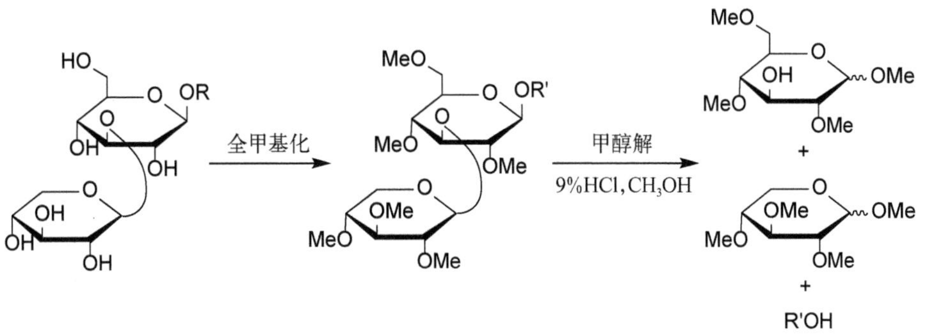

图 2 - 27　双糖苷的全甲基化甲醇解反应

从上例可以看出,原反应物全甲基化后的甲醇解产物中除了甲基化苷元外,还存在 $2,3,4$ - 三甲基-O-吡喃木糖甲苷和 $2,4,6$ -三甲基-O -吡喃葡萄糖甲苷。前者是全甲基化的木糖,表明木糖位于糖链的末端,后者是部分甲基化的葡萄糖,且葡萄糖 C-3 有游离的羟基,表明葡萄糖 C-3 与木糖端基碳相连。

6. 乙酰解反应　　在多糖苷的结构研究中,为了确定糖与糖之间的连接位置,也曾应用乙酰解开裂一部分苷键,保留另一部分苷键,然后用 TLC 或 GC 鉴定得到的乙酰化单糖和乙酰化低聚糖。反应用的试剂为乙酸酐与不同酸的混合液,常用的酸有硫酸、高氯酸或 Lewis 酸(如氯化锌、三氟化硼等)。乙酰解反应以 CH_3CO^+ 为进攻基团,机理与酸催化水解相似。

苷发生乙酰解反应的速度与糖苷键的位置有关。如果在苷键的邻位有可乙酰化的羟基,由于电负性的影响,可使乙酰解的速度减慢。从二糖的乙酰解速率可以看出,一般 $1\to6$ 苷键在乙酰解时最易断裂,其次为 $1\to4$ 苷键和 $1\to3$ 苷键,而 $1\to2$ 苷键最难断裂。

以下五糖苷含有 D -木糖、D -葡萄糖、D -鸡纳糖和 D -葡萄糖-3 -甲醚,乙酰解后 TLC 检出了单糖、三糖和四糖的乙酰化物(图 $2-28$),并与对照品比较进行鉴定,由此可推出苷分子中糖的连接方式。

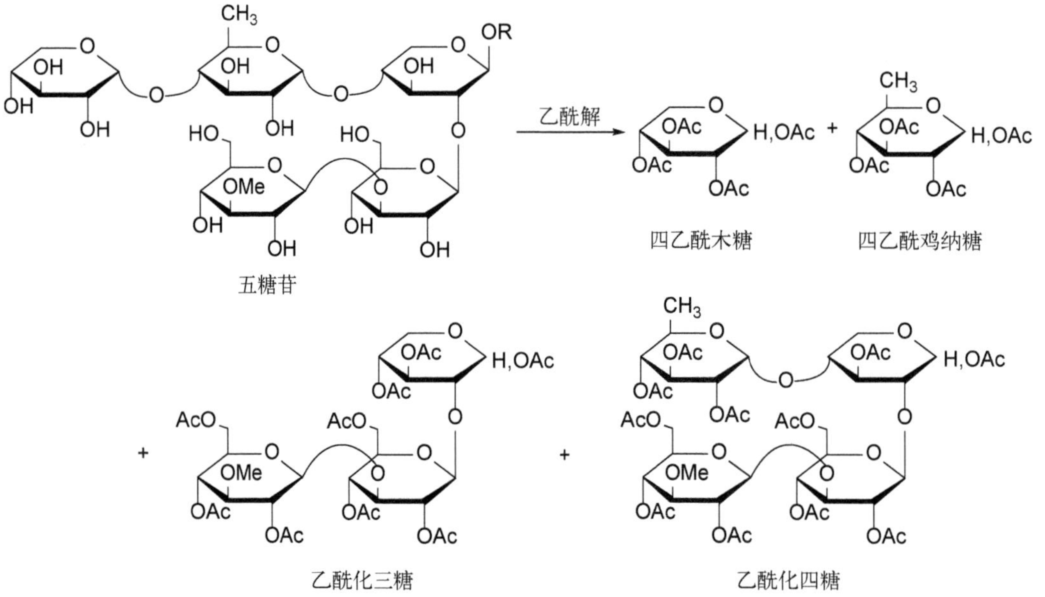

图 2-28　苷的乙酰解反应

(五) 苷类的显色反应和沉淀反应

苷类化合物的共性在于都含有糖基部分,因此,苷类化合物可发生与糖相同的显色反应和沉淀反应。但苷中的糖为结合糖,需先水解成为游离糖后才能进行糖的显色反应和沉淀反应。苷类化合物中的苷元部分,其结构可能差异很大,性质亦各不相同,具体请参见后续相关章节的有关内容。

三、苷类的提取分离

(一) 苷类的提取

由于中药中原生苷、次生苷、苷元的存在状态和性质不同,其提取方法及所用溶剂有较大的差别。因此,提取时要根据提取的目的和要求进行。

1. 原生苷的提取　　对未曾研究过的药物、或未知的成分进行研究时,需要尽量保持化学成分原来的存在状况,需要提取原生苷。在生产中,很多中药的有效成分是原生苷,也要求提取原生苷。在提取原生苷时,首先要设法破坏或抑制酶的活性,以避免原生苷被酶解,常用的方法是采用甲醇、乙醇或沸水提取,或者在药材原料中拌入一定量的无机盐(如碳酸钙)。其次在提取过程中要注意避免与酸或碱接触,以防酸或碱破坏被提取成分的结构。如果药材本身呈一定的酸碱性,可采用适当的方法中和,尽可能在中性条件下进行提取。

原生苷提取的一般流程如下(图2-29):

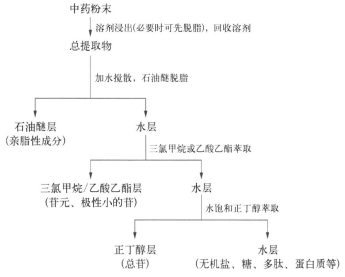

图 2 - 29　原生苷的一般提取流程

在提取苷类化合物时,也经常结合树脂吸附法来制备总苷。一般选用非极性或极性小的大孔吸附树脂。其主要方法是将中药按上述方法经溶剂浸出,脱脂后用三氯甲烷或乙酸乙酯提取脂溶性部位,然后以大孔吸附树脂柱色谱来富集、纯化总苷。

2. 次生苷的提取　　可根据具体的提取要求,有目的地控制和利用酶、酸或碱的水解作用,采取发酵、部分水解的方法处理药材,以制备次生苷。

3. 苷元的提取　　用彻底水解的方法把苷中的糖部分除去,但同时又要保证不破坏苷元的原始结构。苷元多为脂溶性,可用亲脂性溶剂进行提取。一般先将中药用酸进行水解,或者先酶解后再用酸水解,以使苷类完全水解,生成苷元。水解液用碱中和至中性,然后再以三氯甲烷(或乙酸乙酯、石油醚等)提取苷元。也可先提取出总苷,再将总苷水解为苷元。

(二)苷类的分离

苷类是极性较大的成分类型,且基本上较难得到结晶,分离较为困难。一般需先经初步精制纯化,除去共存的大部分杂质,再以色谱法进行分离。

苷的精制方法主要为溶剂法和大孔树脂法。溶剂法是将粗提物溶于少量甲醇或水,再滴加丙酮或乙醚,使苷类沉淀析出而达到精制的目的;大孔树脂法是将粗提物溶于水,吸附于大孔树脂柱上,先以水洗去无机盐、糖、肽类等水溶性杂质,再逐步增加醇的浓度,依次洗脱苷类,此法也可用于苷类的分离。

苷类的色谱分离一般需要综合应用各种色谱法(包括高效液相色谱等),才能获得单体成分。常用硅胶柱色谱、分配柱色谱、葡聚糖凝胶柱色谱等分离苷类,有些苷类也可采用活性炭、纤维素、聚酰胺、离子交换树脂等色谱材料来进行分离。

硅胶是用于苷类分离的常用填料,多用三氯甲烷-甲醇或三氯甲烷-甲醇-水系统洗脱。但硅胶对苷类物质的分离效果远不如其对脂溶性物质的分离,往往用于初步分离或部位分离。反相硅胶分离苷类物质效果很好,是目前分离苷类物质较好的色谱材料,常用的洗脱剂是水-甲醇系统和水-乙腈系统等。分离苷类物质所用的葡聚糖凝胶主要是可在有机相适用的类型,如Sephadex LH-20;水溶性较好的苷类成分,也可用水相使用的Sephadex G系列葡聚糖凝胶,常用的洗脱剂一般是呈梯度变化的水-醇溶剂系统。

第四节 糖和苷的结构鉴定

一、苷类结构鉴定的一般程序

苷类化合物多为固体化合物,其结构研究一般通过以下各项程序进行。

(一)物理常数的测定

如测定熔点、比旋度等。

(二)分子式的确定

经典的方法是采用元素的定性和定量分析的方法,测定分子量,确定分子的组成和分子式。近年来广泛应用质谱法测定分子量和分子式。苷类化合物一般极性较大,无挥发性,遇热气化时易于分解,采用电子轰击质谱常常不能获得分子离子峰,而需采用场解吸质谱(FD - MS)、快原子轰击质谱(FAB - MS)等方法来获得分子离子峰,尤其是 FD - MS 及 FAB - MS 两种质谱法更是目前测定苷类分子量的常用方法,其中 HR - FAB - MS 还能够直接测定苷类化合物的分子式。

(三)组成苷的苷元和糖的鉴定

可以将苷用稀酸或酶进行水解,使生成苷元和各种单糖,然后再对这些水解产物进行鉴定。随着谱学技术的迅速发展,使得在苷类化合物 NMR 谱上直接对其中的糖进行鉴定成为可能。在谱学技术中,核磁共振谱在苷的结构鉴定中应用较为普遍,发挥的作用也尤为重要,本章主要介绍糖和苷类结构鉴定时的核磁共振谱的应用。

二、核磁共振谱在糖和苷类结构鉴定中的应用

糖类分为单糖、低聚糖和多糖,这些成分最小组成单位均是单糖,随着糖分子聚合数目增多,糖类的结构鉴定涉及到糖的类型、糖的组成、相邻糖的连接方式、糖的构型、糖链的位置、单糖的排列顺序等。苷类化合物的结构鉴定,既需要鉴定糖部分的结构,也要鉴定苷元部分的结构,还要解决糖与苷元之间的连接、苷键构型等问题。有关各种苷元的 NMR 谱特征等内容将在后续相关章节中进行介绍,本章主要围绕 NMR 谱在有关糖部分及苷键部分的结构鉴定中的应用进行介绍。

(一)糖的种类的鉴定

苷中糖种类的鉴定,通常可选用适宜的水解条件(酸、碱或酶)对苷进行水解,使之生成苷元和单糖,分离出糖后,用 PC、TLC 与相应糖的对照品比较进行鉴定,或将分离出的糖制备成全甲基化衍生物或全乙酰化衍生物,再用 GC 进行鉴定。

在 ^{13}C - NMR 谱中,苷中不同种类的糖,碳信号有较明显的区别。糖的端基碳大多出现在 δ_c 90～112 区域内,糖上的其他碳一般出现在 δ_c 60～80 区域内,易于解析。因此可以通过 ^{13}C - NMR 谱来确定糖的种类,表2-1给出了常见糖及其甲苷 ^{13}C - NMR 的化学位移数据。

表 2 - 1 部分单糖及其甲苷的碳谱数据(δ_c)

糖(苷)	C-1	C-2	C-3	C-4	C-5	C-6
β-D-葡萄糖	96.8	75.2	76.7	70.7	76.7	61.8
α-D-葡萄糖	93.0	72.4	73.7	70.7	72.3	61.8
β-D-半乳糖	97.4	72.9	73.8	69.7	75.9	61.8
α-D-半乳糖	93.2	69.3	70.1	70.3	71.3	62.0
β-D-甘露糖	94.5	72.1	74.0	67.7	77.0	62.0
α-D-甘露糖	94.7	71.7	71.2	67.9	73.3	62.0

续　表

糖（苷）	C-1	C-2	C-3	C-4	C-5	C-6
β-L-鼠李糖	94.4	72.2	73.8	72.8	72.8	17.6
α-L-鼠李糖	94.8	71.8	71.0	73.2	69.1	17.7
β-L-夫糖	97.2	72.7	73.9	72.4	71.6	16.3
α-L-夫糖	93.1	69.1	70.3	72.8	67.1	16.3
β-D-阿拉伯糖	93.4	69.5	69.5	69.5	63.4	—
α-D-阿拉伯糖	97.6	72.9	73.5	69.6	67.2	—
β-D-木糖	97.5	75.1	76.8	70.2	66.1	
α-D-木糖	93.1	72.5	73.9	70.4	61.9	—
甲基β-D-葡萄糖苷	104.0	74.1	76.8	70.6	76.8	61.8
甲基α-D-葡萄糖苷	100.0	72.2	74.1	70.6	72.5	61.6
甲基β-D-半乳糖苷	104.5	71.7	73.8	69.7	76.0	62.0
甲基α-D-半乳糖苷	100.1	69.2	70.5	70.2	71.6	62.2
甲基β-D-甘露糖苷	102.3	71.7	74.5	68.4	77.6	62.6
甲基α-D-甘露糖苷	102.2	71.4	72.1	68.3	73.9	62.5
甲基β-L-鼠李糖苷	102.4	71.8	74.1	73.4	73.4	17.9
甲基α-L-鼠李糖苷	102.1	71.2	71.5	73.3	69.5	17.9
甲基β-L-夫糖苷	97.2	72.7	73.9	72.4	71.6	16.3
甲基α-L-夫糖苷	93.1	69.1	70.3	72.8	67.1	16.3

在 ^{1}H-NMR 谱中,一般苷中糖的端基质子多出现在 δ_H 4.3~5.9 区域内,糖上的其他质子一般出现在 δ_H 3.1~4.2,根据苷中糖上不同质子的化学位移及相邻质子间的偶合常数也可鉴定出糖的种类。

利用二维 NMR 谱,也可以有效地鉴定苷分子中糖的种类,如二维同核多重接力磁化转移谱(2D-homonuclear Hartmann-Hahn spectroscopy,2D-HOHAHA)、^{1}H-^{1}H COSY 和 ^{1}H-^{13}C COSY 谱等亦对鉴定苷中组成糖的种类有重要的意义。

（二）糖的数目的鉴定

目前测定苷中糖基的数目大多是通过波谱法来完成的。在 ^{13}C-NMR 谱中,根据出现的糖端基碳信号的数目(一般位于 δ_C 90~112 处),并结合苷分子总的碳信号数目与苷元碳信号数目的差值,推断出糖基的数目。在 ^{1}H-NMR 谱中,根据出现的糖端基质子的信号数目,可确定苷中糖基的数目;或将苷制成全乙酰化或全甲基化衍生物,根据在 ^{1}H-NMR 谱中出现的乙酰氧基或甲氧基信号的数目,可推测出所含糖基的数目。

同时,利用质谱分别测定苷和苷元的分子量,然后计算其差值,并由此求出糖基的数目,也是常用的确定方法之一。

（三）糖和糖之间连接顺序的鉴定

关于糖和糖的连接顺序问题,过去一般应用化学方法确定糖和糖之间的连接顺序,如缓和水解法、全甲基化物甲醇解以及部分乙酰解法等。此外,质谱法也可用于确定糖与糖之间连接顺序,详见后续相关章节的有关内容。

NMR 法是目前采用得最多的测定糖和糖之间连接顺序的方法,如果苷分子中的糖基数目较少,根据其 ^{13}C-NMR 光谱数据并结合苷化位移规律(Glycosylation Shift,GS)即可判断出糖与糖之间的连接顺序。一般来说,处于糖链末端的糖的化学位移,与表 2-1 中相应糖甲苷的化学位移相近。如果糖数目较多或糖链有分枝,^{13}C-NMR 光谱数据较难解析时,可利用各种同核及异核相关的 2D - NMR 谱,尽量对每个糖基单元上的 H 质子和碳原子进行归属,再利用 HMBC 谱等测定糖链的连接顺序。

利用碳原子的自旋-弛豫时间(T_1)的大小也能推测糖的连接顺序。一般来说,苷中糖的 NT_1 随糖链与苷元距离的增加而增大,因此,末端糖的 NT_1 要比处于靠近中心位置糖的 NT_1 要大,由分子末端向中心,糖分子的 NT_1 逐步减小。

(四) 苷元与糖及糖与糖之间连接位置的鉴定

1. 苷元与糖之间连接位置的确定 苷元与糖之间的连接位置曾经通过分析由苷的化学降解或酶解得到的产物来确定,现在基本均通过 NMR 谱的解析来确定。

(1) 利用苷化位移规律确定:苷化位移规律是指在 ^{13}C - NMR 谱中,由于糖与苷元通过苷键相连成苷,使苷元部分与苷键直接相连的碳(α-碳)及其与之相邻的碳(β-碳及 β'-碳)的信号产生位移,而其他与苷键相距较远的碳信号却几乎无变化;另一方面,形成苷键对糖的端基碳信号也因同样的原因产生位移改变的现象。应当特别注意,苷元上羟基的性质不同,会导致苷化位移发生变化。

1) 醇苷类化合物:醇苷类苷元的 α-碳原子信号较未成苷前一般向低场移动(约 5~12);而其 β-碳、β'-碳原子信号则向高场位移(一般约 1.5~4.6),且当 β-碳、β'-碳原子同时存在时,β-碳、β'-碳原子信号的位移值是不相同的,并主要受糖的端基碳的绝对构型的影响。如延龄草苷 A(Polygonatoside A),其糖链(葡萄糖基 1β→4 夫糖基链)与苷元 C_3 相连,产生苷化位移。在其 ^{13}C - NMR 谱中,苷元的 α-碳(C_3)信号由 δ_c 71.1 移至 77.7,向低场位移 6.6;与 C_3 相邻的 β-碳(C_2)的信号由 δ_c 31.7 移至 30.1,向高场位移 1.6;β'-碳(C_4)的信号由 δ_c 43.2 移至 39.1,向高场位移 4.1,从而证明该化合物的糖链连接在 C_3 上(图 2 - 30)。

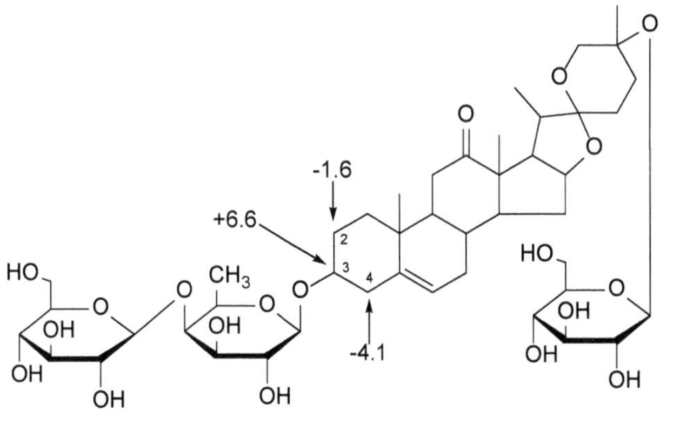

延龄草苷A

图 2 - 30 延龄草苷 A 的苷化位移变化

2) 酚苷类化合物:α-碳原子信号较未成苷前向高场移动,β-碳、β'-碳原子(邻位碳原子)信号向低场移动。此外,对位碳原子也向低场移动,其中对位碳信号移动的 δ 值较大,一般在 1.5~4.0 范围内。如黄酮类化合物的 7 -羟基苷化,则黄酮母核上的 α-碳(C_7)信号向高场位移约 1.4,而 β-碳(C_6)、β'-碳(C_8)信号分别向低场位移约 1.0,处于对位的 C_{10} 信号向低场位移约 1.7。

(2) 利用 HMBC 谱确定:在 2D - NMR 谱中,HMBC 谱已成为确定糖与苷元连接位置的主要方法。在 HMBC 谱中,可以观察到糖的端基 H_1 质子与苷元 α-碳以及苷元 α-碳原子上 H 质子与糖的端基碳的信号之间出现相关峰,据此可确定糖与苷元的连接位置。

2. 糖与糖之间连接位置的确定 糖与糖之间连接位置的确定,过去多采用甲醇解和乙酰解等化学方法测定糖与糖之间连接位置,现已基本被 NMR 谱等方法取代。根据苷化位移规律解析其 ^{13}C - NMR 谱中糖部分的碳信号及利用 HMBC 谱中的相关信号,可以确定糖与糖之间的连接位置。如上述化合物 Polygonatoside A 的葡萄糖基 H_1 信号(δ_H 5.20)与夫糖 C_4 信号(δ_H 83.3)有相关峰,证明葡萄糖基与夫糖基的 C_4 相连。

（五）糖苷键构型的鉴定

糖与苷元之间的苷键及糖与糖之间的苷键都属于缩醛键,因而都存在苷键构型的确定问题。过去一般根据 Klyne 经验公式,通过对苷和苷元的分子旋光差与组成该苷的糖的一对甲苷的分子旋光度进行比较来确定苷键构型,或采用专属性酶解来确定苷键的构型。这些方法有的可靠性较差,有的操作比较麻烦,现在基本上被 NMR 谱法取代。

1. ^{1}H-NMR 的应用　由于单糖糖环上多数质子的化学环境比较接近,峰与峰多有重叠,裂分情况有时很难归属。利用端基质子和大多数六碳糖的羟甲基或甲基 ^{1}H-NMR 信号清晰可辨的特殊性并结合苷中糖端基 H_1 质子在 ^{1}H-NMR 谱中的偶合常数,可以判断该苷键的构型,这是目前最常用且比较准确的方法。

当糖与苷元相连时,糖上端基 H_1 质子与其他质子相比较,其化学位移常位于较低磁场(δ 5.0 左右),故其容易归属。在糖的优势构象中,凡是 H'_2 为 a 键的糖,如木糖、葡萄糖、半乳糖等,当与苷元形成 α-苷键时,其 H'_1 为 e 键,故 H'_2 与 H'_1 为 ae 键偶合,$J_{ae} = 2.0 \sim 3.5$ Hz;当与苷元形成 β-苷键时,其 H'_1 为 a 键,故 H'_2 与 H'_1 为 aa 键偶合,$J_{aa} = 6.0 \sim 9.0$ Hz。所以,根据 H'_1 二重峰的 J 值可以确定苷键的构型。葡萄糖苷、木糖苷和半乳糖苷等均可以此法确定其苷键的构型。葡萄糖苷的透视式如下(图 2-31):

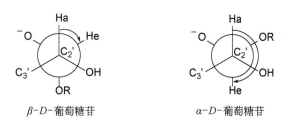

β-D-葡萄糖苷　　　　　　　　α-D-葡萄糖苷

图 2-31　葡萄糖苷的苷键构型(构象式)

从纽曼投影式可以看出,在 α-D-葡萄糖苷中,其 C'_1 上的 He 与 C'_2 上的 Ha 之间的双面夹角 ϕ 约为 60°,J 值为 2.0~3.5 Hz;而在 β-D-葡萄糖苷中,其 C'_1 上的 Ha 与 C'_2 上的 Ha 之间的双面夹角约为 180°,J 值为 6.0~9.0 Hz,因此可以用 H'_1 二重峰的 J 值来测定其苷键的构型。葡萄糖苷的纽曼投影式如下(图 2-32):

β-D-葡萄糖苷　　　　　　　　α-D-葡萄糖苷

图 2-32　葡萄糖苷的苷键构型(纽曼投影式)

在 C'_2 上 H 为 e 键的某些糖,如鼠李糖,甘露糖等,由于其 α-构型和 β-构型 H'_1 二重峰的 J 值相近,因此无法利用该 J 值来确定其构型。鼠李糖苷的透视式及纽曼投影式如下(图 2-33):

α-L-鼠李糖苷　　　β-L-鼠李糖苷　　　α-L-鼠李糖苷　　　β-L-鼠李糖苷

图 2-33　鼠李糖苷的苷键构型

从上述鼠李糖苷的纽曼投影式可以看出,在 α-L-鼠李糖苷中,其 C'_1 上的 He 与 C'_2 上的 He 之间的双面夹角约为 60°,而在 β-L-鼠李糖苷中,其 C'_1 上的 Ha 与 C'_2 上的 He 之间的双面夹角也约为60°，二者H′₁二重峰的 J 值都为2.0 Hz左右，因此无法利用该偶合常数确定苷键构型。

2. ¹³C-NMR 的应用　　利用¹³C-NMR谱中糖的端基碳信号的化学位移，可以推测苷键的构型。在某些 α-和 β-构型的苷中，其端基碳原子的化学位移值相差较大，可用来判断苷键的构型。表2-2列出一些常见糖的 α-和 β-甲基吡喃糖苷的化学位移。

表2-2　部分 α-和 β-甲基吡喃糖苷端基碳的化学位移(δ,D_2O)

构型	甲基吡喃糖苷							
	D-木糖△	D-核糖	L-阿拉伯糖	D-葡萄糖	D-半乳糖	D-甘露糖	D-夫糖	L-鼠李糖
α	100.6	103.1	105.1	100.6	100.5 / 101.3*	102.2 / 102.6*	105.8*	102.6*
β	105.1	108.0	101.0	104.6	104.9	102.3	101.6*	102.6*

注：* 溶剂为 C_5D_5N，△ 甲基呋喃糖苷。

从表2-2可以看出，除 D-甘露糖甲苷和 L-鼠李糖甲苷外，其他单糖甲苷 α-构型和 β-构型端基碳原子的化学位移差值都约为4。因此，可利用端基碳原子的化学位移值来确定其苷键构型。当然，在实际应用中，因溶剂及苷元结构的不同，它们的 δ 值也会出现一些偏差。

第五节　糖的生物学活性

在糖类化合物中，多糖的生物学活性最为显著，本章主要介绍多糖类化合物近年来的药理作用研究成果。多糖的药理活性非常广泛，主要为免疫调节、抗肿瘤、降血糖、抗氧化作用等方面。

一、免疫调节作用

免疫调节作用是多糖类化合物最重要的生物活性。近年来大量研究结果已证实，多种植物多糖、菌类多糖等均具有显著的免疫调节作用。研究表明，黄芪多糖可降低 Treg 亚群水平，从而促进 Th1/Th2 的平衡，减弱多细菌性败血症的免疫抑制作用；五味子多糖能增加胸腺和脾脏指数，增强腹腔巨噬细胞的胞饮活动，并能增加 CTX 引起的免疫抑制小鼠体内溶血素的形成，对免疫球蛋白的水平具有显著的提高作用，并能够诱导 RAW264.7 细胞分泌的细胞因子；白术多糖可活化 TLR4/NF-κB 信号通路，促进相关基因表达，进而调控淋巴细胞免疫功能；杏鲍菇菌糠多糖对小鼠脾指数、脾淋巴细胞增殖及免疫因子 IFN-γ、TNF-α 及 IL-6 具有调节作用；胡芦巴半乳糖配甘露聚糖对大鼠腹腔巨噬细胞的吞噬活性、人淋巴细胞 HB4C5 增殖和免疫球蛋白M 分泌有活化作用；补骨脂多糖可通过促进细胞分泌 IL-2 和 IFN-γ 发挥广泛的免疫增强作用；板蓝根多糖对于 IL-2、IL-4 和 INF-γ 等免疫因子的调节可产生影响；甘草多糖可以抑制 PI3K/AKT 通路的表达，降低正常细胞癌变的比例，促进肝癌细胞的凋亡。

二、抗肿瘤作用

植物多糖的抗肿瘤活性已受到广泛认可，由于其能够对多种肿瘤细胞产生抑制作用，而对正常细胞几乎没有毒副作用，故已成为潜在的抗肿瘤药物资源被关注。研究表明，半夏多糖可以通过作用于细胞核，诱导 SH2YSY、PCI2 细胞的凋亡发挥抑制肿瘤发生和增殖的作用；刺五加多糖通过对细胞介导的免疫调节，对肉瘤 S180、肝癌 H22 和宫颈癌 U14 均具有抑制作用；香菇多糖可提高 T 淋巴细胞水平、降低血管内皮生长因子、转化生长因子、基质金属蛋白酶、基质金属蛋白酶抑制剂水平，改善老年乳腺癌化疗患者临床症状，抑制肿瘤血管生长；白及多糖体外能够抑制肝癌 Hep G2 细胞的增殖，并可显著抑制裸鼠的瘤质量。

三、降血糖作用

植物多糖能够通过降低肝糖原含量，调节糖代谢酶活性，有效促进外周组织器官对糖的利用,对升糖激素起到抑制作用,从而达到降血糖的目的。研究表明,黄芪多糖可部分恢复糖尿病小鼠骨骼肌中 PKB 磷酸化和 GLUT4 向细胞膜上的转移,并且降低了糖尿病小鼠的增重和空腹血糖值,改善了糖尿病小鼠的胰岛素抵抗。山茱萸多糖能够通过调节胰腺内 JNK/p38 通路而发挥显著的降血糖作用,并抑制链脲佐菌素诱导的胰腺组织细胞凋亡,进而达到改善胰腺内代谢功能的目的;山药多糖可以使大鼠血清胰岛素水平显著提高,具有保护胰岛细胞免受破坏或修复受损胰岛细胞的作用;枸杞多糖能提高四氧嘧啶诱导的胰岛 β 细胞的存活率,有效改善细胞中的 NO、SOD、MDA 的浓度,达到降血糖的效果;铁皮石斛多糖可显著降低小鼠肝脏中 cAMP - PKA 信号通路相关蛋白 glucagon、GCGR、AC、PKA - C 及 p - PKA 的蛋白表达量,从而降低糖尿病小鼠的血糖;玉米多糖对肾上腺素小鼠血糖升高均有明显的抑制作用,对肾上腺素造成的小鼠肝糖原降低有明显的升高作用并促进糖代谢的良性循环。

四、抗氧化作用

植物多糖可以直接作用于自由基,也可以间接消耗容易产生自由基的物质,抑制进一步氧化反应的发生。研究表明,虎杖粗多糖具有显著的自由基清除能力和抗氧化活性,在免疫系统内发挥预防氧化损伤的重要作用。枸杞多糖对羟自由基和 DPPH 自由基具有显著的清除作用。红花多糖对 DPPH·和·OH 具有较好的清除能力,对铜离子有较强的还原能力;银耳多糖对 D-半乳糖致亚急性衰老小鼠具有较强的抗氧化活性,清除羟基自由基的作用明显,油脂抗氧化性能介于维生素 E 和维生素 C 之间;黄芪多糖可以通过抑制 NF - κB 通路及活性氧的生成发挥抗氧化作用。

五、其他作用

除以上活性外,多糖类还具有抗菌、抗病毒、抗衰老、降血压、降血脂、抗凝血、抗免疫性肝损伤以及抗焦虑、抗消化道溃疡、抗辐射等药理作用,已成为目前中药化学成分研究领域的热点之一。

第六节 中药多糖实例

一、灵芝多糖

灵芝又称神芝、瑞芝、仙草,是我国传统名贵中药材。灵芝为多孔菌科真菌赤芝[*Ganoderma lucidum*(Leyss. exFr.)Karst.]或紫芝[*Ganoderma sinense* Zhao,Xu et Zhang]的干燥子实体。灵芝甘,平,归心、肺、肝、肾经,具有补气安神、止咳平喘的功效,用于心神不宁,失眠心悸,肺虚咳喘,虚劳短气,不思饮食。作为我国传统的药食同源中药材,灵芝在药品、食品及保健品领域均有广泛应用。

灵芝中已分离得到 400 余种化合物,主要包括三萜、多糖、核苷酸、多肽、甾醇、脂肪酸等化学成分,并富含锌、钾、钙等微量元素,其中三萜、多糖是其主要活性成分。灵芝多糖的相对分子质量从几千到几十万,具有均多糖和杂多糖两种类型,均多糖主要由半乳糖或葡萄糖等一种单糖成分组成,杂多糖的单糖组成主要包括半乳糖、葡萄糖、甘露糖、木糖、岩藻糖和阿拉伯糖等。研究发现,灵芝多糖由三个单糖链构成多糖链,与 DNA、RNA 类似,是具有螺旋状立体结构的葡聚糖。

多糖作为灵芝的主要药理和营养成分之一,具有抗肿瘤、抗氧化、免疫调节、降血糖、降血脂、抗病毒,抗炎、抗衰老、抗疲劳以及神经保护等多方面药理作用,具有较高的药用和营养价值。研究表明,灵芝多糖可清除自由基,抑制脂质过氧化物生成,对 H_2O_2 诱导氧化损伤的 HaCaT 细胞具有保护作用。灵芝多糖可通过免疫调节、抗血管生成和细胞毒性介导抗肿瘤作用,从而抑制肿瘤发生或肿瘤生长。同时,灵芝多糖可促进脾细胞、刀豆蛋白 A(ConA)诱导的 T 淋巴细胞、脂多糖(LPS)诱导的 B 淋巴细胞增殖,同时改善细胞因子分泌和细胞吞噬功能,因此灵芝多糖是具有良好开发前景的潜在免疫调节药物。近年来,越来越多的如灵芝胶囊、灵芝口服液等灵芝多糖相关产品的出现,推动了灵芝产业的飞速发展。

目前,灵芝多糖的主要提取方法有热水提取法、超声提取法、酶提取法、微波提取法、超微粉碎技术等。

二、茯苓多糖

茯苓,俗称云苓、松苓、茯灵,为多孔菌科真菌茯苓[Poria cocos(Schw.)Wolf]的干燥菌核。茯苓甘、淡,平,归心、肺、脾、肾经,具有利水渗湿、健脾、宁心的功效,用于水肿尿少,痰饮眩悸,脾虚食少,便溏泄泻,心神不安,惊悸失眠。

茯苓中富含多种化学成分,主要有三萜类、多糖类、甾醇类、挥发油类、蛋白质、氨基酸及微量元素等,其中三萜类和多糖类化合物为茯苓的主要有效成分,相关研究备受关注。近年来已从茯苓中分离出多种多糖化合物,根据其结构可以分为两大类。一类是β-茯苓聚糖,主要结构为含少量(1→6)和(1→2)支链的β-(1→3)-D-葡聚糖,相对分子质量分布在50~652 kDa;另一类是以葡萄糖为主,可能还有阿拉伯糖、岩藻糖、木糖、甘露糖、半乳糖等单糖组成的杂多糖,相对分子质量分布在9~243 kDa。茯苓多糖按照溶解度的不同,又可分为水溶性多糖和水不溶性多糖,其中水溶性茯苓多糖具有明显的抗肿瘤活性。茯苓水溶性多糖中的单糖组成大部分为葡萄糖,同时含有少量的岩藻糖、甘露糖、半乳糖、木糖等。

茯苓中多糖成分约占其菌核干质量的70%~90%,具有免疫调节、抗肿瘤、抗氧化、抗炎、抗病毒、抗菌、抗抑郁等重要药理作用,因而受到国内外研究者的重视。茯苓多糖可促进小鼠外周血免疫球蛋白IgA、IgG和IgM的生物合成,且存在剂量-效应关系。茯苓多糖可显著增强炭疽保护性抗原特异性体液免疫和细胞免疫,还能够诱导树突状细胞上调CD80、MHC-Ⅱ分子,促进抗原呈递。茯苓多糖可提高流感疫苗免疫小鼠的抗原特异性抗体水平,促进脾细胞增殖,刺激树突状细胞和巨噬细胞产生IL-12p70和TNF-α,还能明显诱导抗HBsAg的抗体,发挥免疫调节作用。同时,茯苓多糖能不同程度增加血清中超氧化物歧化酶活性,降低丙二醛含量,表现出抗氧化作用。茯苓水不溶性多糖能够增加肠道中丁酸盐水平,上调回肠黏膜蛋白和紧密连接蛋白的表达,改善肠道黏膜完整性,其机制主要为调节肠道菌群,改善糖脂代谢,减轻炎症和肝脏脂肪病变。研究还表明,茯苓多糖能够降低血清肝酶、乳酸脱氢酶和血液中的炎性细胞因子TNF-α和IL-6水平,并且使NF-κBp65、IkBα表达下调,从而对醋氨酚所导致小鼠肝损伤具有保护作用。

目前,茯苓多糖的主要提取方法有热水提取法、超声提取法、超声辅助酶提取法、超临界萃取法等。

【小结】

糖和苷类化合物是中药化学成分中重要的有效成分来源。糖类化合物主要分为单糖、低聚糖和多糖,其中多糖是糖类的主要活性成分。单糖是构成低聚糖、多糖的最小结构单元,主要包括五碳糖、六碳醛糖、六碳酮糖、甲基五碳糖、糖醛酸、氨基糖、去氧糖、糖醇等不同类型。根据来源不同,多糖可分为植物多糖、菌类多糖及动物多糖;根据溶解性不同,多糖又可分为水溶性多糖和水不溶性多糖;根据组成单糖不同,多糖又可分为均多糖和杂多糖。多糖类化合物表现出显著的药理活性,具有免疫调节、降血糖、降血脂、抗肿瘤、抗氧化、抗炎、抗菌、抗病毒等多种药理作用。

苷类化合物是糖或糖的衍生物通过其端基碳上的半缩醛羟基或半缩酮羟基与非糖部分缩合脱水形成的一类化合物,又称为配糖体。苷类化合物数目众多,分布非常广泛,药理活性呈现多样性,与其苷元的成分类型及具体结构有重要相关性。苷类化合物有多种分类方法,目前主要依据苷元子类型不同进行分类,分为氧苷、硫苷、氮苷、碳苷四大类。氧苷数目最多,又可进一步分为醇苷、酚苷、酯苷、氰苷等,其中以醇苷和酚苷为主。苷类化合物的化学性质主要为苷键的裂解,可采用酸水解、碱水解、酶水解以及氧化开裂等方法进行苷的水解,进而研究其组成苷元与糖的结构、类型、数目、连接位置等。在糖和苷的结构鉴定中,NMR谱具有非常重要的作用。

枸杞多糖

麻黄多糖

牛膝多糖

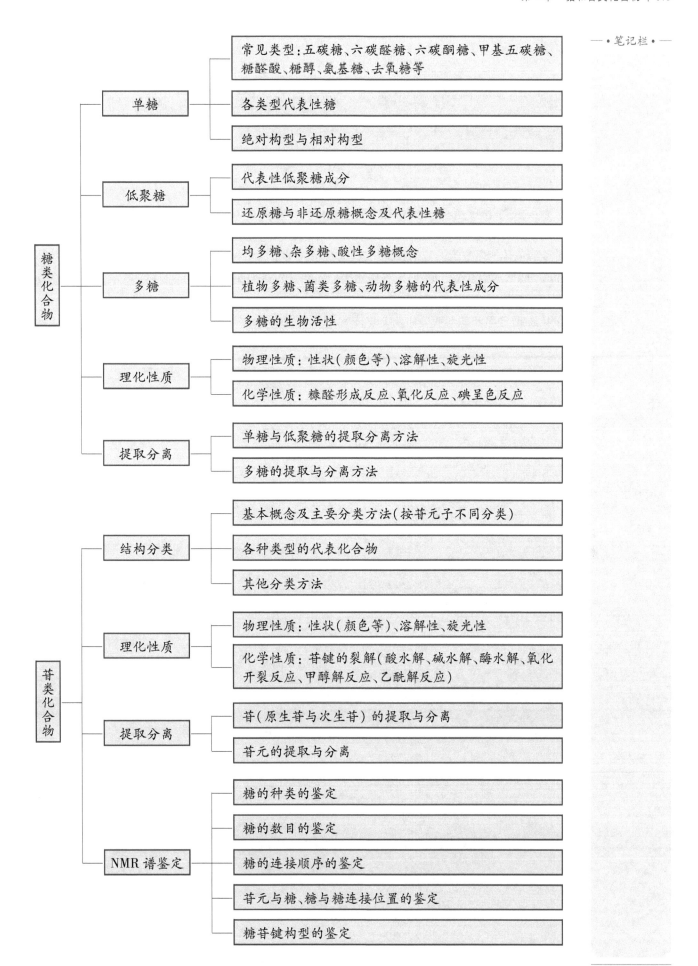

第三章 苯丙素类化合物

第一节 概 述

苯丙素类（phenylpropanoids）化合物是指以一个或几个 C_6-C_3 单元为基本母核的天然成分，是中药中常见的化学成分类型。广义而言，苯丙素类化合物涵盖了以"莽草酸（shikimic acid）"为关键生源前体的多数天然芳香族类化合物，包括简单苯丙素类（simple phenylpropanoids）、香豆素类（coumarins）、木脂素类（lignans）、木质素类（lignins）和黄酮类（flavonoids）等。本章仅对狭义苯丙素类化合物进行介绍，具体包括简单苯丙素类、香豆素类和木脂素类三类成分。

从生物合成途径来看，苯丙素类化合物在植物体内多数是通过莽草酸途径（shikimic acid pathway）合成而来。具体如图 3-1 所示，以磷酸烯醇丙酮酸（phosphoenolpyruvate，PEP）和 $D-$

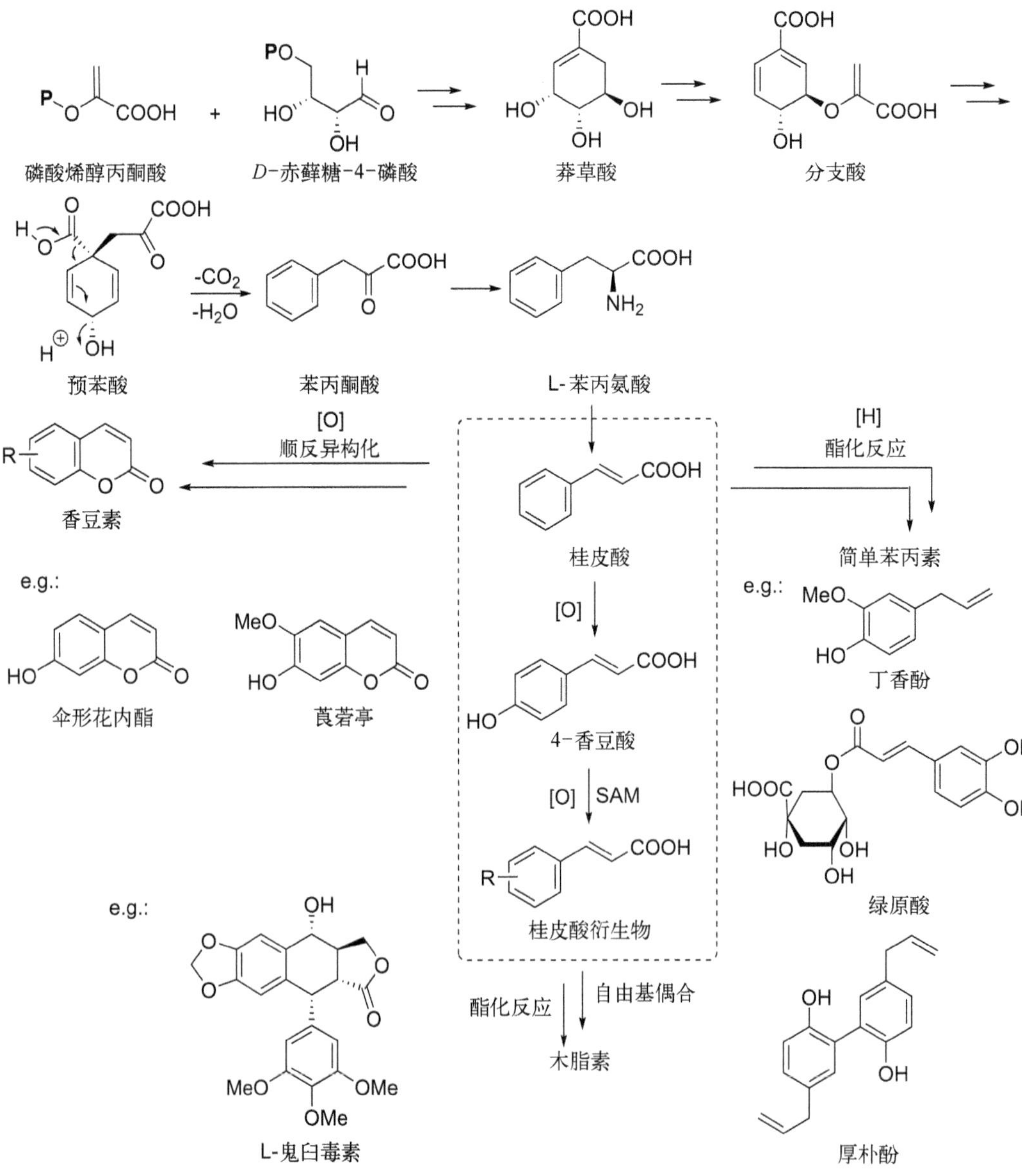

图 3-1 苯丙素类化合物的生物合成途径

赤藓糖-4-磷酸(*D* - erythrose 4 - phosphate)为原料,首先转变为关键生物合成前体莽草酸;莽草酸进一步依次转化为分支酸(chorismic acid)和预苯酸(prephenic acid)等关键中间体,最终合成了另一个关键的生物合成前体*L*-苯丙氨酸(*L* - phenylalanine)。*L*-苯丙氨酸在苯丙氨酸脱氨酶(phenylalanine ammonia-lyase,PAL)的作用下脱去氨基,形成了构建苯丙素类化合物所需的C_6—C_3基本结构单元——桂皮酸衍生物(cinnamic acid derivatives)。桂皮酸衍生物经氧化、还原、异构化、酯化、自由基偶联等反应,可进一步转变生成各类苯丙素类化合物。因此,莽草酸途径又被称为桂皮酸途径(cinnamic acid pathway)。

从图3-1中不难看出,4-香豆酸(4 - coumaric acid)同样是植物体内合成苯丙素类化合物的关键前体。从结构上分析,4-香豆酸除了经桂皮酸羟化而来之外,还可由酪氨酸(tyrosine)经酪氨酸脱氨酶(tyrosine ammonia-lyase,TAL)脱氨得到。然而,研究表明苯丙氨酸脱氨酶在高等植物中分布广泛,而酪氨酸脱氨酶的分布相对局限,仅在禾本科植物中发现有它的存在。此外,高等植物中几乎不存在使苯丙氨酸转变为酪氨酸的酶。因此,*L*-苯丙氨酸是合成苯丙素类化合物的生源前体。

第二节　简单苯丙素

一、简单苯丙素的结构与分类

从结构上分析,简单苯丙素类化合物具有一个C_6—C_3结构单元,属于苯丙烷类衍生物,是中药中常见的芳香族类化合物。根据其C_3侧链的结构特点,可进一步划分为苯丙烯、苯丙醇、苯丙醛和苯丙酸四种类型。

(一) 苯丙烯类

苯丙烯类化合物是挥发油中一类常见的成分类型,其C_3侧链有双键存在(图3-2)。如丁香挥发油中具有抗真菌活性的丁香酚(eugenol);八角茴香挥发油中具有免疫调节作用的茴香脑(anethole)。双键以顺式(*cis*)或反式(*trans*)构型存在。如细辛醚是石菖蒲挥发油中治疗缺血性脑卒中的有效成分,具有多种异构体。其中,α-细辛醚(α - asarone)含有反式双键,β-细辛醚(β - asarone)含有顺式双键(主要成分,在挥发油中占比>60%)。

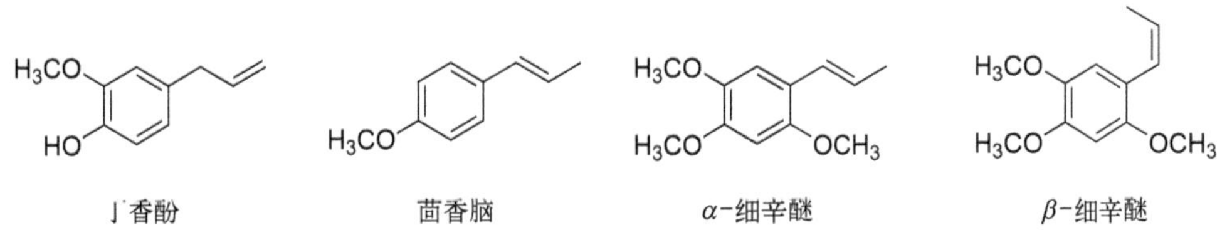

丁香酚　　　　茴香脑　　　　α-细辛醚　　　　β-细辛醚

图3-2　代表性苯丙烯类苯丙素

(二) 苯丙醇类

常见的苯丙醇类化合物如图3-3所示:桂皮中的桂皮醇(cinnamyl alcohol);刺五加中分离鉴定的紫丁香酚苷(syringinoside);在植物体中可缩合形成木质素的单体成分松柏醇(coniferol)。

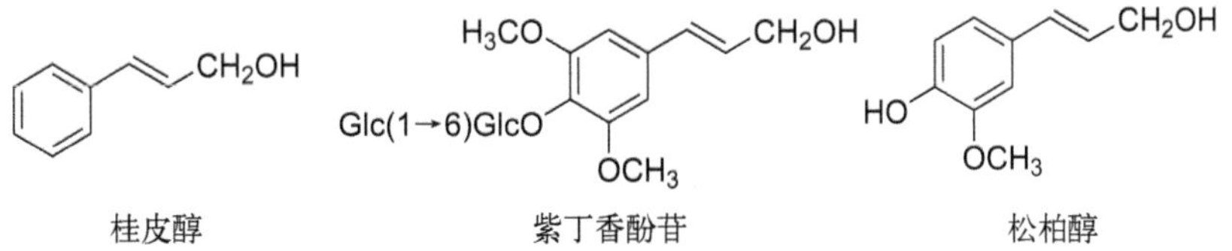

桂皮醇　　　　　紫丁香酚苷　　　　　松柏醇

图3-3　代表性苯丙醇类苯丙素

(三) 苯丙醛类

肉桂挥发油中的主要成分桂皮醛(cinnamaldehyde)即属于苯丙醛类化合物(图3-4),具有抗炎、解热镇痛等生理活性。此外,丁香中的主要成分丁香醛(syringaldehyde)和安息香中香味成分香兰素(vanillin),均属于苯丙醛类化合物,系桂皮酸衍生物 C_3 侧链的降解产物。

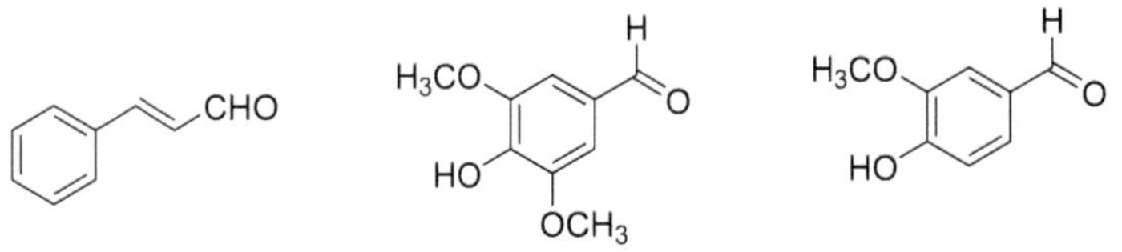

桂皮醛　　　　丁香醛　　　　香草醛

图3-4　代表性苯丙醛类苯丙素

(四) 苯丙酸类

苯丙酸类化合物是一类重要的简单苯丙素类成分,在中药中广泛分布。常见的苯丙酸类成分如图3-5所示:桂皮中的桂皮酸(cinnamic acid)、升麻中的咖啡酸(caffeic acid)和阿魏酸(ferulic acid),以及丹参中具有活血化瘀的水溶性成分丹参素(salvianic acid A)。

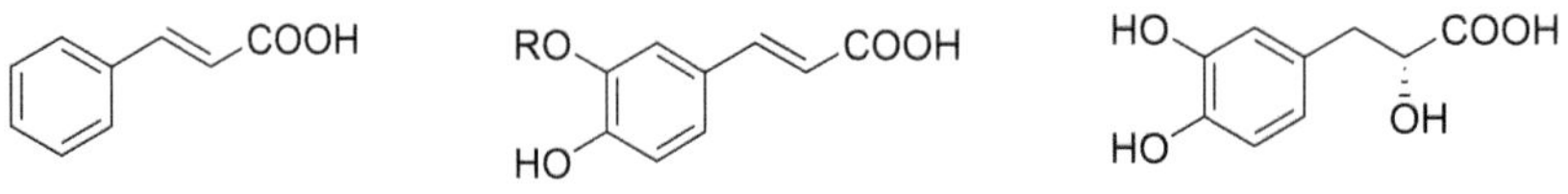

桂皮酸　　　　R=H　　咖啡酸　　　　丹参素
　　　　　　　R=CH₃　阿魏酸

图3-5　代表性苯丙酸类苯丙素

因官能团羧基的存在,苯丙酸类衍生物还常常与糖或多元醇结合成苷或酯的形式存在于中药中。此外,该类成分往往还是中药中的活性成分,如图3-6所示:茵陈中具有抗菌利胆作用的绿原酸(chlorogenic acid);金银花中的主要抗菌成分3,4-二咖啡酰基奎宁酸(3,4-dicaffeoyl quinic acid);具有免疫抑制活性的荷包花苷A(calceolarioside A);具有抗氧化作用的迷迭香酸(rosmarinic acid)。

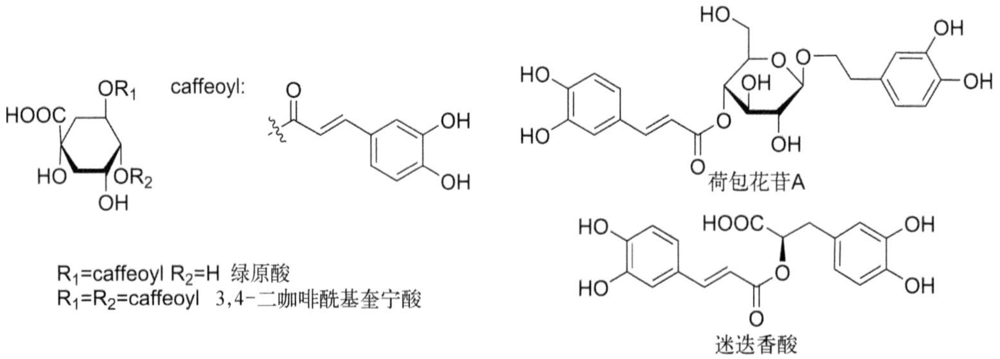

R₁=caffeoyl R₂=H 绿原酸
R₁=R₂=caffeoyl 3,4-二咖啡酰基奎宁酸

荷包花苷A

迷迭香酸

图3-6　代表性苯丙酸类衍生物

案例 3-1

　　新型冠状病毒(COVID-19)肺炎是由新型冠状病毒(SARS-CoV-2)引起的急性传染性疾病。新冠肺炎疫情更是被世界卫生组织(WHO)列为国际关注的公共卫生事件,并构成了一次全球性"大流行"。中医药是中华文明的瑰宝,挖掘整理的清肺排毒汤等中药复方在本次新冠肺炎防治中发挥了重要作用。

问题：
1. 清肺排毒汤中含有哪些中药？
2. 金银花是组成防治新冠肺炎复方的常用中药，主要含有哪类化学成分？

二、简单苯丙素的理化性质

游离态的简单苯丙素类成分，除苯丙酸类化合物多为结晶性固体外，其他如苯丙烯类、苯丙醛类，以及苯丙酸的简单酯类衍生物多为油状液体，是挥发油中芳香族化合物的主要组成部分，具有挥发性芳香气味，能随水蒸气蒸馏。与糖结合生成的苯丙素苷不再具有挥发性，一般呈粉末状或结晶状。

根据相似相溶原理，多数游离的苯丙素类成分易溶于乙醚、三氯甲烷、乙酸乙酯、乙醇等有机溶剂，难溶于水。其中，苯丙酸类衍生物因具有羧基而显酸性，且大多数均具有一定的水溶性，可采用有机酸的常规方法进行提取，如碱提酸沉法。因与其他酚酸、鞣质等成分混在一起，进行分离时存在一定困难。苯丙素苷类成分相比游离的苷元而言，极性显著增加，易溶于甲醇和乙醇等极性有机溶剂，可溶于水，难溶于乙醚、三氯甲烷、乙酸乙酯等低极性有机溶剂。

三、简单苯丙素的检识

简单苯丙素的检识并没有专属的鉴别方法，可依据各自的结构特点对各种类型的简单苯丙素类成分进行检识。如 1%～2% 的 $FeCl_3$ 溶液和 Pauly 试剂（对氨基苯磺酸的重氮盐）可用于鉴别酚羟基（前者多呈蓝色，后者呈橘黄色）；溴甲酚绿用于检测有机酸类成分（蓝色背景下黄色斑点）；荧光素/碘试验用于检测不饱和双键（黄色斑点）。

四、简单苯丙素的结构鉴定

中药中简单苯丙素类化合物主要为咖啡酸的衍生物，结构相对简单。核磁共振谱是鉴定该类化合物结构的常用方法，并具有一些规律可循。

在核磁共振氢谱中，芳香区具有 1,3,4-三取代芳烃的特征信号，即 2 个 d 峰和 1 个 dd 峰。根据双键氢的偶合常数，可判别双键构型：偶合常数为 10 Hz 左右，表明为顺式构型；偶合常数为 16 Hz 左右，表明为反式构型。在 δ_H 3.5～4.0 处显示有甲基信号，表明存在甲氧基或甲酯。在高场 δ_H 2.0～3.0 处存在信号，意味着双键可能被还原成烷基。

在核磁共振碳谱中，羧基碳信号处于较高场（δ_C<170，约在 δ_C 167 左右），表明有双键与其共轭，具有咖啡酸的基本骨架。此时，羧基是否酯化，对该羰基信号的化学位移影响不大。若共轭双键被还原，羧基的羰基碳信号会向低场位移大约 $\Delta\delta$ 10，即在 δ_C 177 附近。此时，羧基酯化，会使羧基碳信号稍微移向高场，出现在 δ_C 173～174 左右。侧链 C-7 和 C-8 位为不饱和双键，则由于与其共轭的羧基的影响，C-7（β 位）通常处在低场，约在 δ_C 142～146 左右；C-8（α 位）通常处在高场，约在 δ_C 115 左右。侧链 C-7 和 C-8 位饱和，则在高场 δ_C 30～40 左右显示两个碳信号。此外，芳环上的 C-3 和 C-4 因常与氧相连而处于低场，多于 δ_C 145～160；甲氧基信号多位于 δ_C 55～60。

第三节　香　豆　素

香豆素类（coumarins）化合物是一类以苯骈 α-吡喃酮为基本母核的天然内酯类化合物的总称，可以看成是顺式的邻羟基桂皮酸脱水而成（图 3-7）。1812 年，Vauquelin 从植物 *Daphne alpine* L. 中首次分离得到香豆素类化合物瑞香苷（daphnin）。1930 年，最终确定其化学结构为

阿魏酸（ferulic acid）的结构鉴定

8-羟基-7-O-β-D-葡萄糖基香豆素。截至目前,从天然资源中分离鉴定的香豆素类化合物已超过 1 500 个,构成了中药化学成分中的一个重要类群。

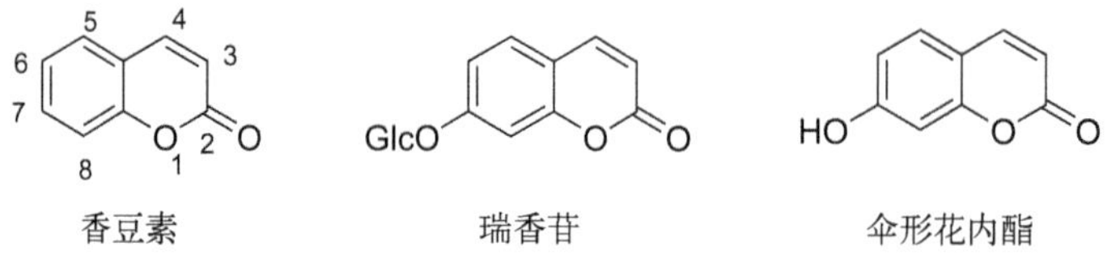

图 3-7　代表性香豆素类化合物

对羟基桂皮酸是香豆素类化合物的关键生源前体。因此,绝大部分的天然香豆素成分在 7 位连有含氧官能团。7-羟基香豆素,又名伞形花内酯(umbelliferone),可被看作是香豆素类化合物的基本母核。

香豆素类化合物广泛分布于伞形科、芸香科、菊科、豆科、茄科、瑞香科、兰科、木犀科、五加科、藤黄科等高等植物中,在花、果(种子)、叶、茎、根、皮等部位均可分布,通常以根、果(种子)、皮和幼嫩的枝叶中含量较高。中药独活(*Angelica pubescens* Maxim. f. *biserrata* Shen et Yuan)、白芷[*Angelica dahurica* (Fisch. ex Hoffm.) Benth. et Hook. f.;*Angelica dahurica* (Fisch. ex Hoffm.) Benth. et Hook. f. var. *formosana* (Boiss.) Shan et Yuan]、前胡(*Peucedanum praeruptorum* Dunn)、蛇床子[*Cnidium monnieri* (L.) Cuss.]、九里香(*Murraya exotica* L.;*Murraya paniculata* (L.) Jack)、茵陈(*Artemisia scoparia* Waldst. et Kit;*Artemisia capillaris* Thunb.)、补骨脂(*Psoralea corylifolia* L.)和秦皮(*Fraxinus rhynchophylla* Hance;*Fraxinus chinensis* Roxb;*Fraxinus szaboana* Lingelsh;*Fraxinus stylosa* Lingelsh)等均含有该类成分。此外,在动物及微生物的代谢产物中也发现有香豆素类化合物的存在,如黄曲霉菌代谢的强致癌成分黄曲霉毒素 B1(aflatoxin B1)。

作为中药化学成分中的一个重要类群,香豆素类化合物表现出多样的生物活性,极具开发潜力。如:七叶内酯(esculetin)和七叶苷(esculin)是秦皮治疗细菌性疟疾的活性成分;蛇床子素(osthol)是蛇床子杀虫止痒的有效成分,并表现出抗肿瘤潜力;滨蒿内酯(scoparone)是茵陈中利胆抗炎的有效成分;呋喃香豆素类化合物是补骨脂中的光敏活性成分,具有抗辐射作用,临床用于白斑病的治疗;紫苜蓿酚(dicoumarol)是紫苜蓿中发现的具有抗凝血作用的双香豆素类成分,并促进了合成抗凝血药物华法林钠的开发。在胡桐中发现的胡桐素 A(calanolide A),是 HIV 逆转录酶高效特异性抑制剂,作为抗艾滋病药物已被美国 FDA 批准进入三期临床研究。

一、香豆素的结构与分类

苯骈 α-吡喃酮是香豆素类化合物的基本母核。大多数香豆素类化合物只在苯环一侧有取代,也有部分化合物在 α-吡喃酮环上有取代。在苯环一侧,各个位置上均可连接含氧官能团,以羟基、甲氧基和糖基最为常见。此外,香豆素类化合物的 C-7 位通常有羟基取代,使 C-6 和 C-8 位电负性较高而易于烷基化(图 3-8),以异戊烯基及其衍生物取代最为常见。取代的异戊烯基可进一步与 C-7 位氧原子环合形成呋喃环或吡喃环。此外,取代的异戊烯基侧链是香豆素类化合物结构多样化和复杂化的主要原因,通过连接方式、双键转化等变化,衍生出丰富的香豆素类化合物。在 α-吡喃酮环一侧,取代相对较少,C-3 或 C-4 位以小分子烷基、苯基、羟基、甲氧基等官能团取代最常见。

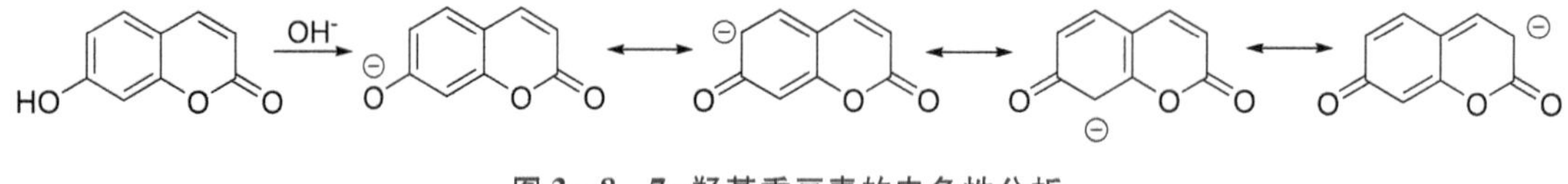

图 3-8　7-羟基香豆素的电负性分析

本章以香豆素母核的取代情况,以及C-7位羟基与C-6或C-8位异戊烯基缩合成环等情况作为依据,将香豆素类成分分为四类:简单香豆素类、呋喃香豆素类、吡喃香豆素类和其他香豆素类。

(一)简单香豆素类

仅在苯环一侧有取代,且C-7位羟基未与C-6或C-8位取代的异戊烯基缩合形成呋喃环或吡喃环的香豆素类化合物,归属为简单香豆素类(simple coumarins)。常见的取代基包括羟基、甲氧基、亚甲二氧基和异戊烯氧基等。茵陈中的滨蒿内酯(scoparone)和茵陈素(capillarin)、秦皮中的七叶内酯(esculetin)和七叶苷(esculin)、蛇床子中的蛇床子素(osthol)、独活中的当归内酯(angelicon)以及瑞香中的瑞香内酯(daphnetin)等,均属于简单香豆素类(图3-9)。

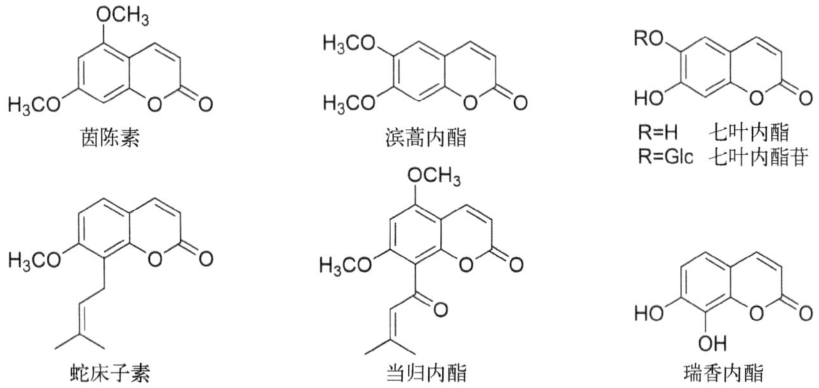

图3-9　代表性简单香豆素类成分

(二)呋喃香豆素类

香豆素的C-7位羟基与C-6或C-8位取代的异戊烯基缩合形成呋喃环,即属于呋喃香豆素类(furanocoumarins)。在缩合过程中,常常伴随着异戊烯基的降解,从而丢失3个碳原子。根据所形成呋喃环的相对位置和是否饱和可进一步将呋喃香豆素类划分为不同的小类型。C-7位羟基与C-6位异戊烯基缩合,形成呋喃环与苯环、α-吡喃酮环三者处在同一条直线上,故将该类化合物称为线型(linear)呋喃香豆素类,又称6,7-呋喃骈香豆素型。相应地,C-7位羟基与C-8位异戊烯基缩合,形成呋喃环与苯环、α-吡喃酮环三者处在一条折线上,故将该类化合物称为角型(angular)呋喃香豆素类,也称7,8-呋喃骈香豆素型。缩合形成的呋喃环外侧双键若被氢化,则被称为二氢呋喃香豆素。

补骨脂中的补骨脂素(psoralen)、牛尾独活中的佛手柑内酯(bergapten),以及白芷中的欧前胡素(imperatorin),在环合过程中发生了异戊烯基的降解,均属于线型呋喃香豆素类。羌活中的紫花前胡苷(nodakenin)和前胡苷V(decuroside V),以及云前胡中的石防风素(deltoin)均属于线型二氢呋喃香豆素类(图3-10)。

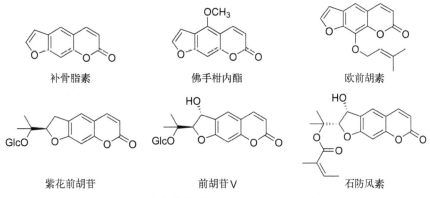

图3-10　代表性线型(linear)呋喃香豆素类成分

牛尾独活中的虎耳草素(pimpinellin)和异佛手柑内酯(isobergapten),以及当归中的当归素(angelin)等属于角型呋喃香豆素。独活中的哥伦比亚内酯(columbianadin),以及旱前胡中的旱前胡甲素(daucoidin A)和乙素(daucoidin B)等属于角型二氢呋喃香豆素类(图3-11)。

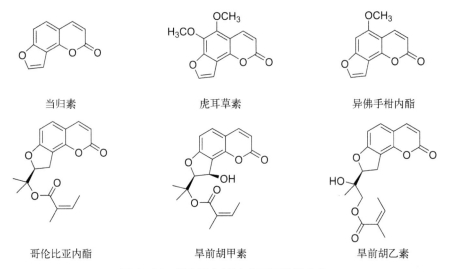

图3-11　代表性角型呋喃香豆素类成分

(三) 吡喃香豆素类

香豆素的C-7位羟基与C-6或C-8位取代的异戊烯基缩合形成吡喃环,即属于吡喃香豆素类(pyranocoumarins)。其中,C-7位羟基与C-6位异戊烯基缩合形成吡喃环,称之为线型吡喃香豆素,又称6,7-吡喃骈香豆素型;C-7位羟基与C-8位异戊烯基缩合形成吡喃环,称之为角型吡喃香豆素,又称7,8-吡喃骈香豆素型。吡喃环上双键被还原,则称之为二氢吡喃香豆素。相对呋喃香豆素而言,吡喃香豆素在形成过程中通常不发生异戊烯基的降解。

来自飞龙掌血中具有抗肿瘤潜力的美花椒内酯(xanthoxyletin),以及来自紫花前胡中具有抗血小板聚集活性的紫花前胡素(decursidin)和紫花前胡醇(l-decursidinol)等,均属于线型吡喃香豆素类。白花前胡中扩张冠状动脉活性成分北美芹素(pteryxin)、白花前胡丙素(praeruptorin C)和白花前胡苷Ⅱ(praeroside Ⅱ)等,均属于角型二氢吡喃香豆素类(图3-12)。

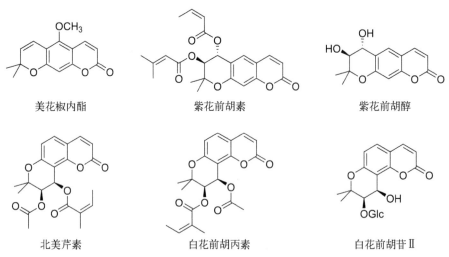

图3-12　代表性吡喃香豆素类成分

(四) 其他香豆素类

基于化学结构,不能归属于上述三种类型的香豆素类化合物,统称为其他香豆素类(other

coumarins,图 3 - 13)。根据结构特点,该类化合物主要包括以下三类:一是在 α -吡喃酮环上有取代的香豆素类,如从胡桐中得到的 C - 4 位有丙基取代的胡桐素 A,可显著抑制 HIV - 1 逆转录酶(EC_{50} 0.1 μmol/L,IC_{50} 20 μmol/L);二是香豆素的二聚体或三聚体衍生物,单体之间通常以碳碳键或醚键相连。在续随子中分离得到的双七叶内酯(bisaesculetin),以及紫苜蓿中发现的具有抗凝血作用的紫苜蓿酚(dicoumarol),均属于香豆素的二聚体;三是异香豆素类,即内酯结构中的羰基与氧交换位置。在茵陈中得到的茵陈内酯(capillarin),即属于此类成分。

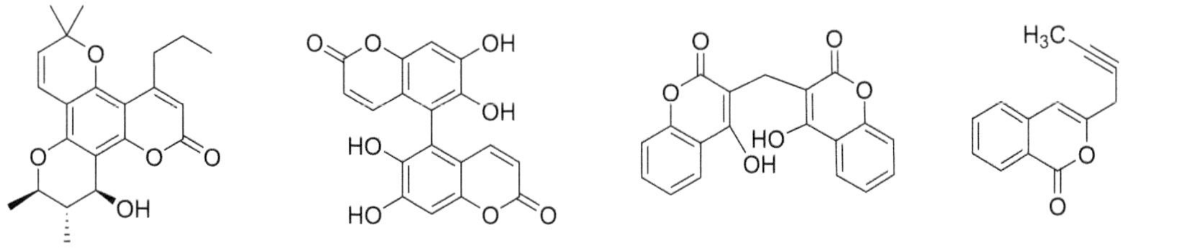

图 3 - 13　其他香豆素类成分

二、香豆素的理化性质

(一)性状

游离态的香豆素类成分多为结晶性固体,具有比较敏锐的熔点。分子量小的香豆素类化合物多具有芳香气味和挥发性,能随水蒸气蒸馏,可升华。香豆素苷类成分多为粉末状固体,不具香味和挥发性,也不能升华。

(二)溶解性

游离香豆素类成分亲脂性较强,易溶于乙醚、三氯甲烷、丙酮、乙醇、甲醇等有机溶剂,在沸水中具有一定的溶解度,但难溶于冷水。香豆素苷类成分相比苷元极性增大,易溶于甲醇和乙醇等极性大的有机溶剂,可溶于水,难溶于乙醚、三氯甲烷等低极性的有机溶剂。

(三)荧光性质

在紫外光照射下,香豆素的基本母核苯骈 α -吡喃酮本身无荧光反应,而羟基香豆素类成分大多能显蓝色或紫色荧光,碱性条件下荧光现象更显著。研究表明,香豆素类成分的荧光现象与分子中取代基的种类和位置存在一定联系。一般而言,C - 7 位存在羟基取代的香豆素类化合物呈强烈的蓝色荧光,碱性条件下可转为绿色荧光;C - 7 位和 C - 8 位同时存在羟基取代时,香豆素的荧光减弱或不显荧光;呋喃香豆素类多显较弱的蓝色或褐色荧光。

(四)内酯的碱水解

香豆素类成分具有内酯结构,在热碱性溶液中可水解开环,生成相应的顺式邻羟基桂皮酸盐(图 3 - 14)。后者经酸化至中性或酸性后即可闭环恢复成原来的内酯结构。如若在碱液中加热时间过长,生成的顺式邻羟基桂皮酸盐会发生双键的异构化,转变为更稳定的反式邻羟基桂皮酸盐,此时再经酸化也无法环合成内酯。

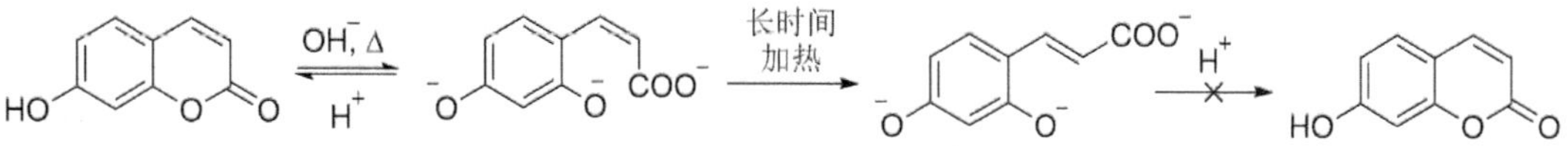

图 3 - 14　香豆素内酯环的碱水解

此外,香豆素类化合物中往往还有其他酯基的存在。因此,碱性条件下内酯环水解的同时,其他酯基也会发生水解,尤其是取代侧链上的酯基,如处在苄基碳上的酯基极易水解。

(五)显色反应

1. 异羟肟酸铁反应　　香豆素类化合物具有内酯结构,在碱性条件下可与盐酸羟胺缩合,内酯环开环,并生成异羟肟酸盐。后者在酸性条件下再与三氯化铁络合生成异羟肟酸铁而显红色(图 3-15)。

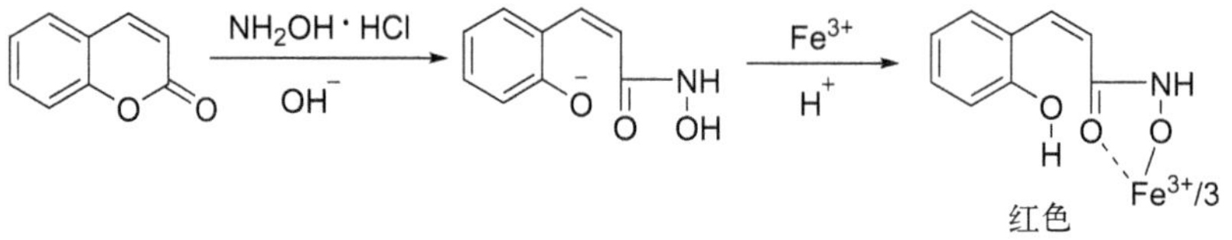

图 3-15 香豆素的异羟肟酸铁反应

2. 酚羟基反应 酚羟基是香豆素类化合物中常见的取代基,可与三氯化铁溶液反应产生绿色至墨绿色。此外,若酚羟基的邻、对位无取代,可与重氮化试剂反应而显红色或紫红色(图 3-16)。

重氮化试剂 偶氮化合物(红色或紫红色)

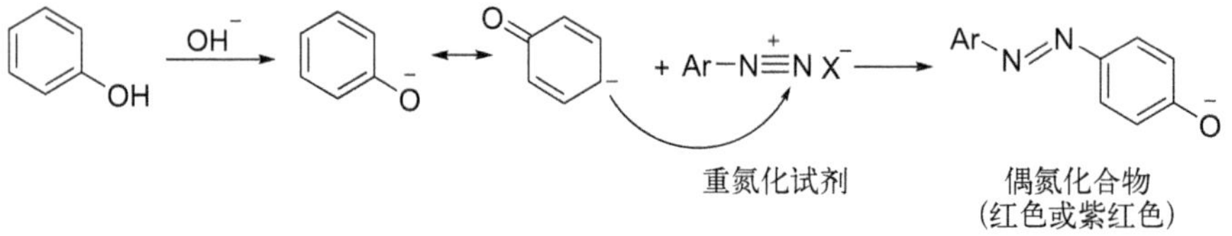

图 3-16 羟基香豆素与重氮化试剂的反应

3. Gibb's 反应 碱性条件下(pH 9~10),香豆素类成分的内酯环开环,生成酚氧负离子。若对位(C-6 位)无取代,可与 2,6-二氯苯醌氯亚胺(Gibb's 试剂)反应而呈蓝色(图 3-17)。本反应可用于判别香豆素类化合物 C-6 位是否有取代基的存在。

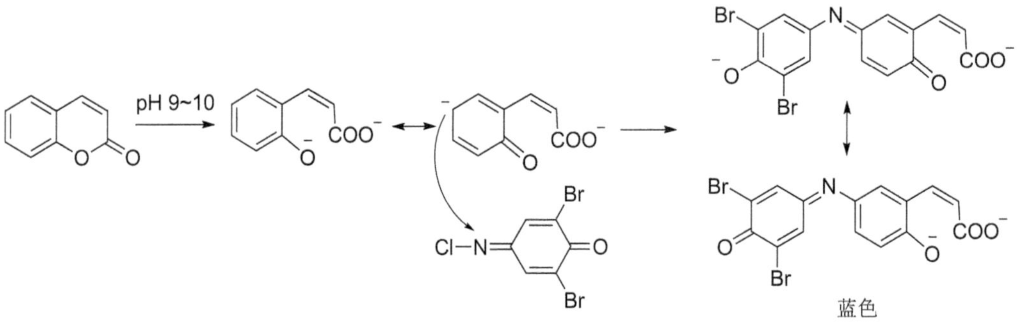

图 3-17 香豆素的 Gibb's 反应

4. Emerson 反应 该反应与 Gibb's 反应类似,用于判别香豆素的 C-6 位有无取代。碱性条件下,内酯环开环后与 Emerson 试剂(4-氨基安替比林和铁氰化钾)反应,呈红色(图 3-18)。

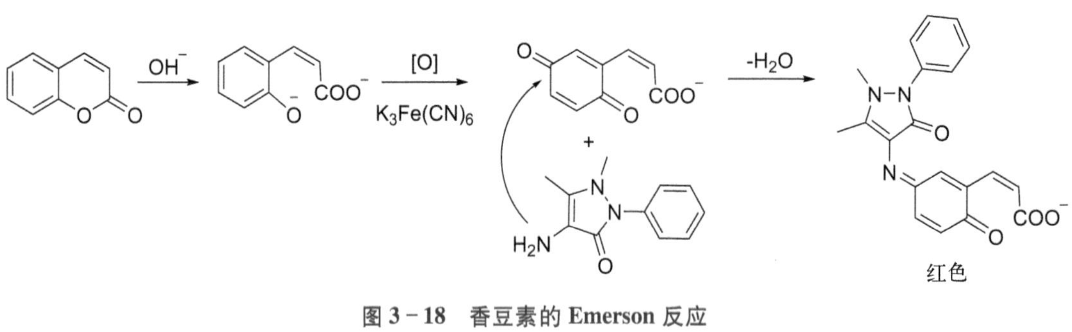

图 3-18 香豆素的 Emerson 反应

（六）双键的加成反应

香豆素类化合物的双键包括三种类型:α-吡喃酮环上的双键,即 C-3/C-4 位双键;呋喃或吡喃环上的双键;取代侧链上的双键。发生氢化加成反应时,非共轭的侧链双键活性最强,最先被还原,其次是呋喃环或吡喃环上的双键,C-3/C-4位双键的氢化反应活性最弱。此外,C-3/C-4位双键可与溴发生加成反应生成3,4-二溴加成衍生物,进一步经碱处理脱去一分子溴化氢后,即得3-溴香豆素衍生物,可用于结构衍生。

(七) 氧化反应

常用于氧化香豆素类化合物的氧化剂包括高锰酸钾、铬酸、臭氧等,历史上曾被用于香豆素类化合物的结构确定,但目前已基本不再应用。高锰酸钾氧化能力较强,可使C-3/C-4位双键氧化断裂,生成水杨酸的衍生物;铬酸氧化能力相对较弱,一般只氧化侧链,也能氧化苯环为醌式结构,但不破坏 α -吡喃酮环。

三、香豆素的检识

(一) 理化检识

1. 荧光　　香豆素类化合物在紫外灯(365 nm)照射下显蓝色或紫色荧光,尤以7-羟基香豆素类化合物荧光较强,加碱后荧光增强,颜色转为绿色;香豆素的酚羟基醚化或引入非羟基取代基,往往会使荧光强度减弱,色调变紫;多烷氧基取代的呋喃香豆素类化合物多呈黄绿色或褐色荧光。

2. 显色反应　　香豆素类成分的显色反应主要基于酚羟基和内酯这两个官能团,可为香豆素类成分的检识和鉴别提供参考。常用异羟肟酸铁反应检识内酯环;利用三氯化铁反应检识酚羟基;Gibb's 反应和 Emerson 反应则用于检测香豆素的C-6位是否有取代(可扩大至酚羟基的对位)。

(二) 色谱检识

硅胶薄层色谱(TLC)常用于检识香豆素类成分。对于游离香豆素类成分,可采用环己烷(石油醚)-乙酸乙酯(5∶1～1∶1)、三氯甲烷-丙酮(9∶1～5∶1)等溶剂系统展开;对于极性相对较大的香豆素苷类成分,通常选择不同比例的三氯甲烷-甲醇作为展开剂。在紫外灯下观察,香豆素类成分的斑点多呈蓝、紫色荧光,或喷以异羟肟酸铁显色剂进行检识。此外,还可采用纸色谱和聚酰胺色谱对香豆素类化合物进行检识。

四、香豆素的提取与分离

(一) 系统溶剂提取法

根据香豆素类成分的溶解性,可采用多种溶剂对其进行提取,如甲醇、乙醇、丙酮、水等。提取方法各异,主要用于游离香豆素和香豆素苷类成分的分离。可先采用乙醚等溶剂提取游离的香豆素类成分,再采用甲醇、乙醇等溶剂提取香豆素苷类成分;也可先采用甲醇或乙醇对总香豆素类成分进行提取,再利用溶剂萃取法或大孔吸附树脂法分为游离香豆素和香豆素苷类成分。如提取前胡中的香豆素类成分,先采用乙醇回流提取,回收溶剂后得总浸膏。浸膏分散在水中,先以乙酸乙酯萃取包含游离香豆素类成分在内的脂溶性成分,再以正丁醇萃取得香豆素苷类成分。

(二) 水蒸气蒸馏法

分子量较小的游离香豆素类成分具有挥发性,故可采用水蒸气蒸馏的方法进行提取。但高温条件下可能引起结构的重排或降解,目前应用较少。

(三) 碱溶酸沉法

采用溶剂提取法提取香豆素时,常常伴随着大量中性杂质的存在。香豆素类化合物具有内酯环结构,可在稀碱液中开环生成邻羟基桂皮酸盐而溶于其中,由此可实现与其他中性成分的分离。进一步对稀碱液进行酸化处理后可使内酯环合,香豆素类成分即可游离析出,或采用乙醚等有机溶剂进行萃取得到。

应用碱溶酸沉法提取香豆素类成分时,有如下注意事项:一是香豆素溶于碱液中生成的开环产物为顺式邻羟基桂皮酸盐,长时间加热会使其异构化成反式邻羟基桂皮酸盐,后者经酸处理后无法环合成内酯结构。所以,碱溶酸沉法应严格控制在比较温和的条件下进行;二是侧链存在的其他酯基也会发生水解,且一般不可逆;三是对酸或碱敏感的香豆素类成分不能用碱溶酸沉法进行提取,如烯丙醚酸性条件下容易水解、邻二醇结构在酸性条件下会发生重排等。

（四）色谱方法

色谱方法是分离纯化香豆素类成分的常用手段,具体包括柱色谱、制备薄层色谱和制备/半制备高效液相色谱等。其中,柱色谱是最常用的分离方法,一般采用硅胶、聚酰胺、中性或酸性氧化铝作为吸附剂。常用的洗脱剂系统包括环己烷(石油醚)-乙酸乙酯、环己烷(石油醚)-丙酮、三氯甲烷-丙酮等,具体比例可通过薄层色谱试验确定。此外,反相硅胶柱色谱、葡聚糖凝胶Sephadex LH-20柱色谱也常用于香豆素类化合物的分离。其中,前者常用于分离香豆素苷类成分。

制备/半制备高效液相色谱是提升香豆素类成分分离效率的常用方法,尤其针对极性较小的多酯基香豆素类和极性较强的香豆素苷类成分。对于小极性的多酯基香豆素类成分,一般采用制备/半制备的正相(Si-60)或反相高效液相色谱。对于香豆素苷类的分离纯化,多数采用制备/半制备的反相高效液相色谱。

五、香豆素的结构鉴定

（一）紫外光谱

香豆素类化合物紫外光谱的产生与苯环、α-吡喃酮和含氧取代基等官能团相关。其中,苯环和α-吡喃酮属于生色团,含氧取代基多为助色团。无氧取代的香豆素类化合物,其紫外光谱在274 nm(lg ε 4.03)和311 nm(lg ε 3.72)处呈现两个吸收峰,分别反应出苯环和α-吡喃酮环的存在。若在香豆素母核中引入烷基取代,对其最大吸收值的影响不大。但母核中引入羟基、甲氧基等含氧取代基时,因共轭效应会使香豆素的最大吸收波长发生红移,在315~325 nm处出现强吸收峰。碱性条件下,香豆素化合物中含有的酚羟基可解离成酚氧负离子,较中性和酸性条件下发生显著的红移现象,且吸收强度有所增强。

（二）红外光谱

红外光谱反应的是官能团的振动吸收峰,同样与苯环和内酯环的结构相关。其中,内酯环结构在1 750~1 700 cm^{-1}处呈现出强的吸收峰,是香豆素类成分的特征红外吸收信号。此外,内酯环在1 270~1 220 cm^{-1}、1 100~1 000 cm^{-1}处显示较强的吸收峰。分子中存在的苯环会在1 600~1 450 cm^{-1}处呈现出三个中等强度的吸收峰。以上特征吸收峰可用于香豆素类化合物的判定。

（三）质谱

香豆素类化合物一般具有较强的分子离子峰,进一步失去CO生成的苯骈呋喃离子为基峰。此外,因苯环上存在羟基、甲氧基等官能团,香豆素类化合物的质谱中经常出现一系列失去CO、H_2O、—CH_3和—OCH_3形成的碎片离子峰(图3-19)。

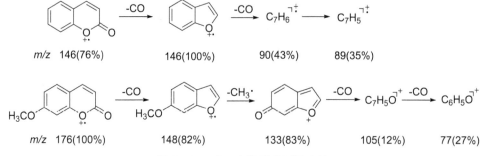

图3-19 香豆素的质谱裂解途径

（四）核磁共振谱

核磁共振谱是鉴定香豆素类化合物结构的最重要的方法之一,包括氢谱、碳谱和二维谱等。

在核磁共振氢谱(^{1}H NMR)中,最显著的特征是 H－3 和 H－4 分别在 δ_H 6.1~6.5 和 δ_H 7.5~8.2 出现一组 d 峰信号,偶合常数约为 9.5 Hz。

苯环上的质子信号与一般的芳环质子信号类似,化学位移处在 δ_H 6.0~8.0 的范围。如 C－7 取代的香豆素类化合物,苯环质子存在一个特征的 ABX 偶合系统:H－5 因与 H－6 邻位偶合呈现为 d 峰($J \approx 8.0$ Hz),且因受内酯上羰基的影响出现在低场,化学位移偏大;H－6 因分别与 H－5 和 H－8 分别发生邻位偶合和间位偶合而呈现 dd 峰($J \approx 8.0, 2.0$ Hz);H－8 与 H－6 发生间位偶合而呈现 d 峰($J \approx 2.0$ Hz),且因受内酯氧的共轭影响出现在相对高场,化学位移偏小。线型香豆素类成分为 C－6、C－7 双取代模式,则 H－5 和 H－8 分别呈现为单峰信号;角型香豆素类成分为 C－7、C－8 双取代模式,则 H－5 和 H－6 分别呈现为邻位偶合的 d 峰信号。

此外,呋喃香豆素类成分中呋喃环上的两个质子为 AB 系统,以 d 峰的形式分别出现在 δ_H 7.5~7.7(呋喃环的 H－2)和 δ_H 6.7~7.2(呋喃环的 H－3)处,并具有呋喃环特征的偶合常数($J \approx 2.0~2.5$ Hz)。表 3－1 列出了白芷内酯、补骨脂内酯、伞形花内酯和七叶内酯的核磁共振氢谱数据。

表 3－1　代表性香豆素类化合物的 ^{1}H NMR 数据 (δ, mult, J in Hz)

No.	I (CDCl$_3$)	II (CDCl$_3$)	III (DMSO－d_6)	IV (DMSO－d_6)
3	6.39(d,9.5 Hz)	6.38(d,9.6 Hz)	6.27(d,9.6 Hz)	6.21(d,9.5 Hz)
4	7.81(d,9.5 Hz)	7.80(d,9.6 Hz)	7.63(d,9.6 Hz)	7.88(d,9.5 Hz)
5	7.37(d,8.5 Hz)	7.69(br. s)	7.35(d,8.2 Hz)	7.07(s)
6	7.42(d,8.5 Hz)		6.80(dd,8.2,2.5 Hz)	
8		7.48(s)	6.60(d,2.5 Hz)	6.65(s)
2'	7.69(d,2.3 Hz)	7.70(d,1.8 Hz)		
3'	7.12(d,2.4 Hz)	6.83(dd,2.5,0.9 Hz)		

I:白芷内酯;II:补骨脂内酯;III:伞形花内酯;IV:七叶内酯

在核磁共振碳谱(^{13}C NMR)中,苯骈 α－吡喃酮这一母核骨架的 9 个碳原子出现在 δ_C 100.0~160.0 处。其中,C－2 为内酯羰基碳信号,C－7 通常与羟基或含氧官能团相连,C－9 与内酯氧基直接相连,故三者的化学位移均处于低场,位于 δ_C 150.0~160.0 之间。此外,C－3 和 C－4 通常无取代,故化学位移相对固定,前者信号出现在 δ_C 110.0~113.0 之间,后者信号出现在 δ_C 143.0~145.0 之间。表 3－2 给出了白芷内酯、补骨脂内酯、伞形花内酯和七叶内酯的核磁共振碳谱数据。

表 3－2　代表性香豆素类化合物的 ^{13}C NMR 数据 (δ)

No.	I (CDCl$_3$)	II (CDCl$_3$)	III (DMSO－d_6)	IV (DMSO－d_6)
2	160.7	160.8	161.3	161.4
3	114.1	114.7	111.5	112.1
4	144.4	144.0	144.6	144.3
5	123.8	119.8	130.0	113.1
6	108.7	124.8	113.2	143.2
7	157.3	151.7	160.5	151.2
8	116.9	99.9	102.3	103.0

续　表

No.	I（CDCl₃）	II（CDCl₃）	III（DMSO－d_6）	IV（DMSO－d_6）
9	148.5	156.4	155.7	149.7
10	113.5	115.2	111.4	111.4
2′	145.8	146.9		
3′	104.0	106.3		

Ⅰ：白芷内酯；Ⅱ：补骨脂内酯；Ⅲ：伞形花内酯；Ⅳ：七叶内酯。

东莨菪内酯
（scopoletin）
的结构鉴定

紫花前胡苷元
（nodakenetin）
的结构鉴定

第四节　木　脂　素

一、概述

木脂素（lignans）是一类由两分子（少数为三分子或四分子）苯丙素衍生物（C₆-C₃）聚合而成的天然产物，主要存在于植物的木质部和树脂中。木脂素类成分大多以游离态存在，少数与糖结合成苷。

木脂素类化合物在自然界中分布较广，并表现出多样的生物活性，包括抗肿瘤、保肝、抗病毒、抗氧化等。如：从南五味子中分离鉴定的戈米辛类木脂素可显著抑制艾滋病病毒（HIV）的增殖；厚朴中的厚朴酚（magnolol）和异构体和厚朴酚（honokiol）具有持久肌肉松弛和强效抗菌的作用；五味子中发现的系列木脂素类成分五味子酯甲、乙、丙、丁（schisantherin A、B、C、D）具有保肝作用，同时可降低血清谷丙转氨酶（GPT）的水平；小檗科鬼臼属八角莲中含有的鬼臼毒素类木脂素，是其抗肿瘤的活性成分；从愈创木树脂中分离鉴定的二氢愈创木脂酸（dihydroguaiaretic acid，DGA）是一个具有广泛生物活性的木脂素类化合物，尤其是在抗炎方面，其对合成白三烯的脂肪氧化酶（lipoxidase，LOX）和环氧化酶（cyclooxygenase，COX）表现出显著抑制效果。

二、木脂素类化合物的结构与分类

桂皮酸、桂皮醇、丙烯苯（propenyl benzene）和烯丙苯（allyl benzene）是构成木脂素的基本结构单元。其中，前两种结构单元的侧链 γ-碳原子是氧化型的，后两种结构单元的侧链 γ-碳原子是非氧化型的。

上述基本结构单元通过偶联、脱水等反应缩合形成木脂素。缩合位置的不同，从而形成了不同类型的木脂素。目前，存在多种木脂素类成分的分类方法。第一种分类方法主要基于基本结构单元的缩合位置，最早由 Haworth 提出，把 C₆—C₃ 基本结构单元通过侧链的 β-碳聚合形成的化合物统称为木脂素类。后来 Gottlich 把 C₆—C₃ 基本结构单元通过其他位置聚合形成的化合物称为新木脂素类（neolignans）。近年来，基于基本结构单元侧链 γ-碳原子的氧化态提出了另一种分类方法，即将由 γ-氧化型苯丙素聚合而成的化合物称为木脂素类，而由 γ-非氧化型苯丙素聚合而成的化合物称为新木脂素类。除此之外，木脂素类化合物还包括一些新类型：多聚木脂素，如三聚体、四聚体；杂木脂素，如黄酮木脂素、香豆素木脂素；降木脂素，即组成的基本结构单元 C₆—C₃ 侧链发生降解，少了 1~2 个碳原子。本章采用化学结构分类法对木脂素进行分类阐述。

（一）简单木脂素

两分子苯丙素仅通过侧链 β 位碳原子（C₈—C₈′）连接而成的化合物，称之为简单木脂素（simple lignans）。愈创木树脂中的二氢愈创木脂酸（dihydroguaiaretic acid），以及珠子草中的叶下珠脂素（phyllanthin）均属于简单木脂素（图 3-20）。此外，此类化合物也是其他部分类型木脂素的生源前体。

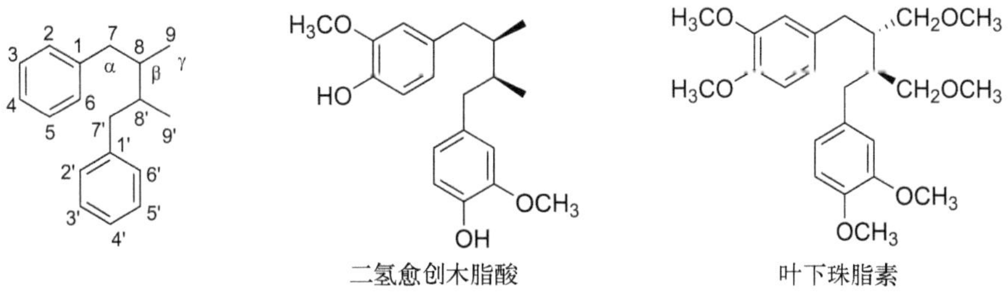

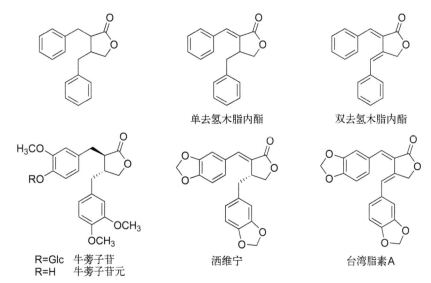

二氢愈创木脂酸　　　　　　叶下珠脂素

图 3 - 20　代表性简单木脂素类化合物

（二）单环氧木脂素

在简单木脂素的基础上，进一步通过 $7-O-7'$ 或 $9-O-9'$ 或 $7-O-9'$ 等相连形成的具有四氢呋喃结构的化合物，称之为单环氧木脂素（monoepoxylignans），又称为四氢呋喃类（图 3 - 21）。如翼梗五味子中的恩施脂素（enshizhisu）属于 $7,7'$-单环氧型；荜澄茄中分离得到的荜澄茄脂素（cubebin）属于 $9,9'$-单环氧型；祖师麻原植物之一陕甘瑞香中分离鉴定的落叶松脂素（lariciresinol）为 $7,9'$-单环氧型。

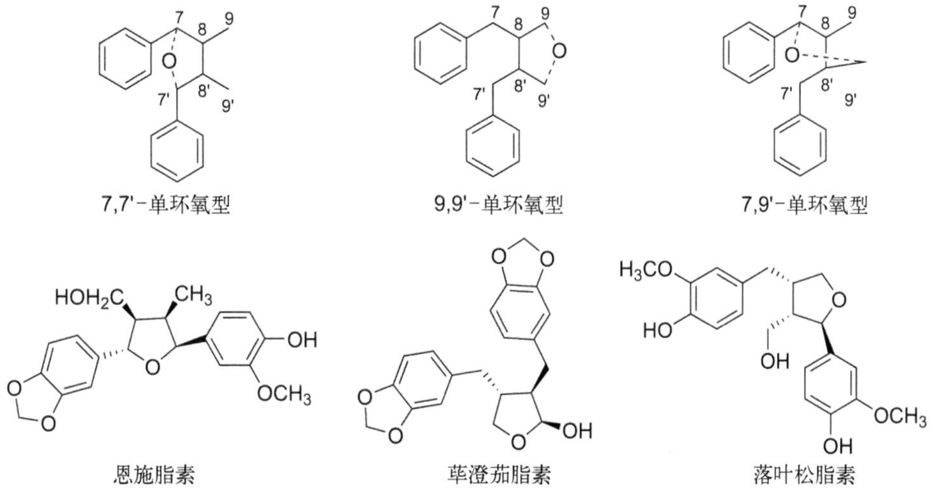

$7,7'$-单环氧型　　　　　　$9,9'$-单环氧型　　　　　　$7,9'$-单环氧型

恩施脂素　　　　　　荜澄茄脂素　　　　　　落叶松脂素

图 3 - 21　代表性单环氧木脂素类化合物

（三）木脂内酯

在简单木脂素的基础上，侧链进一步形成内酯环的化合物，称之为木脂内酯（lignanolides），又称之为二芳基丁内酯类（图 3 - 22）。如牛蒡子中分离鉴定的牛蒡子苷（arctiin）和牛蒡子苷元

单去氢木脂内酯　　　　　　双去氢木脂内酯

R=Glc　牛蒡子苷　　　　洒维宁　　　　　　台湾脂素A
R=H　　牛蒡子苷元

图 3 - 22　代表性木脂内酯类化合物

（arctigenin）即属于木脂内酯。此外,该类成分通常与其单去氢或双去氢化合物共存于同一植物中。如从无梗五加中鉴定的洒维宁(savinin),以及桧柏心材中鉴定的台湾脂素 A(taiwanin A)即属于侧链去氢的木脂内酯。

（四）环木脂素

环木脂素(cyclolignans)又称芳基萘类,系在简单木脂素的基础上,一分子苯丙素侧链的 α 位碳原子与另一分子苯丙素的苯环直接相连而成(图 3-23)。可进一步划分为苯代四氢萘、苯代二氢萘和苯代萘三种类型,自然界中以苯代四氢萘型居多。如民族药黑老虎中分离鉴定的黑老虎果素 O(Heilaohuguosu O)和中国紫衫中得到的异紫杉脂素(isotaxiresinol)均具有苯代四氢萘的结构,而奥托肉豆蔻中分离鉴定的奥托肉豆蔻烯脂素(otoboene)则具有苯代二氢萘的结构。

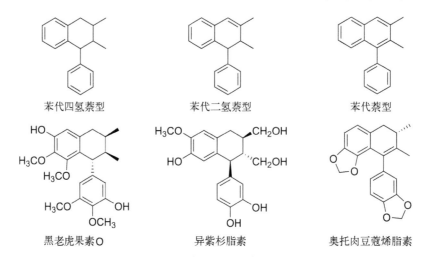

苯代四氢萘型　　　　苯代二氢萘型　　　　苯代萘型

黑老虎果素O　　　　异紫杉脂素　　　　奥托肉豆蔻烯脂素

图 3-23　代表性环木脂素类化合物

（五）环木脂素内酯

在环木脂素的基础上,进一步通过 γ-碳原子缩合成内酯环形成的衍生物,称之为环木脂素内酯(cyclolignolides),又称为芳基萘内酯。根据其内酯环羰基的取向,可进一步分为上向和下向两种类型。前者称之为 4-苯代-2,3-萘内酯,后者称之为 1-苯代-2,3-萘内酯(图 3-24)。如八角莲中分离鉴定的鬼臼毒素(podophyllotoxin)属于下向环木脂内酯,而糙叶五加中分离鉴定的赛菊芋黄素(helioxanthin)则属于上向环木脂内酯。

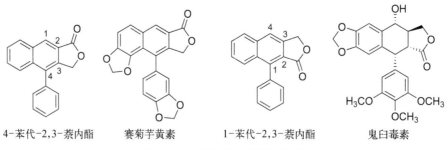

4-苯代-2,3-萘内酯　　　赛菊芋黄素　　　1-苯代-2,3-萘内酯　　　鬼臼毒素

图 3-24　代表性环木脂素内酯

（六）双环氧木脂素

两分子的苯丙素通过侧链相互连接形成具有两个环氧结构的一类化合物,称之为双环氧木脂素(bisepoxylignans)。因具有四氢呋喃骈四氢呋喃的结构,又称之为双四氢呋喃类木脂素。天然双环氧木脂素中两个四氢呋喃环为顺式稠合,存在多种异构体,常见以下四种光学异构体(图 3-25)。

从连翘中分得的连翘脂素(phillygenol)及连翘苷(phillyrin),刺五加中分离的丁香脂素(syringaresinol),以及细辛中分离鉴定的细辛脂素(asarinin)等均属于双环氧木脂素类化合物(图 3-26)。

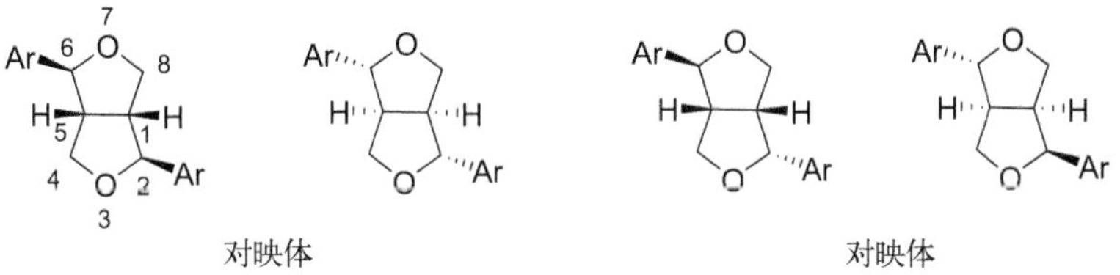

图 3-25 双环氧木脂素的 4 种光学异构体

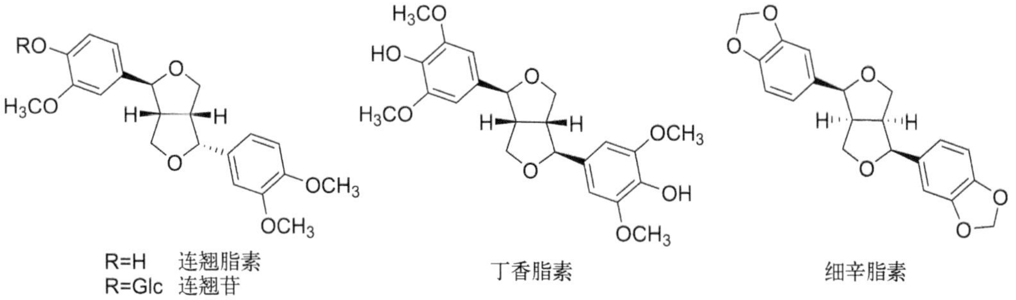

R=H 连翘脂素
R=Glc 连翘苷　　　丁香脂素　　　细辛脂素

图 3-26 代表性双环氧木脂素类化合物

（七）联苯环辛烯型木脂素

在简单木脂素的基础上，两个苯丙素分子进一步通过 C_2—$C_{2'}$ 相连形成具有八元环结构的化合物，称之为联苯环辛烯型木脂素（dibenzocyclooctene lignans，图 3-27）。至今已发现 60 余个该类成分，主要分布于木兰科五味子属和南五味子属植物中，如从五味子中分离得到的具有降转氨酶作用的五味子醇（schizandrol）和五味子素（schizandrin）。

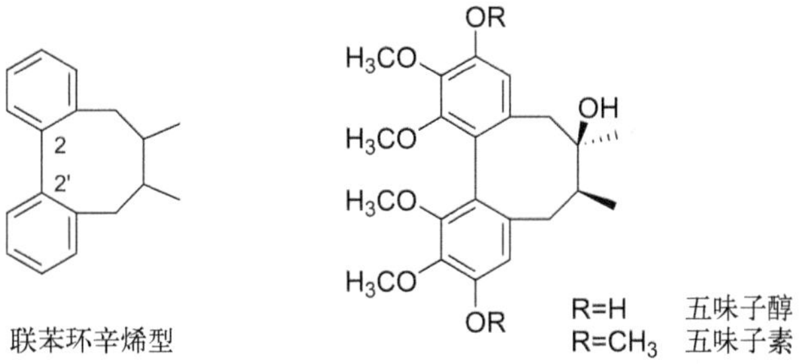

联苯环辛烯型

R=H 五味子醇
R=CH₃ 五味子素

图 3-27 代表性联苯环辛烯型木脂素类化合物

（八）联苯型木脂素

两分子侧链未被氧化的苯丙素通过 C_3—$C_{3'}$ 连接两个苯环形成的一类成分，称之为联苯型木脂素（biphenylene lignans）。如中药厚朴树皮中分离鉴定的厚朴酚（magnolol），以及日本厚朴树皮中分离鉴定的和厚朴酚（honokiol）即为典型的联苯型木脂素类化合物（图 3-28）。

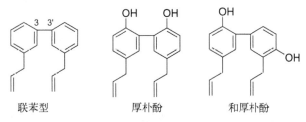

联苯型　　　厚朴酚　　　和厚朴酚

图 3-28 代表性联苯型木脂素类化合物

（九）苯骈呋喃型木脂素

一分子苯丙素的侧链与另一分子苯丙素的苯环连接后形成的具有呋喃氧环结构的化合物，称之为苯骈呋喃型木脂素（benzofuran lignans，图 3-29），如从马尾松松针中发现的马尾松苷 C（massonianoside C），以及珠子草中分离鉴定的 phyllnirurin 等均属于苯骈呋喃型木脂素类成分。

此外,部分该类成分的侧链存在降解现象,可归属于降木脂素类,如香椿中分离鉴定的 toonin C 和瓦山安息香中分离鉴定的 egonol。

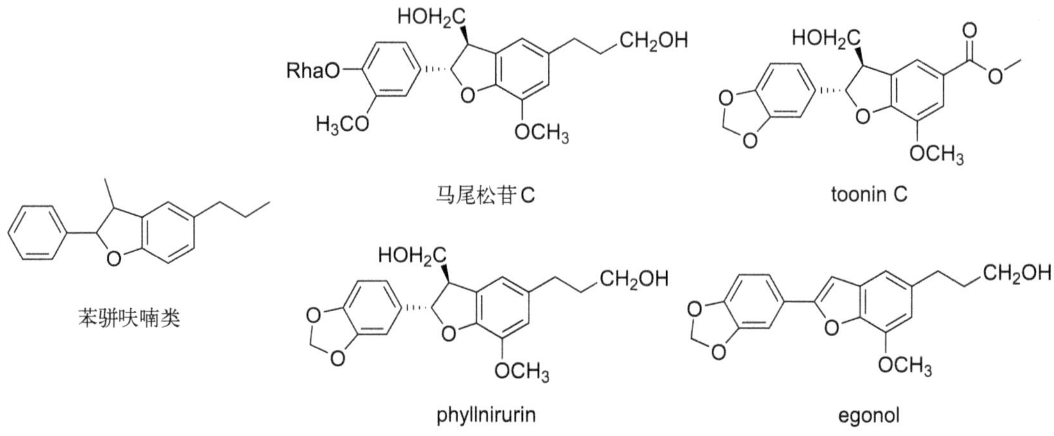

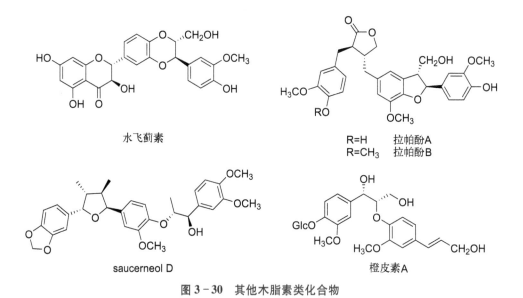

图 3 - 29　代表性苯骈呋喃型木脂素类化合物

(十) 其他类

不能归属于上述九种结构类型的木脂素,统称为其他类(图 3 - 30)。如临床上用于治疗急、慢性肝炎和肝硬化的保肝药物水飞蓟素(silymarin),具有苯丙素和黄酮的混杂结构;牛蒡根中分离鉴定的拉帕酚 A 和 B(lappaols A 和 B),以及三白草属植物 *Saururus ceruus* 中鉴定的抗炎活性成分 saucerneol D,均由三分子的 C_6—C_3 结构单元缩合而成,有人建议将这类三聚体的木脂素归为倍半木脂素(sesquilignans);北沙参中分离鉴定的苯丙醚类化合物橙皮素 A(citrusin A)等。

图 3 - 30　其他木脂素类化合物

案例 3 - 2

了哥王 *Wikstroemia indica* 为瑞香科荛花属植物,全株有毒。以根和根皮入药,具有清热解毒,消肿散结,止痛之功效。临床用于治疗瘰疬、痈肿、风湿痛和跌扑损伤等症。木脂素类成分是其主要活性物质。

问题:

1. 了哥王中木脂素类成分的结构类型包括哪些?

2. 如何保证了哥王的临床用药安全?

三、木脂素的理化性质

(一)性状与溶解度

木脂素类化合物大多为无色结晶,一般无挥发性,如二氢愈创木脂酸等少数化合物具有升华性。游离木脂素多具亲脂性,易溶于苯、乙醚、三氯甲烷和乙醇等有机溶剂,难溶于水。与糖结合后形成的木脂素苷类成分极性增大。此外,具有酚羟基的木脂素可溶于碱性水溶液中。

(二)光学活性与异构化作用

木脂素类化合物通常具有多个手性碳原子或手性中心,大部分均表现出光学活性。同时,木脂素类化合物中处在苄位或羰基 α 位的手性中心遇酸碱易发生异构化。

抗肿瘤天然产物鬼臼毒素属于环木脂内酯类,具有一个苯代四氢萘环反式稠合一个五元内酯环的基本骨架。分子中共包含四个手性碳原子(C_1—C_4),光学活性呈左旋性。研究表明,鬼臼毒素的抗癌活性与分子中 C_1—C_2 的顺式,以及 C_2—C_3 的反式构型有关。碱性条件下,鬼臼毒素 C-2 位的取向容易由 2α 转变为 2β(图 3-31),得到的异构体称为苦鬼臼毒素(picropodophyllotoxin),光学活性相应转变为右旋性,抗肿瘤活性丧失。

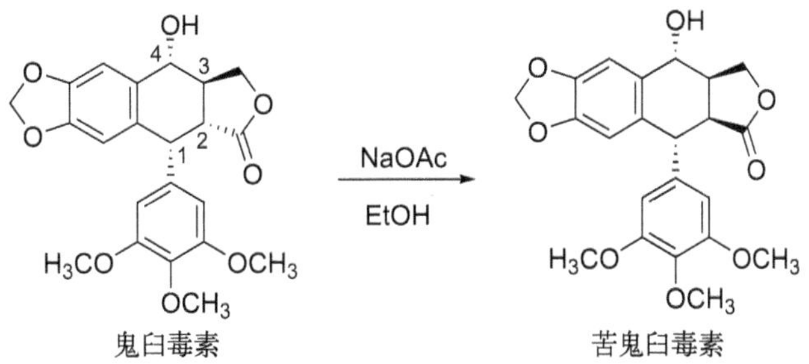

图 3-31 鬼臼毒素的异构化

双环氧木脂素化合物也容易发生异构化(图 3-32)。酸性条件下,该类木脂素类化合物呋喃环上苄位的碳氧键容易断开,在重新闭环后导致了构型的转变。如麻油非皂化物中提取的右旋-D-芝麻脂素(D-sesamin),放置在盐酸乙醇中加热后,能检测到其立体异构体 D-表芝麻脂素(D-episesamin)的存在,又称为 D-细辛脂素(D-asarinin)。细辛根中分离鉴定的左旋-L-芝麻脂素(L-sesamin)在盐酸乙醇中加热,也可部分转变成其立体异构体左旋 L-细辛脂素(L-asarinin)。

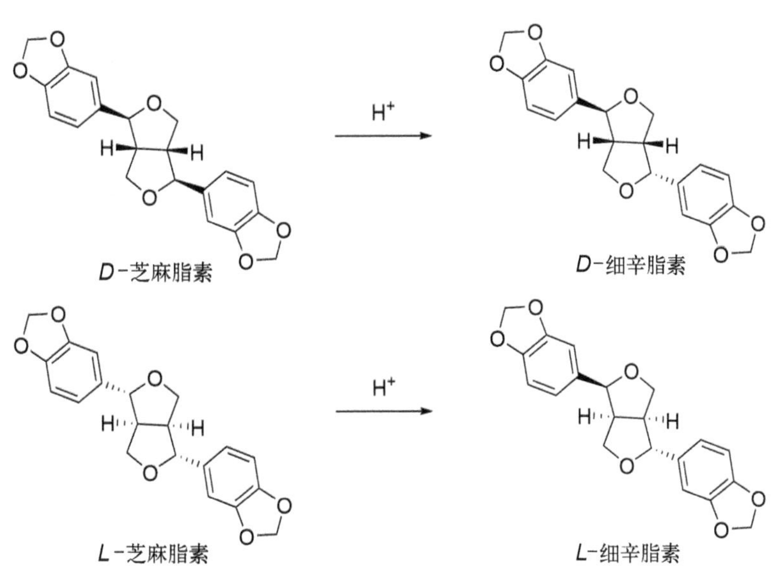

图 3-32 芝麻脂素的异构化

由于木脂素的生理活性与其手性碳原子的构型密切相关,因此,木脂素的提取过程中应避免与酸、碱的直接接触,以防止改变其手性中心的构型。

四、木脂素的检识

(一)理化检识

木脂素类成分结构类型多样,且没有共同的特征结构,故无通用的特征鉴别反应。酚羟基、亚甲二氧基和内酯结构等,是木脂素类成分常见的取代官能团,可通过上述取代基的性质对木脂素进行显色检识。如三氯化铁反应用于检测酚羟基的存在;Labat 反应则用于检测亚甲二氧基的存在。在 Labat 反应中,具有亚甲二氧基的木脂素在浓硫酸的作用下可与没食子酸反应,产生蓝绿色。如若以变色酸代替没食子酸,并在 70℃下保持 20 min,可产生蓝紫色。

(二)色谱检识

游离的木脂素类成分亲脂性较强,故常用硅胶薄层色谱进行检识,展开剂常用三氯甲烷、三氯甲烷-甲醇(9∶1)、三氯甲烷-乙酸乙酯(9∶1)和乙酸乙酯-甲醇(95∶5)等溶剂系统。

色谱检识采用的显色剂常为通用显色剂。包括:1%茴香醛浓硫酸试剂,110℃下加热 5 min后显色;5%或 10%的磷钼酸乙醇液,120℃下加热至斑点显现明显;10%硫酸乙醇液,110℃下加热 5 min 后显色;三氯化锑试剂,100℃下加热 10 min 后,紫外光下观察;碘蒸气,熏后观察黄棕色斑点或置紫外灯下观察荧光。

五、木脂素的提取分离

(一)溶剂法

游离的木脂素亲脂性较强,能溶于乙醚等低极性溶剂,但在石油醚和苯中溶解度较差。与糖结合形成的木脂素苷极性较大,可采用甲醇、乙醇等极性溶剂进行提取。采用溶剂法提取木脂素时,通常先用乙醇或丙酮进行提取得总浸膏,再依次用石油醚、乙醚、乙酸乙酯、正丁醇等进行萃取,将总浸膏分成极性不一的部位再进行分离。此外,木脂素在植物体内常与大量的树脂状物共存,在溶剂处理的过程中容易发生树脂化,在提取分离过程中需要注意。

(二)碱溶酸沉法

具有酚羟基或内酯结构的木脂素类化合物可溶于碱水溶液,碱水液再加酸酸化后可使木脂素游离而沉淀析出,或采用乙醚或乙酸乙酯等有机溶剂进行萃取。这就是碱溶酸沉法,可以实现木脂素类成分与其他共存组分的分离。但是,部分木脂素类成分在酸性或碱性条件下容易发生异构化而导致生物活性丧失。因此,采用碱溶酸沉法提取木脂素时应避免。

(三)色谱法

木脂素类成分的精细分离还需要依靠色谱分离法。常用的吸附剂为硅胶和中性氧化铝,洗脱剂常为石油醚-乙醚、三氯甲烷-甲醇等溶剂体系,具体比例可依据薄层色谱实验结果确定。此外,反相柱色谱和制备/半制备高效液相色谱也是分离木脂素类单体成分常用的手段。

连翘苷的提取分离

第五节　苯丙素的生物活性

一、抗病毒作用

从胡桐 *Calophyllum lanigerum* 中发现系列香豆素类化合物均显示出一定的抗 HIV-1 活性。其中,胡桐素 A(calanolide A)活性高、毒性低,有望开发成新一代的非核苷酸类抗 HIV 药物。从木棉 *Bombax ceiba* 的 95%乙醇提取物中分离鉴定的芳基丁内酯类木脂素 5,6-dihydroxymatairesinol 和 matairesinol 对 HBV 表现出抑制效果。从叶下珠属植物珠子草 *Phyllanthus niruri* L. 中分离鉴定的芳基萘类木脂素 nirtetralins A 和 B 均能显著抑制 HBV 抗原 HBsAg 和 HBeAg 的分泌。

二、抗炎作用

从山葡萄 Vitis amurensis Rupr. 中分离鉴定的双环氧木脂素类化合物丁香树脂酚（syringaresinol）和松脂素-β-D-吡喃葡萄糖苷（pinoresinol $4-O-\beta$-D-glucoside）具有抗炎潜力，可显著降低小鼠神经胶质细胞 BV-2 的 NO 的生成。从短梗五加 Acanthopanax sessiliflorus 中发现的 piperitol 和 xanthoxylol 也可显著抑制 RAW 264.7 细胞中 NO 的产生。

三、保肝作用

从五味子 Schisandra chinensis 和华中五味子 S. sphenanthera 果实中分离的联苯环辛烯类木脂素，具有保肝和降低血清谷丙转氨酶作用，如五味子酯甲（schisantherin A）已被用于肝炎的治疗。此外，在研究五味子素类木脂素的过程中，合成开发了肝病治疗新药——联苯双酯（diphenyldimethylbicarboxylate）。采用 D-半乳糖胺诱导 HL-7702 肝细胞损伤模型评价保肝活性，发现从牛蒡 Arctium lappa 中发现的环氧木脂素类化合物（7S,8R,7'S）- dihydrodehydrodiconiferyl alcohol-7'-hydroxy-$4-O-\beta$-D-glucopyranoside 和（7R,8S,7'S）- dihydrodehydrodiconiferyl alcohol-7'-hydroxy-$4-O-\beta$-D-glucopyranoside 均可显著抑制 D-半乳糖胺诱导的 HL-7702 肝细胞损伤，在 1×10^{-5} mol/L 浓度下，保肝活性较阳性对照双环醇强（79%,71% vs 61%）。从扯根菜 Penthorum chinense 中分离鉴定了新颖新木脂素 penthorin B 在 5 μmol/L 的浓度下对乙酰氨基酚诱导的肝细胞损伤具有保护作用。

四、抗肿瘤作用

从蛇床子 Cnidium monnier 中分离鉴定的香豆素类化合物欧芹属乙素（imperatorin）和爱得尔庭（edultin）对耐药的肿瘤细胞 KBV200 具有明显的逆转作用。从肉苁蓉 Cistanche deserticola Ma 分离鉴定的苯乙醇苷类化合物毛蕊花糖苷（acteoside）可诱导早幼粒细胞白血病 HL-60 细胞凋亡。引发促氧化反应可能是其诱导细胞凋亡的原因。

五、作用于心血管系统

香豆素类天然产物可作用于心血管系统，通过抑制钙离子内流，产生降压、负性肌力作用和抗心律失常等生物学效应。如白花前胡 Peucedanum praeruptorum 中 3'-当归酰氧基-4'-乙酰氧基-3',4'-双氢邪蒿内酯可剂量依赖性降低实验对象的主动脉压；前胡香豆素可提高实验对象的心肌顺应性；蛇床子 Clinopodium megalanthum 中的花椒毒酚（xanthotoxol）对氯仿诱发的小鼠室颤和氯化钙诱发的大鼠室颤均有明显的预防作用，对乌头碱诱发的大鼠心律失常有明显的治疗效果。

六、抗氧化作用

从柃木 Eurya japonica Thunb. 中发现的（+）-ovafolinin $B-9'-O-\beta$-D-glucopyranoside 和（-）-ovafolinin $B-9'-O-\beta$-D-glucopyranoside 表现出潜在的抗氧化效力，与阳性对照 α-生育酚相当。从兰香草 Caryopteris incana 中分离的系列苯丙素苷类化合物 incanoside、毛蕊花糖苷（acteoside）、异麦角甾苷（isoacteoside）和 philinoside A，对 DPPH、羟自由基和超氧阴离子自由基均表现出潜在的清除活性。

七、抗菌作用

从毛泡桐 Paulownia tomentosa 中分离鉴定的苯丙素苷类化合物 campneoside I 对粪链球菌 MD8b、金黄色葡萄球菌（SG 511、285 和 503）和化脓性葡萄球菌（A308 和 A77）均表现出抑制作用，并分析出甲氧基是其产生抗菌活性的必须基团。从瓦山安息香中分离鉴定的新木脂素类化合物 egonol 对白色念珠菌，球形芽孢杆菌和金黄色葡萄球菌表现出强效的抗菌活性。

八、其他作用

此外,木脂素类化合物还具有免疫抑制、神经保护、镇痛、抗过敏、抗血小板聚集、抗溶血、抗哮喘、抗动脉粥样硬化和抗寄生虫等多样的生物活性。如从地黄 *Rehmannia glutinosa* 中分离得到的苯丙素苷类成分 jinosides A 和 B 可抑制小鼠溶血空斑的形成而表现出免疫抑制作用。

第六节 苯丙素类化合物的中药实例

一、丹参

常用中药丹参为唇形科鼠尾草属植物丹参 *Salvia miltiorrhiza* 的根和根茎。性苦、微寒。归心、肝经。具有活血祛瘀、通经止痛、清心除烦、凉血消痈的功效,临床用于胸痹心痛、脘腹肋痛、癥瘕积聚、热痹疼痛、心烦不眠、月经不调等症。现代研究表明,丹参提取物具有耐缺氧、扩张冠状动脉、增加冠脉流量、抑制凝血和促进纤溶等作用,可用于冠心病的临床治疗,主要活性成分包括 3,4-二羟基苯甲醛、丹参素、丹酚酸等化合物(图 3-33)。其中,丹参素(danshensu)为 D-(+)-β-(3,4-二羟基苯基)乳酸,属于苯丙酸类化合物。转变成钠盐后可增加水溶性。丹酚酸 A~C(salvianolic acids A~C)是由多个简单苯丙素分子缩合而成的聚合体,具有很强的药理活性。丹酚酸 B(salvianolic acid B)更是作为含量测定的指标性成分之一,用于丹参药材的质量控制。

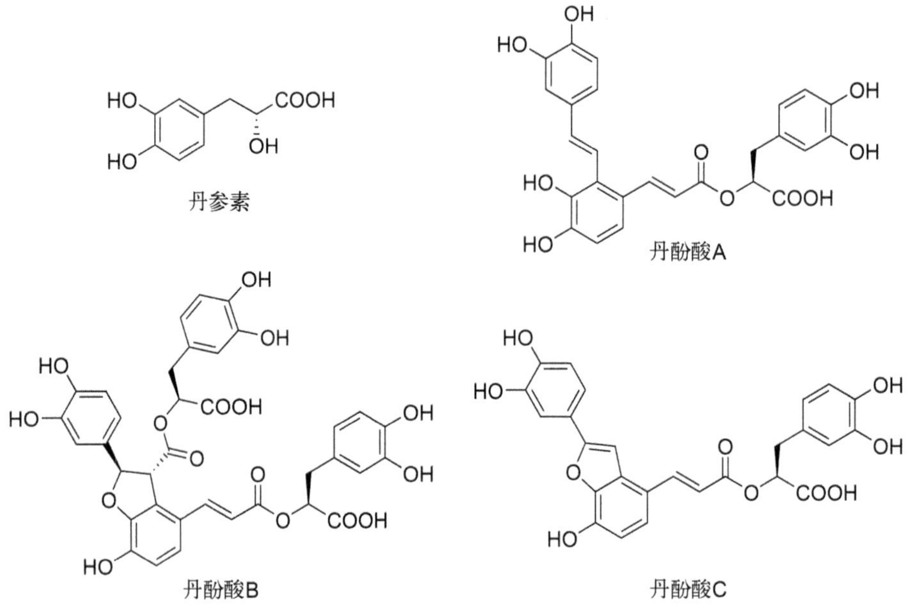

图 3-33 丹参中的活性苯丙素类化合物

二、独活

常用中药独活为伞形科植物重齿毛当归 *Angelica pubescens* Maxim. f. *biserrata* Shan et Yuan 的干燥根。性微温,味辛、苦,归肾、膀胱经,具有祛风除湿、通痹止痛的功效,临床用于治疗风寒湿痹、腰膝疼痛、少阴伏风头痛、风寒挟湿头痛。现代药理研究表明独活具有抗炎、抗菌、抗氧化、抗肿瘤、抗凝血、解痉、镇痛、镇静催眠、降压和抗心律失常等作用,主要含有香豆素类、挥发油、植物甾醇、有机酸和糖类等成分。其中,香豆素类成分是其主要活性成分,其含量是衡量独活药用价值和药材品质的重要指标。

目前,从独活中分离鉴定的香豆素类化合物超过 60 种,包括简单香豆素类成分有蛇床子素(甲氧基欧芹素,osthol)、伞形花内酯(umbelliferone)等,呋喃香豆素类成分有二氢欧山芹醇当归

—•笔记栏•—

酸酯(columbianadin)、二氢欧山芹醇(columbianetin)、二氢欧山芹醇乙酸酯(columbianetin acetate)、香柑内酯(bergapten)、花椒毒素(xanthotoxin)等(图3—34)。从独活中分离蛇床子素和二氢欧山芹醇当归酸酯的分离流程如图3-35所示。

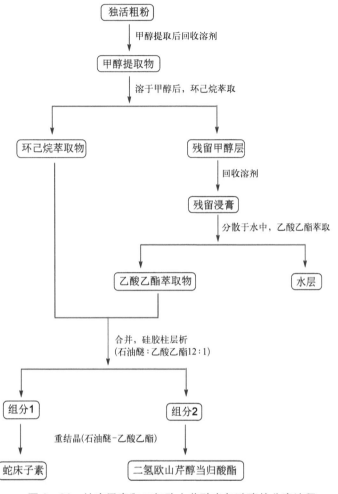

图3-34　蛇床子素和二氢欧山芹醇当归酸酯的分离流程

二氢欧山芹醇　　二氢欧山芹醇乙酸酯　　香柑内酯　　花椒毒素

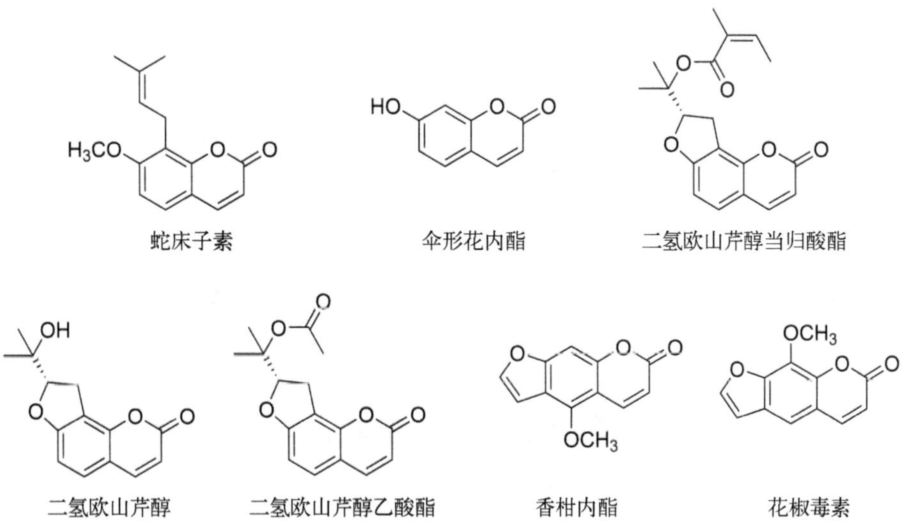

图3-35　独活中的活性香豆素类化合物

2020年版《中国药典》(一部)规定,以药材的干燥品计算,独活含蛇床子素($C_{15}H_{16}O_3$)和二氢欧山芹醇当归酸酯($C_{19}H_{20}O_5$)分别不得少于0.50%和0.080%。

—•笔记栏•—

【小结】

　　苯丙素类化合物是中药中常见的化学成分类型。本章介绍了简单苯丙素、香豆素和木脂素的结构与分类。简单苯丙素包括苯丙烯、苯丙醇、苯丙醛、苯丙酸等;香豆素包括简单香豆素、呋喃香豆素、吡喃香豆素及其他香豆素;木脂素包括简单木脂素、单环氧木脂素、木脂内酯、环木脂素、环木脂素内酯、双环氧木脂素、联苯环辛烯型木脂素、联苯型木脂素、苯骈呋喃型木脂素等。简单苯丙素和木脂素没有专属的鉴别方法,需依据各自的结构特点对各种类型的简单苯丙素类成分进行检识。香豆素类成分主要通过其荧光性质及结构中的内酯单元进行检识。此外,对各类型成分的理化性质、提取分离方法,波谱特征以及生物活性等内容进行了系统介绍,为苯丙素类化合物的制备和结构研究奠定基础。

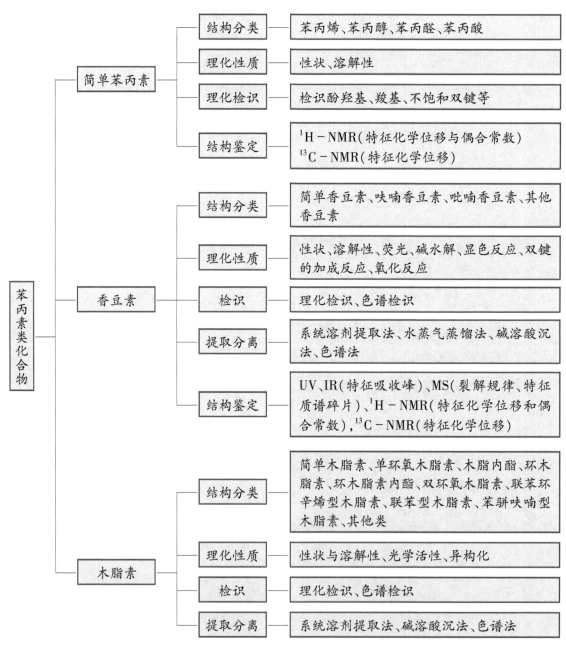

第四章 醌类化合物

第一节 概　　述

　　醌类化合物(quinonoids)是中药中一类具有醌式结构(不饱和环二酮结构)的化学成分,主要分为苯醌、萘醌、菲醌和蒽醌四种类型,在中药中以蒽醌及其衍生物尤为重要。

　　醌类化合物在高等植物中的分布非常广泛,如蓼科的大黄(*Rheum palmatum*)、何首乌(*Polygonum multiflorum*)、虎杖(*Polygonum cuspidatum*),茜草科的茜草(*Rubia cordifolia*),豆科的决明子(*Cassia tora*),番泻叶(*Cassia angustifolia*),鼠李科的鼠李(*Rhamnus dahurica*),百合科的芦荟(*Aloe barbadensis*),唇形科的丹参(*Salvia miltiorrhiza*),紫草科的紫草(*Lithospermum erythrorrhizon*)等,均含有醌类化合物。醌类化合物多数存在于植物的根、皮、叶及心材中,也存在于植物的茎、果实和种子中。醌类化合物也存在于一些低等植物如地衣类、菌类和藻类中,动物及细菌中也偶有发现。醌类化合物的生物合成可通过乙酸-丙二酸(acetate-malonate)、莽草酸(shikimic acid)等途径实现。

　　醌类化合物的生物活性是多方面的,如番泻叶中的番泻苷类化合物具有较强的致泻作用,大黄中的游离的羟基蒽醌类化合物具有抗菌作用(尤其是对金黄色葡萄球菌具有较强的抑制作用),茜草中的茜草素类成分具有止血作用,紫草中的一些萘醌类色素具有抗菌、抗病毒及止血作用,丹参中丹参醌类化合物具有活血化瘀、通经止痛、镇静、抗菌消炎、抗氧化和扩张冠状动脉的作用,用于治疗冠心病、心肌梗塞等。此外,还有一些醌类化合物具有驱绦虫、解痉、利尿、利胆、镇咳、平喘等作用。

第二节　醌类化合物的结构与分类

一、苯醌类

　　苯醌类(benzoquinones)化合物(图4-1)从结构上分为邻苯醌和对苯醌两大类。邻苯醌类的结构由于邻位两个羰基之间的排斥作用而不稳定,故天然存在的苯醌类化合物大多数为对苯醌衍生物。苯醌类化合物母核上常见的取代基有—OH、—OCH$_3$、—CH$_3$或其他烃基侧链。

邻苯醌　　　　　　　　对苯醌

图4-1　苯醌类化合物结构母核

　　天然苯醌类化合物多为黄色或橙色的结晶,如中药凤眼草(*Ailanthus altissima*)果实中的抗菌成分2,6-二甲氧基对苯醌(图4-2)为黄色结晶;白花酸藤果(*Embelia ribes*)和木桂花(*Embelia oblongifolia*)果实中驱绦虫的有效成分信筒子醌(embelin,图4-2)为橙红色板状结晶。

　　具有苯醌类结构的泛醌类(ubiquinones)能参与细胞的基本生化反应,主要作用于氧化磷酰化反应中的电子传导过程,是生物氧化反应中的一类辅酶,称为辅酶Q类(coenzymes Q)。自然界中存在的是辅酶Q$_6$~Q$_{10}$,其中辅酶Q$_{10}$(图4-3)已用于治疗心脏病、高血压及肿瘤疾病。

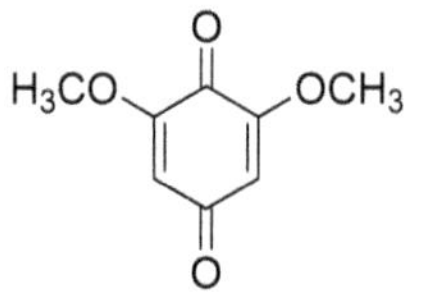

2,6-二甲氧基对苯醌

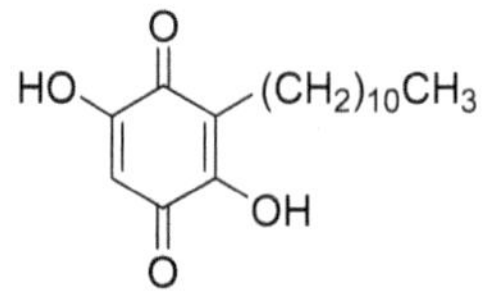

信筒子醌

图 4-2 苯醌类化合物

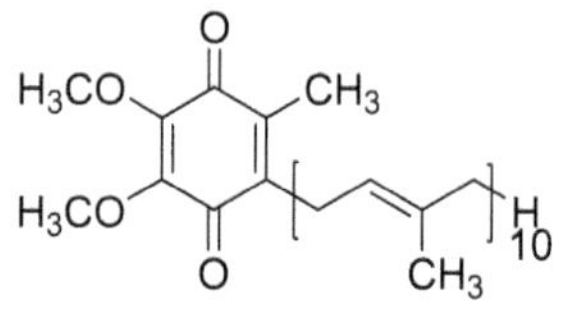

辅酶Q10

图 4-3 泛醌类化合物

从中药软紫草(*Arnebia euchroma*)根中分得的紫草醌(arnebinone)和紫草呋喃醌(arnebifuranone)也属于对苯醌类化合物(图 4-4),对前列腺素 PGE_2 的生物合成具有抑制作用。

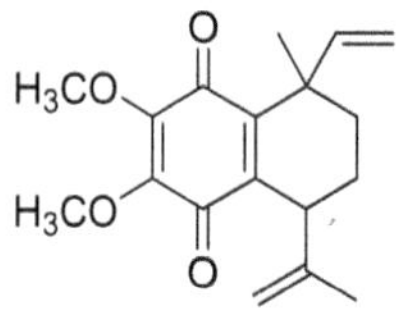

紫草醌

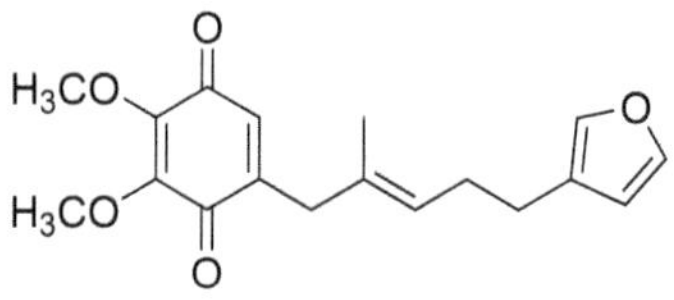

紫草呋喃醌

图 4-4 对苯醌类化合物

二、萘醌类

萘醌类(naphthoquinones)化合物根据羰基取代位置不同分为 α(1,4)、β(1,2)及 amphi(2,6)三种类型(图 4-5),但天然存在的大多为 α-萘醌类衍生物,它们多为橙色或橙红色结晶,少数呈紫色。

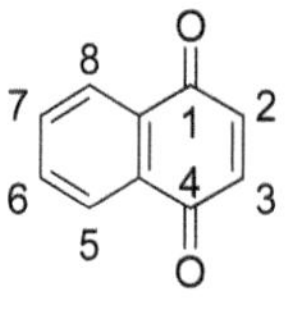

α-(1,4)萘醌

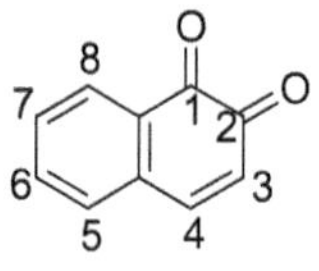

β-(1,2)萘醌

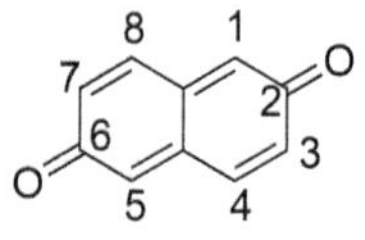

amphi-(2,6)萘醌

图 4-5 萘醌类化合物结构母核

萘醌类化合物具有 α-萘醌基本母核的胡桃醌(juglone,图 4-6)具有抗菌、抗癌及中枢神经镇静作用,蓝雪醌(plumbagin,图 4-6)具有抗菌、止咳及祛痰作用,拉帕醌(lapachol,图 4-6)具有抗肿瘤作用。中药紫草中也含有多种萘醌类化合物,且多数是以结合成酯的形式存在。

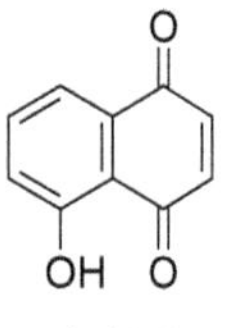

胡桃醌

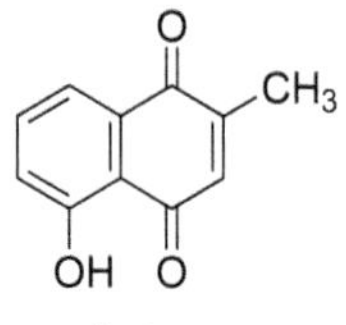

蓝雪醌

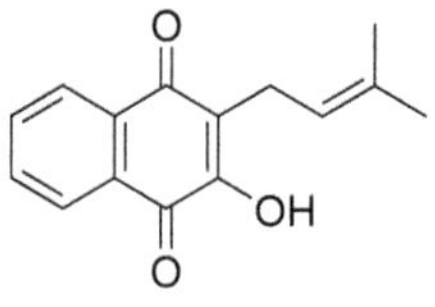

拉帕醌

图 4-6 萘醌类化合物

三、菲醌类

天然菲醌类(phenanthraquinones)化合物分为邻菲醌和对菲醌两种类型(图 4-7)。

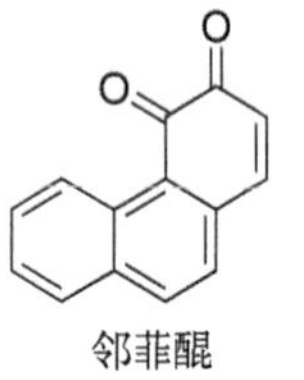

邻菲醌

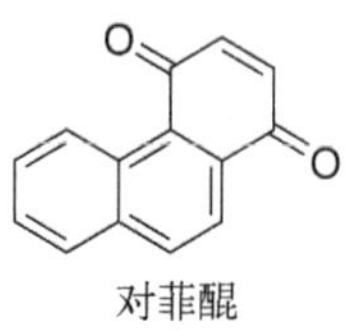

对菲醌

图 4-7 菲醌类化合物结构母核

从中药丹参(*Salvia miltiorrhiza*)根中分得的多种菲醌衍生物(图 4 - 8),属于邻菲醌和对菲醌类化合物,具有抗菌及扩张冠状动脉的作用。

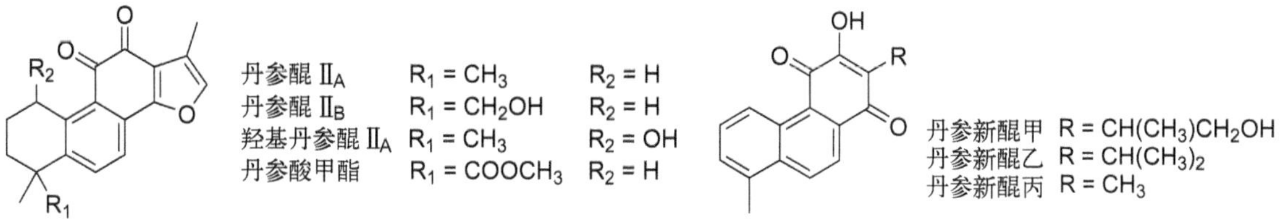

丹参醌 II_A	$R_1 = CH_3$	$R_2 = H$
丹参醌 II_B	$R_1 = CH_2OH$	$R_2 = H$
羟基丹参醌 II_A	$R_1 = CH_3$	$R_2 = OH$
丹参酸甲酯	$R_1 = COOCH_3$	$R_2 = H$

丹参新醌甲 $R = CH(CH_3)CH_2OH$
丹参新醌乙 $R = CH(CH_3)_2$
丹参新醌丙 $R = CH_3$

图 4 - 8 菲醌衍生物

四、蒽醌类

蒽醌类(anthraquinones)化合物可分为单蒽核及双蒽核两大类。

(一) 单蒽核类

1. 蒽醌及其苷类　天然蒽醌以 9,10 -蒽醌最为常见,整个分子形成一共轭体系,C_9、C_{10} 又处于最高氧化水平,因此比较稳定。蒽醌的 1,4,5,8 位称为 α 位,2,3,6,7 位称为 β 位,9,10 位称为 *meso* 位,又叫中位(图 4 - 9)。

1,4,5,8位为α位
2,3,6,7位为β位
9,10位为*meso*位,又叫中位

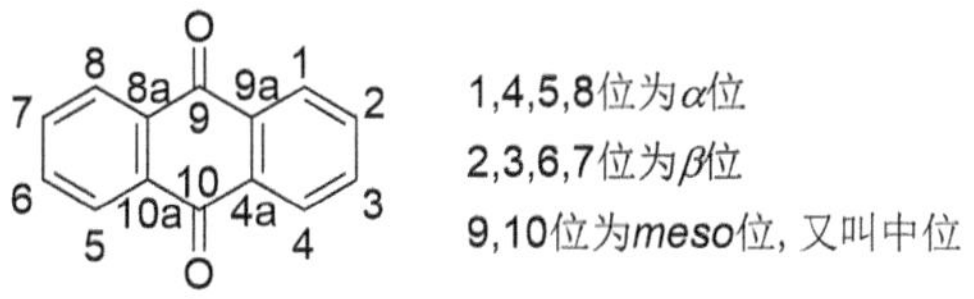

图 4 - 9 蒽醌类化合物结构母核

天然存在的蒽醌类化合物在母核上常有羟基、羟甲基、甲基、甲氧基和羧基等取代基,并常以游离或与糖结合成苷的形式存在于植物体内。蒽醌苷大多为氧苷,但也有一些化合物为碳苷,如芦荟苷(barbaloin)等。

根据羟基在蒽醌母核上的分布情况,可将羟基蒽醌衍生物分为两种类型。

(1) 大黄素型:该类型化合物的羟基分布在两侧苯环上,多数化合物呈黄色。中药大黄(*Rheum palmatum*)中的主要蒽醌类成分多属于大黄素型(图 4 - 10)。

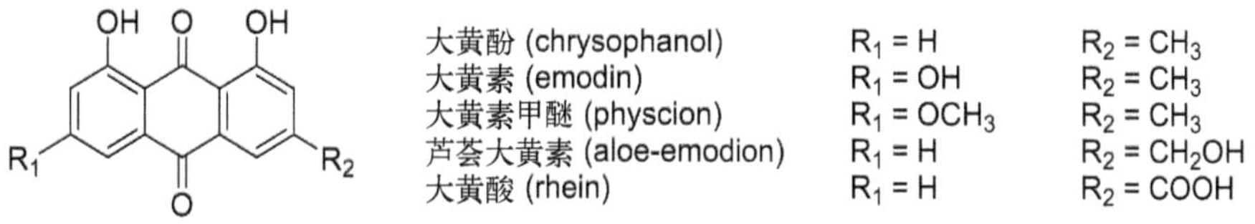

大黄酚 (chrysophanol)	$R_1 = H$	$R_2 = CH_3$
大黄素 (emodin)	$R_1 = OH$	$R_2 = CH_3$
大黄素甲醚 (physcion)	$R_1 = OCH_3$	$R_2 = CH_3$
芦荟大黄素 (aloe-emodion)	$R_1 = H$	$R_2 = CH_2OH$
大黄酸 (rhein)	$R_1 = H$	$R_2 = COOH$

图 4 - 10 大黄中的大黄素型蒽醌衍生物

大黄中的羟基蒽醌衍生物多与葡萄糖、鼠李糖结合成苷类,主要有单糖苷和双糖苷两类(图 4 - 11)。

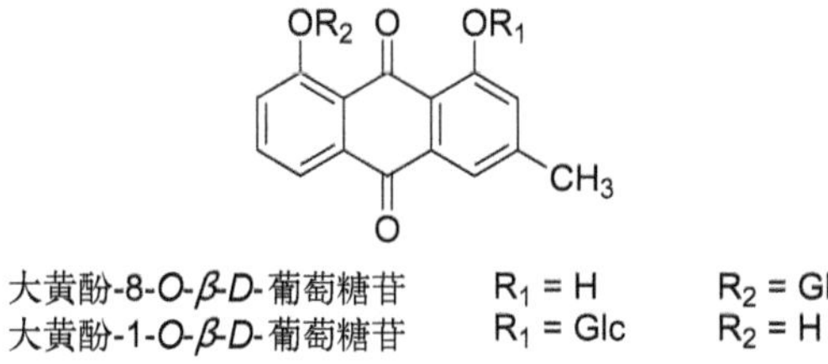

大黄酚-8-*O*-β-*D*-葡萄糖苷	$R_1 = H$	$R_2 = Glc$
大黄酚-1-*O*-β-*D*-葡萄糖苷	$R_1 = Glc$	$R_2 = H$

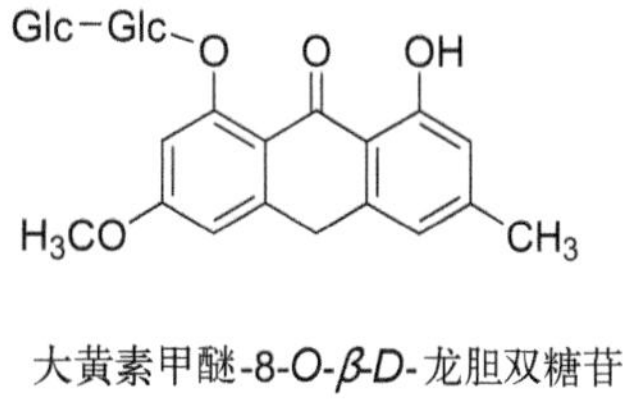

大黄素甲醚-8-*O*-β-*D*-龙胆双糖苷

图 4 - 11 大黄中的羟基蒽醌苷类化合物

(2) 茜草素型:该类型化合物的羟基一般仅分布在一侧的苯环上,颜色较深,多为橙黄色至橙红色,如中药茜草(*Rubia cordifolia*)中的茜草素、羟基茜草素等(图 4 - 12)。

茜草素 (alizarin)　　　　$R_1 = H$　　　$R_2 = H$
羟基茜草素 (purpurin)　　$R_1 = H$　　　$R_2 = OH$
伪羟基茜草素黄素 (pseudopurpurin)　$R_1 = COOH$　$R_2 = OH$

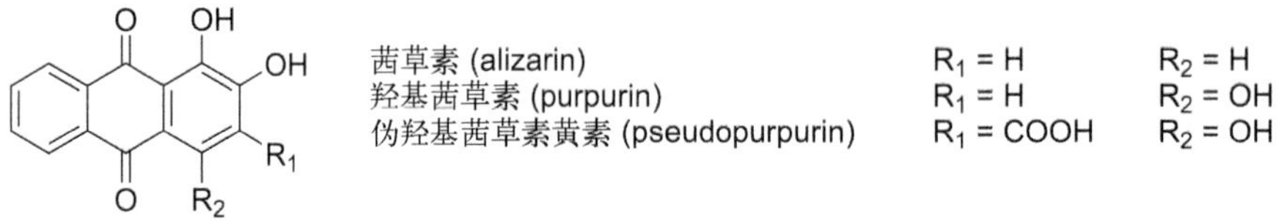

图 4-12　茜草中的茜草素型蒽醌衍生物

茜草中除含有游离蒽醌外,还含有连有木糖或葡萄糖的单糖苷和双糖苷等衍生物。

2. 蒽酚或蒽酮衍生物　　蒽醌在酸性环境中被还原,可生成蒽酚及其互变异构体蒽酮(图 4-13)。

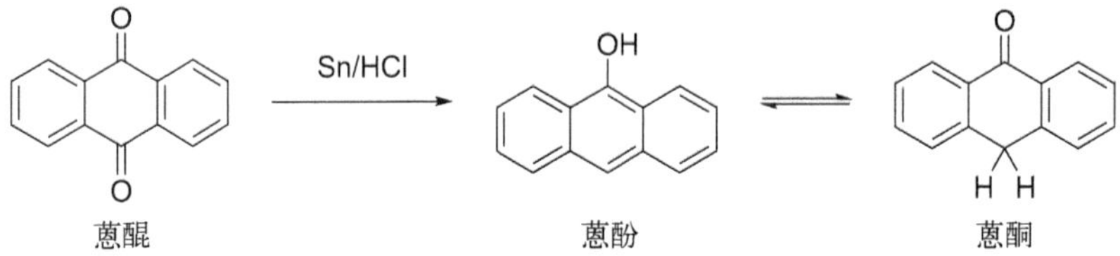

蒽醌　　　　　　　　　蒽酚　　　　　　　　　蒽酮

图 4-13　蒽酚和蒽酮

蒽酚(或蒽酮)的羟基衍生物常以游离或结合状态与相应的羟基蒽醌共存于同一植物中。蒽酚(或蒽酮)衍生物一般存在于新鲜植物中,该类成分可以被慢慢氧化成蒽醌类成分,如储存 2 年以上的大黄则检识不到蒽酚、蒽酮类化合物。如果蒽酚衍生物的 *meso* 位羟基与糖缩合成苷,则性质比较稳定,经水解除去糖后才能被氧化转变成蒽醌衍生物。

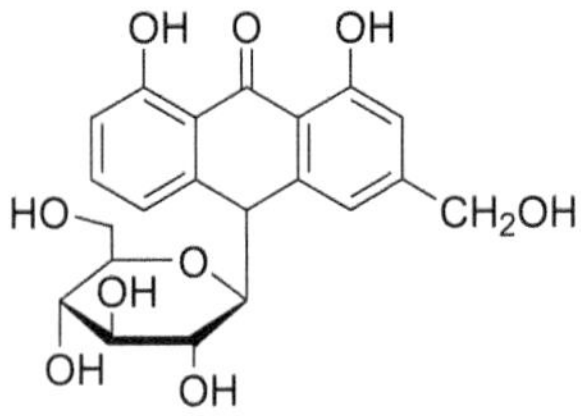

3. C-糖基蒽衍生物　　蒽醌苷类衍生物在植物体内除了以氧苷形式存在外,还有以碳苷形式存在的,即糖的端基碳与蒽环上的碳直接通过 C—C 键相连。如芦荟致泻的主要有效成分芦荟苷(barbaloin,图 4-14)就属于碳苷类化合物。中药芦荟为百合科多年生常绿植物库拉索芦荟(*Aloe barbadensis* Miller)及好望角芦荟(*Aloe ferox* Miller)的汁液浓缩干燥物,味苦、性寒,具有泻下通便、清肝泻火、杀虫的功效,用于热解便秘、惊痫抽搐等病症。

图 4-14　芦荟苷

(二)双蒽核类

1. 二蒽酮类　　二蒽酮类成分可以看成是两分子的蒽酮通过 C—C 键结合而成的化合物,多为 C_{10}—C_{10}结合,也有其他位置连接。例如大黄及番泻叶中致泻的主要有效成分番泻苷(sennoside)A、B、C、D 等皆为二蒽酮衍生物(图 4-15)。

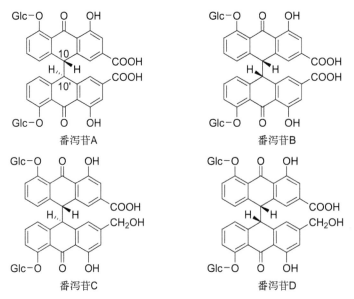

番泻苷A　　　　　　　　　　　　　　番泻苷B

番泻苷C　　　　　　　　　　　　　　番泻苷D

图 4-15　二蒽酮衍生物

番泻苷 A(sennoside A)是黄色片状结晶,酸水解后生成两分子葡萄糖和一分子番泻苷元 A(sennidin A)。番泻苷元 A 是两分子的大黄酸蒽酮通过 C_{10}—$C_{10'}$ 相互结合而成的二蒽酮类衍生物,其 C_{10}—$C_{10'}$ 为反式连接。

番泻苷 B(sennoside B)是番泻苷 A 的异构体,其 C_{10}—$C_{10'}$ 为顺式连接。

番泻苷 C(sennoside C)是一分子大黄酸蒽酮与一分子芦荟大黄素蒽酮通过 C_{10}—$C_{10'}$ 反式连接而形成的二蒽酮二葡萄糖苷。

番泻苷 D(sennoside D)为番泻苷 C 的异构体,其 C_{10}—$C_{10'}$ 为顺式链接。

二蒽酮类化合物的 C_{10}—$C_{10'}$ 键与通常的 C—C 键不同,易于断裂生成相应的蒽酮类化合物。如大黄及番泻叶中番泻苷 A 的致泻作用是因其在肠内转变为大黄酸蒽酮所致(图4-16)。

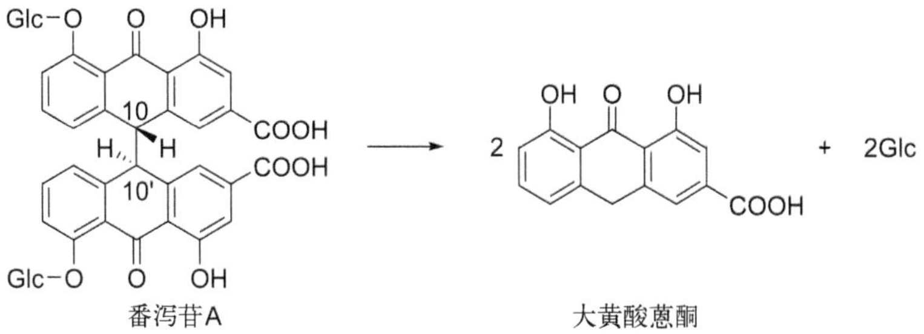

图 4-16 二蒽酮的裂解

2. 二蒽醌类 蒽醌类脱氢缩合或二蒽酮类氧化均可形成二蒽醌类。目前分离得到的二蒽醌类化合物中的两个蒽醌环都是相同而对称的,由于空间位阻的相互排斥,两个蒽环呈反向排列,如天精(skyrin)、山扁豆双醌(cassiamine)(图4-17)。

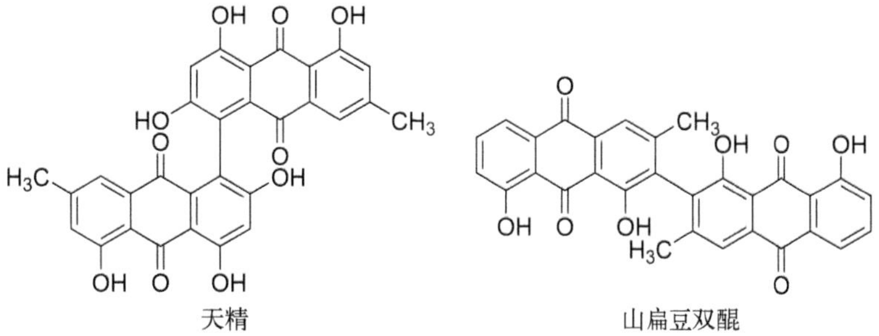

天精　　　　　　　山扁豆双醌

图 4-17 二蒽醌类化合物

3. 去氢二蒽酮类 中位二蒽酮进一步氧化,脱去一分子氢,两环之间以双键相连者称为去氢二蒽酮。此类化合物颜色多呈暗紫红色,其羟基衍生物存在于金丝桃属植物中。

4. 日照蒽酮类 去氢二蒽酮进一步氧化,α 与 α' 位相连组成一个新六元环,其多羟基衍生物也存在于金丝桃属植物中。

5. 中位萘骈二蒽酮类 这一类化合物是天然蒽衍生物中具有最高氧化水平的结构形式,也是天然产物中高度稠合的多元环系统之一。如具有抑制中枢神经及抗病毒作用的金丝桃素(hypericin)即为此类衍生物(图4-18)。

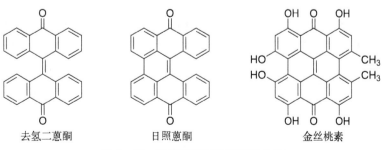

去氢二蒽酮　　　　　日照蒽酮　　　　　金丝桃素

图 4-18 其他双蒽核类蒽醌化合物

第三节　醌类化合物的理化性质

一、物理性质

（一）性状

醌类化合物母核本身不具有颜色,当母核上引入酚羟基等助色团时呈一定的颜色,并随取代的助色团增多颜色逐渐加深,分别呈黄、橙、棕红色乃至紫红色等。游离醌类化合物一般为结晶型固体,与糖结合成苷后较难得到结晶。苯醌、萘醌多以游离形式存在,因此较易得到结晶,而蒽醌往往以苷的形式存在于植物体中,因极性较大而难以得到结晶。蒽醌类化合物多具有荧光,并随 pH 变化而显不同的颜色。

（二）升华性及挥发性

游离的醌类化合物一般具有升华性。小分子的苯醌类及萘醌类还具有挥发性,能随水蒸气蒸馏,利用这些性质可对其进行分离和纯化。

（三）溶解性

游离醌类化合物极性较小,一般溶于甲醇、乙醇、丙酮、乙酸乙酯、三氯甲烷、乙醚、苯等有机溶剂,几乎不溶于水。与糖结合成苷后极性显著增大,易溶于甲醇、乙醇中,在热水中也可溶解,但在冷水中溶解度较小,几乎不溶于苯、乙醚、三氯甲烷等极性较小的有机溶剂。蒽醌的碳苷在水中的溶解度很小,亦难溶于有机溶剂,但易溶于吡啶中。

（四）光稳定性

有些醌类成分含有易氧化的基团,对光不稳定,因此应注意避光处理或保存,如丹参酮 ⅡA 在光照条件下不稳定,容易发生降解反应。

二、化学性质

（一）酸性

醌类化合物多具有酚羟基甚至羧基,故具有一定的酸性,可在碱性水溶液中成盐溶解,加酸酸化后又转为游离态而沉淀析出,此即为"碱溶酸沉"法。

醌类化合物因分子中羧基的有无及酚羟基的数目与位置不同,表现出酸性的强弱差异。一般来说,含有羧基的醌类化合物的酸性强于不含羧基者,2-羟基苯醌或在萘醌的醌核上有羟基时,为插烯酸结构,由于受到邻近醌式羰基的影响而表现出与羧基相似的酸性,可溶于碳酸氢钠水溶液。β-羟基醌类化合物的酸性强于 α-羟基醌类化合物,由于 β 位上的羟基受羰基电负性影响,使羟基上氧原子的电子云密度降低,故质子的解离度增高,酸性增强,可溶于碳酸钠水溶液,而 α 位上的羟基因与羰基缔合形成分子内氢键,降低了质子的解离度,故表现出较弱的酸性,仅溶于氢氧化钠水溶液。酚羟基数目增多则酸性增强（图 4-19）。

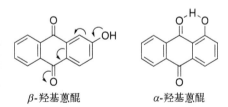

β-羟基蒽醌　　α-羟基蒽醌

图 4-19　羟基蒽醌的酸性

根据醌类化合物酸性强弱的差别,可用 pH 梯度萃取法进行分离,即根据醌的酸性强弱不同,依次采用不同碱度的碱水萃取。以游离蒽醌类化合物为例,酸性强弱的顺序为:含-COOH>含两个或两个以上 β-OH>含一个 β-OH>含两个或两个以上 α-OH>含一个 α-OH。故可依次用 5%碳酸氢钠、5%碳酸钠、1%氢氧化钠及 5%氢氧化钠水溶液进行梯度萃取,从而达到分离的目的。

（二）碱性

由于羰基上氧原子的存在,蒽醌类成分也具有微弱的碱性（图 4-20）,能溶于浓硫酸中成镁盐再转成正碳离子,同时伴有颜色的显著变化。如大黄酚为暗黄色,溶于浓硫酸转为红色,而大黄素可由橙红变为红色,其他羟基蒽醌类化合物在浓硫酸中一般呈红至红紫色。

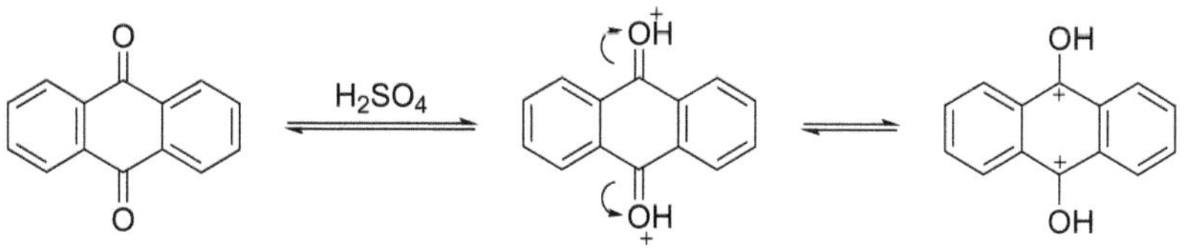

图 4-20 蒽醌类成分的碱性

(三)显色反应

醌类化合物的颜色反应主要基于其氧化还原性质以及分子中酚羟基的性质。

1. Feigl 反应　醌类衍生物在碱性条件下经加热能迅速与醛类及邻二硝基苯反应,生成紫色化合物,其反应机理如图 4-21 所示:

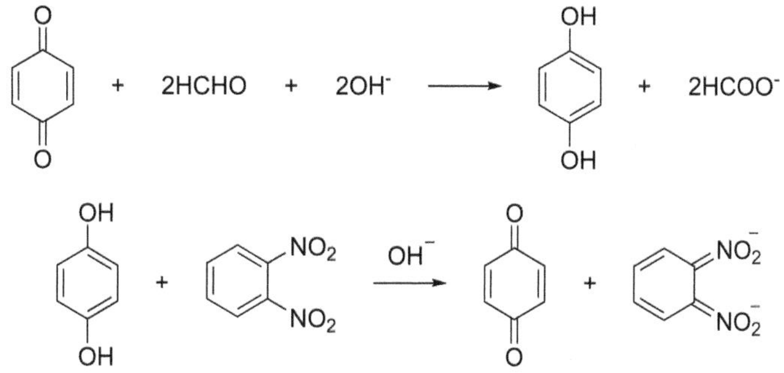

图 4-21　Feigl 反应

实际上在该反应前后,醌类化合物无变化,只起传递电子的媒介作用。醌类成分含量越高,反应速度也就越快。实验时可取醌类化合物的水或苯溶液 1 滴,加入 25% 碳酸钠水溶液、4% 甲醛水溶液及 5% 邻二硝基苯的苯溶液各 1 滴,混合后置水浴上加热,在几分钟内即产生显著的紫色。

2. 无色亚甲蓝显色反应　无色亚甲蓝(leucomethylene blue)溶液为苯醌类及萘醌类的专用显色剂,可与蒽醌类化合物相区别。此反应可在 PC 或 TLC 上进行,无色亚甲蓝用作显色剂,样品呈蓝色斑点。无色亚甲蓝溶液的配制方法为:取亚甲蓝 100 mg 溶于乙醇 100 mL 中,再加入冰乙酸 1 mL 及锌粉 1 g,缓缓振摇至蓝色消失,即可备用。试样的最低检出限约为 1 μg/cm²。

3. Bornträger 反应　羟基醌类在碱性溶液中会颜色加深,多呈橙、红、紫红及蓝色。例如羟基蒽醌类化合物遇碱显红~紫红色的反应称为 Bornträger 反应,其机理如图 4-22:

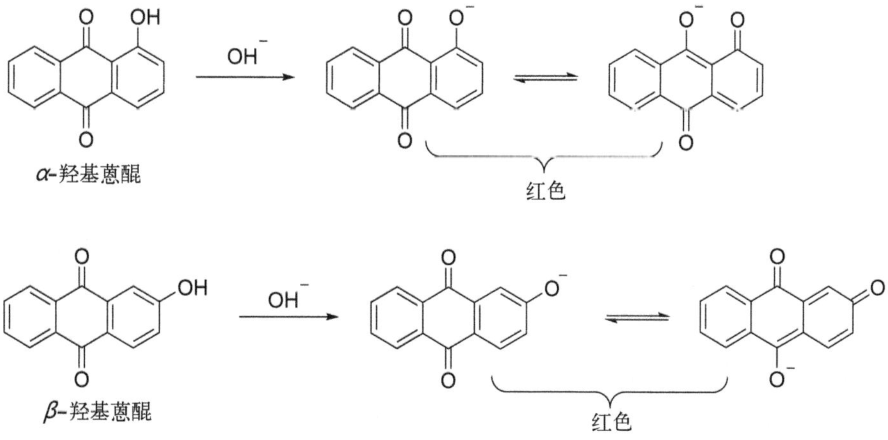

图 4-22　Bornträger 反应

显然,该显色反应与形成共轭体系的酚羟基和羰基有关。因此羟基蒽醌以及具有游离酚羟基的蒽醌苷均可呈色,但蒽酚、蒽酮、二蒽酮类化合物则需氧化形成羟基蒽醌类化合物后才能呈色。

用本反应检查中药中是否含有蒽醌类成分时,可取样品粉末约 0.1 g,加 10%硫酸水溶液 5 mL,置水浴上加热 2～10 min 趁热过滤,滤液冷却后加乙醚 2 mL 振摇,静置后分取醚层溶液,加入 5%氢氧化钠水溶液 1 mL,振摇,如有羟基蒽醌存在,醚层则由黄色褪为无色,而水层显红色。

4. Kesting－Craven 反应　当苯醌及萘醌类化合物的醌环上有未被取代的位置时,可在碱性条件下与一些含有活性次甲基试剂(如丙二酸酯、丙二腈、乙酰乙酸酯等)的醇溶液反应,生成蓝绿色或蓝紫色化合物。以萘醌与丙二酸酯的反应为例,反应时丙二酸酯先与醌核生成产物①,再进一步经电子转位生成产物②而显色(图 4－23)。此反应也常被称为与活性次甲基试剂的反应。

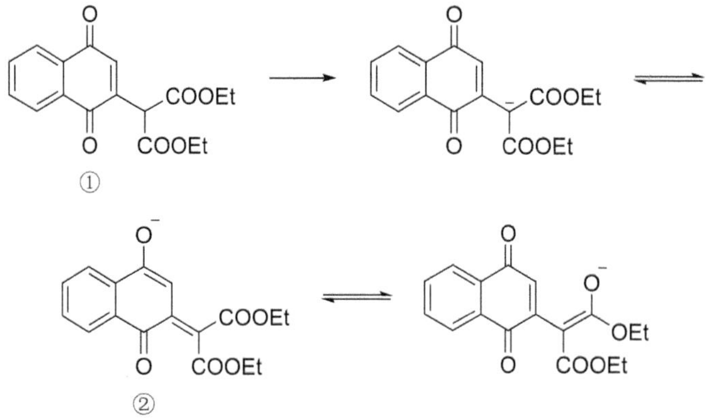

图 4－23　Kesting－Craven 反应

萘醌的苯环上如有羟基取代,将减慢此反应速度或不反应。蒽醌类化合物因醌环两侧有苯环,不能发生该反应,故可加以区别。

5. 与金属离子的反应　在蒽醌类化合物中,如果有 α-酚羟基或邻二酚羟基结构时,则可与 Pb^{2+}、Mg^{2+} 等金属离子形成络合物。以乙酸镁为例,生成物可能具有如图 4－24 所示结构。当蒽醌类化合物具有不同的取代基时,与乙酸镁形成的络合物也具有不同的颜色,如橙黄、橙红、紫红、紫、蓝色等。实验时可将羟基蒽醌衍生物的醇溶液滴在滤纸上,干燥后喷以 0.5%乙酸镁甲醇溶液,于 90 ℃加热 5 min 即可显色。

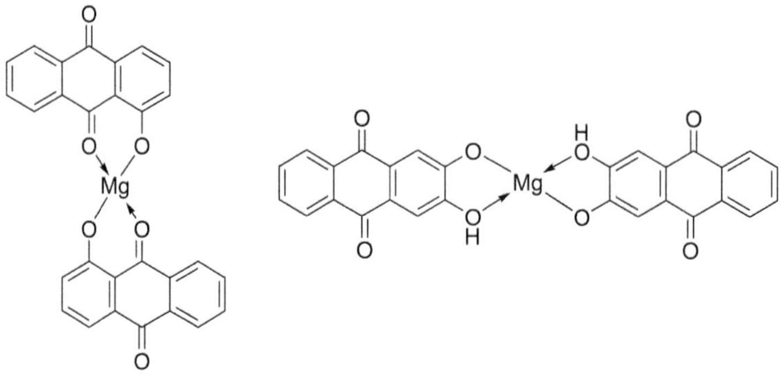

图 4－24　与金属离子的反应

6. 对亚硝基-二甲苯胺反应　C_9、C_{10} 未取代的羟基蒽酮类化合物,尤其是 1,8-二羟基衍生物,其羰基对位的亚甲基上的氢很活泼,可与 0.1%对亚硝基-二甲苯胺吡啶溶液缩合而产生各种颜色。缩合物的颜色随分子结构不同而呈紫色、绿色、蓝色及灰色等不同颜色,而 1,8-二羟基衍生物均呈绿色(图 4－25)。

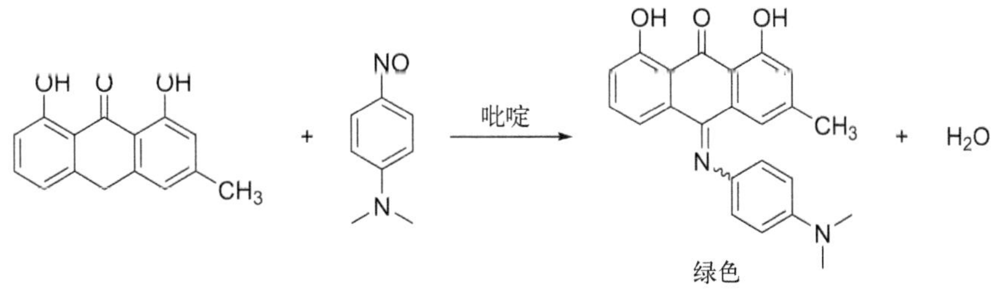

图 4-25　对亚硝基-二甲苯胺反应

此反应可用作蒽酮类化合物的定性检查,通常用在 PC 上进行,以吡啶-水-苯(1∶3∶1)的水层为展开剂,以对亚硝基-二甲苯胺的乙醇液作显色剂,在滤纸上发生颜色变化。如大黄酚蒽酮-9在滤纸上开始呈蓝色立即变绿,芦荟大黄素蒽酮-9在滤纸上开始呈绿色很快变蓝。本反应作为蒽酮类化合物的定性鉴别反应,不受蒽醌类、黄酮类、香豆素类、糖类及酚类化合物的干扰。

第四节　醌类化合物的检识

一、理化检识

一般可以利用 Feigl 反应、无色亚甲蓝反应和 Kesting - Craven 反应等来鉴定苯醌、萘醌,利用 Bornträger 反应初步确定羟基蒽醌类化合物,利用对亚硝基-二甲苯胺反应鉴定蒽酮类化合物。检识反应可在试管中进行,也可在 PC 或 TLC 上进行。

二、色谱检识

(一) 薄层色谱

吸附剂多采用硅胶、聚酰胺,展开剂多采用混合溶剂如苯-甲醇(9∶1)、庚烷-苯-三氯甲烷(1∶1∶1)等。蒽醌苷类则要采用极性较大的溶剂系统。

蒽醌类及其苷在可见光下多显黄色,在紫外光下则显黄棕、红、橙色等荧光,若用氨熏或以10%氢氧化钾甲醇溶液、3%氢氧化钠或碳酸钠溶液喷雾,颜色会加深或变色。亦可用0.5%乙酸镁甲醇溶液,喷雾后90 ℃加热5 min 再观察颜色。

(二) 纸色谱

羟基蒽醌类的纸色谱一般在中性溶剂系统中进行,可用水、乙醇、丙酮等与石油醚、苯混合使其饱和,分层后取极性小的有机溶剂层进行展开。显色剂一般用0.5%醋酸镁甲醇溶液,根据羟基的不同位置可显不同颜色的斑点,也可用1%~2%氢氧化钠或氢氧化钾溶液喷雾,显红色斑点。

蒽苷类具有较强亲水性,采用含水量较大的溶剂系统展开才能得到满意结果。常用展开剂如苯-丙酮-水(4∶1∶2)、苯-吡啶-水(5∶1∶10)、三氯甲烷-甲醇-水(2∶1∶1,下层)等。

第五节　醌类化合物的提取分离

醌类化合物在中药材中通常以游离苷元以及与糖结合成苷两种形式存在,由于不同结构的醌类化合物的物理性质和化学性质差别较大,目前没有通用的提取分离方法,以下规律可供参考。

一、醌类化合物的提取方法

(一) 醇提取法

以乙醇或甲醇为溶剂提取时,醌苷和苷元均可被提取出来。对含脂质较多的药材应先脱脂再提取,对含糖量较高的药材应避免升温过高。对苷类的提取应避免酶、酸和碱的作用,防止其被水解;对于游离的多羟基醌类化合物应先考察它们的存在形式,如果以盐的形式存在于药材中,应先酸化为游离状态,再用醇提取。

(二)有机溶剂提取法

游离的醌类苷元一般极性较小,可用极性较小的有机溶剂提取。如将药材用二氯甲烷等有机溶剂进行提取,然后再将提取液浓缩得到粗品。

(三)碱提酸沉法

对于含酸性基团(酚羟基、羧基)的醌类,可以通过调节 pH 成碱性,将含酚羟基或羧基与碱成盐并溶于水中,而后通过加入酸溶液调整 pH 到酸性,使其游离而沉淀析出。

(四)水蒸气蒸馏法

适用于具有挥发性、能随水蒸气蒸馏而不被破坏、难溶或不溶于水的小分子苯醌及萘醌类化合物的提取。

(五)其他方法

近年来超临界流体萃取方法(supercritical fluid extraction,SFE)在醌类成分提取中也开始应用,是一种以超临界流体(supercritical fluid,SCF)代替常规有机溶剂,对中药有效成分进行萃取和分离的新技术。具有萃取效率高和选择性高、省时、萃取溶剂易挥发、萃取物干净、对环境污染小、操作条件易改变的特点。萃取完成后,改变体系温度和压力,使超临界流体变成普通气体挥散出去。利用超临界 CO_2 流体作溶剂,可以从多种液态或固态混合物中萃取出待分离组分。

二、醌类化合物的分离方法

(一)游离蒽醌的分离方法

游离蒽醌类化合物的分离方法主要有 pH 梯度萃取法和色谱法,具体如下:

1. pH 梯度萃取法　　此方法是基于化合物的酸性强弱的差别进行分离,也是分离游离的含酚羟基、羧基蒽醌类化合物的经典方法。此法通过调节溶液的 pH,实现不同酸度的羟基蒽醌化合物的逐级分离。分离流程如图 4-26 所示:

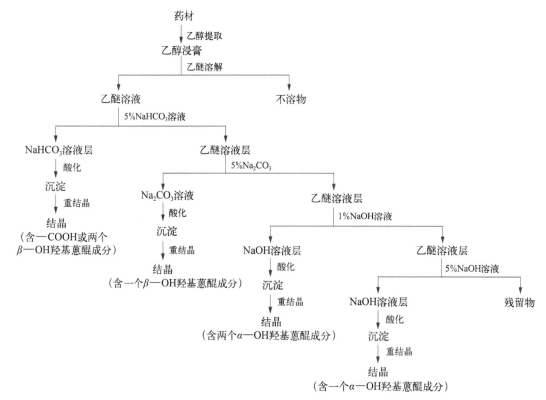

图 4-26　分离流程图

2. **色谱法** 色谱分离法是中药化学成分分离中最常用的技术方法,其最大的优点在于分离效能高、快速简便。通过选用不同分离原理、不同操作方式、不同色谱材料或将各种色谱组合应用,可达到对各类型中药成分的精制和分离,亦可用于化合物的鉴定。对于蒽醌类化合物,最常用的是吸附色谱法。

吸附色谱是利用吸附剂对被分离化合物分子吸附能力的差异而实现分离的一类色谱。吸附剂主要通过氢键、络合作用、静电引力、范德瓦尔斯力等作用产生吸附,常用的包括硅胶、氧化铝、活性炭、聚酰胺等。色谱分离时吸附作用的强弱与吸附剂的吸附能力、被吸附成分的性质和流动相的性质有关。色谱的操作过程中,当流动相流经固定相时,化合物与吸附剂连续不断地发生吸附和解吸附过程,并将各成分之间的差异不断累积放大,最终实现各成分的相互分离。在蒽醌类化合物分离中常用的吸附剂主要有硅胶、聚酰胺类和氧化铝等。

(1)硅胶:硅胶可用通式 $SiO_2 \cdot xH_2O$ 表示,具有多孔性的硅氧环(—Si—O—Si—)交链结构,其骨架表面的硅醇基能通过氢键与极性或不饱和分子相互作用。硅胶的吸附性能取决于硅胶中硅醇基的数目及含水量。随着水分的增加,吸附能力降低。若吸水量超过17%,只可用于分配色谱的载体。当硅胶加热到 $100 \sim 110 \, ℃$ 时,其表面所吸附的水分能被可逆地除去,因此通过加热的方法可以活化硅胶。但活化温度不宜过高,以防止硅胶表面的硅醇基脱水缩合转变为硅氧烷结构而失去吸附能力,一般以 $105 \, ℃$ 活化 $30 \, min$ 为宜。由于硅胶表面的硅羟基(SiOH)或其他基团(如胺基或氰基)极性较强,因此,分离的次序是依据样品中的各组分的极性大小,即极性弱的组分先被冲洗出色谱柱。正相色谱使用的流动相极性相对比固定相低,如:正己烷(n-hexane)、氯仿(chloroform)、二氯甲烷(methylene chloride)等。

此外,还有一种反相填料,是以硅胶为基础填料,对其表面进行结构修饰,引入有极性相对较弱的官能团,如十八烷基。反相色谱所使用的流动相极性较强,通常为水、乙腈、甲醇或缓冲液等。样品流出色谱柱的顺序是极性较强组分先被冲出,而极性弱的组分会有更长的保留时间。目前常用的反相填料有 C_{18}(octadecylsilyl, ODS)、C_8(MOS)、C_4(Butyl)和 C_6H_5(Phenyl)等。

(2)聚酰胺是通过酰胺键聚合而成的一类高分子化合物,分子中含有丰富的酰胺基,其分离作用是由于其酰胺键与酚类、酸类、醌类、硝基化合物等形成氢键的数目不同、强度不同,从而对这些化合物产生了不同强度的吸附作用,与不能形成氢键的化合物分离。化合物分子中酚羟基数目越多,则吸附作用越强。芳香核、共轭双键多的化合物吸附力也大,而化合物易形成分子内氢键时,使吸附力减小。与硅胶基质的 C_{18} 填料,其主要优点是在 pH 为 $1 \sim 14$ 均可使用,并具有更强的疏水性;缺点是相对硅胶基质填料,色谱柱的柱效偏低。

(3)氧化铝填料由于氧化铝易与蒽醌类化合物中的酚羟基发生作用生成难以洗脱的络合物,故分离过程中需要慎重选择。

(二)蒽醌苷类与蒽醌苷元的分离

由于蒽醌苷类与蒽醌苷元的极性差别较大,在有机溶剂中的溶解度不同,可以选用适当的溶剂进行初步分离。例如,蒽醌苷元溶于三氯甲烷(氯仿),而苷类不溶,因而可以用三氯甲烷将总提取物中的蒽醌苷类与蒽醌苷元进行初步分离。在分离过程中需要特别注意,因为羟基蒽醌类衍生物及其苷类在药材中多通以酚羟基或羧基与钙、镁、钾、钠等金属离子结合成盐的形式存在,因此为充分提取蒽醌类化合物,在预处理中必须加酸酸化使之全部游离后再进行提取;同理用其他有机溶剂从水溶液中萃取蒽醌苷元时也必须使其充分游离,才能实现苷和苷元的良好分离。

(三)蒽醌苷类的分离

由于蒽醌苷类化合物中含有糖基团,水溶性较好、极性较大,通常分离和纯化比较困难,一般采用色谱法进行分离。

由于此类化合物的水溶性较好,通常采用正丁醇、乙酸乙酯等极性较大的溶剂,将蒽醌苷类从水提取液中萃取出来,使其与水溶性的杂质相互分离,此方法又称溶剂法;而后除去多余溶剂再用色谱法进行下一步分离,主要采用硅胶柱色谱、反相硅胶柱色谱和葡聚糖凝胶色谱等方法进行分离。随着高效液相色谱,制备型中、低压液相色谱,高速逆流色谱和毛细管电泳等新技术的发展,蒽醌苷类化合物得到了更有效的分离。

第六节　醌类化合物的结构鉴定

一般醌类化合物的结构鉴定首先通过 Feigl 反应、无色亚甲蓝显色反应、Keisting-Craven 反应及 Bornträger 反应进行初步确定,而后再进行波谱分析确定其化学结构。随着现代质谱与核磁技术的发展,紫外光谱和红外光谱在化合物的结构解析中逐渐走向次要地位,但是由于醌类化合物的特殊结构而产生有规律的紫外、红外光谱学特征,因而在此类化合物的结构鉴定,尤其是在判断化合物的类型时仍然起到很重要的作用。

一、紫外光谱

(一)苯醌和萘醌类化合物的紫外吸收光谱

醌类是具有较大的共轭体系的含羰基化合物,在 UV 吸收光谱中主要由共轭双键的 $\pi \to \pi^*$ 电子跃迁和由羰基的 $n \to \pi^*$ 电子跃迁而产生较强的吸收峰。苯醌类的主要吸收峰有三个,即 240 nm 左右的强峰;285 nm 左右的中强峰;400 nm 左右弱峰。萘醌类主要有四个吸收峰,其峰位与结构的大致关系如图 4-27 所示。

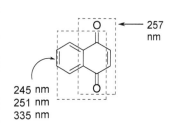

257 nm

245 nm
251 nm
335 nm

图 4-27　萘醌类

由于溶剂与溶质分子间形成氢键、偶极极化等的影响,也可以使溶质吸收波长发生位移。如 $\pi \to \pi^*$ 迁,激发态比基态的极性强,因此极性溶剂对激发态的作用比基态强,可使激发态的能量降低较多,以使基态与激发态之间的能级的能差减少,吸收向长波位移即发生红移现象。如 $n \to \pi^*$ 电子跃迁,在质子溶剂中,分子中的氮或氧上的 n 轨道中的电子可以被质子溶剂质子化,质子化后的杂原子增加了吸电子的作用,吸引 n 轨道的电子更靠近核而能量降低,故基态分子的轨道能量降低,$n \to \pi^*$ 跃迁时吸收的能量较前为大,这使吸收向短波位移,即发生紫移现象。因此在记录吸收波长时,需要写明所用溶剂。

另外由于非键电子的原子连在双键或大共轭体系上,形成非键电子与 π 电子的共轭,即 p-π 共轭时,使电子活动范围增大,吸收向长波方向位移即发生红移现象,使颜色加深,这种效应,称助色效应,常见的官能团有羟基、甲氧基、胺基或卤素等。例如 1,4-萘醌,当醌环上引入+I(诱导效应,inductive effect)或+M(共振效应,mesomeric effect)取代基时,只影响 257 nm 峰红移,而不影响来源于苯环的三个吸收带。但当苯环上引入取代基时,如 α-羟基时将使 335 nm 的吸收峰红移至 427 nm。

(二)蒽醌类化合物的紫外吸收光谱

蒽醌类的紫外光谱特征主要由蒽醌母核四个吸收峰,分别由苯样结构(a)及醌样结构(b)引起,如图 4-28 所示:

252 nm, 325 nm

(a)

272 nm, 405 nm

(b)

图 4-28　苯样结构(a)及醌样结构(b)

羟基蒽醌衍生物的紫外光谱与蒽醌母核相似,此外,多数在 230 nm 附近还有一强峰,故羟基蒽醌类化合物有以下五个主要吸收带。

第 Ⅰ 峰:230 nm

第 Ⅱ 峰:240~260 nm(由苯样结构引起)

第 Ⅲ 峰:262~295 nm(由醌样结构引起)

第 Ⅳ 峰:305~389 nm(由苯样结构引起)

第 Ⅴ 峰:>400 nm(由醌样结构中的 C ═O 引起)

以上各吸收带的具体峰位与吸收强度与蒽醌母核上取代基的性质、数目及取代位置有关。

峰带 Ⅰ 的最大吸收波长(λ_{max})随分子中酚羟基数目的增多而红移,但该红移与酚羟基的位置无关。峰带 Ⅰ 的具体位置与分子中的酚羟基数目之间的关系如表 4-1 所示。

表 4-1 羟基蒽醌类紫外吸收光谱(第 Ⅰ 峰)

OH 数	OH 位置	λ_{max}(nm)
1	1-;2-	222.5
2	1,2-;1,4-;1,5-	225
3	1,2,8-;1,4,8- 1,2,6-;1,2,7-	230±2.5
4	1,4,5,8-;1,2,5,8-	236

峰带 Ⅲ(262~295 nm)受 β-酚羟基的影响,β-酚羟基的存在可使该带红移,且吸收强度增加。蒽醌母核上具有 β-酚羟基则第三峰吸收强度 lgε 值均在 4.1 以上,若低于 4.1,表示无 β-酚羟基。

峰带 Ⅳ(305~389 nm)受供电基影响,一般规律是 α 位有—CH$_3$、—OH、—OCH$_3$ 时,峰位红移,强度降低,而当取代基处于 β 位时,则吸收峰强度增大。

峰带 Ⅴ 主要受 α-羟基的影响,α-羟基数目越多,峰带 Ⅴ 红移值也越大,如表 4-2 所示。

表 4-2 羟基蒽醌类峰带 Ⅴ 的紫外吸收

α-OH 数	λ_{max}(nm)(lgε)
无	356~362.5(3.30~3.88)
1	400~420
1,5-二羟基 1,8-二羟基 1,4-二羟基	418~440(二个峰) 430~450 470~500(靠 500 nm 处有一肩峰)
3	485~530(二至多个吸收)
4	540~560(多个重峰)

二、红外光谱

从红外光谱(IR)的整个范围来看,可分为 4 000~1 350 cm^{-1} 与 1 350~650 cm^{-1} 两个区域。4 000~1 350 cm^{-1} 区域是由伸缩振动产生的吸收带,光谱比较简单但具有很强的特征性,称为官能团区。在这个区域,4 000~2 500 cm^{-1} 高波数一端有与折合质量小的氢原子相结合的官能团O—H,N—H,C—H,S—H 键的伸缩振动吸收带,在 2 500~1 900 cm^{-1} 波数范围出现力常数大的三键、累积双键如:—C≡C—,—C≡N,—C═C═C—,—C═C═O,—N═C═O 等的伸缩振动吸收带。在 1 900 cm^{-1} 以下的低波数端有>C═C<,>C═O<,>C═N—等的伸缩振动和芳环的骨架振动。官能团区的吸收带对于基团的鉴定十分有用,是红外光谱分析的主要依据。

在 1 350~650 cm^{-1} 区域,有 C—O,C—X 的伸缩振动和 C-C 的骨架振动,还有力常数较小的弯曲振动产生的吸收峰,因此光谱非常复杂。该区域中各峰的吸收位置受整体分子结构影响较大,分子结构稍有不同,吸收就有细微的差异,所以称这个区域为指纹区。指纹区对于用已知物来鉴别未知物十分重要。

醌类化合物的红外光谱的主要特征是羰基、双键及苯环的吸收峰。羟基蒽醌类化合物在红外区域有 $\upsilon_{c=o}$(1 675~1 653 cm^{-1})及 $\upsilon_{芳环}$(1 600~1 480 cm^{-1})的吸收。其中酮羰基的吸收峰位与分子中 α-酚羟基的数目及位置有较强的规律性,对推测结构具有重要的参考价值。

无取代基的 9,10 -蒽醌因两个酮羰基的化学环境相同,在 1 675 cm^{-1} 仅出现一个吸收峰。含有一个 α-OH 的蒽醌衍生物,羰基与相邻羟基发生氢键缔合,使其电子云密度平均化,致使 $\upsilon_{c=o}$ 向低频发生位移;另外一个未缔合酮羰基的吸收则变化较小。当芳环引入的羟基数目增多及位置不同时,两个酮羰基与酚羟基的缔合情况发生变化,其吸收峰位也会随之改变。α-OH的数目及位置对 $\upsilon_{c=o}$ 吸收的影响如下表 4-3 所示。

表 4-3 蒽醌类 $\upsilon_{c=o}$ 与 α-OH 数目及位置关系

α-OH 数	$\upsilon_{c=o}$(Nujol)cm^{-1}	α-OH 数	$\upsilon_{c=o}$(Nujol)cm^{-1}
无	1 678~1 653	1,8-二羟基	1 678~1 661 和 1 626~1 616
1	1 675~1 653	3	1 616~1 592
2(1,4-和1,5-)	1 648~1 608	4	1 592~1 572

三、核磁共振波谱

(一) 醌类化合物的 ^{1}H-NMR 谱

1. 醌环上的质子　在天然存在的醌类化合物中,多数为对苯醌类、α-萘醌类和蒽醌类化合物。而在醌环化合物中,只有苯醌和萘醌在醌环上有质子,在无取代时化学位移分别为 δ_H 6.72(p-苯醌,400 MHz,CDCl$_3$)及 δ_H 7.01(1,4-萘醌,400 MHz,CDCl$_3$)。醌环质子因取代基而引起的位移基本与顺式乙烯的情况相似,无论对苯醌还是 1,4-萘醌,当醌环上有供电取代基时,将使醌环上其他质子移向高场,例如甲基、甲氧基;当醌环上有卤素取代基时,例如溴原子,醌环上其他质子位移向低场(图 4-29)。

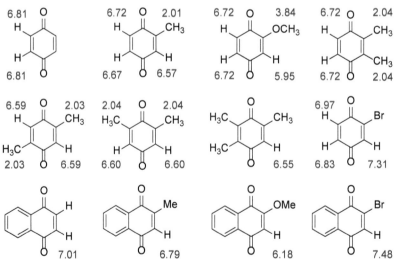

图 4-29 醌环上的质子

2. 芳环质子　在醌类化合物中,具有芳氢的只有萘醌(最多 4 个)及蒽醌(最多 8 个),可分为 α-H 及 β-H 两类。其中 α-H 因处于羰基(C=O)的负屏蔽区,受影响较大,共振信号出现在较低场,化学位移值较大;β-H 受羰基(C=O)的影响较小,共振信号出现在较高场,化学位移值较小。1,4-萘醌的共振信号分别在δ_H 8.06($\alpha-H$)及7.73($\beta-H$);9,10-蒽醌的芳香信号分别出现在δ_H 8.07($\alpha-H$)及7.67($\beta-H$)(图4-30)。当芳环上有取代基时,峰的数目及峰位都会发生改变,甚至会发生重叠,这时需要通过二维谱对氢的位置进行确认。

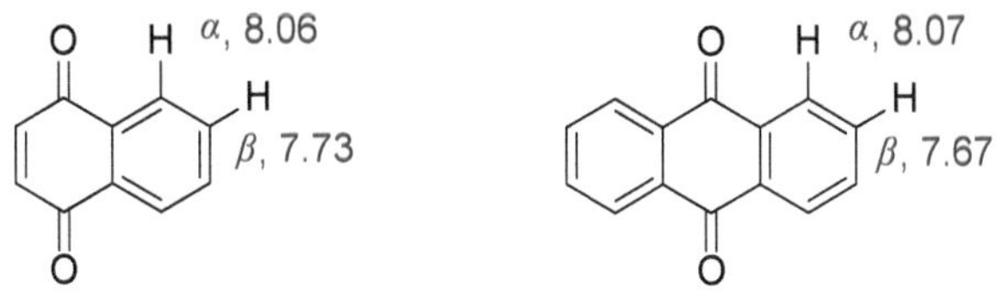

图4-30 芳环质子

3. 取代基质子的化学位移及对芳环质子的影响 蒽醌衍生物中取代基的性质、位置不同,对芳氢的化学位移、峰的微细结构均产生一定影响,有利于结构分析。

(1) 甲基:蒽醌核-CH_3上质子的化学位移范围在δ_H 2.1~2.9,为单峰或宽单峰,具体峰位与甲基在母核上的位置(α或β)有关,并受其他取代基的影响。例如1,3,5-三羟基-6-甲基蒽醌中,-CH_3处于C_5-OH的邻位,受其影响较大,故质子的化学位移较小(δ_H 2.16),而在1,3,5-三羟基-7-甲基蒽醌中,-CH_3处于C_5-OH的间位,受其影响较小,故化学位移较大(δ_H 2.41)(图4-31)。另外,甲基可与相邻芳氢发生烯丙偶合,其偶合常数很小(J=0.6~0.9 Hz),可使甲基峰与芳氢峰的宽度加大为宽峰,宽甲基峰的半峰宽约为2.2 Hz,而正常甲基峰为1.0~1.5 Hz;如果甲基两侧均为芳氢,则两个间位芳氢由于互相远程偶合(J<3.0 Hz)而使每个芳氢分裂为2个小峰,再与甲基偶合,使这4个峰(2个二重峰)变成2个宽峰,其半峰宽约为4.0 Hz。

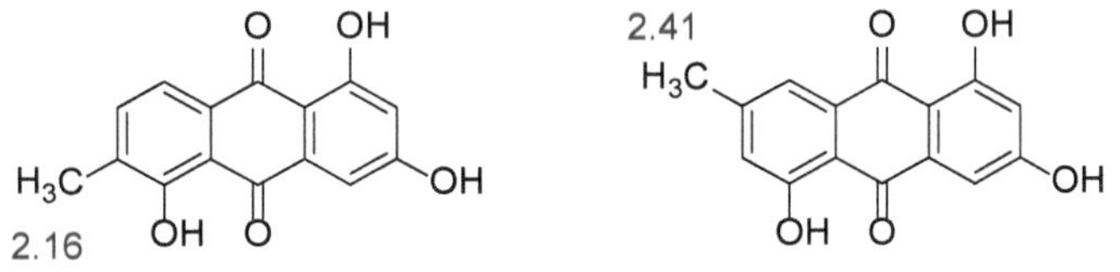

图4-31 甲基

(2) 酚羟基:在非质子类的氘代溶剂中,可以观察到酚羟基的质子信号。一般因为α-羟基与羰基能形成分子内氢键,其信号出现在最低场;当分子中只有一个α-羟基时,其化学位移值大于δ_H 12.24;当两个羟基位于同一羰基的α-位时,分子内氢键减弱,其信号范围在δ_H 11.6~12.1间。另外,由于β-羟基很难形成分子内的氢键,与α-羟基相比其化学位移向高场移动;一般邻位无取代的酚羟基范围在δ_H 11.1~11.4之间,而邻位有取代时β-羟基的化学位移值小于δ_H 10.9。

(二) 醌类化合物的$^{13}C-NMR$谱

$^{13}C-NMR$作为一种结构确定的常规技术已广泛用于醌类化合物的结构研究。通过测定大量数据,已经积累了不少$^{13}C-NMR$谱在确定醌类化合物结构方面的经验规律。这里主要介绍1,4-萘醌及蒽醌类的$^{13}C-NMR$谱基本特征。

1. 1,4-萘醌类化合物的$^{13}C-NMR$谱 1,4-萘醌母核$^{13}C-NMR$化学位移值(δ)如图4-32所示:

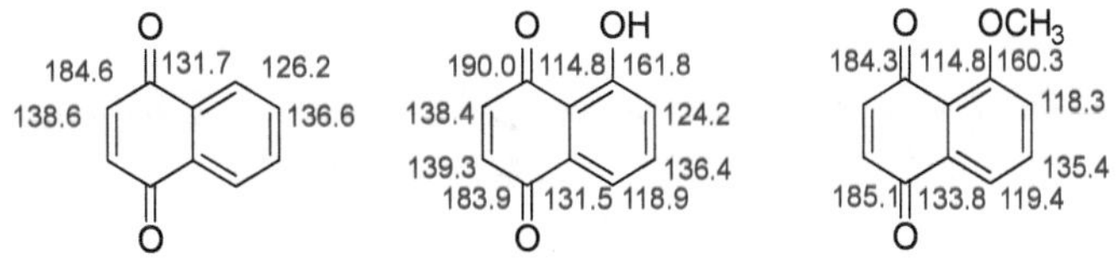

图4-32 1,4-萘醌类化合物的$^{13}C-NMR$谱

当醌环及苯环上有取代基时,则会引起其他碳发生有规律位移,大致如下:

(1) 醌环上取代基的影响:取代基对醌环碳信号化学位移的影响与简单烯烃的情况相似。

例如,C-3 位有-OH 或-OR 基取代时,引起 C-3 向低场位移约 20 ppm,并使相邻的 C-2 向高场位移约 30 ppm;如果 C-2 位有烃基取代时,可使 C-2 向低场位移约 10 ppm,C-3 向高场位移约 8 ppm。另外,C-2 和 C-3 位的取代基对 C-1 和 C-4 位的化学位移没有明显影响。

（2）苯环上取代基的影响:在 1,4-萘醌中,当 C-8 位有-OH、-OMe 或-OAc 时,因取代基引起的化学位移变化如表 4-4 所示。但当取代基增多时,对 ^{13}C-NMR 谱信号的归属比较困难,一般须借助 DEPT 技术以及 2D-NMR 技术,特别是 HMBC 谱才能得出可靠结论。

表 4-4　1,4-萘醌 ^{13}C-NMR 谱的取代基化学位移值（$\Delta\delta$）

取代基	1-C	2-C	3-C	4-C	5-C	6-C	7-C	8-C	9-C	10-C
—OH	+5.4	-0.1	+0.8	-0.7	-7.3	+2.8	-9.4	+35.0	-16.9	-0.2
—OMe	-0.6	-2.3	+2.4	+0.4	-7.9	+1.2	-14.3	+33.7	-11.4	+2.7
—OAc	-0.6	-1.3	+1.2	-1.1	-1.3	+1.1	-4.0	+23.0	-8.4	+1.7

2. 蒽醌类化合物的 ^{13}C-NMR 谱

（1）单取代:蒽醌母核及 α-位有一个—OH 或—OMe 时,其 ^{13}C-NMR 化学位移如图 4-33 所示:

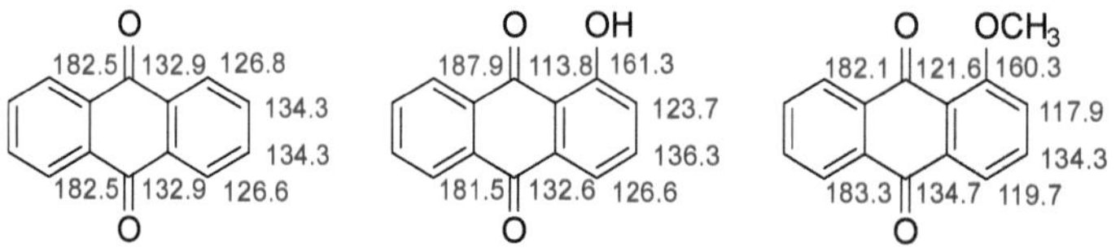

图 4-33　α-位单取代

当蒽醌母核每一个苯环上只有一个取代基时（图 4-34）,母核各碳信号化学位移值呈规律性的位移,如表 4-5 所示。按照下表取代基位移值进行推算所得的计算值与实验值很接近,误差一般在 0.5 ppm 以内。

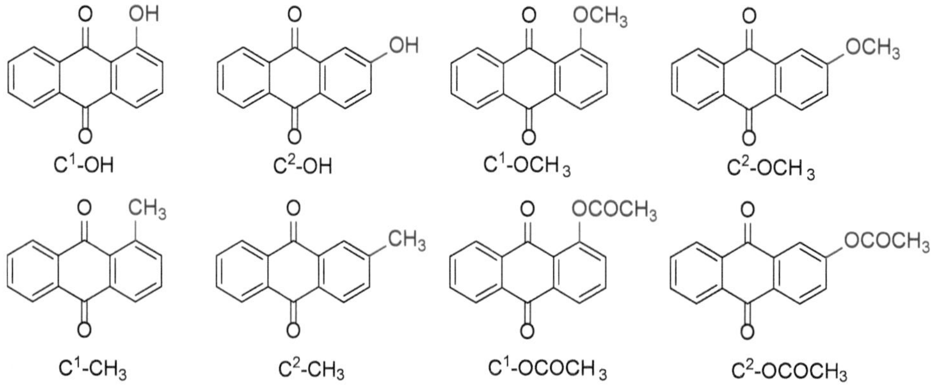

图 4-34　蒽醌母核单取代

表 4-5　蒽醌 ^{13}C-NMR 谱的取代基化学位移值（$\Delta\delta$）

C	C^1—OH	C^2—OH	C^1—OMe	C^2—OMe	C^1—Me	C^2—Me	C^1—OCOMe	C^2—OCOMe
1-C	+34.73	-14.37	+33.15	-17.13	+14.0	-0.1	+23.59	-6.53
2-C	-10.63	+28.76	-16.12	+30.34	+4.1	+10.1	-4.84	+20.55
3-C	+2.53	-12.84	+0.84	-12.94	-1.0	-1.5	-0.26	-6.92
4-C	-7.80	+3.18	-7.44	+2.47	-0.6	-0.1	-1.11	+1.82

续　表

C	C¹—OH	C²—OH	C¹—OMe	C²—OMe	C¹—Me	C²—Me	C¹—OCOMe	C²—OCOMe
5 - C	-0.01	-0.07	-0.71	-0.13	+0.5	-0.3	+0.26	+0.46
6 - C	+0.46	+0.02	-0.91	-0.59	-0.3	-1.2	+0.68	-0.32
7 - C	-0.06	-0.49	+0.10	-1.10	+0.2	-0.3	-0.25	-0.48
8 - C	-0.26	-0.07	0.00	-0.13	0.0	-0.1	+0.42	+0.61
9 - C	+5.36	0.00	-0.68	+0.04	+2.0	-0.7	-0.86	-0.77
10 - C	-1.04	-1.50	+0.26	-1.30	0.0	-0.3	-0.37	-1.13
10a - C	-0.03	+0.02	-1.07	+0.30	0.0	-0.1	-0.27	-0.25
8a - C	+0.99	+0.16	+2.21	+0.19	0.0	-0.1	+2.03	+0.50
9a - C	-17.09	+2.17	-11.96	+2.14	+2.0	-0.2	-7.89	+5.37
4a - C	-0.33	-7.84	+1.36	-6.24	-2.0	-2.3	+1.63	-1.58

（2）双取代及三取代：当蒽醌母核上仅有一个苯环有取代基,另一苯环无取代基时,无取代基苯环上各碳原子的信号化学位移变化很小,即取代基的跨环影响不大;当蒽醌母核中含两个取代基且同环时则产生较大差异,须在上述表中位移值基础上做进一步修正;当两个苯环中都含取代基时,如从中药大黄中提取的二取代蒽醌化合物丹蒽醌(danthron),三取代蒽醌化合物大黄酚(chrysophanol)、芦荟大黄素(aloe-emodin)和大黄酸(rhein)等(图4-35),其结构中两个α-位都含有—OH,在3-位引入不同的取代基后化学位移出现5~15 ppm的明显变化,2-位碳和7-位碳都向高场移动了10 ppm左右,其他碳化学位移变化不大;此外相比于氢谱,碳谱受氘代溶剂的影响较小,如表4-6所示。

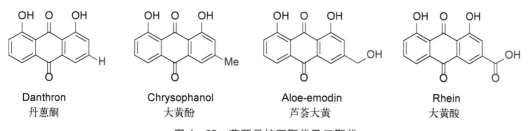

Danthron
丹蒽酮

Chrysophanol
大黄酚

Aloe-emodin
芦荟大黄

Rhein
大黄酸

图4-35　蒽醌母核双取代及三取代

表4-6　蒽醌¹³C-NMR谱的取代基化学位移值(Δδ)

C - NMR	1 - C	2 - C	3 - C	4 - C	5 - C	6 - C	7 - C	8 - C	9 - C	10 - C
丹蒽酮[a]	162.3	125.3	138.3	120.2	120.2	138.3	125.3	162.3	192.9	182.2
丹蒽酮[b]	163.0	125.1	138.0	120.2	120.2	138.0	125.1	163.0	193.9	182.0
大黄酚[a]	161.3	115.8	149.1	120.5	119.3	137.5	113.7	161.6	191.6	181.4
芦荟大黄素[a]	161.3	114.2	153.7	117.1	124.3	132.9	115.6	161.6	191.5	181.2
大黄酸[b]	161.1	116.2	133.2	124.2	124.6	133.9	116.2	161.4	191.3	181.0

[a] DMSO - d_6,[b] Pyridine - d_5。

第七节　醌类的生物活性

中药醌类化合物的结构中含有不饱和环二酮骨架,并多有羟基、羧基等官能团,使得其具有多种生物学活性。比如：抗肿瘤作用、抗病毒作用、抗菌作用、治疗心血管疾病作用及其他作用。

一、抗肿瘤作用

苯醌类中药的抗肿瘤作用报道相对较少，其中从新疆紫草中分离得到的紫草醌乙素（arnebinone B，图 4-36）具有抗肺癌、前列腺癌、鼻咽癌的作用。体外细胞实验表明，紫草醌乙素对肺癌细胞 A549 的半数抑制浓度（IC_{50}）为 4.86 μg/mL，对前列腺癌细胞 DU145 的 IC_{50} 值为 5.16 μg/mL，对鼻咽癌细胞 KB 的 IC_{50} 值为 5.20 μg/mL，对 KB 耐药株 KB-VIN 的 IC_{50} 值为 4.98 μg/mL。

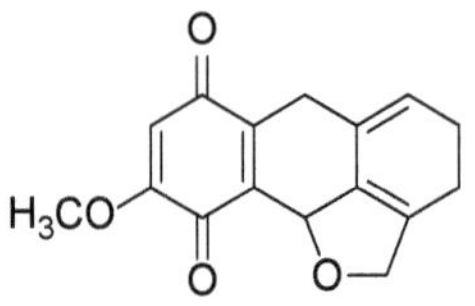

图 4-36　紫草醌乙素

萘醌类化合物的抗肿瘤活性报道较多（图 4-37），β-拉帕醌（β-Lapachone）是从中南美洲的天然产物中分离得到的 1,2-萘醌类化合物，是潜在的拓扑异构酶 I（topoisomerase I）抑制剂，其可以抑制胃癌、乳腺癌细胞的增殖与侵袭、诱导细胞凋亡；胡桃醌（juglone）又叫 5-羟基-1,4-萘醌，是从胡桃科植物胡桃及其同属黑核桃的未成熟外果皮（青皮）中提取出来的萘醌类化合物，其可以通过抑制肿瘤细胞 DNA 的合成，对于 S180 实体瘤、小鼠腹水型肝癌和自发性胃癌有明显的抗癌活性。蓝雪醌相比于胡桃醌在结构上多了一个甲基，是一种天然的 α-萘醌类化合物，主要存在于紫金标、白花丹等药用植物中，其对三阴乳腺癌细胞 MDA-MB-231 和肝癌细胞 SK-Hep-1 均有抑制作用。紫草素（shikonin）存在于紫草科植物紫草的根、新疆紫草等植物中，其对肾透明细胞癌、大肠癌、子宫内膜癌、结肠癌等均具有一定的抑制作用。此外，从中国药用植物红根草中提取、分离和结构修饰得到的沙尔威辛（salvicine，SAL）是一个全新二萜醌类化合物，大量的体外抗肿瘤实验显示沙尔威辛对肺腺癌、胃腺癌、卵巢癌、肝细胞性肝癌、结肠癌和宫颈癌等人实体瘤细胞具有显著的抑制作用。作用机理研究表明沙尔威辛是一个新的拓扑异构酶 II 抑制剂。

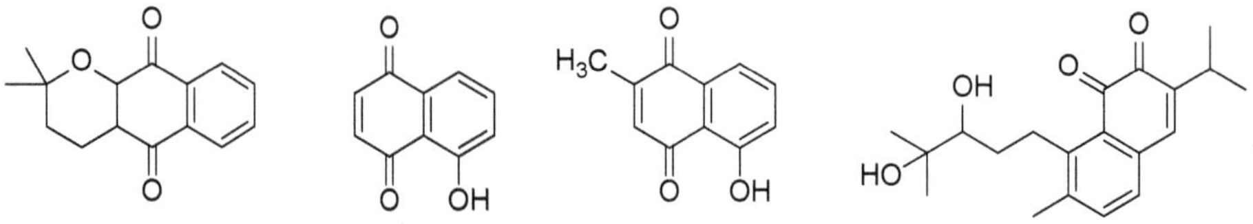

β-拉帕醌　　胡桃醌　　蓝雪醌　　沙尔威辛

图 4-37　抗肿瘤活性萘醌类化合物

菲醌分为邻菲醌和对菲醌两种类型（图 4-38）。从中药丹参根中分离得到的邻菲醌类化合物丹参酮 ⅡA 和隐丹参酮、二氢丹参酮 I 对多种肿瘤细胞均具有显著的抑制活性，其中丹参酮 ⅡA 可以通过靶向 VEGF/VEGFR2 的蛋白激酶结构域来抑制血管生成，而隐丹参酮是信号传导及激活因子 3（STAT3）的抑制剂，IC_{50} 为 4.6 μM。

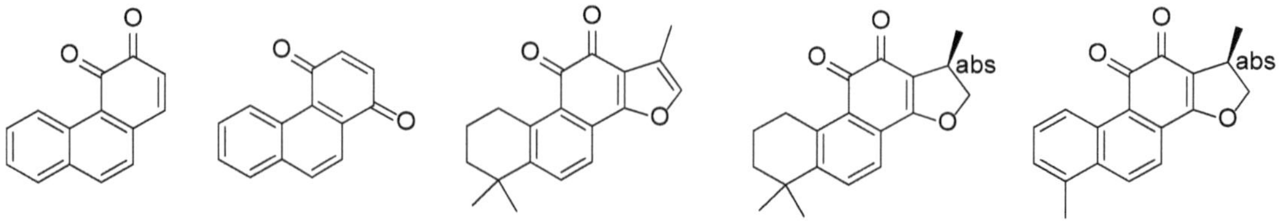

邻菲醌　　对菲醌　　丹参酮 ⅡA　　隐丹参酮　　二氢丹参酮 I

图 4-38　抗肿瘤活性菲醌类化合物

蒽醌分为单蒽核类及双蒽核类（图 4-39）。大黄素类化合物大黄素、大黄酸和芦荟大黄素具有一定的抗肿瘤作用。阿霉素、柔红霉素、表柔比星、米托蒽醌等多类蒽醌结构抗生素是应用于临床一线的抗癌药物，对实体瘤和造血系统肿瘤具有高效作用。富含蒽醌类成分大黄、虎杖、丹参、茜草等中药可抑制乳腺癌细胞的转移，降低乳癌细胞的组织黏附力，阻断乳癌细胞的生长周期，诱导乳癌细胞凋亡。

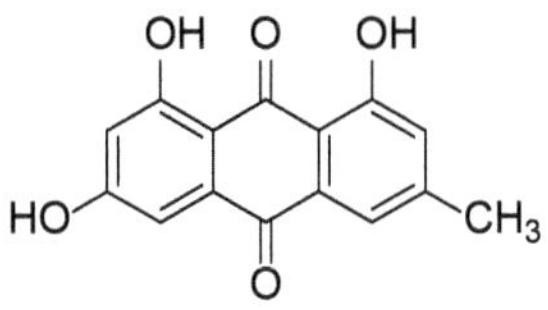

大黄素

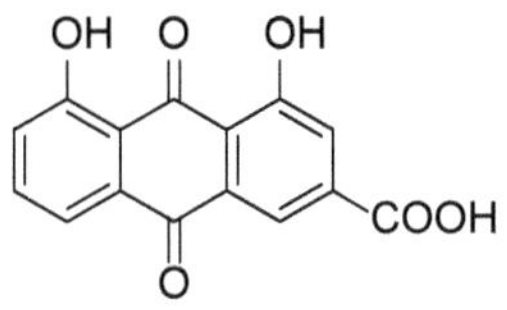

大黄酸

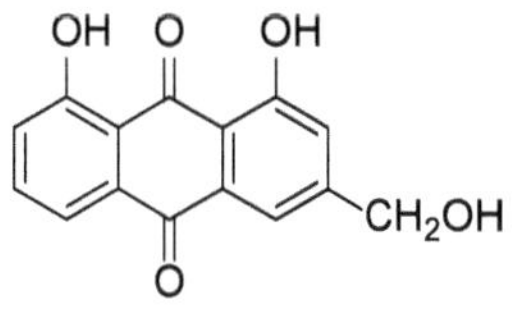

芦荟大黄素

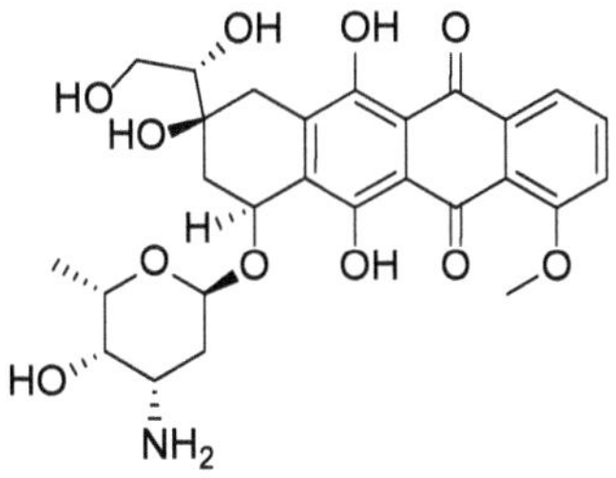

阿霉素

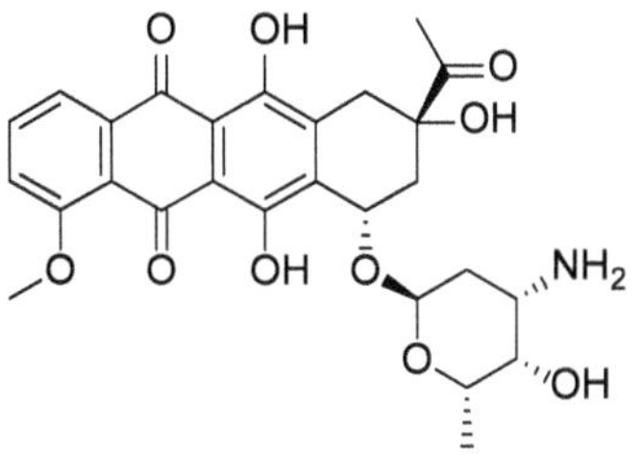

柔红霉素

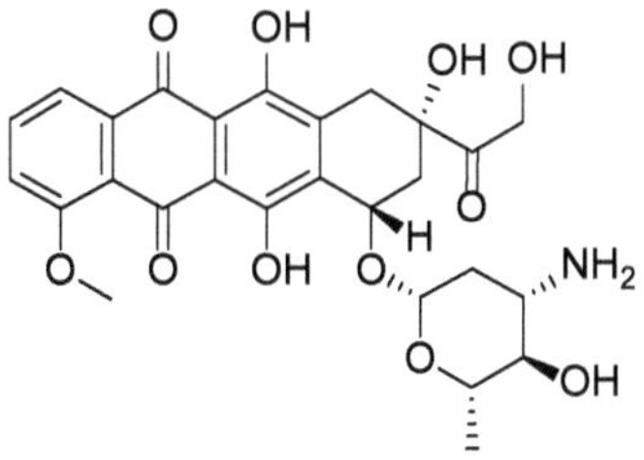

表阿霉素

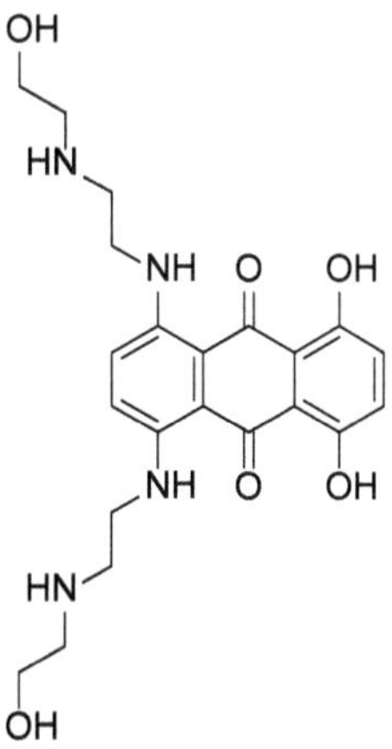

米托蒽醌

图 4-39 抗肿瘤活性蒽醌类化合物

二、抗病毒作用

有一些醌类化合物在抗病毒方面也具有非常好的效果（图 4-40）。比如：金丝桃素、假金丝桃素在体外可以抑制多种逆转录病毒，包括人免疫缺陷病毒（HIV）、人巨细胞病毒（HCMV）、乙型肝炎病毒（HBV）、口蹄疫病毒（FMDV）。紫草素是中药紫草的主要成分，对肠道病毒 71 型（Enterovirus 71，EV71）、甲型流感病毒（H1N1）、HIV-1 病毒、新型冠状病毒（SARS-CoV2）有一定的抑制活性。

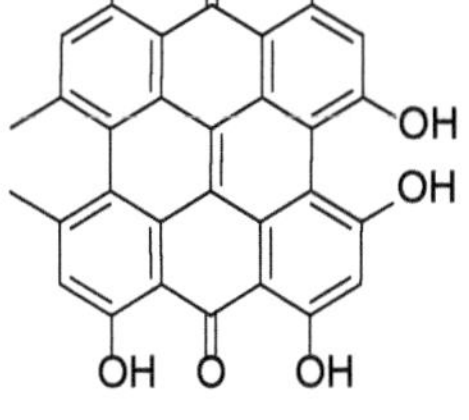

金丝桃素

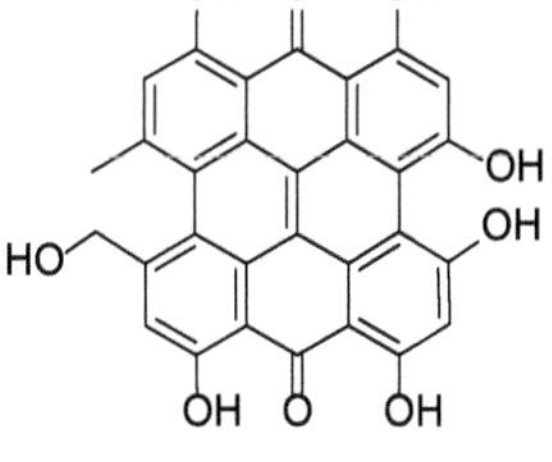

假金丝桃素

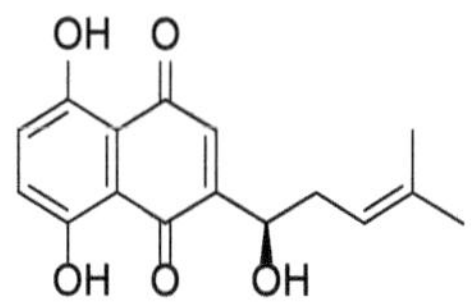

紫草素

图 4-40 抗病毒作用的醌类化合物

三、抗菌作用

中药蒽醌类化合物大黄素、芦荟大黄素、大黄酸对革兰氏阳性菌和革兰氏阴性菌都有显著的抗菌效果。其可能通过以下机制发挥抗菌效果：① 抑制细菌的呼吸代谢；② 破坏细菌细胞膜及细胞壁；③ 抑制蛋白合成及作用于遗传物质；④ 干预细菌（真菌）生物膜形成过程；⑤ 抗内毒素。萘醌类化合物兰雪醌对耐碳青霉烯类肺炎克雷伯菌具有一定的抗菌活性。其能使细菌胞内代谢物发生变化,三羧酸循环(TCA)通量增加,与庆大霉素联合的抗菌作用高于两者的单药治疗方法。

四、治疗心血管疾病作用

从丹参中分离到的二氢丹参酮 I,广泛用于心血管疾病的治疗。丹参酮 II A -磺酸钠是丹参酮 II A 的水溶衍生物,具有抗动脉粥样硬化、缩小心肌梗死面积、降低心肌耗氧量、扩张冠状动脉,显著增加冠状动脉血流量等作用。

五、其他作用

此外,很多醌类化合物还具有泻下、驱绦虫、解痉、利尿、利胆、镇咳、平喘等作用。

第八节　含醌类化合物的中药实例

一、紫草

紫草,别名：硬紫草、软紫草,是中国药典收录的草药,药用来源为紫草科植物新疆紫草 [*Arnebia euchroma*（Royle）Johnst.]、紫草（*Lithospermum erythrorhizon* Sieb. et Zucc.）或内蒙紫草（*Arnebia guttata* Bunge）的干燥根。春、秋二季采挖,除去泥沙,干燥。紫草性寒,味甘、咸,归心、肝经,有凉血、活血、解毒透疹之功能。故对血热毒盛,麻疹、斑疹透发不畅等症,可与蝉衣、牛蒡子、连翘、荆芥等配伍应用;如疹出而色甚深,呈紫暗色而不红活者,这也是血热毒盛的症候,须以凉血解毒药如丹皮、赤芍、银花、连翘等同用。该品预防麻疹,可减轻麻疹症状或减少麻疹发病率。胃肠虚弱者、大便滑泄者慎用。

紫草的主要成分是萘醌类化合物（图 4 - 41）,主要包括紫草素（shikonin）、乙酰紫草素（acetylshikonin）、阿卡宁（alkannin）、β-羟基异戊酰紫草素（β - hydro-xyisovalerylshikonin）、β,β′-

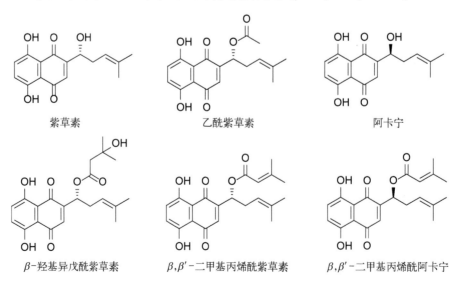

图 4 - 41　紫草的主要成分

二甲基丙烯酰紫草素（β,β' - dimethylacrylshikonin）、β,β'-二甲基丙烯酰阿卡宁（β,β'- dimethylacrylalkannin）等。

紫草的理化鉴别方法主要有：① 取该品粉末 0.5 g，置试管中，将试管底部加热，生成红色气体，并于试管壁凝结成红褐色油滴。② 取该品粉末 0.5 g，加乙醇 5 mL，浸渍 1 h，滤过，残渣用乙醇 2 mL 洗涤，洗涤液加入滤液中，浓缩至约 1 mL，作为供试品溶液。另取左旋紫草素对照品，加乙醇制成每 1 mL 含 0.5 mg 的溶液，作为对照品溶液。照薄层色谱法试验，吸取上述两种溶液各 4 μL，分别点于同一以羧甲基纤维素钠为黏合剂的硅胶 G 薄层板上，以甲苯-醋酸乙酯-甲酸（5：1：0.1）为展开剂，展开，取出，晾干。供试品色谱中，在与对照品色谱相应的位置上，显相同的紫红色斑点；再喷以 10%氢氧化钾甲醇溶液，斑点变为蓝色。

《中国药典》记载，羟基萘醌总色素和 β,β'-二甲基丙烯酰阿卡宁是紫草含量测定的指标成分。其干燥品中含羟基萘醌总色素（以左旋紫草素计）不得少于 0.80%，含 β,β'-二甲基丙烯酰阿卡宁不得少于 0.30%。

二、丹参

丹参为唇形科植物丹参（*Salvia miltiorrhiza* Bge.）的干燥根和根茎。味苦，性微寒，春、秋二季采挖，除去泥沙，干燥。全国大部分地区均有分布。具有活血祛瘀、通经止痛、清心除烦、凉血消痈之功效，可用于胸痹心痛、脘腹胁痛、癥瘕积聚、热痹疼痛、心烦不眠、月经不调、痛经经闭、疮疡肿痛。

丹参具有脂溶性和水溶性两种化学成分。脂溶性成分主要是丹参酮型的二萜醌类化合物，水溶性成分主要为聚酚酸类化合物。丹参中的醌类成分主要是脂溶性的邻醌类和对醌类化合物。其中邻醌类化合物包括丹参酮 Ⅰ、丹参酮 ⅡA、丹参酮 ⅡB、丹参酮 Ⅴ、丹参酮 Ⅵ、隐丹参酮、丹参醇 Ⅰ、丹参醇 Ⅱ、丹参二醇 A、丹参二醇 B、丹参二醇 C、紫丹参甲素、紫丹参乙素、紫丹参丙素、异隐丹参酮等。活性较强、含量较多的是丹参酮 ⅡA 和隐丹参酮；对醌类化合物有二氢异丹参酮、异丹参酮 Ⅰ、异丹参酮 ⅡA、异丹参酮 ⅡB、丹参新酮 Ⅱ、丹参新醌甲、丹参新醌乙、丹参新醌丙等。

《中国药典》记载采用丹参酮类和丹酚酸 B 作为质量标准进行本品的鉴别和含量鉴定。本品按干燥品计算，含丹参酮 ⅡA、隐丹参酮和丹参酮 Ⅰ 的总量不少于 0.25%，含丹酚酸 B 的量不少于 3.0%。

【小结】

醌类化合物是一类具有醌式结构（不饱和环二酮结构）的化学成分，主要分为苯醌、萘醌、菲醌和蒽醌四种类型。醌类化合物的物理性质包括性状、升华性、挥发性、溶解性、光稳定性；化学性质包括酸性、碱性和显色反应，其中酸性强弱与分子中羧基的有无及酚羟基的数目与位置相关，显色反应主要是基于醌类化合物的氧化还原性质以及分子中酚羟基的性质，可用于醌类化合物的定性鉴别。醌类化合物的提取方法包括醇提取法、有机溶剂提取法、碱提酸沉法、水蒸气蒸馏法等；醌类化合物可根据分离对象的不同利用 pH 梯度萃取法、色谱法、溶剂萃取法等进行分离。

由于醌类化合物含不饱和环二酮的结构而产生有规律的光学吸收特征，可以通过红外、紫外广谱对此类化合物进行初步的结构解析；利用核磁共振波谱仪，通过 ^{1}H - NMR、^{13}C - NMR 和二维谱可以对醌类化合物进行详细的结构鉴定。因为醌类化合物中多含有羟基、羧基等官能团，使其常在抗肿瘤、抗病毒、抗菌或治疗心血管疾病等方面具有多种生物学活性；并结合中药实例紫草、丹参、大黄、茜草和番泻叶等，从结构特点到构效关系进行了详细分析和讲解。

含醌类化合物的中药实例——大黄

含醌类化合物的中药实例——茜草

含醌类化合物的中药实例——番泻叶

	概述	结构、分布、生物活性

	结构分类	苯醌类
		萘醌类
		菲醌类
		蒽醌类

	理化性质	物理性质：性状、升华性、溶解性、光稳定性
		化学性质：酸碱性、显色反应(Feigl 反应、无色亚甲蓝显色反应、Bornträger 反应、Kesting－Craven 反应)、与金属离子反应、对亚硝基-二甲苯胺反应等

	检识方法	理化检识：颜色、显色反应等
		色谱检识：硅胶薄层色谱法、聚酰胺薄层色谱法、纸色谱法等

醌类化合物

	提取方法	醇提取法、有机溶剂提取法、碱提酸沉法、水蒸气蒸馏法、其他方法等

	分离方法	pH 梯度萃取法
		色谱法
		蒽醌苷类的分离

	结构鉴定	紫外吸收光谱
		红外光谱
		$^1H－NMR$(特征化学位移)，$^{13}C－NMR$(特征化学位移)

	生物学活性	抗肿瘤作用、抗病毒作用、抗菌作用、治疗心血管疾病作用、其他作用等

	中药实例	紫草、丹参、大黄、茜草、番泻叶等

第五章　黄酮类化合物

第一节　概　　述

黄酮类化合物(flavonoids)广泛存在于自然界,是一类重要的天然有机化合物。由于此类化合物多为黄色或淡黄色,且分子中多含有酮基,故被称为黄酮。这类含有氧杂环的化合物多存在于高等植物及蕨类植物中,苔藓类植物中含有的黄酮类化合物为数不多,而藻类、微生物(如细菌)及其他海洋生物中没有发现黄酮类化合物的存在。该类成分的发现历史十分悠久,由于部分黄酮类化合物在植物中含量较高,所以该类成分是较早被人类发现的一类天然产物。自1814年发现了第一个黄酮类化合物白杨素(chrysin)以来,截至2009年黄酮类化合物总数已超过10 000个。常用中药如黄芩、葛根、槐花米、红花等,均含有多种黄酮类成分。

黄酮类化合物结构类型丰富多样,其中常连接有羟基、甲氧基、甲基、异戊烯基等官能团。此外,它还常与糖结合成苷。黄酮类化合物是中药中重要的有效成分之一,具有多种多样的生物活性,引起了国内外化学界及医药界的极大关注,是一类极具开发前景的天然药物。

案例 5 - 1

自然界的花朵不仅形态各异,颜色更是五彩缤纷,那么,是什么使花朵展现丰富的色彩呢?研究发现,花瓣中含有各种色素,正是因为这些色素,才形成了花儿的五颜六色。其中有一种称为"花青素"的黄酮类成分,控制花的粉红色、红色、紫色及蓝色等颜色变化。

问题:
1. "花青素"的结构是怎样的?
2. "花青素"呈现不同颜色,其背后的科学原理是什么?
3. 我们是如何将其提取分离出来,又是如何确定它们的结构的?

第二节　黄酮类化合物的结构与分类

黄酮类化合物曾经被认为主要是基本母核为 2 -苯基色原酮(2 - phenyl-chromone)的化合物,随着研究的深入,发现实际情况已远远超出这一范畴。现在黄酮类化合物则泛指两个具有酚羟基的苯环(A -与 B -环)通过中央三碳原子相互连接而成的一系列化合物,符合 C_6—C_3—C_6的基本骨架,但也有特殊情况,如高异黄酮为 C_6—C_4—C_6 骨架,𠮿酮为 C_6—C_1—C_6 骨架(图 5 - 1)。

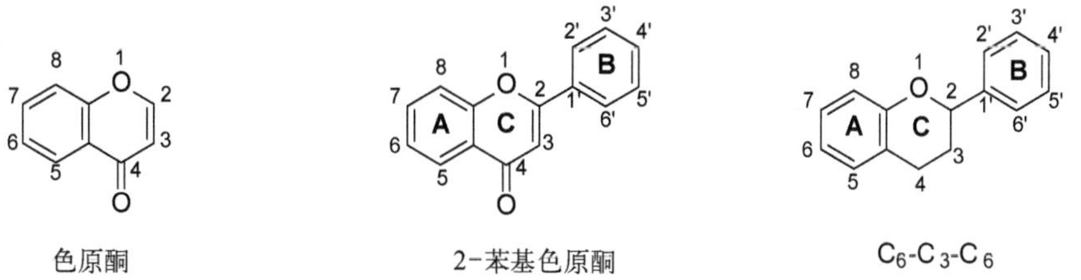

色原酮　　　　　　2 -苯基色原酮　　　　　　C_6-C_3-C_6

图 5 - 1　黄酮类化合物基本骨架

根据三碳链是否成环、B 环的连接位置(C_2-位或 C_3-位)以及三碳链的氧化程度等特点,黄酮类化合物可分为黄酮(醇)类、二氢黄酮(醇)类、异黄酮类、黄烷类、查尔酮类等(表 5-1)。现代研究发现,还存在许多结构新颖的黄酮类母核,包括鱼藤酮类、紫檀素类、呫酮类、高异黄酮类等。也有学者根据 B 环在 C 环上的连接位置不同,将黄酮类化合物分成三类,即 B 环连接在 C 环 C_2-位,称为黄酮类;连接在 C_3-位,称为异黄酮类;而连接在 C_4-位,则称为新黄酮类。

表 5-1 黄酮类化合物的主要结构类型

名 称	结 构	名 称	结 构
黄酮类（flavones）	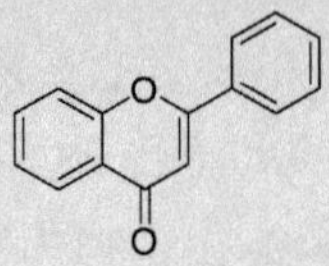	黄酮醇类（flavonols）	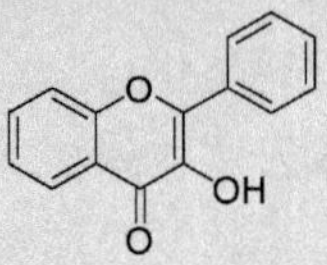
二氢黄酮类（flananones）	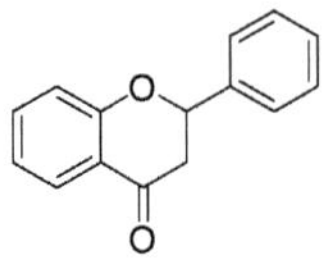	二氢黄酮醇类（flananonols）	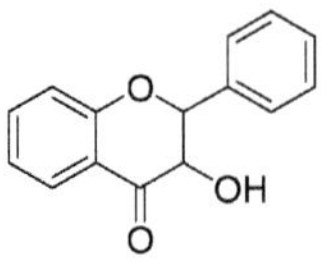
异黄酮类（isoflavones）	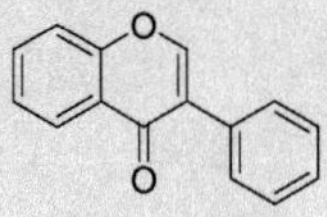	二氢异黄酮类（isoflavanones）	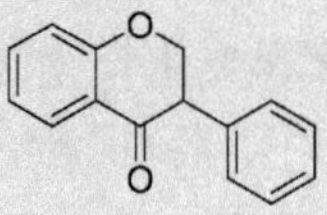
查尔酮类（chalcones）	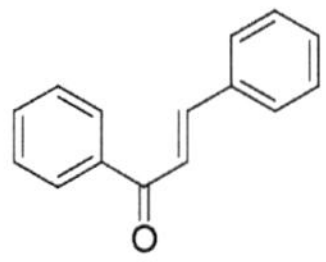	二氢查尔酮类（dihydrochalcones）	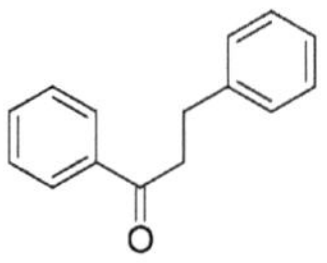
黄烷类（flavans）	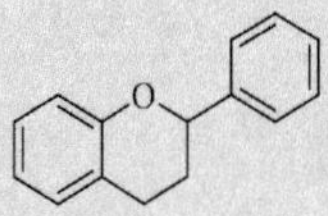	黄烷-3-醇类（flanan-3-ols）	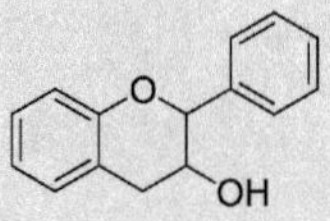
黄烷-3,4-二醇类（flanan-3,4,-diols）	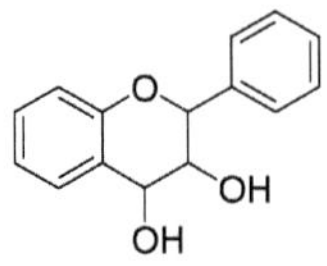	花色素类（anthocyanidins）	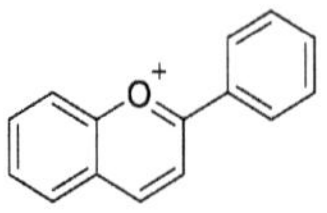
橙酮类（aurones）	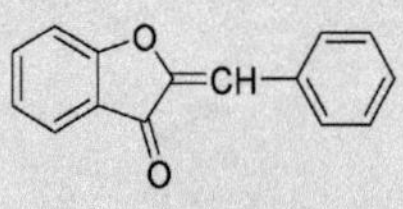	异橙酮类（isoaurones）	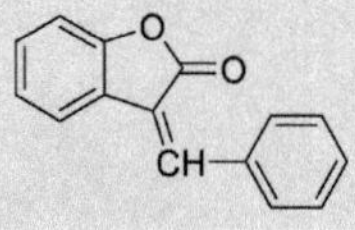
呫酮类（xanthones）	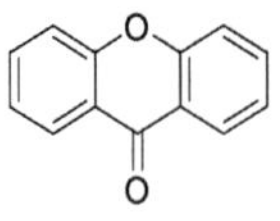	高异黄酮类（homoisoflavones）	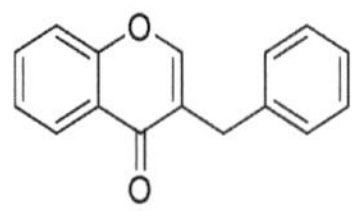

经过多年对黄酮类化合物生物合成的研究,多数科学家认为黄酮类化合物的生物合成途径是复合型的,即分别经醋酸-丙二酸途径和莽草酸途径合成,其基本骨架是由三个丙二酰辅酶 A(malonly-CoA)和一个桂皮酰辅酶 A(cinnamoyl-CoA)生物合成而产生的。经同位素标记实验证明了 A 环来自三个丙二酰辅酶 A,而 B 环则来自桂皮酰辅酶 A。大体过程如图 5-2 所示。

上述标记实验同时还证明了多数黄酮类化合物的 A 环,虽然具有间苯三酚结构单元,但间苯三酚并不是黄酮类化合物生物合成的前体化合物。更深入的生物合成实验研究结果表明,桂皮酸和对羟基桂皮酸是黄酮类化合物 B 环的生物合成前体,而 B 环的其他氧化(羟基取代)模式大多是在形成黄酮 C_6-C_3-C_6 基本骨架后发生的(图 5-3)。

天然黄酮类化合物多以苷类形式存在,并且由于糖的种类、数量、连接位置及连接方式不同,可以形成多种多样的黄酮苷类化合物。组成黄酮苷的糖类主要有 D-葡萄糖、D-半乳糖、

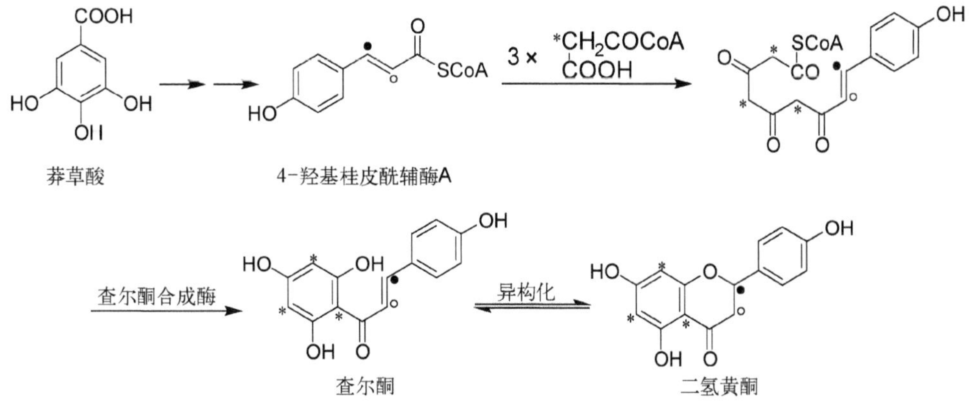

图 5-2　黄酮类化合物生物合成途径

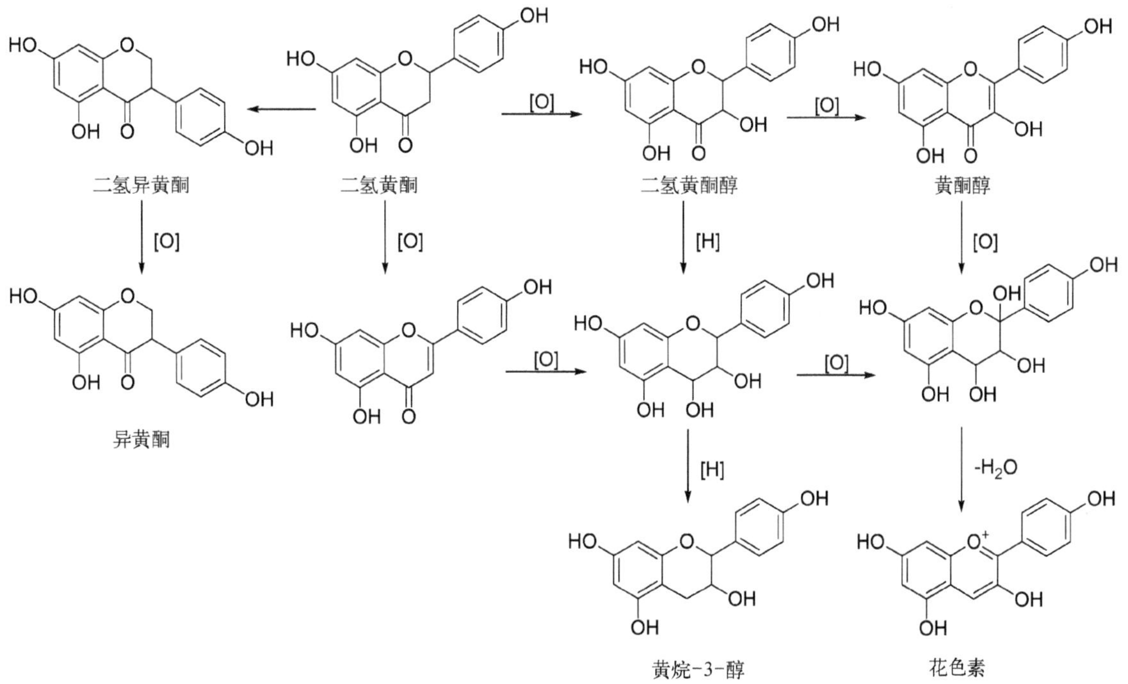

图 5-3　黄酮类化合物主要类别间的生物合成关系

D-木糖、L-鼠李糖、L-阿拉伯糖及 D-葡萄糖醛酸等单糖，槐糖、龙胆二糖、芸香糖、新橙皮糖、刺槐二糖等双糖类，以及槐三糖、2-乙酰葡萄糖、咖啡酰基葡萄糖等。

一、黄酮类

黄酮类（Flavones）指具有 2-苯基色原酮母核，且 C_3 位无含氧基团取代的一类化合物，一般 A 环的 C_5-位和 C_7-位，B 环的 C_4'-位和 C_3'-位有羟基或甲氧基取代。广泛分布于芸香科、菊科、豆科、唇形科等植物，在植物的叶、花、果实、根茎等多种组织均有发现，常见的黄酮及其苷类包括木樨草素（luteolin）、芹菜素（apigenin）、黄芩苷（baicalin）等（图 5-4）。

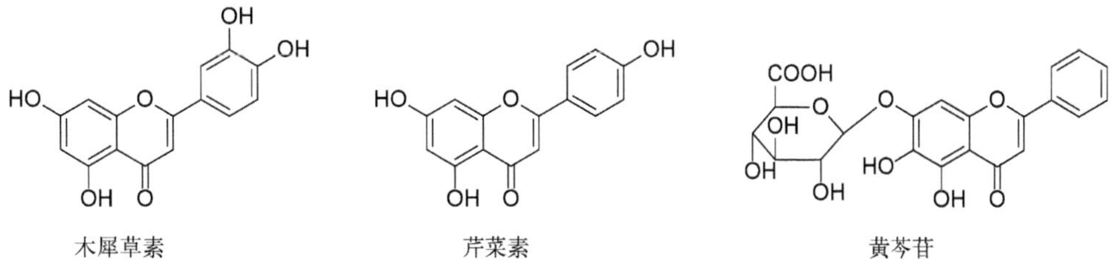

木犀草素　　　　　　芹菜素　　　　　　黄芩苷

图 5-4　黄酮类代表性化合物

二、黄酮醇类

黄酮醇类(Flavonols)指在黄酮基本母核的 3 -位上连有羟基或其他含氧基团的一类化合物,主要分布于蔷薇科、豆科、桑科、桦木科等双子叶植物,约占黄酮类化合物总数的三分之一,常见的黄酮醇类包括槲皮素(quercetin)、山奈酚(kaempferol)、淫羊藿苷(icariin)、芦丁(rutin)等(图 5 - 5)。

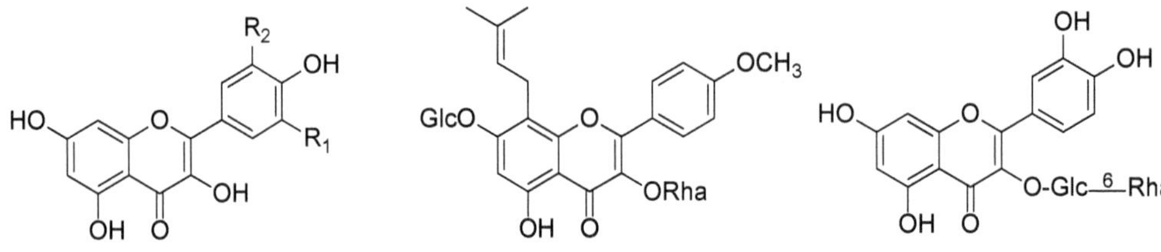

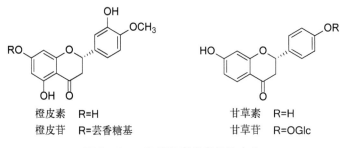

槲皮素	R₁=H	R₂=OH

槲皮素　R₁=H　R₂=OH
山奈酚　R₁=H　R₂=H
杨梅素　R₁=OH　R₂=H

淫羊藿苷　　　　芦丁

图 5 - 5　黄酮醇类代表性化合物

三、二氢黄酮类

二氢黄酮类结构可视为黄酮基本母核 2 -苯基色原酮的 C - 2/C - 3 位双键被氢化,普遍存在于被子植物中的蔷薇科、芸香科、豆科、杜鹃花科、菊科、姜科等。如陈皮中的橙皮素(hesperitin)和橙皮苷(hesperidin)及甘草 *Glycyrrhiza uralensis* Fisch. 中的甘草素(liquiritigenin)和甘草苷(liquiritin)等,均为二氢黄酮类成分(图 5 - 6)。该类成分结构中 2 -位碳为一个手性碳原子,多数天然二氢黄酮具有 2S -构型,少数为 2R -构型。

橙皮素　R=H
橙皮苷　R=芸香糖基

甘草素　R=H
甘草苷　R=OGlc

图 5 - 6　二氢黄酮类代表性化合物

四、二氢黄酮醇类

二氢黄酮醇类化合物是在二氢黄酮结构上 3 -位有含氧取代的一类化合物(图 5 - 7)。二氢黄酮常与相应的黄酮醇共存于同一植物中,如满山红 *Rhododendron dauricum* 叶中的二氢槲皮素

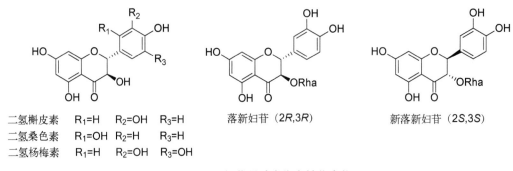

二氢槲皮素　R₁=H　R₂=OH　R₃=H
二氢桑色素　R₁=OH　R₂=H　R₃=H
二氢杨梅素　R₁=H　R₂=OH　R₃=OH

落新妇苷 (2R,3R)　　　　新落新妇苷 (2S,3S)

图 5 - 7　二氢黄酮醇类代表性化合物

(dihydroquercetin)和槲皮素共存,桑 *Monus multicalis* 枝中的二氢桑色素(dihyromorin)和桑色素(morin)共存。该类成分结构中 C_2 -位碳和 C_3 -位碳均为手性碳原子,天然二氢黄酮醇类化合物常见构型为(2R,3R)-构型,也有其他构型,如黄杞 *Engelhardtia roxburghiana* Wall. 中的落新妇苷(astilbin)和新落新妇苷(neoastilbin)为一对对映异构体,前者为(2R,3R)-构型,无甜味,而后者为(2S,3S)-构型,有甜味,是黄杞产生甜味的物质基础。

五、异黄酮类

异黄酮的基本结构是 3 -苯基色原酮,即 B 环连在 C 环的 3 -位上。主要分布于豆科,此外,在芫科、菊科、防己科、桑科等也有分布。葛根、射干 *Belamcanda chinensis* (L.) Redouté、车轴草 *Trifolium Linn.* 及大豆 *Glycine max* (Linn.) Merr. 等植物富含异黄酮。常见的异黄酮如大豆中的大豆素(daidzein)和大豆苷(daidzin),葛根中的葛根素(puerarin),蒙古黄芪 *Atragahus membanaceus var. mongholicus* 中的芒柄花素(formononetin)、芒柄花苷(ononin)、毛蕊异黄酮(calycosin)等(图 5 - 8)。

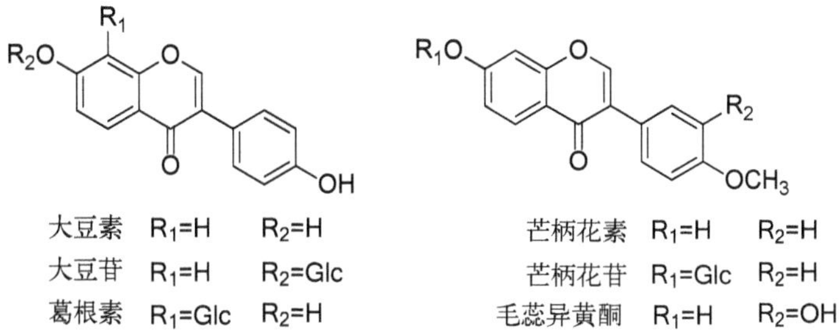

大豆素	R_1=H	R_2=H
大豆苷	R_1=H	R_2=Glc
葛根素	R_1=Glc	R_2=H

芒柄花素	R_1=H	R_2=H
芒柄花苷	R_1=Glc	R_2=H
毛蕊异黄酮	R_1=H	R_2=OH

图 5 - 8 异黄酮类代表性化合物

六、二氢异黄酮类

二氢异黄酮为异黄酮的 C - 2/C - 3 位双键被氢化还原为单键。如黑黄檀 *Dalbergia louvelii* R. Vig. 心材中的 (3R) - 7,2′ -二羟基 - 4′,5′ -二甲氧基二氢异黄酮;地三叶草 *Trifolium subterraneum* L. 叶中的 2,5,7,4′ -四羟基二氢异黄酮等。鱼藤酮类(rotenoids)及紫檀素类(pterocarpins)化合物均属于二氢异黄酮的衍生物(图 5 - 9)。

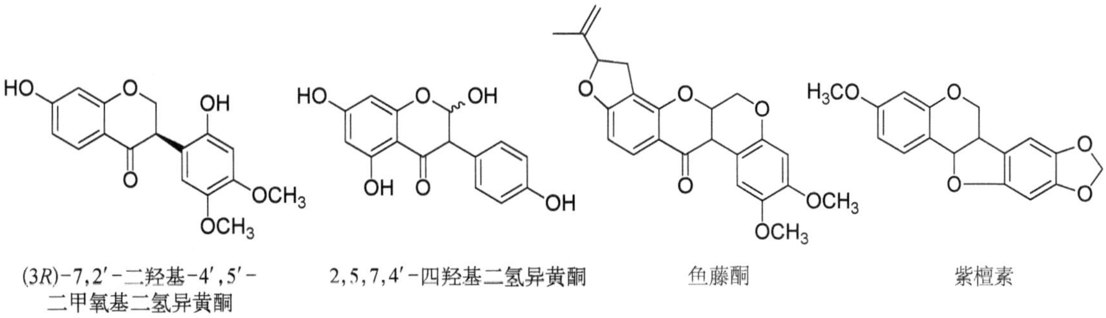

(3R)-7,2′ -二羟基-4′,5′-
二甲氧基二氢异黄酮   2,5,7,4′ -四羟基二氢异黄酮   鱼藤酮   紫檀素

图 5 - 9 二氢异黄酮类代表性化合物

七、高异黄酮类

高异黄酮类的基本母核比一般异黄酮母核 C 环和 B 环间多一个碳原子,是由色原酮、色满酮的 3 -位连接苄基而形成的一系列衍生物,如麦冬 *Ophiopogon japonicas* (L. f) Ker - Gawl. 中的麦冬高异黄酮 A (ophiopogonone A)和甲基麦冬黄酮 A (methylophiopogonone A)等(图 5 - 10)。

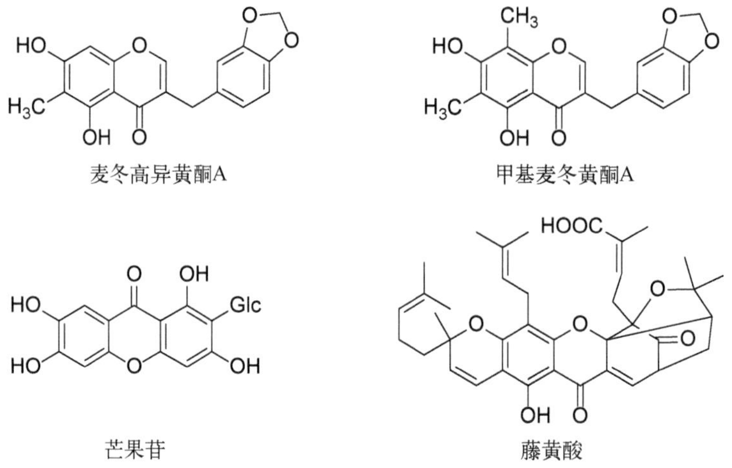

麦冬高异黄酮A　　　　　　甲基麦冬黄酮A

芒果苷　　　　　　　　　藤黄酸

图 5-10　高异黄酮和𠮿酮类代表性化合物

八、𠮿酮类

𠮿酮类即苯并色原酮类,也称咕吨酮类。基本母核有苯环与色原酮的 2-位、3-位骈合而成,常存在于龙胆科、藤黄科及百合科植物中。如藤黄中的藤黄酸(gambogic acid),芒果叶中的芒果苷(mengiferin)等(图 5-10)。

九、查耳酮类

与其他黄酮类化合物不同,查耳酮类化合物是其他黄酮类化合物生物合成过程中的前体,其结构特点是三碳链为开环结构。查耳酮类化合物的母核结构编号从 B 环开始。2′-OH 查耳酮类化合物和二氢黄酮类化合物是互变异构体,在酸性条件下,2′-羟基查耳酮(深黄色)可转化为二氢黄酮(无色),碱化后又可还原(图 5-11)。多数查尔酮在异构化酶作用下转化为黄酮类化合物,因此在植物中含量相对较低,但在多数植物尤其是植物的花中都存在,有些是花中色素的主要成分。如红花 Carthamus tinctorius L. 的花中含有红花苷(carthamin)、新红花苷(neocarthamin)和醌式红花苷(carthamone)(图 5-12)。开花初期,花中主要含有无色的新红花苷及微量黄色的红花苷,花冠呈淡黄色;开花中期花中主要含有红花苷,花冠呈深黄色;到开花后期红花苷因氧化酶的作用被氧化成红色的醌式红花苷,因而花冠显红色。

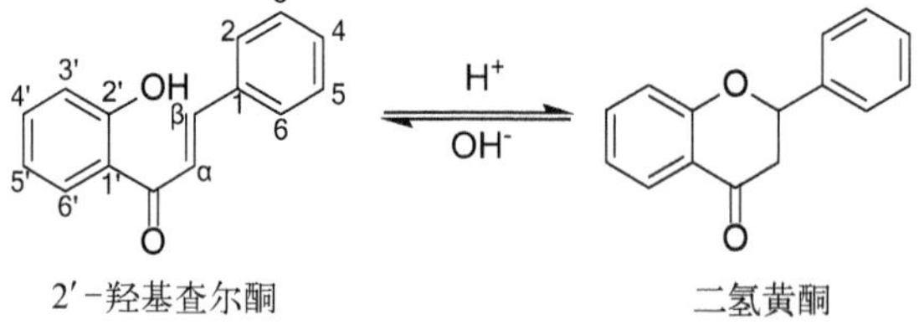

2′-羟基查尔酮　　　　　　　　二氢黄酮

图 5-11　2′-羟基查耳酮与二氢黄酮的转化

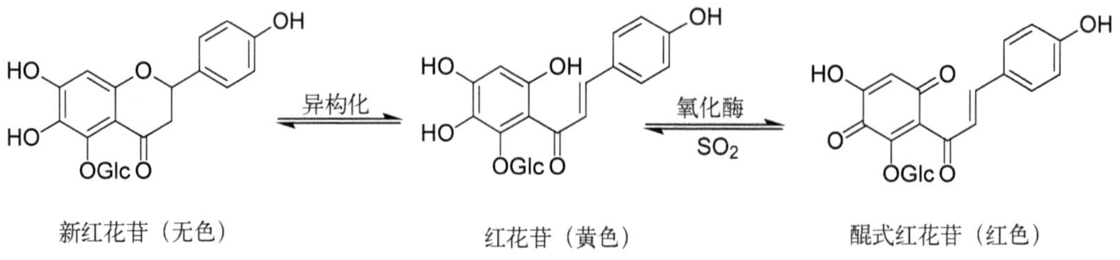

新红花苷（无色）　　　　　红花苷（黄色）　　　　　醌式红花苷（红色）

图 5-12　红花中查尔酮化合物的变化

十、二氢查耳酮类

二氢查尔酮为查耳酮的 α、β 位双键被氢化为单键,是黄酮类化合物中数量较少的一类。例如,蔷薇科梨属植物根皮和苹果种仁中含有的根皮苷(phloridzin)及其苷元根皮素(phloretin)为此类结构;从云南血竭中分离到的龙血素 A(loureirin A)也为二氢查耳酮类成分(图 5-13)。

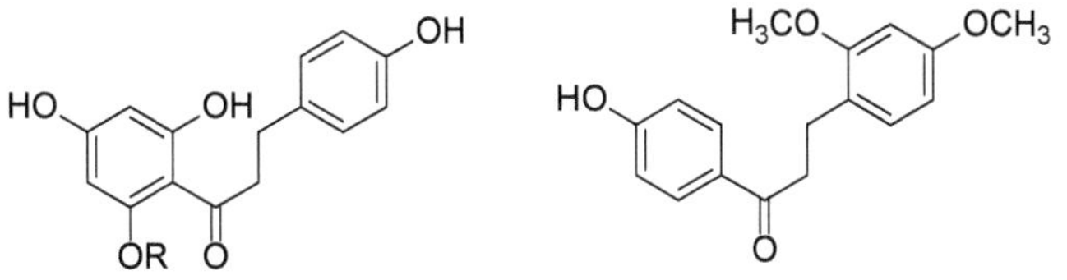

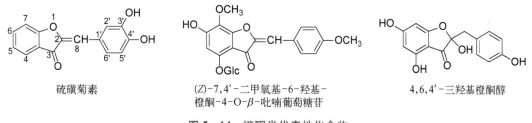

根皮苷 R=Glc
根皮素 R=H

龙血素A

图 5-13 二氢查尔酮类代表性化合物

十一、橙酮类

橙酮类又称噢哢类,与上述黄酮类化合物最大的不同是其 C 环为含氧五元环,母核碳原子的编号也与其他黄酮类化合物不同,橙酮母核 2-位双键被氧化为单键,且在 C-2 位链接羟基,即为橙酮醇类化合物。橙酮类化合物较少见,主要分布于玄参科、菊科、苦苣苔科及单子叶植物沙草科等,如黄花波斯菊 Cosmos sulphureus Cav. 中的硫磺菊素(sulphuretin)属于橙酮类成分;兴安藜芦 Veratrum dahuricum 中的(Z)-7,4'-二甲氧基-6羟基-橙酮-4-O-β-吡喃葡萄糖苷为橙酮苷;美洲茶 Ceanothus americanum 中的 4,6,4'-三羟基橙酮醇等(图 5-14)。

硫磺菊素

(Z)-7,4'-二甲氧基-6-羟基-
橙酮-4-O-β-吡喃葡萄糖苷

4,6,4'-三羟基橙酮醇

图 5-14 橙酮类代表性化合物

十二、花色素类

花色素又称花青素,其结构母核为 2-苯基苯骈吡喃型阳离子,1-位氧原子以𬭩盐形式存在,且 4-位无羰基。广泛存在于植物中,是使植物的花、果实、叶、茎等呈现蓝、紫、红等不同颜色的天然色素。自然状态下,花色素常与各种单糖成苷,其结构和颜色随 pH 的不同而变化。目前常见的花色素类化合物有天竺葵素(pelargonidin)、矢车菊素(cyanidin)、飞燕草素(delphinidin)、芍药色素(peonidin)、牵牛花色素(pelargonidin)和锦葵花素(malvidin)等(图 5-15)。

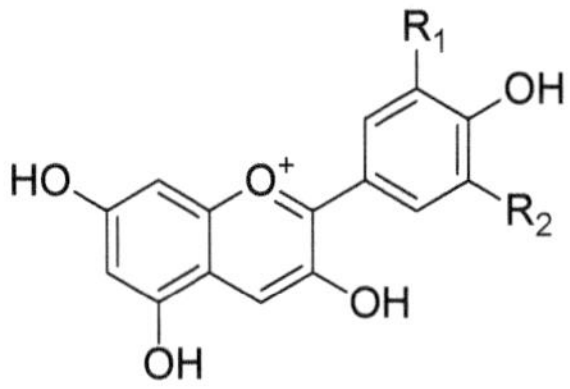

名称	R_1	R_2	颜色
天竺葵素	H	H	红~黄色
矢车菊素	OH	H	红色
飞燕草素	OH	OH	紫色
芍药色素	OCH$_3$	H	红~紫色
牵牛花色素	OCH$_3$	OH	紫色
锦葵花素	OCH$_3$	OCH$_3$	紫色

图 5-15 花色素类代表性化合物

十三、黄烷类化合物

黄烷类化合物根据 C 环 3-位、4-位羟基的情况,可分为黄烷、黄烷-3-醇和黄烷-3,4-二醇。此类化合物是组成鞣质的结构单元,常以分子聚合的形式生成鞣质。

1. 黄烷类 　其结构特点为 B 环连接在苯骈吡喃环的 2-位,且 3 位无含氧基团取代。如青江藤 *Celastrus hindsii* 中的(2S)-7,3′-二甲氧基-6,4′-二羟基黄烷、(2S)-7,3′-二甲氧基-4′-羟基黄烷、6,7,3′-三甲氧基-4′-羟基黄烷、6,7-二甲氧基 3′,4′-二羟基黄烷(图 5-16)。

2. 黄烷-3-醇类 　又称为儿茶素类,主要存在于含鞣质的木本植物中。儿茶素因其 C-2、C-3 为手性碳,具有四个光学异构体,但在植物中主要异构体为(+)-儿茶素[(+)-catechin]和(−)-表儿茶素(epicatechin)(图 5-16)。

3. 黄烷-3,4-二醇类 　又称无色花色素类,如无色矢车菊素(leucocyanidin)、无色飞燕草素(lucodelphindin)和无色天竺葵素(leucopelargonidin)等(图 5-16),是花色素生物合成中的中间体,能在无机酸作用下稳定地转化为花色素。这类成分在植物界分布很广,尤以含鞣质的木本植物和蕨类植物中较为多见。

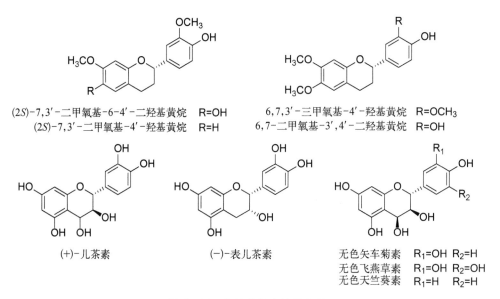

(2S)-7,3′-二甲氧基-6-4′-二羟基黄烷　R=OH
(2S)-7,3′-二甲氧基-4′-羟基黄烷　R=H

6,7,3′-三甲氧基-4′-羟基黄烷　R=OCH₃
6,7-二甲氧基-3′,4′-二羟基黄烷　R=OH

(+)-儿茶素　　　　(−)-表儿茶素

无色矢车菊素　R₁=OH R₂=H
无色飞燕草素　R₁=OH R₂=OH
无色天竺葵素　R₁=H　R₂=H

图 5-16　黄烷类代表性化合物

十四、双黄酮类

双黄酮类化合物由两分子黄酮或其衍生物聚合而成,组成的单元包括不同类型的黄酮类化合物,如黄酮、二氢黄酮、异黄酮和查耳酮等,根据分子间的连接方式可分为四种类型:C-C 连接、C-O-C 连接、C-C-C 连接和 C-C 或 C-O-C 在两个位置形成环状连接。双黄酮主要存在于裸子植物和蕨类植物,尤其在松柏纲、银杏纲和凤尾纲等植物中含量较多,是裸子植物的特征性活性成分。常见的天然双黄酮由两分子芹菜素或其甲醚衍生物聚合而成,如银杏双黄酮(银杏素,ginkgetin)、柏木双黄酮(柏黄酮,cupresuflavone)、扁柏双黄酮(hinokifavone)、贝壳杉双黄酮(agathisflavone)等(图 5-17)。

十五、其他黄酮类

除了上述类型的黄酮类化合物外,自然界中还存在许多其他特殊结构类型的黄酮类化合物,例如,由二氢黄酮醇类与苯丙素衍生物缩合而成的水飞蓟宾(silybin);中药鱼腥草中鱼腥草素与金丝桃苷杂合形成的鱼腥草素杂合黄酮 A(houttuynoid A),以及生物碱与黄酮杂合而成的榕碱(ficine)和异榕碱(isoficine)等(图 5-18)。

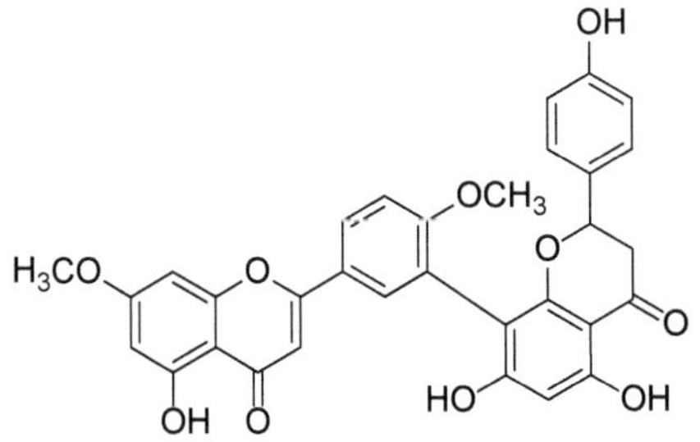

银杏素 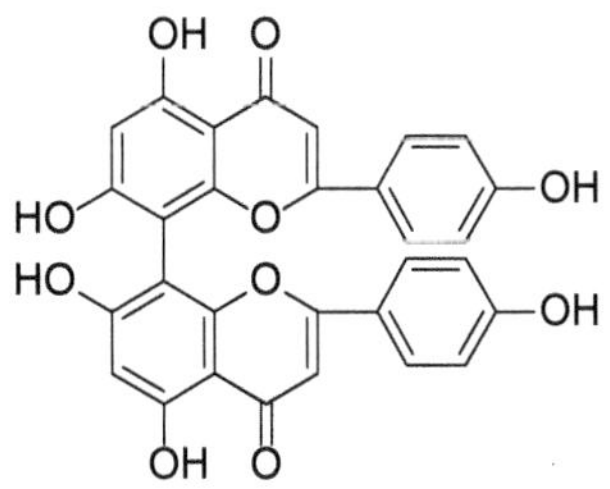　　　　　　　　　　柏黄酮

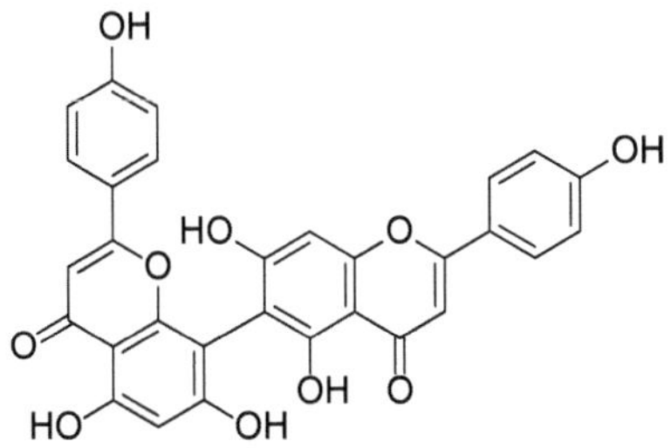

贝壳杉黄酮 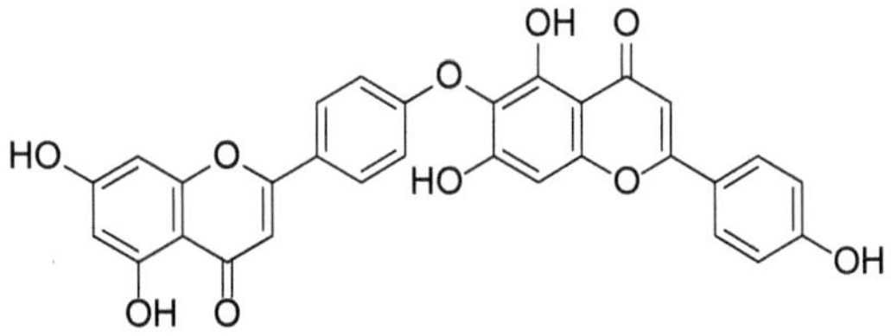　　　　　　　　扁柏双黄酮

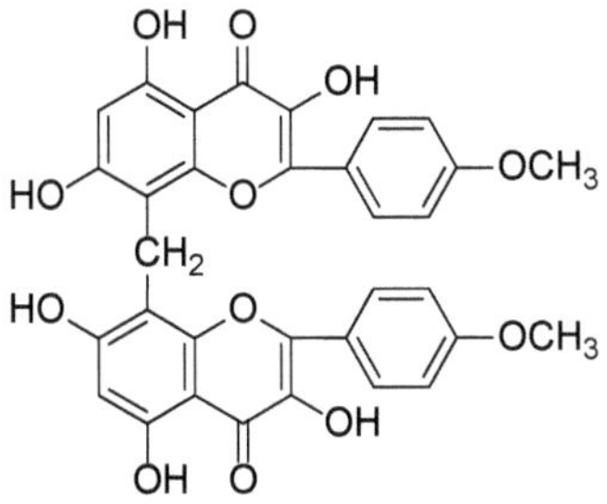

pentagrametin 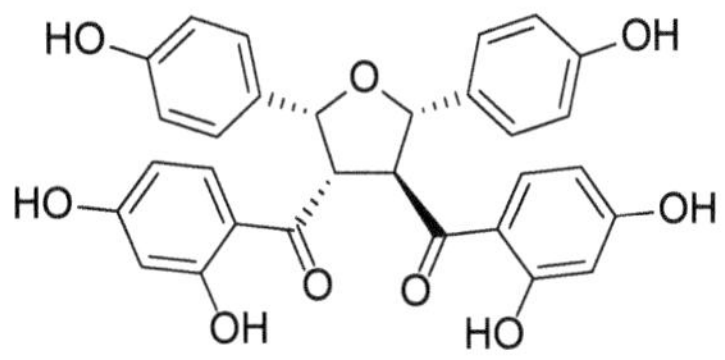　　　　　　lophirone F

图 5-17　双黄酮类代表性化合物

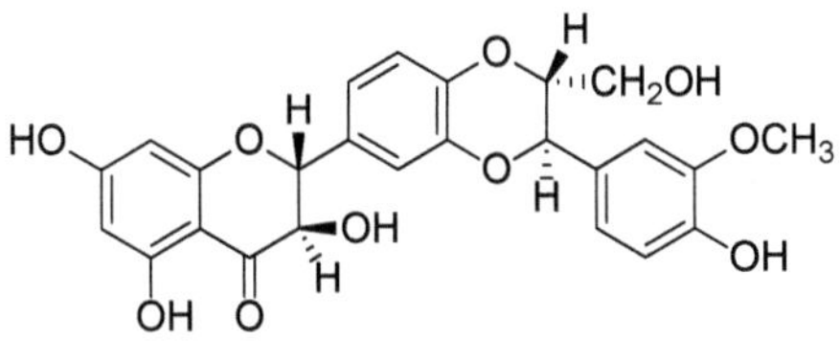

水飞蓟宾

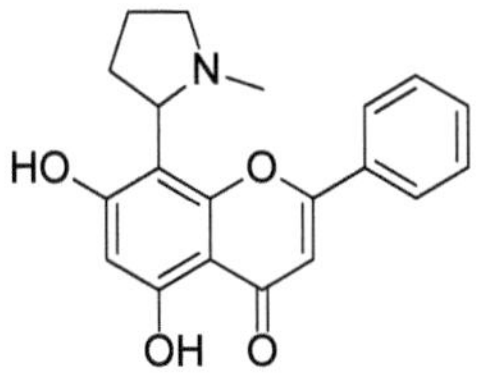

榕碱 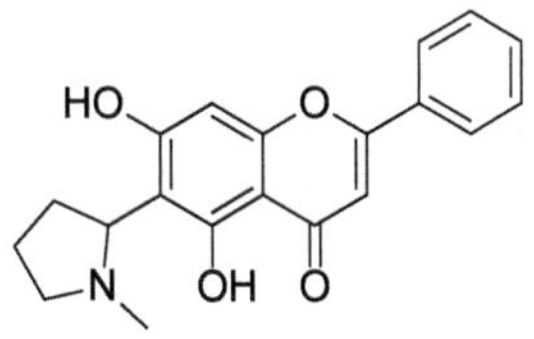　　　　　异榕碱 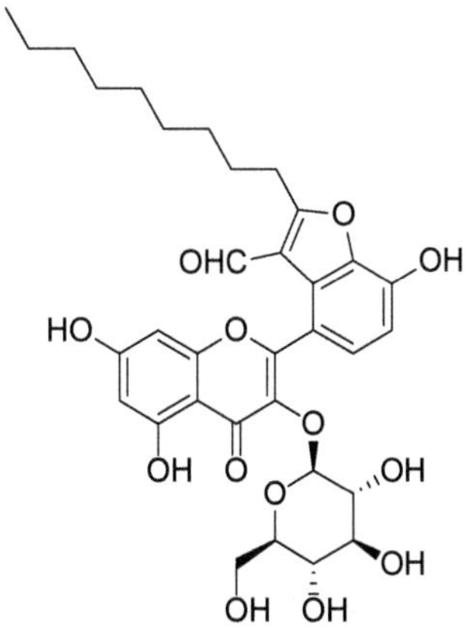　　　Houttuynoid A

图 5-18　其他黄酮类代表性化合物

第三节　黄酮类化合物的理化性质

黄酮类化合物的理化性质在提取分离方面及结构鉴定的研究方面都发挥了非常重要的作用。下面仅就其与分离和结构研究密切相关的性质简介如下：

一、性状

1. 形态　黄酮类化合物多为结晶性固体,少数(如黄酮苷类)为无定形粉末。

2. 颜色　　黄酮类化合物多数呈黄色,其颜色与分子中是否存在交叉共轭体系及含有助色团(-OH、-OCH₃等)的种类、数目以及取代位置有关。

以黄酮为例来说,其色原酮部分原本无色,但在 2-位上引入苯环后,即形成交叉共轭体系,并通过电子转移、重排,使共轭链延长,因而显现出颜色。一般情况下,黄酮、黄酮醇及其苷类多显灰黄~黄色,查耳酮为黄~橙黄色;而二氢黄酮、二氢黄酮醇因 C_2-C_3 为单键,不具有交叉共轭体系,故不显色;异黄酮类,因 B 环连接在 3-位,缺少完整的交叉共轭体系,故显微黄色。

助色团(-OH、-OCH₃等)能使颜色加深,但主要指助色团处于 7-位及 4′-位时,因其能够形成 p-π 共轭,促进电子移位、重排,使化合物的颜色明显加深(图 5-19)。但-OH、-OCH₃引入其他位置则对颜色的影响较小。

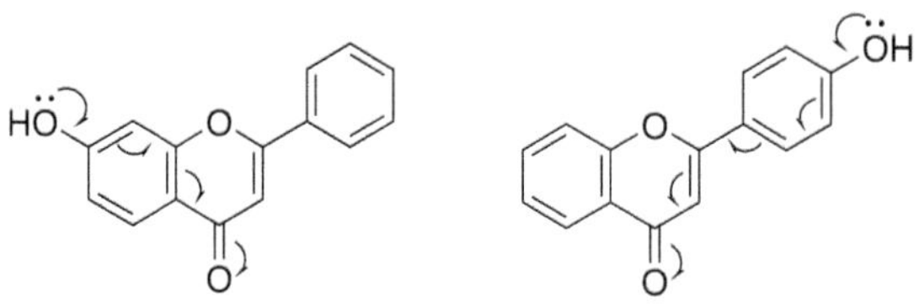

图 5-19　7-位及 4′-位羟基取代促进电子移位和重排

花色素及其苷具有较长的共轭体系,颜色较深,且颜色随 pH 不同而改变,一般 pH<7 时显红色,pH=8.5 时显紫色,pH>8.5 时显蓝色。

二、旋光性

二氢黄酮、二氢异黄酮、黄烷醇等分子结构中因存在手性碳原子,化合物具有旋光性(图 5-20);黄酮、黄酮醇、异黄酮、查尔酮等分子无手性碳原子,故无旋光性;而黄酮苷类化合物,因结构中有糖分子存在,含有手性碳原子,故有旋光性;而一些双黄酮,虽然分子中没有手性碳,但因空间位阻等原因,分子中存在手性轴,显示出一定的轴手性,整个化合物也会具有旋光性。

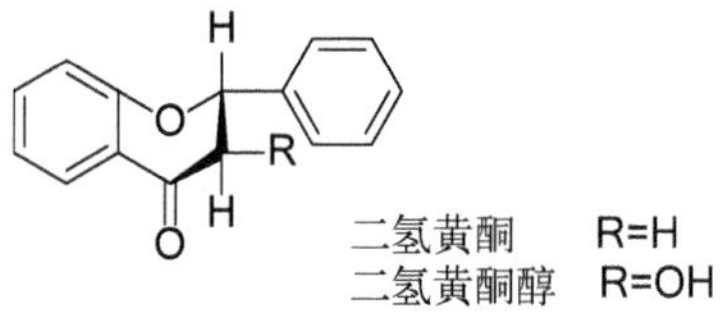

二氢黄酮　　R=H
二氢黄酮醇　R=OH

图 5-20　二氢黄酮和二氢黄酮醇的立体结构

三、溶解性

黄酮类化合物的溶解度因结构及存在状态不同而有很大差异。通常情况下,黄酮游离苷元难溶或不溶于水,易溶于甲醇、乙醇、乙酸乙酯、丙酮等有机溶剂或稀碱水溶液中。黄酮、黄酮醇、查尔酮等平面性强的分子,因分子与分子间排列紧密,分子间引力较大,故难溶于水;而二氢黄酮、二氢黄酮醇等,因分子结构具有非平面性,分子与分子间排列不紧密,分子间引力降低,有利于水分子进入,水中溶解度稍大;异黄酮类化合物的 B 环受 4 位的羰基的立体障碍,不易形成交叉共轭体系,分子平面性降低,水溶性较平面型分子大;花色素类虽为平面型结构,但分子以离子形式存在,具有较强的极性,属水溶性。

黄酮苷元分子的溶解性还与结构中的取代基有关,分子中引入极性基团如羟基后,则水溶性增强,极性基团数目越多,水溶性越强;引入亲脂性基团如甲氧基或异戊烯基后,则亲脂性增强,水溶性降低。一般黄酮类化合物不溶于石油醚,故可利用石油醚将黄酮类化合物与脂溶性杂质分开,但川陈皮素(5,6,7,8,3′,4′-六甲氧基黄酮)例外,可溶于石油醚。

黄酮苷类化合物易溶于热水、甲醇、乙醇等强极性溶剂中,而难溶或不溶于苯、二氯甲烷等亲脂性有机溶剂中。黄酮苷中糖基的数目及连接位置均对其水溶性有一定影响,糖基数目越多,亲水性越强,C_3-O-糖苷的水溶性大于 C_7-O-糖苷,可能是由于 C_3-O-糖基与 C_4 羰基的立体障碍使分子平面性较差造成的。

四、酸碱性

（一）酸性

黄酮类化合物因分子中多含有酚羟基,故显酸性。酚羟基的数目和位置不同,酸性强弱也不同。例如,7-位和4′-位因受羰基 $p-\pi$ 共轭效应的影响,酸性较强,只有5-羟基时,由于与羰基形成分子内氢键,酸性较弱。以黄酮为例,其酚羟基酸性强弱顺序为：7,4′-二羟基>7-羟基或4′-羟基>一般酚羟基>5-羟基>3-羟基。因此,根据黄酮类化合物的酸性大小,可用 pH 梯度萃取法进行分离。

（二）碱性

黄酮类化合物具有微弱的碱性,这是因其分子中 γ-吡喃酮环上的1位氧原子具有未共用的电子对所致,可与强酸结合生成鉡盐,但此鉡盐极不稳定,遇水即可分解(图5-21)。黄酮类化合物溶于浓硫酸中生成的鉡盐常表现出特殊的颜色,可用于鉴别。某些甲氧基黄酮溶于浓盐酸中显深黄色,且可与生物碱沉淀试剂生成沉淀。

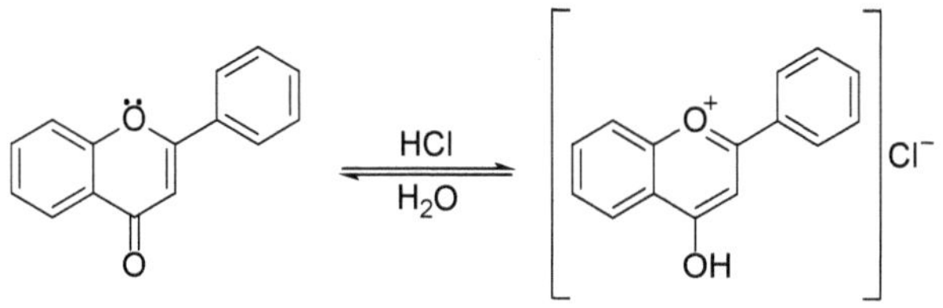

图5-21 黄酮在浓盐酸中的转化过程

五、显色反应

黄酮类化合物的颜色反应多与分子中的酚羟基及 γ-吡喃酮环有关,其颜色反应主要是应用了这些基团的性质。

（一）还原反应

1. 盐酸-镁粉(或锌粉)反应 　该反应为鉴定黄酮类化合物最常用的颜色反应。方法是将试样溶于甲醇或乙醇中,加入少许镁粉(或锌粉)并振摇,随后加入几滴浓盐酸(必要时微热),即可显色。多数黄酮、黄酮醇、二氢黄酮及二氢黄酮醇类化合物显橙红~紫红色,少数显紫~蓝色;当 B 环有—OH 或—OCH$_3$ 取代时,呈现的颜色亦随之加深;但查尔酮、橙酮、儿茶素类不显色;异黄酮除少数例外,也不显色;由于花青素及部分橙酮、查尔酮,在单纯浓盐酸中也会发生变色,故此类化合物在应用该颜色反应时需做空白对照予以排除。此颜色反应的机制过去曾经解释为由于生成了花色苷元所致,现在一般认为是由于生成了阳碳离子的缘故。

2. 四氢硼钠(钾)反应 　NaBH$_4$ 是对二氢黄酮类化合物专属性较高的一种还原剂。二氢黄酮类化合物可被四氢硼钠还原产生红色至紫色,其他黄酮类化合物均为阴性反应,可据此区分二氢黄酮、二氢黄酮醇与其他黄酮类化合物。方法是将样品溶于甲醇或乙醇中,加等量的 2% NaBH$_4$ 的甲醇液,1 min 后再加浓盐酸或浓硫酸数滴,生成紫色至紫红色。此反应也可在滤纸上进行,即先将样品的甲醇溶液点在滤纸上,随后喷 2% NaBH$_4$ 的甲醇液,1 min 后,熏浓盐酸蒸气,则点样斑点被还原显色。

（二）金属盐类试剂络合反应

具有3-羟基、4-羰基,或5-羟基、4-羰基,或邻二酚羟基结构的黄酮类化合物(图5-22),可与铝盐、铅盐、镁盐、锆盐、锶盐、铁盐等金属盐类试剂反应,生成有色络合物,或产生荧光,故可用于具有上述特征黄酮类化合物的鉴别。

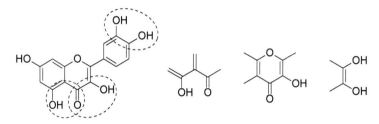

图 5-22 3-羟基、5-羟基或邻二酚羟基黄酮

1. 三氯化铝显色反应　　将样品的乙醇溶液和 1% 三氯化铝乙醇溶液在滤纸、薄层板或试管中反应,生成的络合物多为黄色(λ_{max} = 415 nm),并显鲜黄色或黄绿色荧光(4′-羟基黄酮醇或7,4′-二羟基黄酮醇显天蓝色荧光),可用于定性及定量分析(图 5-23)。

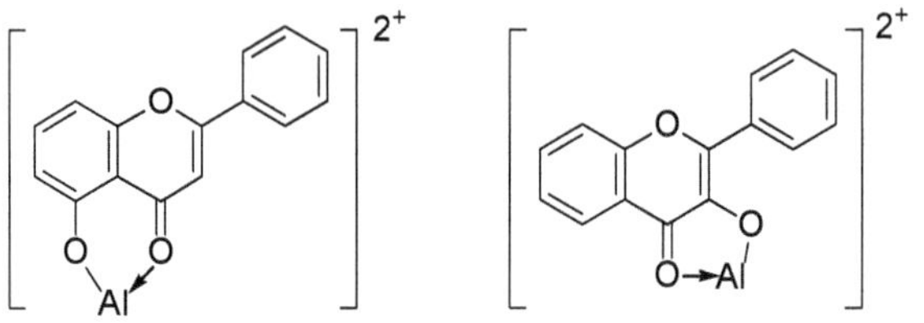

图 5-23 5-羟基黄酮和 3-羟基黄酮铝盐络合物

2. 乙酸铅盐显色反应　　常用 1% 乙酸铅及碱式乙酸铅水溶液,可生成黄色至红色沉淀。黄酮类化合物与铅盐生成沉淀的色泽,因羟基数目及位置不同而异。其中,乙酸铅只能与分子中具有 3-羟基、4-羰基,或 5-羟基、4-羰基,或邻二酚羟基的化合物反应生成沉淀,但碱式乙酸铅的沉淀能力要大得多。一般酚类化合物均可为之沉淀,据此不仅可用于鉴定,也可用于提取及分离工作。

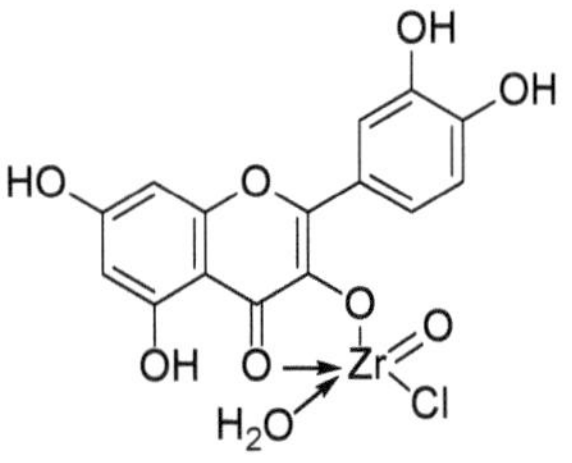

图 5-24 黄酮醇锆盐络合物

3. 锆盐-枸橼酸显色反应　　当黄酮类化合物分子中有游离的 3-羟基或 5-羟基存在时,可与 2% 二氯氧化锆甲醇溶液反应生成黄色的锆络合物(图 5-24),故可用于区别黄酮类结构中 3-羟基或 5-羟基存在与否。但两种锆络合物对酸的稳定性不同,3-羟基、4-羰基锆络合物的稳定性强于 5-羟基、4-羰基锆络合物,故当向反应液中继续加入 2% 枸橼酸甲醇溶液后,5-羟基、4-羰基锆络合物易被枸橼酸分解,黄色溶液显著褪色,而 3-羟基、4-羰基锆络合物仍呈鲜黄色,但需注意二氢黄酮醇的 3-羟基、4-羰基锆络合物也易被枸橼酸分解。上述反应也可在纸上进行,得到的锆盐络合物多呈黄绿色,并带荧光。

4. 乙酸镁显色反应　　乙酸镁与二氢黄酮、二氢黄酮醇类化合物反应可显天蓝色荧光,若具有 5-羟基,色泽更为明显;而黄酮、黄酮醇及异黄酮类等则显黄色~橙黄色~褐色。常用乙酸镁甲醇溶液为显色剂,本反应可在纸上进行。实验时在纸上滴加 1 滴供试液,喷以乙酸镁的甲醇溶液,加热干燥后在紫外光灯下观察。

5. 氨性氯化锶显色反应　　氨性氯化锶甲醇溶液中,可与分子中具有邻二酚羟基结构的黄酮类化合物生成绿色至棕色乃至黑色沉淀(图 5-25)。实验时,取少许样品置于小试管中,加入

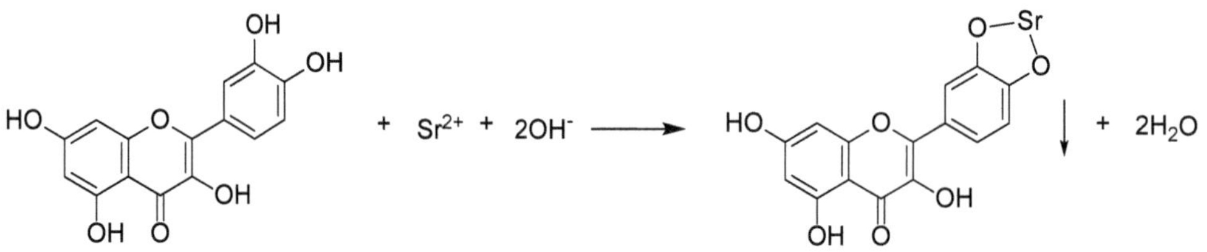

图 5-25 邻二酚羟基黄酮与氯化锶生成锶络合物

1.0 mL甲醇使其溶解(必要时可在水浴上加热),加入3滴0.01 mol/L氯化锶的甲醇溶液,再加3滴已用氨蒸气饱和的甲醇溶液,观察有无沉淀生成。

6. 三氯化铁显色反应　　三氯化铁水溶液或醇溶液为常用的酚类显色剂。多数黄酮类化合物因分子中含有酚羟基故可产生阳性反应,但一般仅在含有氢键缔合的酚羟基时,才呈现明显的颜色,随着分子中所含酚羟基数目及位置不同,可呈现绿色、蓝色、紫色等不同颜色。

(三)硼酸显色反应

当黄酮类化合物分子中有图5-26所示结构时,在无机酸或有机酸存在条件下,可与硼酸反应显亮黄色。显然,5-羟基黄酮及2′-羟基查耳酮类结构可以满足上述要求,故可与其他类型区别。一般在草酸存在下,显黄色并具有绿色荧光,但在枸橼酸丙酮存在的条件下,则只显黄色而无荧光。

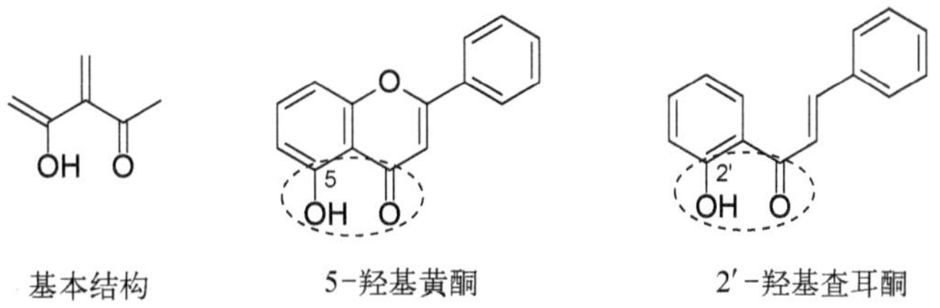

图5-26　可与硼酸反应并显色的基本结构

(四)碱性试剂显色反应

黄酮类化合物与碱性溶液反应可呈现出黄色、橙色或红色等不同颜色,其显色情况与化合物类型有关,故可用于鉴别分子中的某些结构特征。具体显色结果见表5-2。

表5-2　黄酮类化合物碱性试剂显色反应

结构类型	条件	现象
黄酮	冷或热NaOH溶液	黄色→橙红色
黄酮醇	NaOH溶液	先呈黄色,经空气氧化后变为棕色
二氢黄酮	冷NaOH溶液	黄色→橙色,放置(或加热)后,红色→紫红色
查尔酮或橙酮	NaOH溶液	红色或紫红色
具有邻二酚羟基结构黄酮	NaOH溶液	黄色→深红色→绿棕色沉淀

在日光及紫外光下,通过纸斑反应,观察试样用碱性试剂处理后的颜色变化情况来鉴别黄酮类化合物。其中,用氨蒸气处理后呈现的颜色变化置空气中随即褪去,但经碳酸钠水溶液处理而呈现的颜色置空气中却不褪色。

(五)五氯化锑显色反应

查尔酮类化合物的无水四氯化碳溶液与2%五氯化锑的四氯化碳溶液反应可生成红色或紫红色沉淀,而黄酮、二氢黄酮及黄酮醇类化合物显黄色至橙色,故此反应可用于区别查尔酮与其他黄酮类化合物。由于反应产物的颜色在湿空气及含水溶液中不稳定,所以反应需在无水条件下进行。

第四节　黄酮类化合物的检识

一、理化检识

物理检识主要是依据黄酮类化合物的颜色,如黄酮、黄酮醇为黄色,二氢黄酮近无色等,但需结合其他方法进一步检识。化学检识主要利用前一节所述显色反应,用于检识黄酮母核或取代基团,如盐酸-镁粉反应可用于黄酮、黄酮醇、二氢黄酮和二氢黄酮醇的鉴别,四氢硼钠反应可用于二氢黄酮类化合物的鉴别,锆盐枸橼酸反应可用于 3-羟基黄酮与 5-羟基黄酮的鉴别,氨性氯化锶反应应用于邻二酚羟基黄酮的鉴别。

二、色谱检识

(一) 纸色谱法

纸色谱(PC)适用于分离及检识各种天然黄酮类化合物及其苷类的混合物。混合物的鉴定常采用双向色谱法。以黄酮苷类来说,一般第一向展开采用某种醇性溶剂,如 n-BuOH-HOAc-H_2O(4:1:5 上层,BAW)、t-BuOH-HOAc-H_2O(3:1:1,TBA)或水饱和的 n-BuOH 等,这些主要是根据分配作用原理进行分离。第二向展开溶剂则用水或下列水溶液,如 2%~6% HOAc、3% NaCl 及 HOAc-浓 HCl-H_2O(30:3:10)等。它们主要是根据吸附作用原理进行分离。黄酮类化合物苷元一般宜用醇性溶剂或用 C_6H_6-HOAc-H_2O(125:72:3)、$CHCl_3$-HOAc-H_2O(13:6:1)、PhOH-H_2O(4:1)或 HOAc-浓 HCl-H_2O(30:3:3)进行分离。而花色苷及花色苷苷元,则可用含 HCl 或 HOAc 的溶液作为展开剂。

多数黄酮类化合物在纸色谱上用紫外光灯检查时,可以看到有色斑点,以氨蒸气处理后常产生明显的颜色变化。此外,还可喷以 2% $AlCl_3$(甲醇)溶液(在紫外光灯下检查)或 1% $FeCl_3$-1% $K_3Fe(CN)_6$(1:1)水溶液等显色剂。

黄酮类化合物苷元中,平面性分子如黄酮、黄酮醇、查耳酮等,用含水类溶剂如 3%~5% HOAc 展开时,几乎停留在原点不动($R_f<0.02$);而非平面性分子如二氢黄酮、二氢黄酮醇、二氢查耳酮等,因亲水性较强,故 R_f 值较大(0.10~0.30)。黄酮类化合物分子中羟基苷化后,极性即随之增大,故在醇性展开剂中 R_f 值相应降低,同一类型苷元,R_f 值依次为苷元>单糖苷>双糖苷。以在 BAW 中展开为例,多数类型苷元(花色苷元例外)R_f 值在 0.70 以上,而苷则小于 0.70。但在用水或 2%~8% HOAc、3% NaCl 或 1% HCl 展开时,则上述顺序将会颠倒,苷元几乎停留在原点不动,苷类的 R_f 值可在 0.5 以上,糖链越长,则 R_f 值越大。另外,糖的结合位置对 R_f 值也有重要的影响。不同类型黄酮类化合物在双向 PC 展开时常常出现在特定的区域,据此可推测它们的结构类型以及判定是否成苷以及含糖数量。除 PC 外,TLC 用于黄酮类化合物的鉴定也日趋广泛。一般采用吸附薄层色谱,常用的吸附剂有硅胶与聚酰胺,其次是纤维素。

(二) 硅胶薄层色谱

硅胶薄层色谱是检识黄酮类化合物常用的方法之一,通过调整展开剂,可用于分离检识弱极性黄酮苷元及强极性的黄酮苷类化合物。

分离检识黄酮苷元常用的展开剂是甲苯-乙酸乙酯-甲酸(5:4:1)、苯-甲醇(95:5)、苯-甲醇-乙酸(35:5:5)、三氯甲烷-甲醇(8.5:1.5 或 7:0.5)、甲苯-三氯甲烷-丙酮(8:5:7)及丁醇-吡啶-甲酸(20:5:1)等。实际工作中可以根据待检识成分极性的大小适当地调整溶剂的种类及溶剂间的比例。

分离检识黄酮苷则采用极性较大的溶剂系统展开,如,正丁醇-乙酸-水(3:1:1)、乙酸乙酯-甲酸-水(8:1:1)、三氯甲烷-甲醇-水(65:45:12)、三氯甲烷-乙酸乙酯-丙酮(5:1:4)及乙酸乙酯-丁酮-甲酸-水(10:1:1:1)等。如以乙酸乙酯-甲酸-水(8:1:1)为展开剂鉴别槐花中的芦丁。

(三) 聚酰胺薄层色谱

聚酰胺为氢键吸附原理,通过其分子中的酰胺基团与黄酮类化合物分子中的酚羟基形成氢键缔合而产生吸附作用,是分离检识含游离酚羟基黄酮类及其苷类较为理想的吸附剂。聚酰胺的吸附强度主要取决于黄酮类化合物分子中酚羟基的数目、位置、共轭双键、是否成苷等因素。由于聚酰胺对黄酮类化合物吸附能力较强,因而需要较强极性的展开剂。在大多数展开剂中含有醇、酸或水。分离检识游离黄酮常用有机溶剂为展开剂,如三氯甲烷-甲醇(47:3 或 24:1)、三氯甲烷-甲醇-丁酮(12：2：1)、苯-甲醇-丁酮(45：3：2,21：2：2 或 3：1：1)等。分离检识黄酮苷类化合物常用含水的有机溶剂为展开剂,如乙醇-水(3：2)、水饱和的正丁醇-乙酸(100：1 或 100：2)、丙酮-水(1：1)、丙酮-95%乙醇-水(2：1：2)、95%乙醇-乙酸(100：2)等。

(四) 高效液相色谱

高效液相色谱法广泛应用于中药化学成分的分离及检识,对于极性较大的黄酮类化合物,如含有多个羟基的黄酮、黄酮苷类化合物及花色素类化合物,常采用反相高效液相色谱分离,常用洗脱剂为含一定比例的甲酸或乙酸的甲醇-水或乙腈-水溶剂系统。对于多甲氧基黄酮类或烷基取代的黄酮类化合物可采用正相高效液相色谱分离,以苯-乙腈或苯-丙酮等溶剂系统为流动相。黄酮类化合物因多含有苯环,具有较强的紫外吸收,故采用紫外检测器即可检测到目标成分。当采用液质连用色谱仪进行检识,通过获取目标成分的分子量,可进一步确认目标成分。

第五节　黄酮类化合物的提取与分离

一、提取

黄酮苷类化合物多存在于植物的花、叶、果实等组织,而在木质部坚硬组织中则多为游离苷元的形式存在。黄酮类化合物提取溶剂的选择,主要根据被提取物质的存在形式及伴随的杂质而定。黄酮苷以及极性稍大的苷元(如羟基黄酮、双黄酮、橙酮、查尔酮等),常选用乙醇或甲醇,也可用60%左右浓度的醇提取黄酮苷类,一些多糖苷类则可以用沸水提取。为避免在提取过程中黄酮苷类发生水解,常按一般提取苷的方法事先破坏酶的活性。提取花青素类化合物时,可加入少量酸(如0.1%盐酸)以增加其稳定性。大多数黄酮苷元则宜选用极性较小的溶剂,如三氯甲烷、乙醚、乙酸乙酯及高浓度乙醇等提取,对多甲氧基黄酮的游离苷元甚至可用苯进行提取。

由于黄酮类化合物在植物体内存在的部位不同,所含杂质亦不一样,对提取得到的粗提取物可进行精制处理,常用的精制方法有:

(一) 溶剂萃取法

利用黄酮类化合物与混入的杂质极性不同,选用不同的溶剂进行萃取即可达到精制纯化的目的。例如,植物叶子或种子的醇提取液,可先用石油醚处理除去叶绿素、胡萝卜素等脂溶性色素及油脂;如为水提取液,可用水提醇沉的方法沉淀除去蛋白质、多糖等水溶性杂质。

(二) 碱提取酸沉淀法

多数黄酮类化合物具有酚羟基,显酸性,可溶于碱水,故可用碱性水或碱性稀醇溶液提取,提取液经酸化后可使黄酮类化合物游离沉淀析出,或使用有机溶剂进行萃取的方法对黄酮类化合物进行精制。常用的碱性水溶液有稀氢氧化钠水溶液、碳酸钠水溶液和石灰水(即氢氧化钙水溶液)。稀氢氧化钠水溶液浸出能力较大,但浸出杂质较多,可将浸出液酸化后迅速过滤,因先析出的沉淀物常常是杂质,故被过滤除去,而滤液中再析出的沉淀物可能是较纯的黄酮类化合物。碳酸钠水溶液浸出能力不如稀氢氧化钠水溶液,但浸出杂质较少。石灰水可使含有多酚羟基的鞣质或含有羧基的果胶、黏液质等水溶性杂质生成钙盐沉淀而不被溶出,有利于提取液的纯化,但浸出效果可能不如稀氢氧化钠水溶液,且有些黄酮类化合物也能与钙结合成不溶性物质,不被溶出,从而影响总黄酮的提出率。

需要注意的是,用碱水进行提取时,所用碱水的浓度不可太高,以免在强碱条件下,尤其加热时破坏黄酮母核。在加酸进行酸化时,酸性也不能太强,以免生成𨦂盐,降低收率。当分子中有邻二酚羟基时,可加硼酸进行保护。

此法适用于具有酸性而又难溶于冷水的黄酮类化合物,如芦丁、橙皮苷、黄芩苷等的提取均采用了此法。自黄芩中提取黄芩苷的工艺流程,如图 5 - 27 所示。

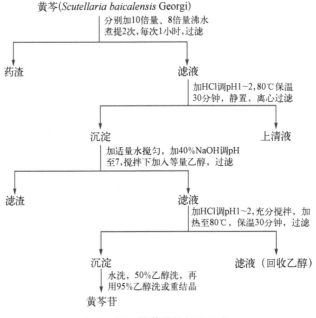

图 5 - 27　黄芩苷的提取工艺

(三) 碳粉吸附法

主要适于苷类的精制工作。通常在植物的甲醇粗提取物中,分次加入活性炭,搅拌,静置,直至定性检查上清液无黄酮反应时为止。过滤,收集吸苷炭末,依次用沸水、沸甲醇、7%酚/水、15%酚/醇溶液进行洗脱。对各部分洗脱液进行定性检查(或用 PC 鉴定)。通过对 *Baptisia lecontei* 中黄酮类化合物的研究证明,大部分黄酮苷类可用 7%酚/水洗脱下。洗脱液经减压蒸发浓缩至小体积,再用乙醚萃取除去残留的酚,余下水层减压浓缩即得黄酮苷类成分。

二、分离

根据黄酮类化合物不同的性质,可选择不同的分离方法。如极性大小不同的黄酮类化合物,可利用吸附能力或分配原理进行分离;酸性强弱不同的化合物,则可利用 pH 梯度萃取进行分离;相对分子质量差异大的化合物,可用葡聚糖凝胶分子筛进行分离;此外,也可根据分子中某些特殊结构,利用化学方法进行分离。

(一) 柱色谱法

柱色谱法分离黄酮类化合物常用的吸附剂或载体有聚酰胺、硅胶、ODS、葡聚糖凝胶及纤维素粉等,也可用氧化铝、氧化镁及硅藻土等。

1. 聚酰胺柱色谱法　　聚酰胺是分离黄酮类化合物较为理想的吸附剂,其分离效果好,吸附容量高,可用于分离各种类型的黄酮类化合物,包括苷与苷元、查尔酮与二氢黄酮等。黄酮类化合物从聚酰胺柱上洗脱时,有以下规律:① 形成氢键的基团数目越多,则吸附能力越强,故酚羟基数目增多,洗脱速度相应减慢;酚羟基数目相同时,羟基与 4 位羰基或邻位羟基形成分子内氢键,则吸附能力减弱,故洗脱先后顺序为:具有邻位羟基黄酮>具有间位(对位)羟基黄酮;② 苷元相同时,连糖基越多,吸附越弱,故洗脱顺序为三糖苷>双糖苷>单糖苷>苷元;③ 分子中芳香核、共轭双键多者易被吸附,故黄酮、查尔酮往往比相应的二氢黄酮难于洗脱;④ 母核不同时,洗脱顺序为:异黄酮>二氢黄酮>黄酮>黄酮醇。

溶剂的洗脱能力强弱取决于溶剂分子与聚酰胺或黄酮类化合物形成氢键缔合作用的强弱,形成氢键的缔合能力越强,则洗脱能力越强。

2. 葡聚糖凝胶柱色谱法　　对于黄酮类化合物的分离,主要用两种型号的凝胶:Sephadex

G 型及 Sephadex LH-20 型。葡聚糖凝胶分离黄酮类化合物的机制：分离游离黄酮时,主要靠吸附作用。凝胶对黄酮类化合物的吸附程度取决于游离酚羟基的数目；但分离黄酮苷时,则分子筛的性质起主导作用。在洗脱时,黄酮苷类大体上是按分子量由大到小的顺序流出柱体。

表 5-3 中 V_e 为洗脱试样时需要的溶剂总量或洗脱体积；V_0 为柱子的空体积。V_e/V_0 数值越小说明化合物越容易被洗脱下来。苷元的羟基数越多,V_e/V_0 越大,越难以洗脱,而苷的分子量越大,其上连接糖的数目越多,则 V_e/V_0 越小,越容易洗脱。

表 5-3 黄酮类化合物在 Sephadx LX-20 上(甲醇)的 V_e/V_0

黄酮类化合物	取 代 基	V_e/V_0
芹菜素	5,7,4′-三羟基	5.3
木犀草素	5,7,3′,4′-四羟基	6.3
槲皮素	3,5,7,3′,4′-五羟基	8.3
杨梅素	3,5,7,3′,4′,5′-六羟基	9.2
山柰酚-3-鼠李糖基半乳糖-7-鼠李糖苷	三糖苷	3.3
槲皮素-3-芸香糖苷	双糖苷	4.0
槲皮素-3-鼠李糖苷	单糖苷	4.9

葡聚糖凝胶柱色谱中常用的洗脱剂：① 碱性水溶液(如 0.1 mol/L NH_4OH),含盐水溶液(0.5 mol/L NaCl 等)；② 醇及含水醇,如甲醇、甲醇-水(不同比例)、叔丁醇-甲醇(3:1)、乙醇等；③ 其他溶剂,如含水丙酮、甲醇-三氯甲烷等。

3. 硅胶柱色谱法　　此法应用范围最广,主要适于分离异黄酮、二氢黄酮、二氢黄酮醇及高度甲基化(或乙酰化)的黄酮及黄酮醇类。少数情况下,在加水去活化后也可用于分离极性较大的化合物,如多羟基黄酮醇及其苷类等。供试硅胶中混存的微量金属离子应预先用浓盐酸处理除去,以免干扰分离效果。

(二) pH 梯度萃取法

pH 梯度萃取法适合于酸性强弱不同的黄酮苷元的分离。根据黄酮类苷元酚羟基的数目及位置不同其酸性强弱也不同的性质,可以将混合物溶于有机溶剂(如乙醚)后,依次用 5% $NaHCO_3$、5%Na_2CO_3、0.2%NaOH 及 4%NaOH 水溶液进行萃取,从而达到分离的目的。用 pH 梯度萃取法分离黄酮类化合物的一般规律如下：

酸性：　7,4′-羟基　>　7-或 4′-羟基　>　一般酚羟基　>　5-羟基

　　　　　↓　　　　　　　↓　　　　　　　↓　　　　　　↓

　　5% $NaHCO_3$　　5% Na_2CO_3　　0.2% NaOH　　4% NaOH

在实际工作中,常将上述色谱法与各种经典方法相互配合应用,以达到较好的分离效果。

第六节　黄酮类化合物的结构鉴定

一、紫外及可见光谱

紫外及可见吸收光谱在鉴定黄酮类化合物结构中发挥着重要作用,结构类型不同的黄酮类化合物的紫外光谱具有较好的区分度。实际工作中,为了获得更多、更准确的结构信息,除了测定样品在甲醇溶液中的紫外光谱,还常常测定加入一些试剂后的紫外光谱,并进行谱图的对比分析。

(一) 黄酮类化合物在甲醇溶液中的紫外-可见光谱特征

多数黄酮类化合物结构中存在苯甲酰基与桂皮酰基构成的交叉共轭体系(图 5-28),故其甲醇溶液在 200~400 nm 的区域内有两个主要的紫外吸收带。峰带 Ⅰ(300~400 nm)由结构中的桂皮酰基系统电子跃迁产生,主要受 B、C 环影响,整个母核氧取代程度越高,越有利于电子跃

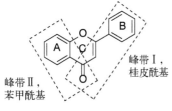

峰带 I，
桂皮酰基

峰带 II，
苯甲酰基

图 5－28 黄酮类化合物苯甲酰
基与桂皮酰基系统

迁,则带 I 将越向长波方向位移。但 5－OH 形成的氢键和 7－OH 形成的 $p-\pi$ 共轭对带 I 也有影响。带 II（240～280 nm）由苯甲酰基系统电子跃迁产生,主要受 A 环氧取代程度的影响,B 环影响较小,但可影响其峰形,如 B 环上仅有 4′－OH 取代时,带 II 显单峰,若 B 环上有 3′,4′－二羟基取代时,带 II 显双峰（或一个主峰一个肩峰）。黄酮母核上的羟基被甲基化或苷化后,可引起相应吸收带,尤其是带 I 向短波长方向位移。酚羟基乙酰化后,其原来对紫外光谱的影响将会完全消失。

不同结构类型的黄酮类化合物其带 I 与带 II 的峰位、峰形和强度均有所差别,因而利用紫外光谱可以推测黄酮类化合物结构类型。不同类型黄酮类化合物峰形和峰位的关系见表 5－4。

表 5－4 黄酮类化合物的紫外光谱特征

黄酮类型	带 I（nm）	带 II（nm）	说　明
黄酮类	304～350	240～280	带 I、带 II 峰强差别小
黄酮醇类（3－OH 游离）	352～385	240～280	带 I、带 II 峰强差别小
黄酮醇类（3－OH 取代）	328～357	240～280	带 I、带 II 峰强差别小
查尔酮类	340～390	220～270	带 I 峰强、带 II 峰弱
橙酮类	370～430	220～270	带 I 峰强、带 II 峰弱
异黄酮类	310～330（肩峰）	245～270	带 I 峰弱、带 II 峰强
二氢黄酮（醇）	300～330（肩峰）	270～295	带 I 峰弱、带 II 峰强
花色素及其苷类	465～560	270～280	

（二）诊断试剂在结构测定中的作用

黄酮类化合物结构中酚羟基在碱性情况下解离,或与某些离子形成络合物,导致其紫外吸收光谱发生变化,据此变化可以推测酚羟基的位置或数目。这些可引起黄酮类化合物紫外吸收光谱发生变化的试剂称为诊断试剂,常用的诊断试剂有甲醇钠（NaOMe）、乙酸钠（NaOAc）、乙酸钠/硼酸（NaOAc/H$_3$BO$_3$）、三氯化铝（AlCl$_3$）及三氯化铝/盐酸（AlCl$_3$/HCl）等。不同类型黄酮类化合物都可以利用该方法获取更多的结构信息,且均有各自的规律性。本书仅以黄酮和黄酮醇类为例,介绍加入诊断试剂后对其紫外光谱的影响,几种诊断试剂引起的位移及对应化合物结构特征归属如表 5－5 所示。

表 5－5 加入诊断试剂的黄酮、黄酮醇类化合物紫外光谱变化及结构特征的归属

诊断试剂	带 II	带 I	归　属
NaOMe		红移 40～60 nm,强度不变	有 4′－OH
		红移 50～60 nm,强度下降	有 3－OH,但无 4′－OH
	吸收谱随测定时间延长而衰退		有对碱敏感的取代模式: 3,4′－;3,3′,4′－;5,6,7－;5,7,8－或 5,3′,4′－OH
NaOAc（未熔融）	红移 5～20 nm		有 7－OH
		在长波一侧有明显肩峰	有 4′－OH,但无 3－OH 及（或）7－OH
NaOAc（熔融）		红移 40～65 nm,强度下降	有 4′－OH
	吸收谱随测定时间延长而衰退		有对碱敏感的取代模式（同上）
NaOAc/H$_3$BO$_3$		红移 12～30 nm	B 环有邻二酚羟基
	红移 5～10 nm		A 环有邻二酚羟基（但不包括 5,6－OH）

续 表

诊 断 试 剂	带 Ⅱ	带 Ⅰ	归 属
AlCl₃	AlCl₃ = AlCl₃/HCl 谱图		无邻二酚羟基
	AlCl₃ ≠ AlCl₃/HCl 谱图 后者带Ⅰ紫移 30~40 nm 后者带Ⅰ紫移 50~65 nm		有邻二酚羟基 B环有邻二酚羟基 A环、B环均可能有邻二酚羟基
AlCl₃/HCl	AlCl₃/HCl 谱图 = MeOH 谱图		无 3-OH 及 5-OH
	AlCl₃/HCl 谱图 ≠ MeOH 谱图 带Ⅰ红移 17~20 nm 带Ⅰ红移 35~55 nm 带Ⅰ红移 50~60 nm		有 3-OH 及(或)5-OH 有 3-OH 及 6-含氧取代 有 5-OH 而无 3-OH 同时有 3-OH 及 5-OH

二、红外

黄酮类化合物大都含有酚羟基、羰基、苯环等官能团,其红外吸收光谱中,羟基吸收峰在 $3\,500 \sim 3\,200\ cm^{-1}$ 范围内,多为宽峰;羰基吸收峰在 $1\,695 \sim 1\,610\ cm^{-1}$ 范围内,而苯环骨架振动在 $1\,620 \sim 1\,430\ cm^{-1}$ 范围内。黄酮分子中的甲氧基取代,分子内氢键等因素都会对其红外吸收的峰形和波数有影响。

三、质谱

黄酮类化合物可以用电子轰击质谱(EI-MS)、电喷雾质谱(ESI-MS)、快原子轰击质谱(FAB-MS)、场解吸质谱(FD-MS)等方法测定其分子离子峰。多数黄酮类苷元在 EI-MS 中即可以得到较强的分子离子峰 $[M]^{+\cdot}$,且常为基峰,此外还可见 $[M-H]^{+\cdot}$、$[M-CO]^{+\cdot}$、$[M-CH_3]^{+\cdot}$(含有甲氧基者)等碎片离子峰。但黄酮苷类化合物极性强、难气化、对热不稳定,用 EI-MS 难以得到分子离子峰,可以应用 FAB-MS,ESI-MS 和 FD-MS 等软电离质谱技术测定,获得很强的分子离子峰或准分子离子峰,同时也能获得有关苷元及糖基部分的重要结构信息,为黄酮苷类化合物的结构确定提供了重要的依据。

在 EI-MS 中,黄酮类化合物有下列两种裂解成碎片的基本途径。

(一) 裂解途径 Ⅰ (RDA 裂解)(图 5-29):

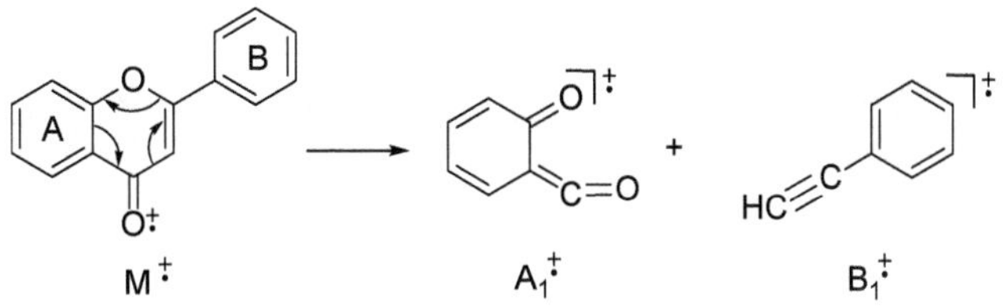

图 5-29 裂解途径 Ⅰ

(二) 裂解途径 Ⅱ (图 5-30):

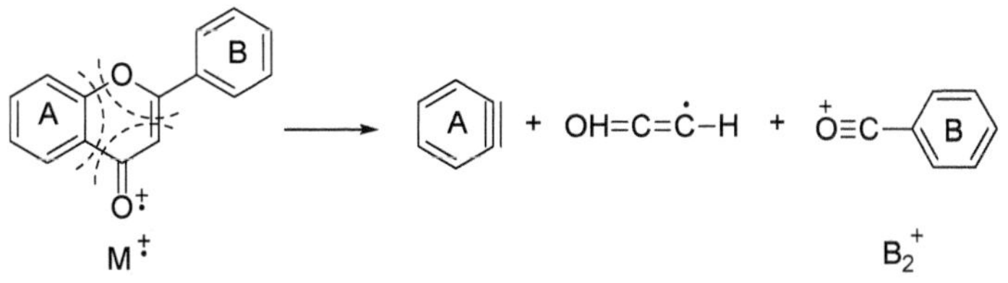

图 5-30 裂解途径 Ⅱ

两种基本裂解途径是相互竞争、相互制约的。在一个黄酮化合物的质谱中,如果裂解途径 Ⅰ 的碎片强,则裂解途径 Ⅱ 产生的碎片则弱,反之亦然。这两种裂解途径得到的碎片离子 $A_1^{+\cdot}$、

$B_1^{+\cdot}$、B_2^+ 等,因为保留着 A 环及 B 环的基本骨架,且 $A_1^{+\cdot}$ 碎片与相应的 $B_1^{+\cdot}$ 碎片的质荷比之和又等于分子离子 $[M]^{+\cdot}$ 的质荷比,故在鉴定工作中具有重要意义。此外,碎片离子 $A_1^{+\cdot}$ 还可生成 $[A_1-28]^{+\cdot}$(A_1-CO)等碎片离子。

1. 黄酮类化合物的质谱 黄酮类化合物的基本裂解途径如图 5-31 所示,多数黄酮苷元的分子离子峰 $[M]^{+\cdot}$ 很强,往往成为基峰,但是 $[M-28]^{+\cdot}$ 及由途径-I 得到的 $A_1^{+\cdot}$ 及 $B_1^{+\cdot}$ 峰也很突出。

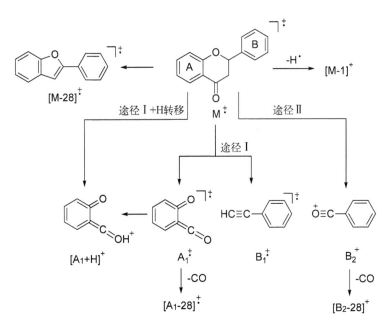

图 5-31 黄酮类化合物的基本裂解途径

由上图可以推测,A 环的取代情况可通过测定 $A_1^{+\cdot}$ 的 m/z 值进行确定。例如,5,7-二羟基黄酮的质谱中,有与黄酮相同的 $B_1^{+\cdot}$ 裂解碎片(m/z 102),但其 $A_1^{+\cdot}$ 碎片离子的 m/z 值为 152,与黄酮相比增加了 32 个质量单位,这就说明在化合物的 A 环上多了两个氧原子,即示 A 环可能有二羟基取代。同理,根据 $B_1^{+\cdot}$ 碎片离子的 m/z 值,也可确定 B 环的取代情况。例如芹菜素及刺槐素在质谱中有相同的 $A_1^{+\cdot}$ 碎片离子(m/z 152),但 $B_1^{+\cdot}$ 碎片离子却相差 14 个质量单位(即相差 CH_2),这说明刺槐素在 B 环上具有一个甲氧基(表 5-6)。

表 5-6 一些黄酮类化合物的质谱数据

化 合 物	A1$^{+\cdot}$	B1$^{+\cdot}$
黄酮	120	102
5,7-二羟基黄酮	152	102
5,7,4'-三羟基黄酮(芹菜素)	152	118
5,7-二羟基-4'-甲氧基黄酮(刺槐素)	152	132

需要注意的是,黄酮在有 4 个以上的氧取代基时,常常给出中等强度的 $A_1^{+\cdot}$ 及 $B_1^{+\cdot}$ 碎片,它具有重要的鉴定意义;但是黄酮醇则不然,当氧取代超过 4 个时,只能产生微弱的 $A_1^{+\cdot}$ 及 $B_1^{+\cdot}$ 碎片离子。

在 3-、6-及 8-位含有 C 异戊烯基的黄酮类,除一般的黄酮裂解途径外,还将产生一些新的碎片离子。例如,在下列化合物(I)中,A 环上的 γ,γ-二甲烯丙基可因 A 环在裂解过程中脱去 C_4H_7 碎片,并重排成稳定的卓鎓离子(II,m/z 357)而得以证明(图 5-32)。

至于在 6-及 8-位含有甲氧基的黄酮,在裂解过程中尚可失去甲基,得到一个强离子峰 $[M-CH_3]^+$,随后再失去 CO,生成 $[M-43]^+$ 碎片离子,如图 5-33 所示。

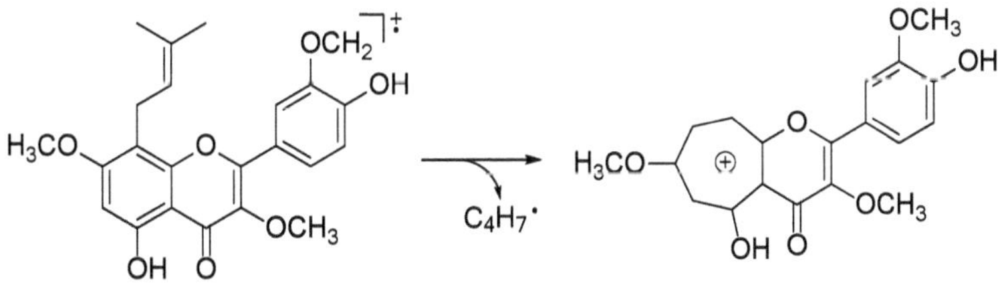

—•笔记栏•—

图 5-32 A 环具有异戊烯基取代的黄酮化合物质谱裂解方式

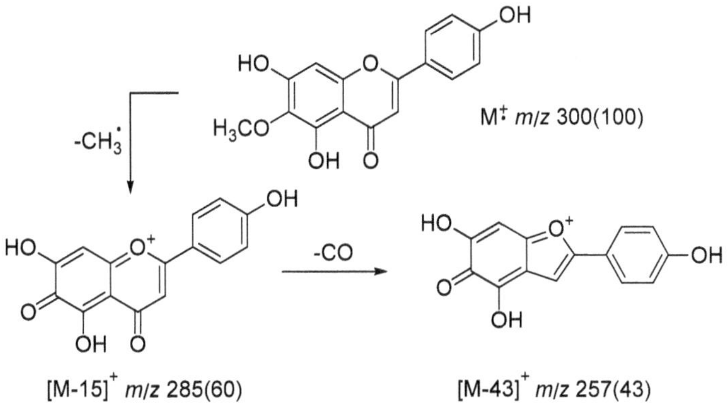

图 5-33 A 环含甲氧基取代的黄酮化合物质谱裂解方式

2. 黄酮醇类化合物的质谱 黄酮醇类化合物的基本裂解途径如图 5-34 所示,多数黄酮醇苷元的分子离子峰是基峰,在裂解时主要按途径 Ⅱ 进行,得到 B_2^+ 离子,以及由它继续失去 CO 形成的 $[B_2-28]^+$ 离子,对结构鉴定工作有重要意义。途径 Ⅰ 中 $[A_1+H]^+$ 是来自 A 环的主要离子。

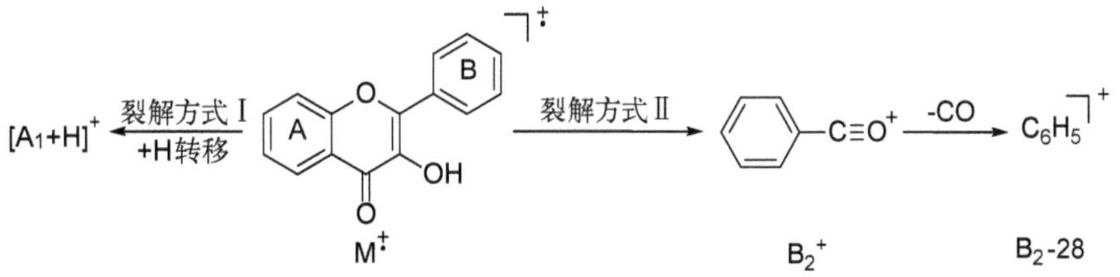

图 5-34 黄酮醇类化合物的裂解途径

前已述及,在黄酮类化合物质谱上,通常由途径 Ⅰ 中得到的碎片离子(包括子离子)的丰度与途径 Ⅱ 中得到的碎片离子(包括子离子)的丰度大致成反比。因此,如果在质谱图上看不到由途径 Ⅰ(RDA 裂解)得到的中等强度的碎片离子时,则应当检查出 B_2^+ 离子。例如,在黄酮醇分子中,如羟基数不超过三个时,则在其全甲基化衍生物的质谱图上,B_2^+ 离子应当出现在 m/z 105(B 环无羟基取代)或 135(有一个 $-OCH_3$,提示原化合物 B 环有 1 个羟基),或 165(有两个 $-OCH_3$,提示原化合物 B 环有两个羟基)或 195(有 3 个 $-OCH_3$,提示原化合物 B 环有 3 个羟基)等处,其中最强的峰即为 B_2^+ 离子。通过考察 B_2^+ 离子与分子离子 $[M]^{+\cdot}$ 间的 m/z 差别,可以帮助判断 A 及 C 环的取代情况。

在黄酮醇苷元的质谱上,除了上述 $[M]^{+\cdot}$、B_2^+ 及 $[A_1+H]^+$ 离子外,也还可以看到如 $[M-1]^+$(M-H)、$[M-15]^+$(M-CH$_3$)、$[M-43]^+$(M-CH$_3$-CO)等碎片离子,这些也都为结构鉴定提供了具有一定价值的信息。

具有 2′-OH 或 2′-OCH$_3$ 的黄酮醇类在裂解时有一重要特点,即可以通过失去 OH$^\cdot$ 或 OCH$_3^\cdot$,形成一个新的稳定的五元杂环(图 5-35)。

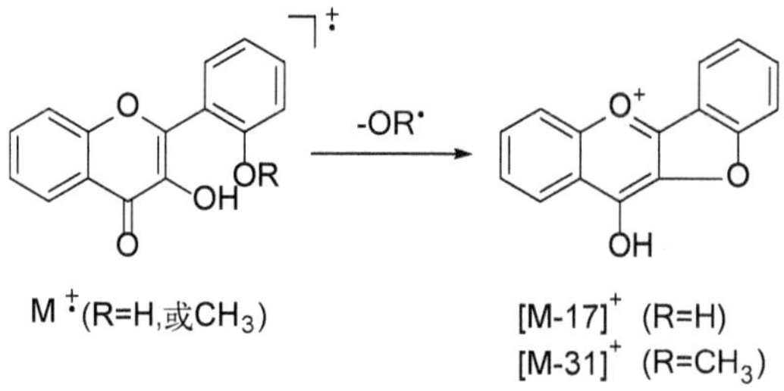

图 5-35　具有 2′-OH 或 2′-OCH$_3$ 的黄酮醇类化合物的裂解特点

3. 黄酮苷类化合物的质谱　　黄酮苷类化合物在 EI-MS 上既不显示分子离子峰,也不显示糖基的碎片,故不宜用 EI-MS 测定。与 EI-MS 相比,FD-MS 谱在测定黄酮苷类化合物时显示优势,可给出明显的分子离子峰[M]$^+$及准分子离子峰[M+1]$^+$。此外,通过调节发射丝电流强度还可测到糖基的碎片,为该类化合物的结构鉴定提供了重要信息。FAB-MS 可形成较强的准分子离子峰[M+H]$^+$、[M+Na]$^+$、[M+K]$^+$等,容易测得分子量。

四、核磁共振氢谱特征

核磁共振氢谱(^{1}H-NMR)目前已成为黄酮类化合物结构研究的一种重要方法。黄酮类化合物氢谱测定常用氘代二甲基亚砜(DMSO-d_6)、氘代三氯甲烷、氘代吡啶等作溶剂。DMSO-d_6 能溶解多数黄酮类化合物,而且质子信号分辨率高,有时还可测出活泼氢质子信号,有利于鉴别黄酮类结构中的酚羟基,是较为理想的溶剂,但其沸点较高,不便于回收样品。

黄酮类化合物 ^{1}H-NMR 的质子信号大多集中在低场芳香质子信号区,各环质子信号自成自旋体系,较容易区分。黄酮化合物 A 环、B 环及取代基质子化学位移的大小顺序一般为:酚羟基质子>B 环质子>A 环质子>糖上质子及甲氧基质子>甲基质子。具体规律如下:

(一) A 环质子

一般来说,A 环质子,除 H-5 因受酮羰基的去屏蔽影响,出现在较低场(δ 8.0)左右外,其余部位质子信号多出现在较高场(δ 6.0~7.0)。

1. 5,7-二羟基黄酮类化合物(图 5-36)　　H-6 及 H-8 分别以二重峰(d,$J \approx 2.5$ Hz)出现在 δ 5.70~6.90 的区域内,且 H-6 信号总是比 H-8 信号位于较高的磁场区(二氢黄酮类可能例外)。当 7-OH 成苷或甲醚化时,则 H-6 及 H-8 信号均向低磁场位移 0.2~0.4 个化学位移单位(表 5-7)。

表 5-7　5,7-二羟基黄酮类化合物中 H-6 及 H-8 的化学位移

化 合 物	H-6	H-8
黄酮、黄酮醇、异黄酮	6.00~6.20,d	6.30~6.50,d
上述化合物的 7-O-糖苷	6.20~6.40,d	6.50~6.90,d
二氢黄酮、二氢黄酮醇	5.75~5.95,d	5.90~6.10,d
上述化合物的 7-O-糖苷	5.90~6.10,d	6.10~6.40,d

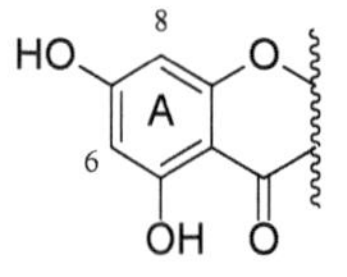

图 5-36　5,7-二羟基黄酮类化合物

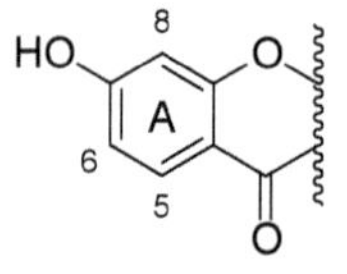

图 5-37　7-羟基黄酮类化合物

2. 7-羟基黄酮类化合物(图 5-37)　　A 环上有 H-5、H-6 和 H-8 组成 ABX 自旋体系的三个芳香质子。H-5 因受 4-位羰基的强烈的负屏蔽效应的影响,且与 H-6 邻位偶合,以二

重峰(d,$J \approx 9.0$ Hz)出现在 δ 8.0 左右。H-6 因有 H-5 的邻位偶合(d,$J \approx 9.0$ Hz)及 H-8 的间位偶合(d,$J \approx 2.5$ Hz)作用,将表现为一个双二重峰(dd,$J \approx 9.0$,2.5Hz)。H-8 因有 H-6 的间位偶合作用,故显现为一个裂距较小的二重峰(d,$J \approx 2.5$Hz)。与 5,7-二羟基黄酮类化合物比较,在 7-羟基黄酮类化合物中 H-6 及 H-8 均将出现在较低的磁场内,并且相互位置可能颠倒(表5-8)。

表5-8 在 7-OH 黄酮类化合物中 H-5、H-6 及 H-8 的化学位移

化 合 物	H-5	H-6	H-8
黄酮、黄酮醇、异黄酮	7.90~8.20,d	6.70~7.10,dd	6.70~7.00,d
二氢黄酮、二氢黄酮醇	7.70~7.90,d	6.40~6.50,dd	6.30~6.40,d

(二) B 环质子

1. 4'-氧取代黄酮类化合物(图5-38) 该取代模式中 B 环质子 H-2' 与 H-6' 磁等同,H-3' 与 H-5' 磁等同,因此 B 环质子可分成两组,构成 AA'XX' 自旋体系,表现为两组二重峰(d,$J \approx 8.5$ Hz),其谱形可粗略地看成一个 AB 偶合系统,但每组峰积分为两个质子信号,化学位移位于 δ 6.50~7.90,大体上位于比 A 环质子稍低的磁场区,且 H-2'、H-6' 比 H-3'、H-5' 位于稍低的磁场区,这是因为 C 环对 H-2'、H-6' 的去屏蔽效应及 4'-OR 对 H-3'、H-5' 的屏蔽作用。至于 H-2'、H-6' 的具体化学位移则取决于 C 环的氧化水平,参见表5-9。

表5-9 在 4'-氧取代黄酮类化合物中 H-2',6' 及 H-3',5' 的化学位移

化 合 物	H-2',6'	H-3',5'
二氢黄酮类	7.10~7.30,d	6.50~7.10,d
二氢黄酮醇类	7.20~7.40,d	6.50~7.10,d
异黄酮类	7.20~7.50,d	6.50~7.10,d
查耳酮类(H-2,6 及 H-3,5)	7.40~7.60,d	6.50~7.10,d
橙酮类	7.60~7.80,d	6.50~7.10,d
黄酮类	7.70~7.90,d	6.50~7.10,d
黄酮醇类	7.90~8.10,d	6.50~7.10,d

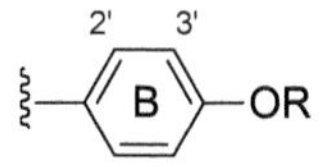

图5-38 4'-氧取代黄酮类化合物 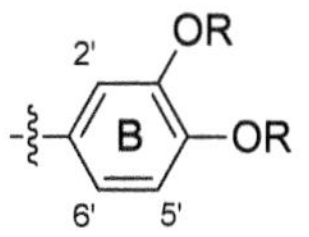　　　图5-39 3',4'-二氧取代黄酮类化合物

2. 3',4'-二氧取代黄酮及黄酮醇(图5-39) H-5' 作为个二重峰(d,$J \approx 8.5$ Hz)出现在 δ 6.70~7.10 处。H-2'(d,$J \approx 2.5$ Hz)及 H-6'(dd,$J \approx 8.5$,2.5 Hz)的信号出现在 δ 7.20~7.90 范围内,两信号有时相互重叠而不好分辨(表5-10)。

表5-10 3',4'-二氧取代黄酮类化合物中 H-2' 及 H-6' 的化学位移

化 合 物	H-2'	H-6'
黄酮(3',4'-OH 及 3'-OH,4'-OCH$_3$)	7.20~7.30,d	7.30~7.50,dd
黄酮醇(3',4'-OH 及 3'-OH,4'-OCH$_3$)	7.50~7.70,d	7.60~7.90,dd
黄酮醇(3'-OCH$_3$,4'-OH)	7.60~7.80,d	7.40~7.60,dd
黄酮醇(3',4'-OH,3-O-糖)	7.20~7.50,d	7.30~7.70,dd

显然,依据 H-2′ 及 H-6′ 的化学位移,可以区别黄酮及黄酮醇的 3′,4′-位上是 3′-OH、4′-OCH₃,还是 3′-OCH₃、4′-OH。

3. 3′,4′-二氧取代异黄酮、二氢黄酮及二氢黄酮醇　　H-2′、H-5′ 及 H-6′ 将作为一个复杂的多重峰(常常组成两组峰)出现在 δ 6.70~7.10 范围内,此时 C 环对其影响很小,各质子的化学位移主要取决于它们相对于含氧取代基的位置。三者的峰形和偶合常数与上述相同,但有时由于峰相互重叠难以分辨。特殊情况下,有的二氢黄酮醇类化合物的 H-2′、H-5′ 及 H-6′ 均呈单峰,易与 B 环的 3′,5′-二取代模式相混淆。这种异常情况是由于两组氢信号的化学位移差值与其偶合常数十分相近导致的,此时,由氢谱难以确定 B 环的取代模式,但可通过碳谱来确定。

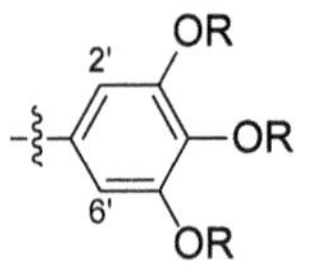

图 5-40　3′,4′,5′-三氧取代黄酮类化合物

4. 3′,4′,5′-三氧取代黄酮类化合物(图 5-40)　　当 B 环有 3′,4′,5′-三羟基时,则 H-2′ 及 H-6′ 因磁等同,将作为相当于两个质子的一个单峰出现在 δ 6.50~7.50 范围内。但如果 3′-或 5′-OH 甲基化或苷化时,则 H-2′ 及 H-6′ 将分别以不同的化学位移作为一个二重峰(d,J≈2.0 Hz)出现。

(三) C 环质子

各类黄酮类化合物结构上的区别主要在于 C 环的不同,且 C 环质子在 ¹H-NMR 谱中也各有其特征,是区别各类型的黄酮类化合物的主要根据。

1. 黄酮类　　H-3 常作为一个尖锐的单峰信号出现在 δ 6.30~6.80 处,因此,在 5,6,7-或 5,7,8-三氧取代黄酮中,它将与 A 环的孤立芳氢(H-8 或 H-6)的单峰信号相混,应当注意区别。在 8-OCH₃ 黄酮中,H-6 因与 8-OCH₃ 有远程偶合,致使信号变宽,峰强变弱,据此可与 H-3 相区别。至于 3 个信号之间的更大区别还可以通过其他核磁共振技术来实现。

2. 异黄酮类　　异黄酮上的 H-2 因正好位于羰基的 β-位,且 C-2 碳与氧相接,故将作为一个单峰出现在比一般芳香质子较低的磁场区(δ 7.60~7.80),当用 DMSO-d₆ 作溶剂时还将进一步位移到 δ 8.50~8.70 处。

3. 二氢黄酮　　H-2 与两个磁不等同的 H-3 偶合,故作为一个双二重峰出现(J_反≈11.0,J_顺≈5.0 Hz),中心位于 δ 5.20 处。两个 H-3 因有相互偕偶及与 H-2 的邻偶,将分别作为一个双二重峰出现(J≈17.0,11.0 Hz 和 J≈17.0,5.0 Hz),中心位于 δ 2.80 处,但往往相互重叠。

4. 二氢黄酮醇　　在天然存在的二氢黄酮醇中,H-2 及 H-3 多为反式双直立键(图 5-41),故分别作为一个二重峰出现(J≈11.0 Hz)。H-2 位于 δ 4.80~5.0,H-3 则位于 δ 4.10~4.30,两者很容易区分,据此还可确定 C-2 及 C-3 的相对构型,即两质子互为反式,可用图 5-41 表示。其绝对构型可用圆二色谱(CD 谱)加以确定。当 3-OH 成苷时,则使 H-2 或 H-3 信号均向低场方向位移,如表 5-11 所示。据此可以帮助推断二氢黄酮醇苷中糖的结合位置。

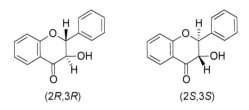

图 5-41　2R,3R-二氢黄酮醇和 2S,3S-二氢黄酮醇

表 5-11　在二氢黄酮及二氢黄酮醇上 H-2 及 H-3 的化学位移

化 合 物	H-2	H-3
二氢黄酮	5.00~5.50,dd	约 2.80,dd
二氢黄酮醇	4.80~5.00,d	4.10~4.30,d
二氢黄酮醇-3-O-糖苷	5.00~5.60,d	4.30~4.60,d

5. 查尔酮及橙酮类(图 5-42)

在查耳酮中,H-α 及 H-β 分别作为二重峰(J≈17.0 Hz)出现在 δ 6.70~7.40(H-α)及 δ 7.30-7.70(H-β)处。

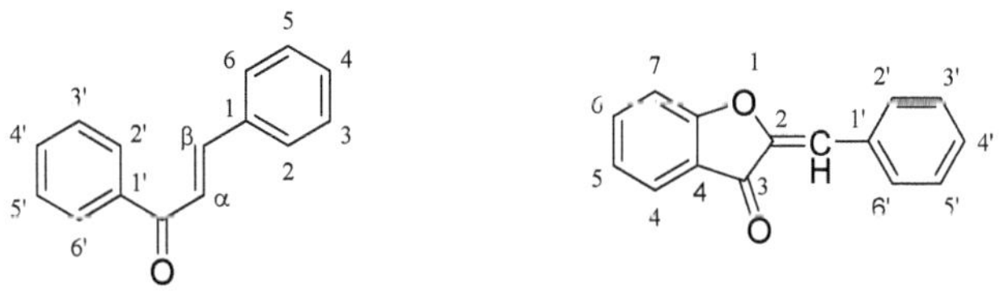

图 5-42 查尔酮和橙酮结构母核

在橙酮中，苄基质子则作为一个单峰出现在 $\delta 6.50\sim6.70$ 处。如以 $DMSO-d_6$ 作溶剂，则该信号将位移至 $\delta 6.37\sim6.94$。其确切峰位取决于 A 及 B 环上的羟基取代模式。

（四）糖上的质子

1. 单糖苷类　糖与苷元相连时，糖上的半缩醛端基质子（H-1″）与糖的其他质子相比，一般位于较低的磁场区。其具体峰位可提供有关成苷位置、糖的种类等重要信息，详见表 5-12。当黄酮苷类化合物以 $DMSO-d_6$ 作溶剂测定时，糖端基质子有时与糖上的羟基质子信号混淆，但当加入少量 D_2O 后，羟基质子信号消失，糖端基质子便可以清楚显示出来。黄酮苷类化合物中的糖端基质子信号的偶合常数可以用来判断其苷键的构型，详见本书糖类有关章节。

表 5-12　黄酮苷类化合物上糖的端基质子信号

化　合　物	糖上的 H-1″	化　合　物	糖上的 H-1″
黄酮醇-3-O-葡萄糖苷	5.70~6.00	黄酮醇-7-O-葡萄糖苷	4.80~5.20
黄酮醇-3-O-鼠李糖苷	5.00~5.10	黄酮醇-4′-O-葡萄糖苷	4.80~5.20
二氢黄酮醇-3-O-葡萄糖苷	4.10~4.30	黄酮醇-5-O-葡萄糖苷	4.80~5.20
二氢黄酮醇-3-O-鼠李糖苷	4.00~4.20	黄酮醇-6-及 8-C-糖苷	4.80~5.20

显然，对于黄酮类化合物葡萄糖苷来说，3-OH 上连接的糖可以很容易地与 C-4′、C-5 及 C-7 羟基上连接的糖相区别，而且黄酮醇 3-O-葡萄糖苷与 3-O-鼠李糖苷也可以清晰地区分。但在二氢黄酮醇 3-O-糖苷的 ^1H-NMR 谱上，无法区别 3-O-葡萄糖苷及 3-O-鼠李糖苷的 H-1″信号。对鼠李糖苷来说，鼠李糖上的 C-CH$_3$ 是很易识别的，它将作为一个二重峰（$J=6.5$ Hz）出现在 $\delta 0.80\sim1.20$ 处。

2. 双糖苷类　黄酮类化合物双糖苷中，末端糖的半缩醛端基质子 H-1‴因离黄酮母核较远，受到其负屏蔽的影响相对较小，共振峰将移至比 H-1″较高的磁场区，但位移程度则因末端糖的连接位置不同而异。例如，由葡萄糖、鼠李糖构成的黄酮类 3-或 7-O-双糖苷中，常见有下列两种类型：苷元-芸香糖基[即苷元-O-β-D-葡萄糖（6→1）-α-L-鼠李糖]和苷元-新橙皮糖基[即苷元-O-β-D-葡萄糖（2→1）-α-L-鼠李糖]。两种连接方式除通过二维核磁共振技术等方法进行确认外，还可以通过比较鼠李糖上的 H-1‴及 H-6‴（CH$_3$）而予以鉴定，见表 5-13。

表 5-13　鼠李糖 H-1‴及 H-6‴的化学位移

化　合　物	H-1‴	H-6‴
芸香糖基	4.20~4.40（d，$J=2.0$ Hz）	0.70~1.00（d）
新橙皮糖基	4.90~5.00（d，$J=2.0$ Hz）	1.10~1.30（d）

（五）其他质子

1. 酚羟基质子　测定黄酮中酚羟基质子须用 $DMSO-d_6$ 作溶剂，且溶解样品后宜尽早测定，避免放置过久酚羟基质子被置换。7、3′、4′和 5′位的酚羟基质子信号一般出现在 $\delta 9.0\sim$

10.5,而5位的酚羟基质子由于与4位羰基形成氢键,向低场位移,一般位于δ12.0~13.0。向被测定样品中加入D_2O后,这些信号即消失。

2. C_6-CH_3及C_8-CH_3质子   其中,C_6-CH_3质子信号恒定地出现在比C_8-CH_3质子稍高磁场处(约δ0.20)。如以异黄酮来说,C_6-CH_3及C_8-CH_3质子化学位移分别为δ2.04~2.27及2.14~2.45。

3. 乙酰氧基的质子   有时需将黄酮类化合物制备成乙酰化物后进行结构测定。通常,脂肪族乙酰氧基上的质子信号出现在δ1.65~2.10处,而芳香族乙酰氧基上的质子信号则出现在δ2.30~2.50处,两者很容易区分。根据脂肪族乙酰氧基上的质子数目往往可以帮助判断黄酮苷中结合糖的数目;而根据芳香族乙酰氧基上的质子数目,又可以帮助确定苷元上的酚羟基的数目。且根据芳香族乙酰氧基上质子的具体峰位(表5-14),还可以帮助判断黄酮母核上酚羟基的位置。

表5-14 黄酮类化合物乙酰氧基上质子的化学位移

乙酰基的位置	δ
$4'-O-COCH_3$	2.30~2.35
$7-O-COCH_3$	2.30~2.35
$5-O-COCH_3$	2.45

4. 甲氧基上的质子   除若干例外,甲氧基质子信号一般在δ3.50~4.10处出现。NOE核磁共振技术及其他二维核磁共振技术可确定其存在的位置。

五、核磁共振碳谱特征

黄酮类化合物碳核磁共振碳谱($^{13}C-NMR$)同样具有较强的规律性,已广泛应用于黄酮类化合物的结构研究。黄酮苷元的$^{13}C-NMR$信号大多集中在低场芳香碳原子信号区,通过与简单的模型化合物如苯乙酮、桂皮酸及其衍生物碳谱做比较,或结合经验性的简单芳香化合物的取代基位移加和规律进行计算,用已知的黄酮类化合物的碳谱做对照等方法,以及近年来量子化学$^{13}C-NMR$计算及数据分析技术的应用,对大量各种类型的黄酮类化合物的$^{13}C-NMR$谱信号已进行了准确的归属,并已阐明了各类型黄酮类化合物碳信号的化学位移的特征。由此可用于推测黄酮类化合物的骨架类型及确定黄酮中各芳碳原子的取代模式。

(一)黄酮类化合物骨架类型的确定

对黄酮类化合物骨架类型的判断,可以根据C环上3个^{13}C信号区分,见表5-15。

表5-15 $^{13}C-NMR$谱中黄酮类化合物结构中的中央三碳核的信号特征(δ)

化合物类别	C=O	C-2	C-3
黄酮类	174.5~184.0	160.5~163.2	104.7~111.8
黄酮醇类	172.0~177.0	145.0~150.0	136.0~139.0
异黄酮类	174.5~181.0	149.8~155.4	122.3~125.9
查尔酮类	188.0~195.0	136.9~145.4*	116.6~128.1*
二氢黄酮类	188.0~195.5	75.0~80.3	42.8~44.6
二氢黄酮醇类	188.0~197.0	82.7	71.2
橙酮类	182.5~182.7	146.1~147.7	111.6~111.9
异橙酮类	168.6~169.8	137.8~140.7	122.1~122.3

*查尔酮的C-2为C-β,C-3为C-α。

（二）黄酮类化合物取代模式的确定

黄酮类化合物中的芳环碳原子的信号特征（图 5-43）可以用于确定母核上取代基的取代模式。

1. 取代基位移的影响　　黄酮类母核，尤其 B 环上引入取代基（X）时，引起的位移大致符合简单苯衍生物的取代基位移效应（表 5-16）。

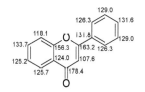

图 5-43　无取代基黄酮的 $^{13}C-NMR$ 信号

表 5-16　黄酮类化合物的 B 环上引入取代基 X 时的取代基位移效应

C=O	Zi（连接碳）	Zo（邻位碳）	Zm（间位碳）	Zp（对位碳）
OH	26.6	-12.8	1.6	-7.1
OCH₃	31.4	-14.4	1.0	-7.8

显然，-OH 及 -OCH₃ 的引入将使连接位碳原子信号大幅地向低场位移，邻位碳原子及对位碳则向高场位移，间位碳虽也向低场位移，但幅度很小。通常，A 环上引入取代基时，位移效应只影响 A 环；同样的，B 环上引入取代基时，位移效应只影响 B 环。若是一个环上同时引入几个取代基时，其位移效应将具有某种程度的加和性。须强调指出，黄酮母核上引入 5-OH 时，不仅影响 A 环碳原子的化学位移，还因 5-OH 与 C₄=O 形成分子内氢键缔合，故可使 C-4、C-2 信号向低场移动（分别为 +4.5 及 +0.9），而 C-3 信号向高场位移（-2.0）。显然，5-OH 如果被甲基化或苷化（氢键缔合遭到破坏），则上述 C-4 和 C-2 信号将分别向高场位移。

2. 5,7-二羟基黄酮类中 C-6 及 C-8 信号的特征　　对大多数 5,7-二羟基黄酮类化合物来说，C-6 及 C-8 信号在 δ 90.0~100.0 的范围内出现，且 C-6 信号总是比 C-8 信号出现在较低的磁场。在二氢黄酮中两者差别较小，约差 0.9 个化学位移单位；但在黄酮及黄酮醇中差别较大，约为 4.8。C-6 或 C-8 有无烷基或者芳香基取代可以很容易地通过观察 $^{13}C-NMR$ 上的 C-6、C-8 信号是否发生位移而加以认定。例如，比较生松素（pinocembrin）及其 C₆-甲基及 C₈-甲基衍生物的 C-6、C-8 信号，可以看到被甲基取代的碳原子将向低场位移 6.0~9.6，至 δ 102 左右，但未被取代的碳原子信号则无大的改变。木犀草素（luteolin）因其 C-6 上链接 OH 而使其化学位移值处于较低场，而 C-8 位化学位移值无较大变化。同理，C₆-糖苷或 C₈-糖苷或 C₆,₈-二碳糖苷也可据此进行鉴定。因为 C-6 或 C-8 位结合成碳糖苷时，将使相应的 C-6 或 C-8 信号向低场位移约 10 个化学位移单位，但未被取代的碳原子信号则无多大改变。如表 5-17 所示芹菜素（apigenin）、肥皂黄素（saponarin，apigenin-6-C-β-D-glucosyl-7-O-β-D-glucoside）及 apigenin-6,8-di-C-glucoside 的 C-6 和 C-8 信号。

表 5-17　若干 5,7-二羟基黄酮类化合物 C-6 及 C-8 的化学位移

化　合　物	C-6	C-8
5,7-dihydroxyflavanone（pinocembrin）	96.1	95.1
6-C-methylpinocembrin	102.1	94.7
8-C-methylpinocembrin	95.7	101.9
3',4',5,7-tetrahydroxyflavone（luteolin）	99.2	94.2
8-C-benzylluteolin	98.6	103.8
6-hydroxyluteolin	140.4	93.6
4',5,7-trihydroxyflavone（apigenin）	98.8	94.0
apigenin-6-C-β-D-glucopyranosyl-7-O-β-D-glucopyranoside（saponarin）	110.6	93.8
apigenin-6,8-di-C-glucoside	108.0	104.0

此外,上述规律对确定 C－C 连接的双黄酮类化合物中两个单黄酮片段间的结合位置是十分有用的。例如,单纯检查 $\delta 90.0 \sim 100.0$ 区域内信号的数目及其位移值就可以帮助判断两个 A 环是否参与了结合。

3. 6 位取代基和 8 位取代基的确定　　根据生物合成原理,黄酮类的 C－6 位及 C－8 位常有烷基取代(如异戊烯基、甲基、香叶烷基、薰衣草烷基等)或形成碳苷。如前所述,对黄酮类化合物来说,不论是 C－6 或 C－8,连有一个烷基取代基时,通过 C－6 及 C－8 的化学位移即可确定取代基的连接位置,但对二氢黄酮和二氢黄酮醇来说,很难用上述方法来确定烷基是结合在 C－6 上还是结合在 C－8 上。另外,即使是黄酮类化合物,当 C－6、C－8 同时连接不同的烷基取代基时,也难于确定哪一个取代基结合在 C－6 上、哪一个取代基结合在 C－8 上。此时,常采用 HMBC 等二维核磁共振技术进行取代基位置的确定。

4. B 环的取代基图式　　在二氢黄酮、二氢黄酮醇、黄烷类化合物的 B 环上常有 $3',4'$ -二氧取代或 $2',4'$ -二氧取代,此时,两种取代图式的 B 环上的质子构成的 ABX 系统差异很小,特别是在黄烷类化合物中更是如此。有时仅根据氢谱数据会把 B 环 $3',4'$ -二氧取代模式错误地定为 $3',5'$ 二取代模式。例如,确定是 $2',4'$ -二氧取代、$3',4'$ -二氧取代或 $3',5'$ -二取代模式,须利用 ^{13}C -核磁共振数据(图 5－44)。

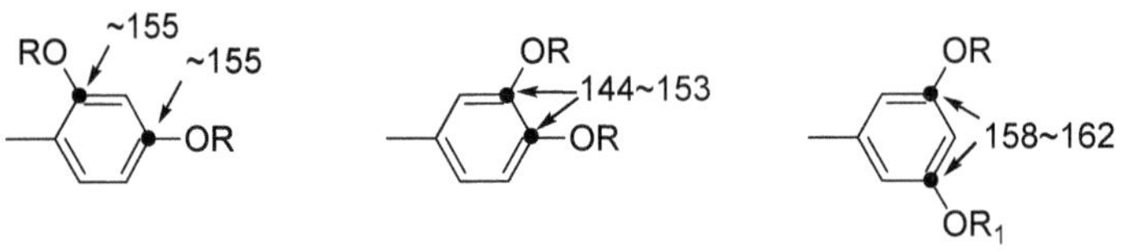

图 5－44　B 环二氧取代黄酮图示及对应连氧碳的 ^{13}C - NMR 信号

(三) 黄酮类化合物 O-糖苷中糖的连接位置

黄酮类等酚性化合物在形成 O-糖苷后,无论苷元及糖均将产生相应的苷化位移。但因苷元上成苷的酚羟基位置以及糖的种类不同,苷化位移幅度也不相同。据此,可以判定糖在苷元上的结合位置。

1. 糖的苷化位移及端基碳的信号　　酚性苷中,糖端基碳的苷化位移为 $+4.0 \sim +6.0$。黄酮苷类化合物中,当苷化位置在苷元的 7 或 $2'、3'、4'$ 位时,糖的端基碳信号将位于 $\delta 100.0 \sim 102.5$ 范围内。但 $5-O-$葡萄糖苷及 $7-O-$鼠李糖苷例外,相应的端基碳信号分别出现在 $\delta 104.3$ 及 99.0 处。因此,可通过糖端基碳的化学位移确定糖的连接位置。

黄酮类双糖苷或低聚糖苷 ^{13}C - NMR 中,糖的端基碳信号出现在 $\delta 98.0 \sim 109.0$ 区域内,与 C－6、C－8、C－3 及 C－10 出现在同一范围内而不易区别。这种情况下可采用 HMQC、HMBC 等二维核磁共振技术将其进行归属。

2. 苷元的苷化位移　　对判断黄酮类化合物 O-糖苷中糖的连接位置来说,苷元的苷化位移具有非常重要的意义。通常,苷元糖苷化后连接位(ipso－)碳原子向高场位移,其邻位及对位碳原子则向低场位移,且对位碳原子的位移幅度大而且恒定。在 $7-OH、3-OH、3'-OH$ 及 $4'-OH$ 糖苷化后均可看到这个现象(表 5－18)。因此,对于判断糖在苷元母核上的连接位置来说,苷元 ipso－碳原子的对位及邻位碳原子的苷化位移比 ipso－碳原子本身的苷化位移具有更确切的指导意义。

表 5－18　黄酮类化合物 ^{13}C - NMR 谱上的苷化位移

苷元的苷化位移平均值	苷 化 位 置						
	7-O-糖	7-O-鼠李糖	3-O-糖	3-O-鼠李糖	5-O-葡萄糖	3'-O-葡萄糖	4'-O-葡萄糖
2			+9.2	+10.3	-2.8	-0.5	+0.1
3			-2.1	-1.1	+2.2	+0.4	+1.0

续　表

苷元的苷化 位移平均值	苷　化　位　置						
	7-O- 糖	7-O- 鼠李糖	3-O- 糖	3-O- 鼠李糖	5-O- 葡萄糖	3'-O- 葡萄糖	4'-O- 葡萄糖
4			+1.5	+2.0	-6.0		
5			+0.4	+0.6	-2.7		
6	+0.8	+0.8			+4.4		
7	-1.4	-2.4			-3.0		
8	+1.1	+1.0			+3.2		
9					+1.4		
10	+1.7	+1.7	+1.0	+1.1	+4.3		
1'			-0.8		-1.3		+3.7
2'			+1.1		-1.2	+1.6	+0.4
3'			-0.3		-0.4	0	+2.0
4'			+0.7		-0.8	+1.4	-1.2
5'			-0.4		-1.0	+0.4	+1.4
6'			+1.5		-1.2	+3.2	0

　　应当强调指出,3-OH 糖苷化后,对 C-2 引起的苷化位移比一般的邻位效应要大得多。这说明 $C_{2,3}$ 双键与一般的芳香系统不同,更具有烯烃的特征。当 7-OH 及 3-OH 与鼠李糖成苷时,C-7 或 C-3 信号的苷化位移比一般糖苷要大一些,据此也可与一般糖苷相区别。5-OH 糖苷化后,除可看到与上述相同的苷化位移效应外,还因 5-OH 与 C_4 羰基的氢键缔合受到破坏,故对 C 环碳原子化学位移也将产生较大的影响:C-2、C-4 信号明显地向高场位移,而 C-3 信号则移向低场,其结果正好与氢键缔合时看到的情况相反。此外,同一糖在 B 环上成苷比在 A 环上成苷时,苷化位移更明显。

　　综上所述,比较苷及苷元中相应碳原子的化学位移可判断糖在苷元上的连接位置。

(四) 双糖苷及低聚糖苷分子内苷键及糖的连接顺序

　　黄酮类双糖苷及三糖苷的碳谱则可以分解成相应的单糖苷或双糖苷的碳谱进行比较而予以鉴定。当糖上的羟基被苷化时将使该羟基所在的碳原子产生一个较大的低场位移。例如,在芦丁[槲皮素-3-O-α-L-鼠李糖基-(1→6)-β-D-葡萄糖苷]中,内侧的葡萄糖的 C-6 信号将向低场位移5.8,但 C-5 则向高场位移约1.4。另外,在新橙皮糖苷[即苷元-O-α-L-鼠李糖基-(1→2)-β-D-葡萄糖苷]中,内侧的葡萄糖的 C-2 信号将向低场位移3.9,但 C-1 却向高场位移约2.1。

　　对于槲皮素-3-O-β-D-葡萄糖基(1→2)-β-D-葡萄糖苷,内侧的葡萄糖上的 C-2 信号由原来的 δ74.2 向低场位移到 δ82.4(+8.2),增加的这个位移数值在双糖及低聚糖中是典型的 β-D-糖苷化的参数。黄酮类双糖苷及低聚糖苷中糖的连接顺序可采用多级质谱及 HMBC 二维核磁共振技术进行确定。

(五) 黄酮类化合物的立体化学问题

　　有立体化学问题的黄酮类化合物除取代基侧链外,主要就是二氢黄酮、二氢黄酮醇及其衍生物、异二氢黄酮(醇)类的 C-2 和 C-3 的立体化学问题。测定绝对构型的方法主要包括以下几种方法。

　　1. 化学法　　用不改变 C-2 构型的化学降解法使二氢黄酮降解成分子量较小的化合物后与构型已知化合物的比旋光度进行比较,从而确定其绝对构型。如通过获得(-)-苹果酸可推测二

木犀草素的结构测定

槐黄醇的结构测定

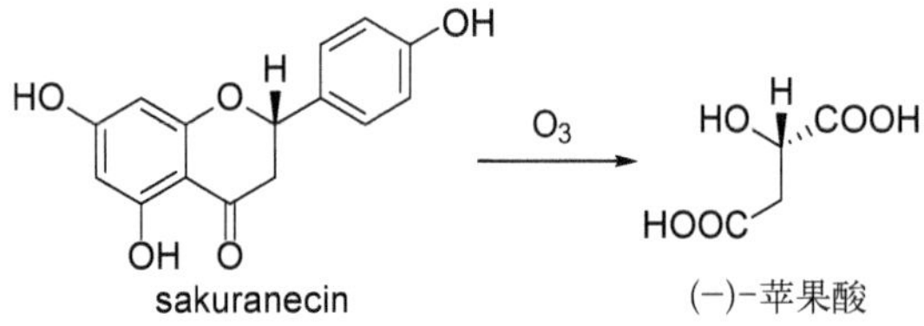

图 5 - 45　化学法确定二氢黄酮 C - 2 位绝对构型

氢黄酮的 C - 2 绝对构型为 S(图 5 - 45)。

2. X 射线单晶衍射法　该法是确定有机化合物立体绝对构型的常用且可信度较高的方法之一,该法须待测化合物可形成大小及形态良好的单晶晶体,并使用配备铜靶的 X 射线单晶衍射仪进行测定。但化合物单晶的培养需要一定的经验,对一般有机化学工作者来说,难于掌握,所以影响了该法的推广和应用。

3. 核磁共振法　如采用改良的 Mosher 法测定二氢黄酮醇类化合物 C - 3 的绝对构型,具体方法参见相关文献。

4. 圆二色光谱法　圆二色光谱(CD)及 CD 激子手性法(CD exciton chirality method)是目前有机化合物绝对构型测定时普遍采用的方法,特别是对于具有手性的二氢黄酮、二氢黄酮醇、二氢异黄酮等尤为适用。Desmond Slade 等对圆二色光谱法在黄酮类化合物绝对构型研究中的应用进行了详细的总结,可供参考。

第七节　黄酮类化合物的生物活性

一、对心血管系统的作用

黄酮类化合物具有降血脂、降胆固醇、抑制血栓形成、抑制脂质过氧化和增加高密度脂蛋白等作用,可用于治疗高血压、动脉硬化、心肌缺血等疾病。例如,芦丁能协同增效维生素 C 一起降低毛细血管脆性和通透性,维持毛细血管稳定性;葛根素能使内皮细胞羟脯氨酸代谢减慢,使血管内壁的胶原纤维含量相对减少,有利于防止血小板黏附、聚集以及血栓形成;白杨素可以通过降低肝脏 MDA 水平来增强抗氧化性,从而防治动脉粥样硬化;人工合成的立可定(recordil)有明显的扩张冠状动脉作用,已在临床上应用多年。

二、抗肿瘤作用

许多黄酮类化合物具有抑制肿瘤细胞的生长、诱导肿瘤细胞凋亡的作用,如槲皮素、黄芩素、葛根异黄酮、大豆素鸢尾苷等。有些黄酮类化合物还显示癌症的化学预防作用,如芹菜素、染料木素等。

三、抗炎作用

大量文献报道,黄酮类化合物可通过对炎症因子白细胞介素 1β(IL - 1β)、白细胞介素 6(IL - 6)、白细胞介素 8(IL - 8)及肿瘤坏死因子(TNF - α)等的抑制发挥抗炎作用。据报道,芦丁及其衍生物羟乙基芦丁(hydroxyethylrutin)、二氢槲皮素(taxifolin)以及橙皮苷-甲基查耳酮(HMC)等对角叉菜胶、5 - HT 及 PEC 诱发的大鼠足爪水肿、甲醛引发的关节炎及棉球肉芽肿等均有明显抑制作用。金荞麦(*Polygonum cymosum*)中的双聚原矢车菊苷元有抗炎、祛痰、解热、抑制血小板聚集与提高机体免疫功能的作用,临床用于肺脓肿及其他感染性疾病。

四、保肝作用

从水飞蓟种子中分离获得的水飞蓟宾(silybin)、异水飞蓟素(silydianin)及次水飞蓟素(silychristin)等黄酮类物质经动物实验及临床实践均证明有很强的保肝作用。临床上用以治疗急慢性肝炎,肝硬化及多种中毒性肝损伤等疾病均取得了较好的效果。另外(+)-儿茶素(商品名为 Catergen)在欧洲也用作抗肝脏毒药物,对脂肪肝及因半乳糖胺或 CCl_4 等引起的中毒性肝损伤均示有一定效果。黄芩苷降低氨基转移酶的疗效较好,临床上主要用于治疗急性、慢性迁延性和慢性活动性肝炎等。

五、抗氧化作用

含有多酚羟基的黄酮类化合物通过抗脂质过氧化、清除活性自由基、对体内酶的作用等发挥抗氧化活性,如山奈酚、槲皮素、木犀草素、儿茶素等。其清除自由基和抑制脂质过氧化的机制是:与超氧阴离子反应阻止自由基反应的引发,与铁离子络合阻止羟基自由基的生成,与脂质过氧化基反应阻止脂质过氧化过程。如芦丁清除超氧阴离子和羟基自由基的作用强于标准的自由基清除剂生育酚;槲皮素能抑制细胞膜脂质的过氧化过程,保护细胞不受过氧化作用的破坏。

六、抗菌及抗病毒作用

木犀草素、黄芩苷、黄芩素等均有一定程度的抗菌作用。大豆素、染料木苷、甘草素等异黄酮类对 HIV 病毒有一定的抑制作用。槲皮素、桑色素、二氢槲皮素及山奈酚等具有抗病毒作用。儿茶素类具有治疗尖锐湿疣的作用,以绿茶茶多酚(主要为儿茶素类成分)研制的植物药 Veregen 用于局部治疗由人类乳头瘤病毒引起的生殖器疣,是美国 FDA 批准的第一个植物药。

七、降血糖作用

根皮苷(phlorizin)具有抑制 2 型和 1 型钠葡萄糖共转运蛋白(SCLT2 和 SGLT1)的双重活性,显示较强的降糖作用。因其在肠道可被迅速水解成根皮素(phloretin)和葡萄糖而失效,根皮苷本身不能开发为口服用药,常作为药理工具药使用。而以根皮苷为先导化合物开发的降血糖药物坎格列净(canagliflozin),临床上用于治疗 2 型糖尿病,是以天然活性产物为先导物开发创新药物的成功范例。

八、植物雌激素样作用

染料木素(genistein)、鹰嘴豆芽素 A(biochanin A)、大豆素(daidzein)等异黄酮类(图 5-46)均有雌激素样作用,这可能是由于它们与己烯雌酚结构相似的缘故。大豆异黄酮可用于防治一些和激素水平不平衡有关的疾病,如更年期综合征、骨质疏松等。

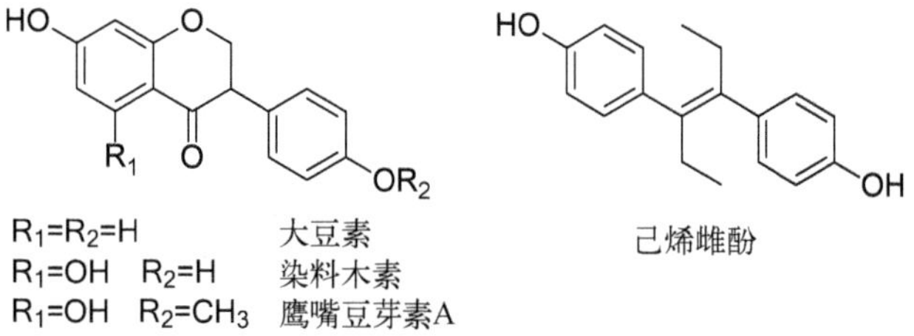

R₁=R₂=H   大豆素
R₁=OH R₂=H   染料木素
R₁=OH R₂=CH₃ 鹰嘴豆芽素A

己烯雌酚

图 5-46 大豆素、染料木素、鹰嘴豆芽素 A 及己烯雌酚结构

九、其他作用

有些黄酮类化合物具有止咳、祛痰、平喘及泻下、解痉等作用。如异甘草素(isolqiritigenin)及大豆素等具有类似于罂粟碱(papaverine)的解除平滑肌痉挛样的作用。大豆苷、葛根黄素等葛根黄酮类成分可以缓解高血压患者的头痛等症状。

第八节 含黄酮类化合物的中药实例

一、槐花、槐米

槐米为豆科植物槐 *Sophora japonica* L. 的干燥花及花蕾,前者习称为"槐花",后者习称为"槐米"。味苦,性微寒,具有凉血止血、清肝泻火的功效,主治便血、痔血、血痢、崩漏、吐血、衄血、肝热目赤、头痛眩晕等。黄酮类成分是槐花及槐米的主要成分,包括芦丁、槲皮素等,还含有少量的皂苷及多糖类成分。近代研究表明,槐米中芦丁含量可高达 23.5%,槐花开放后降至 13%。芦丁还可以作为制备槲皮素、羟乙基槲皮素、羟乙基芦丁、二乙胺基乙基芦丁等的原料。临床上使用复方芦丁片治疗毛细血管脆性增加引起的毛细血管出血症,也用于高血压脑病、脑出血、视网膜出血等疾病的辅助治疗。曲克芦丁片、曲克芦丁注射液都是以芦丁的衍生物为主要成分,用于闭塞综合征、血栓性静脉炎等症的治疗。2020 年版《中国药典》以芦丁为对照品鉴别槐花及槐米,以乙酸乙酯-甲酸-水(8:1:1)为展开剂,在硅胶 G 薄层板上展开,取出,晾干,喷以三氯化铝试液,待乙醇挥干后,置紫外光灯(365 nm)下检视。供试品色谱中,在与对照品色谱相应的位置上,显相同颜色的荧光斑点。以黄酮及芦丁含量对槐花及槐米进行质量控制,总黄酮含量以芦丁计,槐花不得少于 8.0%,槐米不得少于 20.0%;芦丁含量,槐花不得少于 6.0%,槐米不得少于 15.0%。

芦丁提取分离常用的方法有热水提取法和碱提酸沉法(图 5-47)。热水提取法是利用其可溶于热水,在冷水中溶解度减小,可沉淀析出的性质进行提取。提取分离流程如图 5-47 所示。碱提酸沉法利用芦丁中具有多个酚羟基,显酸性,可溶于碱水,加酸又重新析出的性质进行提取分离。芦丁结构中因有邻二酚羟基,性质不稳定,暴露在空气中易被缓慢氧化变为暗褐色,在碱性条件下更易被氧化分解。因此在碱性溶液中加热提取芦丁时,往往加入少量硼砂,使其与邻二酚羟基结合,达到保护邻二酚羟基的目的。

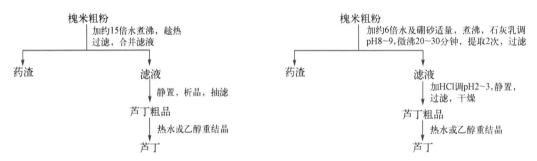

图 5-47　热水提取法及碱提酸沉法从槐米中提取芦丁流程图

二、黄芩

黄芩为唇形科植物黄芩 *Scutellaria baicalensis* 的干燥根,性寒,味苦,具有清热燥湿、凉血安胎、解毒等功效。主治温热病、上呼吸道感染、肺热咳嗽、湿热黄疸、肺炎、痢疾、咳血、目赤、胎动不安、高血压、痈肿疖疮等症。黄芩中主要含有黄芩苷、黄芩素、汉黄芩苷、汉黄芩素、木蝴蝶苷 B、木蝴蝶素 A、黄芩黄酮 I、白杨素等多种黄酮类成分,其中黄芩苷是黄芩解热、镇静和利尿作用的主要有效成分,也是中成药"注射用双黄连(冻干)"的主要成分。2020 年版《中国药典》以黄芩苷、黄芩素及汉黄芩素为对照品鉴别黄芩,供试品溶液、对照药材溶液及对照品共同点于同一聚酰胺薄膜上,以甲苯-乙酸乙酯-甲醇-甲酸(10:3:1:2)为展开剂,预饱和 30 分钟,展开,取出,晾干,置紫外光灯(365 nm)下检视。供试品色谱中,在与对照药材色谱相应的位置上,显相同颜色的斑点,在与对照品色谱相应的位置上,显三个相同的暗色斑点。以黄芩苷含量对黄芩进行质量控制,黄芩中黄芩苷含量不得少于 15.0%。

黄芩苷的提取分离方法如图 5-27 所示。在提取过程中要注意防止酶解和氧化,因黄芩苷水解后可生成黄芩素,其分子中具有邻三酚羟基,易被氧化为醌类衍生物而显绿色,这是保存或炮制不当的黄芩变绿的原因,黄芩变绿后,有效成分被破坏,其质量随之下降。

案例 5-2

我国学者研究发现,中药黄芩成分黄芩苷和黄芩素具有显著抗新冠病毒活性。

问题：

1. 请查阅文献，探讨黄芩苷和黄芩素是通过何种途径发挥抗病毒活性的？
2. 谈谈你对中医药在抗击新冠肺炎疫情中所发挥重要作用。

含黄化合物的
中药实例——
葛根

【小结】

黄酮类化合物是一类具有 $C_6 - C_3 - C_6$ 基本母核结构的化合物的总称，根据中央三碳链的氧化程度、B 环链接位置以及三碳链是否构成环状等特点，可将黄酮类化合物分成不同的结构类型。黄酮类化合物是否有颜色与分子中是否存在交叉共轭体系及助色团的种类、数目以及取代基位置有关。其苷元的旋光性质与苷元母核中有无手性碳原子有关。而苷类均有旋光性，且多为左旋。一般游离苷元难溶或不溶于水，苷元的水溶性因分子的平面性强弱而有差别；黄酮类化合物的特征显色反应与其结构有关，这些显色反应可用于黄酮类化合物的定性鉴别。可以利用黄酮类化合物酸性差异进行分离。黄酮类化合物的色谱鉴定可用纸色谱、硅胶薄层色谱和聚酰胺薄层色谱，且后者特别适合于分离含游离酚羟基的黄酮及其苷类。可以利用紫外光谱特征鉴别黄酮类化合物的结构类型，也可以利用紫外光谱特征及诊断试剂确定酚羟基的取代位置；黄酮类化合物的质谱裂解具有特征性，是结构鉴定的重要手段；核磁共振氢谱和碳谱特征峰也可用于确定黄酮类化合物的结构类型及取代基位置。黄酮类成分具有广泛的生物活性，是大多数以黄酮为主要成分中药的药效物质成分及鉴别和含量测定的指标性成分。

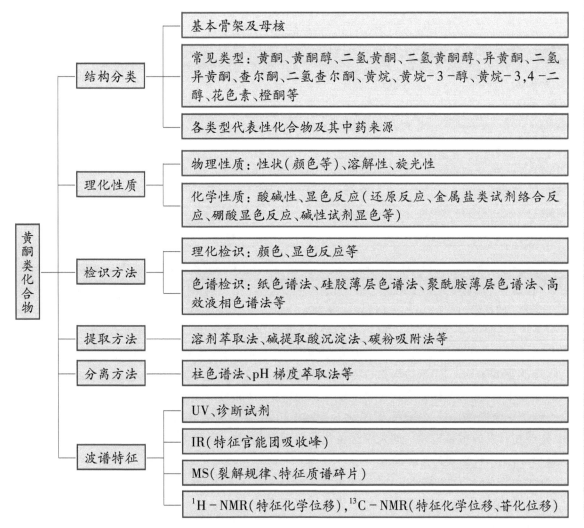

第六章　萜类和挥发油

第一节　萜　类

一、概述

萜类化合物(terpenoids)是一类种类繁多、结构新颖多样、数量巨大且具有多种生物学功能的天然产物,也是中药中一类重要的有效成分类群。截至目前,已有超过5万个萜类化合物被报道,是天然药物活性成分的重要来源。

从化学结构来看,萜类化合物的分子骨架以异戊二烯单元(C_5单元)为基本组成单位。从生源来看,甲戊二羟酸(mevalonic acid,MVA)是萜类生物合成的关键前体物,可经系列酶催化、环合反应,形成复杂多样的萜类化合物。因此,绝大多数萜类化合物的母核均符合$(C_5H_8)_n$的结构通式。

萜类化合物的主要分类,主要取决于分子骨架中异戊二烯单元(C_5单元)的数目、是否成环及含有的特殊官能团。根据萜类结构中异戊二烯单元数目,可分为单萜、倍半萜、二萜等,见表6-1。根据萜类结构中碳环的数目,可分为链萜(无环萜)、单环萜、双环萜、三环萜和四环萜等。根据萜类结构中含有的特殊官能团,又可分为萜醇、萜醛、萜酮、萜酸及萜酯等。

表6-1　萜类化合物的分类及分布

分　类	碳原子数	异戊二烯数目 n	存　在
半萜(hemiterpenoids)	5	$n=1$	植物叶、花、果实
单萜(monoterpenoids)	10	$n=2$	果实、挥发油
倍半萜(sesquiterpenoids)	15	$n=3$	果实、挥发油
二萜(diterpenoids)	20	$n=4$	树脂、苦味素、植物醇
二倍半萜(sesterterpenoids)	25	$n=5$	植物、微生物、昆虫代谢物
三萜(triterpenoids)	30	$n=6$	皂苷、树脂、植物乳汁
四萜(tertraterpenoids)	40	$n=8$	植物胡萝卜素
多聚萜(polyterpenoids)	$7.5×10^3 \sim 3×10^5$	$n>8$	橡胶

萜类化合物在植物界中广泛分布,被子植物、裸子植物、藻类、菌类、地衣类、苔藓类、蕨类中,均有萜类化合物的存在,尤其是被子植物中最为丰富。单萜在伞形科(如小茴香、川芎、白芷)、菊科(如苍术、白术、艾草)、樟科(如香樟、山胡椒、乌药)等植物中大量存在。二萜主要分布于大戟科(如狼毒、猫眼草、巴豆)、马兜铃科、豆科、唇形科和茜草科等植物中,是形成树脂的主要物质。二倍半萜数量较少,主要分布于菌类、地衣类、海洋生物等。三萜是构成植物皂苷、树脂等的重要物质。四萜主要是一些脂溶性色素,一般为红色、橙色或黄色结晶,如胡萝卜烃(carotenoids)色素。多聚萜类化合物主要为橡胶(caoutchouc)及硬橡胶。

萜类化合物,结构复杂新颖,具有多种生物学功能,不少化合物被开发成了药物或者候选药物,是药物开发的重要来源。如来源于黄花蒿的青蒿素,是一种重要的抗疟药物;来源于红豆杉的紫杉醇,是一种重要的抗肿瘤药物。

(一)萜类的生源学说

从化学结构来看,多数萜类化合物是由异戊二烯单元(C_5单元)构成的。关于萜类化合物的生源途径,先后历经早期经验的异戊二烯法则和目前较为认可的生源的异戊二烯法则。

1. 经验的异戊二烯法则　　早在 1875 年, Boochardat 等人曾将异戊二烯加热到 280℃ , 发现两分子的异戊二烯可发生 Diels - Alder 反应生成二戊烯(图 6 - 1)。二戊烯是柠檬烯的外消旋体, 是典型的萜类化合物, 广泛存在于多种植物的挥发油中。因此, 早期认为异戊二烯就是植物体内合成萜类的前体物质。

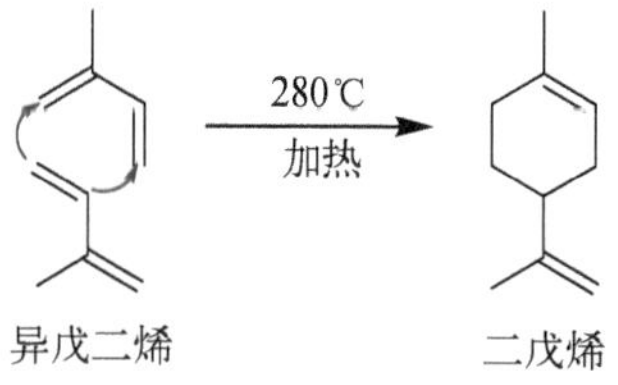

基于以上事实, Wallach 于 1887 年提出"异戊二烯法则", 认为自然界中存在的萜类化合物均是由异戊二烯衍生而来, 是异戊二烯的聚合体或其衍生物, 并以分子骨架是否符合异戊二烯法则作为判断是否为萜类化合物的一个重要原则。

图 6 - 1　异戊二烯的 Diels - Alder 反应

但是, 后来研究发现有许多萜类化合物并不符合异戊二烯法则, 如艾里莫酚酮(eremophilone)、土青木香酮(aristolone)、扁柏酚(hinokitol)等(图 6 - 2)。所以 Ruzicka 称上述法则为"经验的异戊二烯法则", 并提出所有萜类化合物的前体物是"活性的异戊二烯"的假设, 由此提出生源的异戊二烯法则。

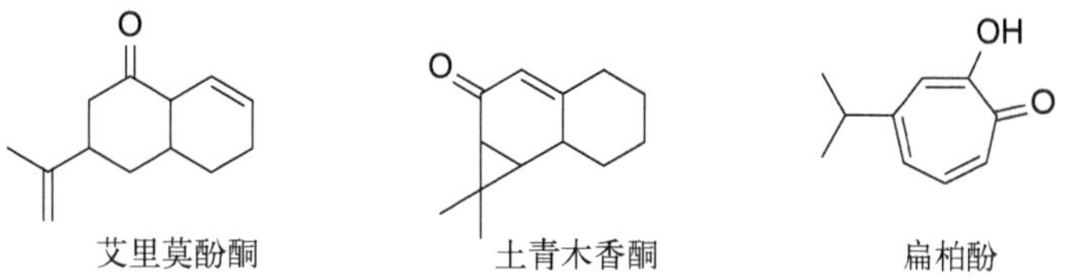

艾里莫酚酮　　　　　土青木香酮　　　　　扁柏酚

图 6 - 2　非经验的异戊二烯法则代表化合物

2. 生源的异戊二烯法则　　Ruzicka 提出的假设首先由 Lynen 证明焦磷酸异戊烯酯(Δ^3 - isopentenyl pyrophosphate, IPP)的存在而得到初步验证, 其后 Folkers 又于 1956 年证明 3(R)-甲戊二羟酸(3R - mevalonic acid, MVA)是 IPP 的关键前体物。由此证实了萜类化合物是由甲戊二羟酸衍生而成, 这就是著名的"生源的异戊二烯法则"。

在萜类化合物的生物合成中, IPP 及焦磷酸 γ, γ - 二甲基烯丙酯(γ, γ - dimethylallyl pyrophosphate, DMAPP)则是生物体内的"活性的异戊二烯", 在生物合成中起着延长碳链的作用, 主要由两条生物合成途径生成。

途径一: MVA 途径。首先由乙酰辅酶 A 与乙酰乙酰辅酶 A 生成 3 -羟基-3 -甲基戊二酸单酰辅酶 A(3 - hydroxy - 3 - methylglutaryl CoA, HMG - CoA), 后者还原生成甲戊二羟酸(MVA)。MVA 经多步磷酸化反应, 生成焦磷酸异戊烯酯(Δ^3 - isopentenyl pyrophosphate, IPP), IPP 进一步经焦磷酸异戊酯异构酶(IPP isomerase)转化为 DMAPP, 见图 6 - 3。

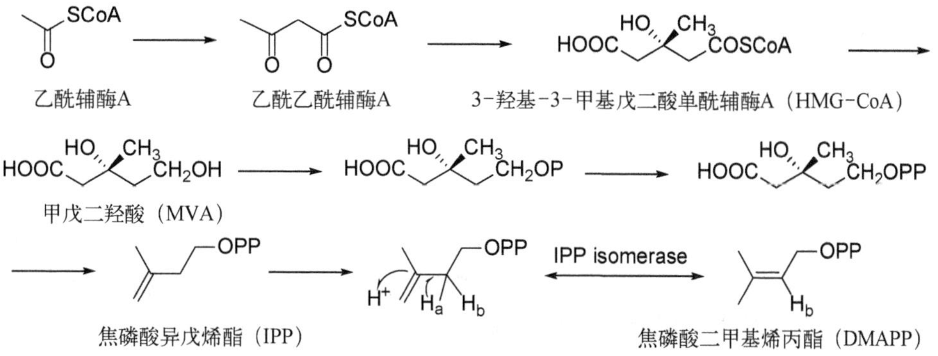

乙酰辅酶A　　　乙酰乙酰辅酶A　　　3-羟基-3-甲基戊二酸单酰辅酶A(HMG-CoA)

甲戊二羟酸(MVA)

焦磷酸异戊烯酯(IPP)　　　　　焦磷酸二甲基烯丙酯(DMAPP)

图 6 - 3　活性的异戊二烯生物合成途径之一

途径二: 脱氧木酮糖磷酸途径。以丙酮酸和磷酸甘油醛为起始原料, 形成 1 -脱氧-D -木酮糖-5 -磷酸(1 - deoxy - D - xylulose - 5 - P), 经系列反应, 最终生成 IPP 和 DMAPP, 见图 6 - 4。

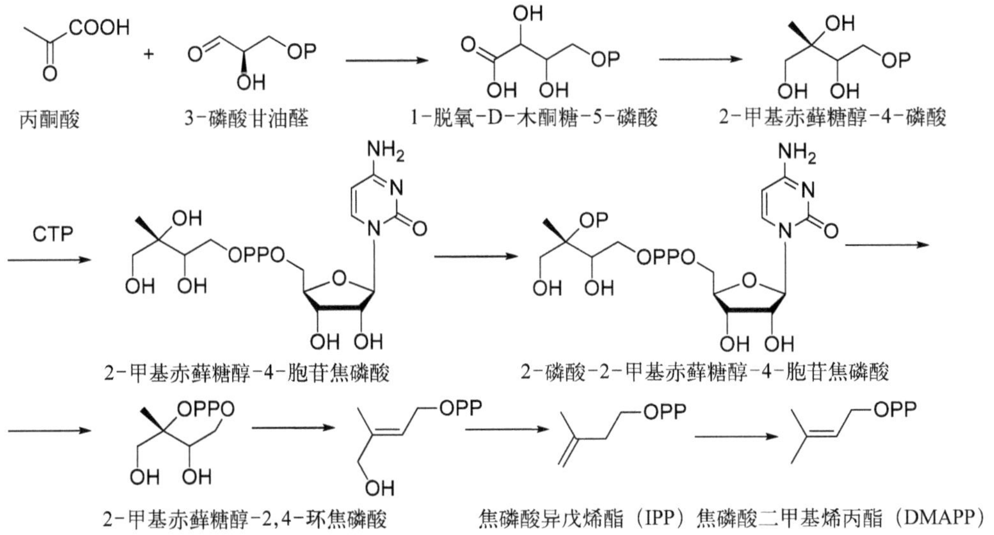

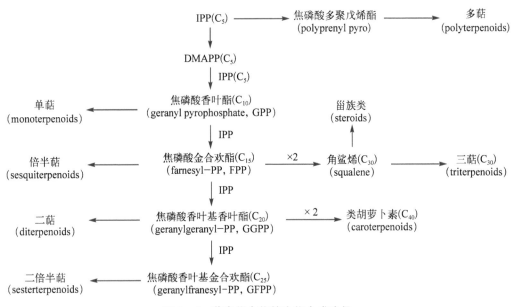

图6-4 活性的异戊二烯生物合成途径之二

以上两种途径形成的 IPP 及 DMAPP 作为生物体内的"活性的异戊二烯",在酶的催化作用下,头-尾相连接缩合为焦磷酸香叶酯(geranyl pyrophosphate,GPP),这是单萜的重要合成前体。同时,碳链可以进一步延长,分别形成倍半萜前体(farnesyl - PP,FPP),二萜前体(geranylgeranyl - PP,GGPP),二倍半萜前体(geranylfarnesyl - PP,GFPP)等(图6-5)。

图6-5 萜类化合物的生物合成途径

二、单萜

单萜(monoterpenoids)的基本骨架由2个异戊二烯构成,含10个碳原子。广泛分布于高等植物的腺体、油室和树脂道等分泌组织中,是植物挥发油的主要组成成分,沸点较低。单萜分子量小且极性弱,多具有挥发性,其含氧衍生物多具有香气和较强的生物活性,是医药、化妆品和食品工业的重要原料。

按结构中碳环的数目将单萜分为无环(链状)、单环、双环及三环等类型,碳环大多为六元环,也有三元、四元、五元及七元碳环。

(一)无环单萜

常见的无环单萜根据化合物种类可分为萜烯类、醇类、醛类和酮类,大多数都是香精油的主

要成分(图6-6)。这类化合物及其含氧衍生物常常共存于同一种挥发油中,可相互转化,而且
分了内含有碳碳双键或手性碳原子,因此它们人都存在顺反异构体和对映异构体。

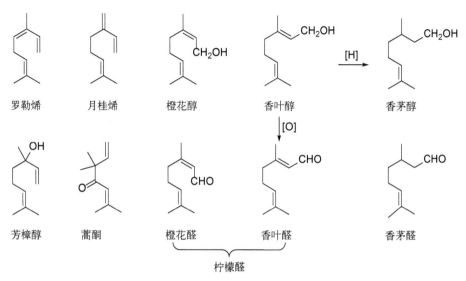

罗勒烯　　月桂烯　　橙花醇　　香叶醇　　　　　香茅醇

芳樟醇　　蒿酮　　橙花醛　　香叶醛　　　　香茅醛

柠檬醛

图6-6　无环单萜类化合物

1. 萜烯类　　罗勒烯(ocimene)和月桂烯(myrcene)互为同分异构体,具有特殊的香味,是典型的无环单萜,主要作为香料工业的原料。

2. 醇类　　橙花醇(nerol)为Z-构型,香叶醇(geraniol)为E-构型,两者互为顺反异构体,香茅醇(citronellol)是香叶醇或橙花醇氢化还原后的产物,具有玫瑰香气。芳樟醇(linalool)是橙花醇和香叶醇的同分异构体,其左旋体存在于香柠檬油中,右旋体则存在于橘油及素馨花的挥发油中,广泛应用于香料工业。

3. 醛类　　柠檬醛(citral)具有顺反异构体,Z-构型为β-柠檬醛,又称橙花醛(neral),E-构型为α-柠檬醛,又称香叶醛,其通常以混合物的形式存在,但反式柠檬醛含量较多。柠檬醛具有柠檬香气,作为原料应用于香料和食品工业中。

4. 酮类　　蒿酮(artemisia ketone)存在于黄花蒿的挥发油中,虽是由2个异戊二烯单位组成,但不是头-尾或尾-尾相连缩合而成,而是一种不规则的单萜。

（二）单环单萜

无环单萜经环合作用可衍变得到单环单萜,其常见结构类型包括对-薄荷烷型(p-menthane)、环香叶烷型(cyclogeraniane)和䓬酚酮类(troponoides)(图6-7)。

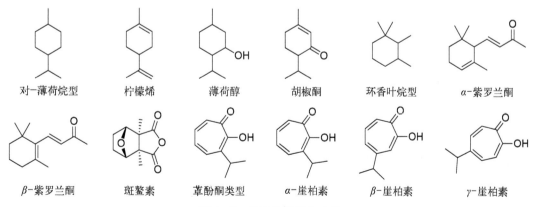

对-薄荷烷型　　柠檬烯　　薄荷醇　　胡椒酮　　环香叶烷型　　α-紫罗兰酮

β-紫罗兰酮　　斑蝥素　　䓬酚酮类型　　α-崖柏素　　β-崖柏素　　γ-崖柏素

图6-7　单环单萜类化合物

1. 对-薄荷烷型　　柠檬烯(limonene)又称苧烯,是除蒎烯(pinene)外,自然界分布最广的单环单萜烯,是组成柠檬油、甜橙油和香柠檬油等精油的主要成分,被广泛应用于日用化妆品、

香料制造工业中。此外,柠檬烯还具有溶解胆结石、预防肿瘤、镇咳和抑菌等作用。

薄荷醇(menthol)有3个手性碳原子,可形成4对对映异构体,其左旋体习称"薄荷脑",通过冷冻析脑、过滤、净化、结晶、烘选、凉脑等过程,可从薄荷原油制得左旋薄荷醇。薄荷醇具有镇痛、止痒和局部麻醉的作用,也有防腐、杀菌和清凉作用。

胡椒酮(piperitone)习称辣薄荷酮或洋薄荷酮,存在于芸香草等多种中药的挥发油中,可松弛平滑肌,是治疗支气管哮喘的有效成分。

2. 环香叶烷型　紫罗兰酮(ionone)存在于千屈菜科指甲花(*Lawsonia inermis*)挥发油中,工业上由柠檬醛与丙酮缩合后酸性环合得到。紫罗兰酮是混合物,包括 α-紫罗兰酮、β-紫罗兰酮和 γ-紫罗兰酮。γ-紫罗兰酮的含量极少,α-紫罗兰酮具有馥郁的香气,可用于配制高级香料,β-紫罗兰酮可用于合成维生素 A。

斑蝥素(cantharidin)存在于斑蝥、芫菁干燥虫体中,可作为皮肤发赤、发泡或生毛剂。斑蝥素被世界卫生组织国际癌症研究机构列入3类致癌物清单,但斑蝥素制备成 N-羟斑胺(N-hydroxy-cantharidimide),对肝癌有一定疗效;斑蝥素的衍生物去甲基斑蝥素是抗肿瘤药,可用于肝癌、食管癌、胃癌等以及白细胞低下症。

3. 䓬酚酮类　䓬酚酮化合物(troponoides)是一类变形的单萜,其碳架不符合异戊二烯规则,结构中都有一个七元芳环,具有芳香性,环上的羟基显酸性,其酸性介于酚类和羧酸之间。

简单的䓬酚酮类化合物是一些真菌的代谢产物。另外在柏科植物的心材中也含有䓬酚酮类化合物。如 α-崖柏素(α-thujaplicin)和 γ-崖柏素(γ-thujaplicin)存在于欧洲产崖柏(*Thuja plicata*)、北美崖柏(*Thuja occidentalis*)以及罗汉柏(*Thujosis dolabrata*)的心材中。β-崖柏素也称扁柏酚(hinokitol),存在于台湾扁柏(*Chamaecyparis taiwanensis*)及罗汉柏的心材中。䓬酚酮类化合物可与某些金属离子(如 Fe^{3+}、Cu^{2+} 等)形成具有鲜明色调的络合物结晶体,可用于该类化合物的鉴别。

(三) 双环单萜

双环单萜(bicyclic monoterpenoid)的基本骨架类型有15种以上,其中以莰烷型(camphane)和蒎烷型(pinane)最常见(图6-8)。

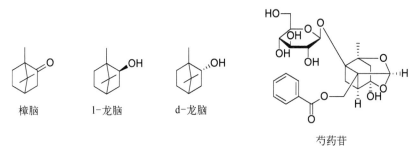

樟脑　　l-龙脑　　d-龙脑

芍药苷

图6-8　双环单萜类化合物

莰烷型双环单萜多以含氧衍生物存在,如:樟脑和龙脑。樟脑(camphor)习称辣薄荷酮,主要存在于樟树的挥发油中。樟脑在人体内可被氧化成 π-氧化樟脑(π-oxocamphor)和对-氧化樟脑(p-oxocamphor),因此在医药上可用作局部刺激剂和强心剂。樟脑多为白色结晶性固体,熔点为179.8℃,易升华,有特殊的香味。我国的天然樟脑产量为世界第一位。

龙脑(borneol)又称冰片,可由樟脑还原制得,为白色六方形片状结晶,具有似胡椒又似薄荷的香气,易升华,熔点为204~208℃。其左旋体存在于艾纳香 *Blumea balsamifera* 全草中,右旋体主要得自龙脑香树 *Dryobalanops aromatica*,而合成品多为消旋体。龙脑有显著的发汗、兴奋、祛痰、镇静、防腐和抗氧化等作用,它和苏合香脂配合可制成苏冰滴丸,临床上用于治疗冠心病和心绞痛,也可用作清凉剂。

蒎烷型双环单萜比较重要的化合物如芍药苷,是中药芍药和牡丹中的有效成分,具有镇静、镇痛、抗炎及防治老年性痴呆等活性。

（四）三环单萜

常见的三环单萜有三环烷型和葛缕樟烷型（图6-9）。例如三环白檀醇（teresantalol）存在于檀香 *Santalum album* L. 木部挥发油中，白檀香油曾用作尿道杀菌剂。香芹酮樟脑（carvonecamphor）是藏茴香酮（carvone）经日光长期照射的产物。

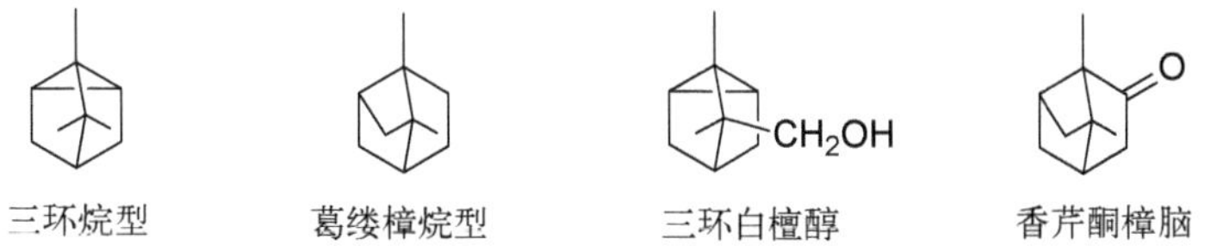

三环烷型　　葛缕樟烷型　　三环白檀醇　　香芹酮樟脑

图6-9 三环单萜类化合物

（五）环烯醚萜类

环烯醚萜类（iridoids）是单萜衍生物，是臭蚁二醛的缩醛衍生物，分子中有环烯醚键，是一类特殊的单萜（图6-10）。

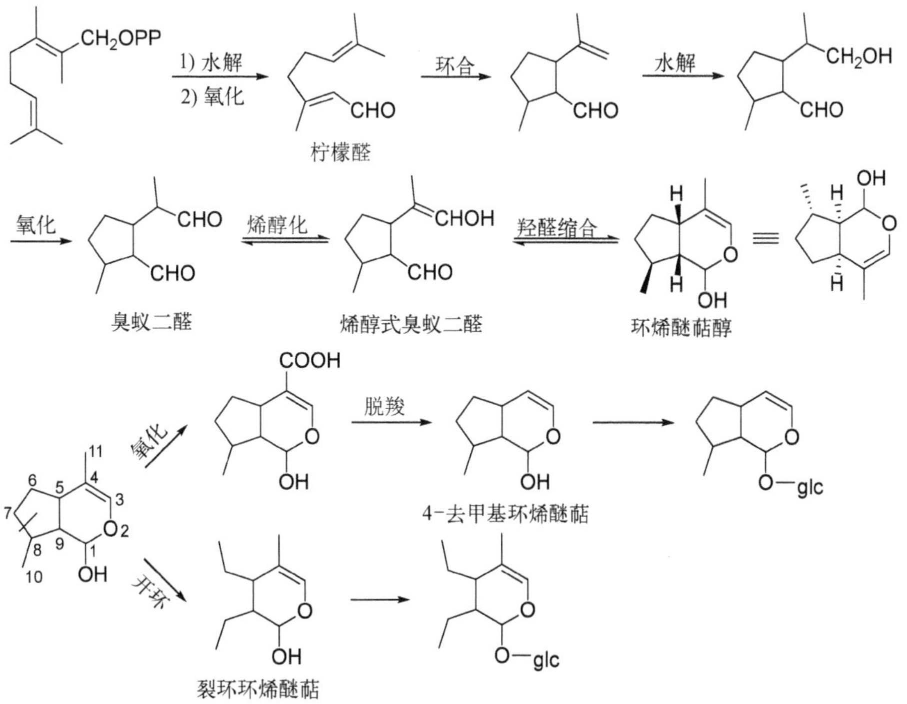

图6-10 环烯醚萜类化合物的生物合成途径

臭蚁二醛原是从臭蚁的防卫分泌物中分离得到的化合物，在植物体内也发现有此类成分存在，且系焦磷酸香叶酯（GPP）衍生而成，故属单萜类化合物。GPP在植物体内经系列反应转化成臭蚁二醛，再衍生成环烯醚萜，环烯醚萜形成后，其C_4-甲基经氧化脱羧，得到4-去甲基环烯醚萜，其C_7—C_8处化学键断裂发生开环，则形成裂环环烯醚萜（secoiridoids），并多与糖结合形成苷（图6-10）。

环烯醚萜及其苷在中药中分布较广，尤其是在玄参科、茜草科、唇形科及龙胆科等植物中较为常见。常用中药如玄参、栀子、地黄、龙胆等都含有此类成分。

环烯醚萜类化合物基本结构一般含有环戊烷环及半缩醛结构，不具有挥发性，不能随水蒸气蒸馏出来。根据其环戊烷环是否裂环，可将其分为包括取代环戊烷的环烯醚萜苷和环戊烷开裂的裂环环烯醚萜苷两种基本骨架。

1. 环烯醚萜苷类　环烯醚萜苷类结构上的C_1-羟基性质不稳定，多与葡萄糖形成苷，且多为β-D-葡萄糖苷，C_{11}有时氧化成羧酸或形成内酯（图6-11）。

栀子苷　　京尼平苷　R=CH_3　　京尼平苷酸　R=H　　鸡屎藤苷　　马鞭草苷

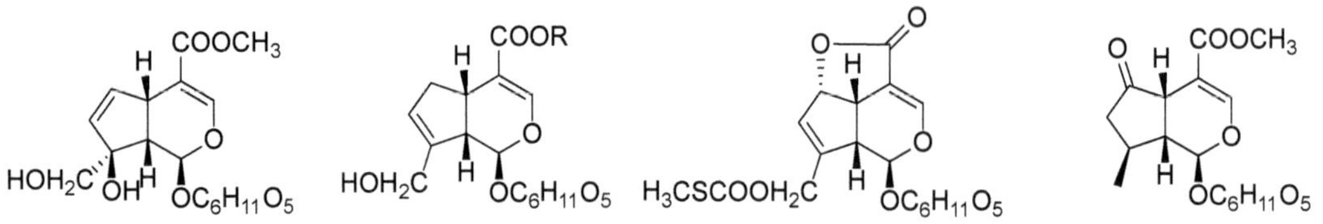

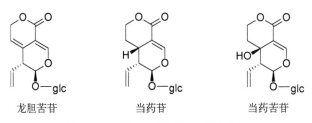

图 6-11　环烯醚萜苷类代表性化合物

栀子苷(gardenoside)、京尼平苷(geniposide)存在于栀子中,是清热泻火中药山栀子的主要化学成分。京尼平苷有泻下和利胆作用,其苷元京尼平(genipin)具有显著的促进胆汁分泌作用。

鸡屎藤苷(paederoside)是鸡屎藤中主要化学成分,其 C_4-羧基与 C_6-羟基形成 γ-内酯。鸡屎藤组织受损时,鸡屎藤苷 C_{10}-甲硫酸酯会酶解产生具有鸡屎恶臭的甲硫醇,因而得名鸡屎藤。马鞭草苷(verbenalin)存在于马鞭草中,具有收缩子宫的作用,也是副交感神经作用器官的兴奋剂,并有镇咳作用。

若环烯醚萜苷 C_4-甲基降解可生成 4-去甲基环烯醚萜苷,苷元碳骨架含 9 个碳,又称作 C_4-无取代基环烯醚萜苷,环上取代情况与环烯醚萜苷类似。

梓醇(catalpol)又称梓醇苷,是地黄中降血糖作用的有效成分,且有很好的利尿及迟缓性泻下作用;哈帕俄苷(harpagoside)存在于浙玄参 *Scrophularia ningpoensis* 和北玄参 *Scrophularia buergeriana* 根中,有一定的镇痛抗炎活性。

2. 裂环环烯醚萜苷类　　裂环环烯醚萜苷(secoiridoid glycosides)是由环烯醚萜苷苷元部分在 C_7-C_8 处开环衍变而来的苦味苷,C_7 有时还可与 C_{11} 形成六元内酯结构(图 6-12)。这类化合物主要存在于龙胆科的龙胆属和獐牙菜属、茜草科和木犀科植物中。

龙胆苦苷　　当药苷　　当药苦苷

图 6-12　裂环环烯醚萜苷类化合物

龙胆苦苷(gentiopicroside)是龙胆科植物龙胆、当药、獐牙菜等植物中的苦味成分,稀释至 1∶12 000 仍具有显著苦味。当药苷(sweroside)及当药苦苷(swertiamarine)是当药和獐牙菜中的苦味成分。

三、倍半萜

倍半萜(sesquiterpenoids)的基本骨架由 3 个异戊二烯构成,含 15 个碳原子,多与单萜共存于植物挥发油中,是挥发油高沸程(250~280℃)的主要成分,也有低熔点的固体。倍半萜的含氧衍生物多有较强的香气和生物活性,如抗菌、抗肿瘤、抗病毒等,也是医药、化妆品和食品工业的重要原料。

倍半萜类的骨架类型及化合物数量是萜类成分中最多的一类,按其结构碳环的数目可分为无环(链状)、单环、双环、三环、四环型等;按环的大小可分为五元环、六元环、七元环等;按含氧功能团的不同分为倍半萜醇、醛、酮、内酯等。

(一) 无环倍半萜

金合欢烯(farnesene)存在于枇杷叶、生姜及洋甘菊等挥发油中,有 α、β 两种构型,其中 β 体存在于藿香、啤酒花和生姜挥发油中。金合欢醇(farnesol)在金合欢(*Acacia farnesiana*)花油中含量较多,为重要的高级香料原料(图6-13)。

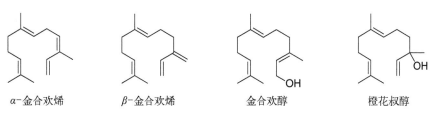

α-金合欢烯   β-金合欢烯   金合欢醇   橙花叔醇

图6-13 无环倍半萜类化合物

橙花叔醇(nerolidol)又称苦橙油醇,有苹果香气,是橙花油的主要成分之一(图6-13)。

(二) 单环倍半萜

莪术根茎中挥发油的成分为多种单环倍半萜类(monocyclic sesquiterpenoids)(图6-14),如莪二酮(curdione)、吉马酮(germacrone)等,具有平喘、镇咳、抗菌、保肝、抗银屑病以及抗病毒等作用。没药烯(bisabolene)存在于没药油、柠檬油等多种挥发油中。

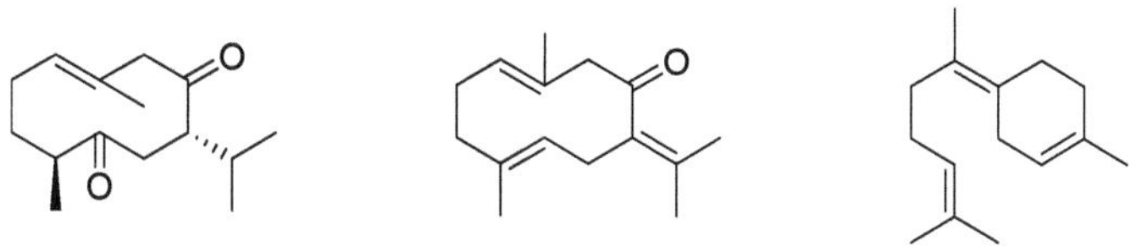

莪二酮   吉马酮   γ-没药烯

图6-14 单环倍半萜类化合物

青蒿素是过氧化物倍半萜,系我国学者于20世纪70年代初首次从中药黄花蒿中分离得到的抗恶性疟疾的有效成分,是一种高效、速效的抗疟有效单体化合物,被WHO誉为“世界上目前唯一有效的疟疾治疗药物”。

构效关系研究表明,过氧基是青蒿素分子抗疟的主要有效基团。此外,青蒿素的水溶性及油溶性均很差,影响其疗效发挥,临床应用受到限制。通过对青蒿素进行结构修饰,合成大量衍生物,并从中筛选得到了具有抗疟药价高、原虫转阴快、速效、低毒等特点的双氢青蒿素(dihydroqinghaosu),再进一步甲基化,得到了油溶性的蒿甲醚(artemether),以及水溶性的青蒿琥珀酸单酯(artesunate),现已有多种制剂用于临床(图6-15)。青蒿玻酯钠可供静脉注射以抢救血栓型恶性疟疾,蒿甲醚不仅是一种高效的抗疟药,而且对急性上感高热有较好的退热作用。

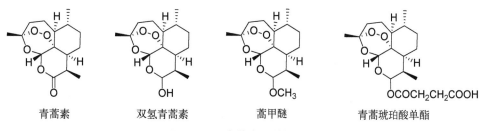

青蒿素   双氢青蒿素   蒿甲醚   青蒿琥珀酸单酯

图6-15 青蒿素及其衍生物

2015年,在青蒿素的发现中做出开创性工作的我国科学家屠呦呦教授获得了诺贝尔生理学或医学奖,成为我国第一位获得诺贝尔科学技术奖的科学家。

(三) 双环倍半萜

1. 萘烷型衍生物(图6-16)   桉叶醇(eudesmol)有α-桉叶醇(α-eudesmol)及β-桉叶醇(β-eudesmol)两种异构体,存在于桉油、厚朴和苍术中。苍术属 *Atractylodes* DC. 为菊科多年生草本植物,苍术属中桉叶烷型倍半萜内酯具有多种活性,具有深度开发价值。苍术属植物以根茎入药,从中分离得到98个倍半萜类化合物,多以桉叶烷型倍半萜为主,如苍术酮,该类倍半萜化合物具有抗炎、抗肿瘤、保护神经系统、抗菌、抗病毒等多种生物学活性。据统计,苍术是使用率较高的避疫药,在2019年爆发的新型冠状病毒肺炎疫情中,治疗轻型和普通型患者的4种推荐方中也均有苍术。

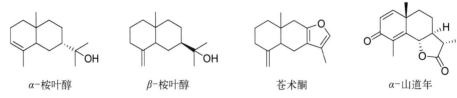

α-桉叶醇　　　　β-桉叶醇　　　　苍术酮　　　　α-山道年

图6-16　萘烷型衍生物

山道年(santonin)是植物山道年草和蛔蒿头状花絮和全草中的主要成分,含有α-山道年和β-山道年两种异构体,均属于桉烷型倍半萜。山道年是强力驱虫剂,但服用过量可产生黄视虐毒性,已被临床淘汰。

2. **莫类衍生物**　莫类化合物(azulenoids)是一种特殊的倍半萜,由五元环(环戊二烯负离子)与七元环(环庚三烯正离子)骈合而成,属于非苯芳烃化合物,具有芳香性。莫类化合物可溶于石油醚、乙醚、乙醇及甲醇等有机溶剂,不溶于水,溶于强酸,加水稀释后又可沉淀析出,其沸点较高,一般在250~300℃。莫类化合物可与苦味酸或三硝基苯试剂形成有敏锐熔点的π-络合物结晶,可供鉴别使用(图6-17)。莫类化合物在紫外可见光谱的360~700 nm处有强吸收峰。

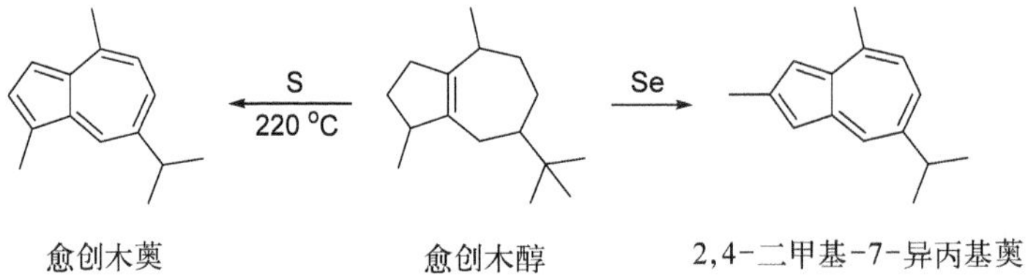

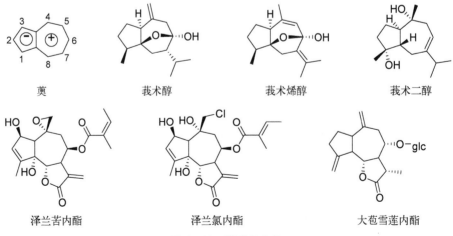

愈创木莫　　　　愈创木醇　　　　2,4-二甲基-7-异丙基莫

图6-17　莫类化合物的鉴别反应

莫类化合物在中药中只有少量存在,多是由存在于挥发油中的氢化莫类脱氢而成,多无芳香性,且多属愈创木烷结构。如愈创木醇(guaiol)存在于愈创木(*Guajacum officinale*)木材的挥发油中,当该化合物在蒸馏、酸处理时可氧化脱氢而成莫类。

莫类化合物具有抗菌、抗肿瘤、杀虫等生物活性。如莪术(*Curcuma zedoaria*)中的莪术醇(curcumol)、莪术烯醇(curcumenol)及莪术二醇(curcumadiol),圆叶泽兰 *Eupatorium rotundifolium* 中的抗癌活性成分泽兰苦内酯(euparotin)、泽兰氯内酯(eupachlorin),新疆雪莲(*Saussurea involucrata*)中的大苞雪莲内酯(involucratolactone)等(图6-18)。

莫　　　　莪术醇　　　　莪术烯醇　　　　莪术二醇

泽兰苦内酯　　　　泽兰氯内酯　　　　大苞雪莲内酯

图6-18　莫类化合物

（四）三环倍半萜

环桉醇（cycloeudesmol，图6-19）存在于对枝软骨藻（*Chondric oppsiticlada*）中，有很强的抗金黄色葡萄球菌和抗白念珠菌活性。

α-白檀醇（α-santalol，图6-19）存在于白檀木的挥发油中，有很强的抗菌活性，曾用作尿道消毒药。

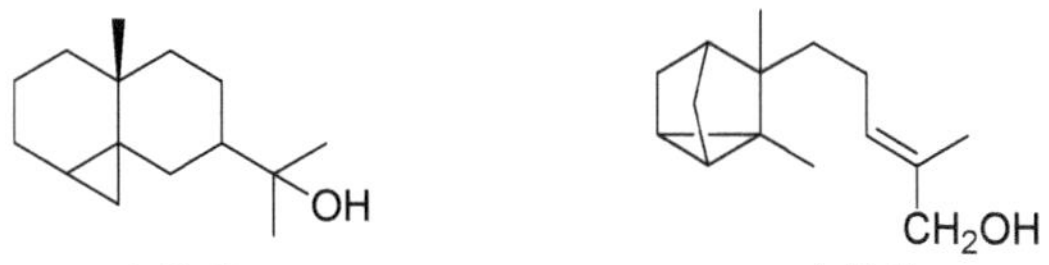

图6-19 三环倍半萜类化合物

四、二萜

二萜类（diterpenoids）是基本骨架由4个异戊二烯单位连接组成，含有20个碳原子的萜类化合物。二萜广泛分布于植物界，很多植物分泌的乳汁、树脂等均以二萜类衍生物为主，尤其是在松科、唇形科、大戟科等植物中可以发现大量的二萜。二萜类化合物具有丰富的生物活性，很多二萜类成分具有显著的药理活性，如穿心莲内酯、芫花酯、紫杉醇、丹参酮ⅡA、银杏内酯、雷公藤内酯、冬凌草甲素、Ingenol mebutate 等，一些已经被开发为临床药物。除了植物界，二萜类成分也在海洋生物、苔藓和真菌中有分布，目前发现了大量的二萜类次级代谢产物。

二萜类化合物由焦磷酸香叶基香叶酯（geranylgeranyl pyrophosphate，GGPP）衍生而成，结构多样性极为丰富。中药中常见的结构类型有紫杉烷（taxane）、半日花烷（labdane）、松香烷（abietane）、罗汉松烷（podocarpane）、卡山烷（cassane）、贝壳杉烷（kaurane）、贝叶烷（beyerane）和大戟烷（phorbane）等。根据形成环的个数分为无环、单环、双环、三环、四环等类型。天然无环和单环二萜数量较少，双环、三环和四环二萜数量巨大。各类二萜结构类型基本骨架及代表化合物如下。

（一）链状二萜

在二萜类化合物中，链状二萜类化合物在自然界存在相对较少，结构相对简单，然而链状二萜在生物体内发挥着重要的生物学功能。最典型的链状二萜是植物醇（phytol）。植物醇是叶绿素分子中约占二分之一的重要组成成分，普遍存在于绿色植物的叶中，也是维生素 E 和 K₁ 的合成原料（图6-20）。

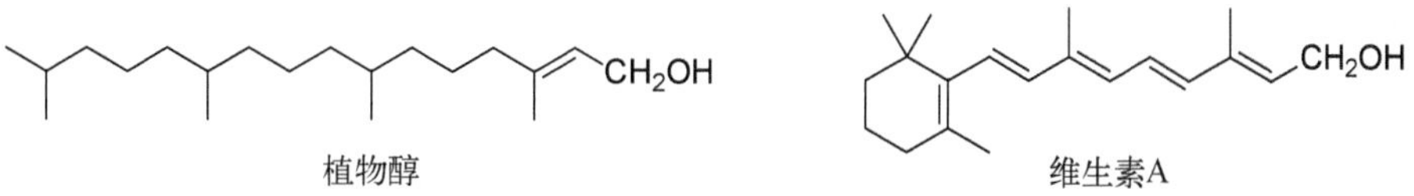

图6-20 链状二萜类化合物

（二）单环二萜

维生素 A 存在于动物肝脏中，特别是鱼肝中含量丰富。维生素 A 是形成光敏色素的原料，也是保持夜间视力的必需物质之一，更是哺乳动物生长不可或缺的物质。

（三）双环二萜

常见的双环二萜结构类型主要有半日花烷和克罗烷二萜，此外还有银杏内酯等其他类型。

半日花烷二萜是结构类型较丰富的一类二萜，具有代表性的半日花烷型二萜有：从穿心莲（*Andrographis paniculata*）中分离得到的穿心莲内酯（andrographolide）和从毛喉鞘蕊花（*Coleus forskohlii*）中得到的鞘蕊花素（forskolin）（图6-21）。穿心莲内酯是穿心莲中发挥抗炎作用的主要药效成分，临床上已用于急性细菌性痢疾、肠胃炎、咽喉炎、感冒发烧等疾病。鞘蕊花素可用于强心、抗抑郁、解痉和治疗哮喘。

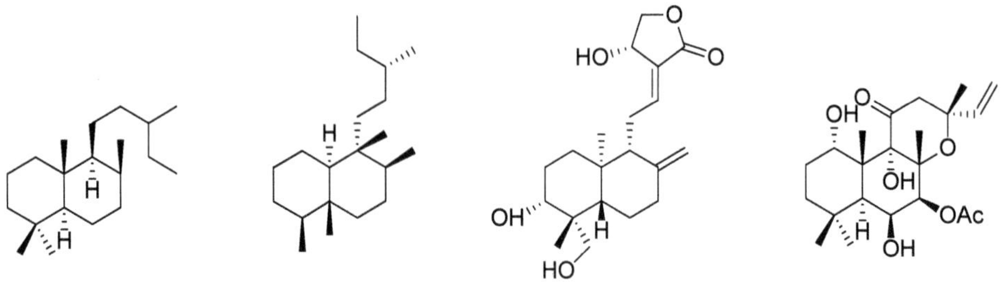

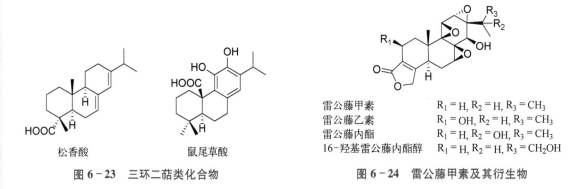

半日花烷型   克罗烷型   穿心莲内酯   鞘蕊花素

图6-21 双环二萜类化合物

克罗烷二萜在自然界中分布广泛,数量很多,但主要限于高等植物,且其中绝大多数主要分布在唇形科、菊科、大戟科和马鞭草科植物中;典型代表性结构是防己内酯(columbin),防己内酯是非洲防己(*Jatrorrhiza palmata*)根及中药金果榄(*Tinospora capillipes*)块根中的强苦味成分,有免疫抑制作用。

银杏内酯(ginkgolides)是银杏(*Ginkgo biloba*)根皮和叶中的苦味成分,从银杏中发现的这类成分主要有银杏内酯 A、B、C、M、J(图6-22)。银杏内酯及银杏总黄酮是银杏叶制剂中治疗心脑血管疾病的主要药效成分。

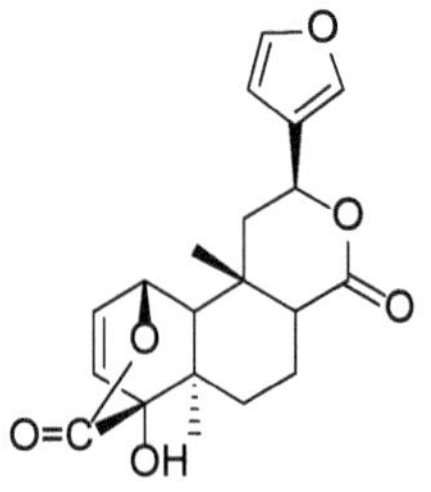

防己内酯

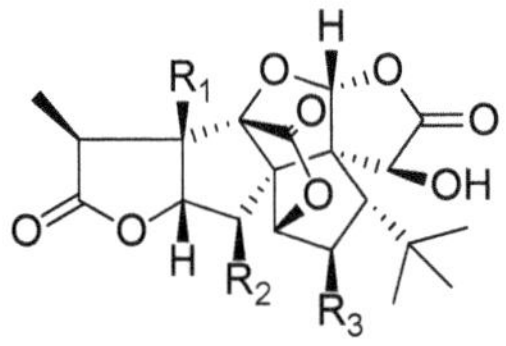

银杏内酯 A R₁ = OH, R₂ = H, R₃ = H
银杏内酯 B R₁ = OH, R₂ = OH, R₃ = H
银杏内酯 C R₁ = OH, R₂ = OH, R₃ = OH
银杏内酯 J R₁ = OH, R₂ = H, R₃ = OH
银杏内酯 M R₁ = H, R₂ = OH, R₃ = OH

图6-22 双环二萜类代表性化合物

(四)三环二萜

常见的三环二萜结构类型主要有松香烷型、海松烷型、紫杉烷型和瑞香烷型。

松香酸(abietic acid,图6-23)是中药松香(colophony)中得到的一种主要的酸性化合物,也是松科植物树干中流出的黏稠油脂(松节油)的主要不挥发性成分之一。从唇形科植物迷迭香(*Rosmarinus officinalis*)中发现的鼠尾草酸(carnosic acid,图6-23)具有多种药理活性,如在抗氧化、抗肿瘤、减肥、抗血栓、抗炎、抗菌、抗抑郁以及在神经退行性疾病方面均表现出了较好的活性。

松香酸   鼠尾草酸

雷公藤甲素   R₁ = H, R₂ = H, R₃ = CH₃
雷公藤乙素   R₁ = OH, R₂ = H, R₃ = CH₃
雷公藤内酯   R₁ = H, R₂ = OH, R₃ = CH₃
16-羟基雷公藤内酯醇   R₁ = H, R₂ = H, R₃ = CH₂OH

图6-23 三环二萜类化合物   **图6-24 雷公藤甲素及其衍生物**

雷公藤甲素(triptolide)、雷公藤乙素(tripdiolide)、雷公藤内酯(triptolidenol)和16-羟基雷公藤内酯醇(16-hydroxytriptolide)是从雷公藤(*tripterygium wilfordii*)中发现的抗癌活性成分(图6-24)。

紫杉醇是从太平洋红豆杉树皮中发现的三环二萜类活性成分，1992 年在美国上市用于治疗卵巢癌、乳腺癌和肺癌等癌症。由于红豆杉生长周期较长，树皮中紫杉醇含量太低（低于百万分之二），紫杉醇的来源问题成为严重影响临床应用的瓶颈。虽然紫杉醇的化学全合成已经被攻克，然而其几十步的合成路线过于复杂和昂贵的成本而不具有经济性。全世界的学者就此问题开展了大量的研究，发现红豆杉叶和树枝中有含量较高（0.1%）的紫杉醇前体成分巴卡亭Ⅲ和 10-去乙酰基巴卡亭Ⅲ，利用这两个易得的天然成分为底物进行半合成制备紫杉醇的方法最为经济可行（图 6-25）。

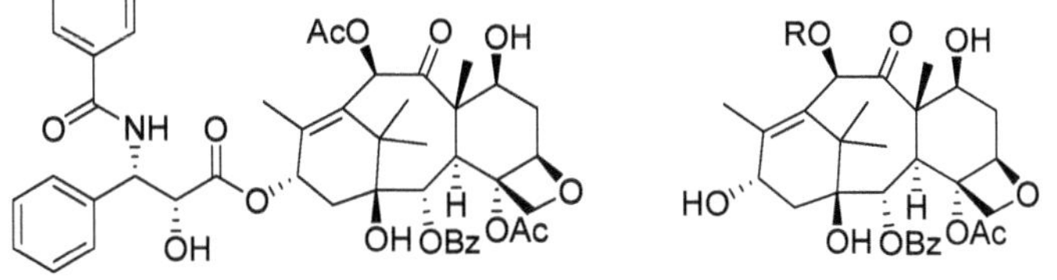

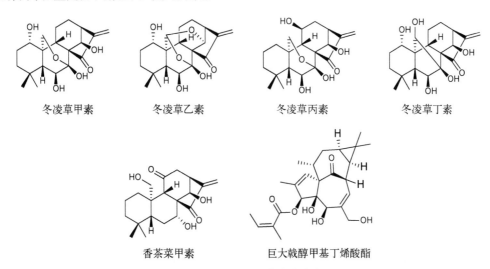

紫杉醇

巴卡亭 III R = Ac
10-去乙酰基巴卡亭 III R = H

图 6-25 紫杉醇及其前体

（五）四环二萜

四环二萜结构类型较多，中药中常见的有贝壳杉烷型、扁枝杉烷型、贝叶烷型、木藜芦烷型二萜。

冬凌草甲素、冬凌草乙素、冬凌草丙素和冬凌草丁素是从唇形科香茶菜属植物冬凌草（*Rabdosia rubescens*）中发现的 4 种高度氧化的贝壳杉烷型二萜，是冬凌草抗癌的主要有效成分（图 6-26）。香茶菜甲素（amethystoidin A）是香茶菜（*Rabdosia amethystoides*）叶中的成分（图 6-26），有抗肿瘤及抑制金黄色葡萄球菌活性作用。我国植物化学家孙汉董院士在香茶菜属植物二萜的分离和鉴定方面做出了较大贡献。

紫杉醇

冬凌草甲素　冬凌草乙素　冬凌草丙素　冬凌草丁素

香茶菜甲素　巨大戟醇甲基丁烯酸酯

图 6-26 四环二萜类化合物

巨大戟醇甲基丁烯酸酯（ingenol mebutate，商品名为 Picato）是从大戟科大戟属植物南欧大戟（*Euphorbia peplus*）中分离鉴定的巨大戟烷二萜，是一种细胞死亡诱导剂，2012 年在美国获批上市，临床用于日光性角化症（Actinic Keratosis，AK，对阳光敏感的一种皮肤病）的局部治疗。

五、二倍半萜

二倍半萜是指骨架由 5 个异戊二烯单位组成、含有 25 个碳原子的萜类化合物。二倍半萜是萜类中数量最少的类型（约 1 300 个），然而其分布范围却很广，在真菌、蓝藻细菌、苔藓、高等植物、昆虫和海洋生物中均有报道,且显示出显著的生物活性,包括抗肿瘤、抗炎、抗菌、抗结核和拒食等。二倍半萜在植物中分布极少,仅有约 200 个二倍半萜被报道,分布于龙胆科、唇形科、禾本科、大戟科、茄科、芸香科等 13 个科的植物中。二倍半萜的结构类型变化很大,近年来越来越多的二倍半萜新骨架被发现,目前仅从植物中就已报道超过 50 种类型。

从唇形科植物米团花(*Leucosceptrum canum*)的腺毛分泌物中分离得到的两个新型二倍半萜 leucosceptroid A 和 leucosceptroid B(图 6-27),具有抗真菌、阻止斜纹夜蛾和棉铃虫啃食作用。

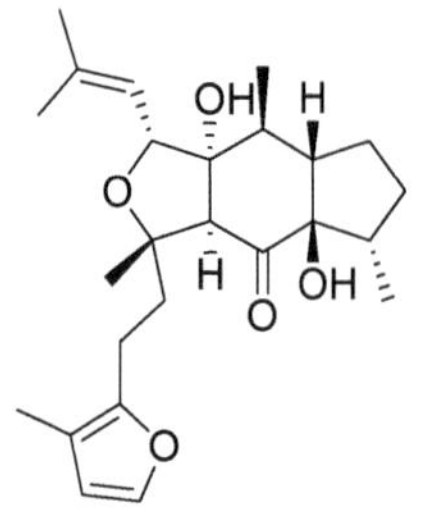

leucosceptroid A 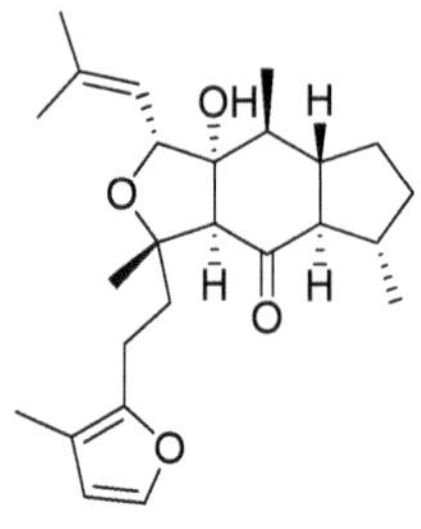　　　　　leucosceptroid B

图 6-27　化合物 leucosceptroid A 和 leucosceptroid B 结构

新疆假龙胆(*Gentianella turkestanorum*)是来源于龙胆科的维吾尔民族药,传统上用于感冒、发烧、水肿和关节炎,从其全草中发现的两个三环二倍半萜 gentianelloid A 和 gentianelloid B(图 6-28),具有显著的免疫抑制作用。

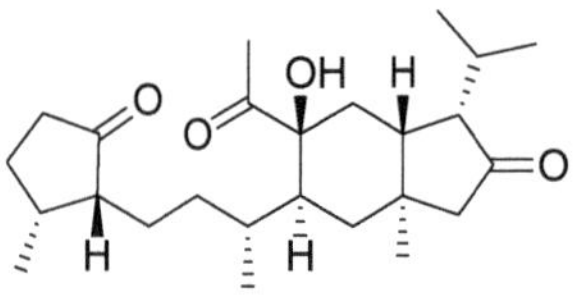

gentianelloid A 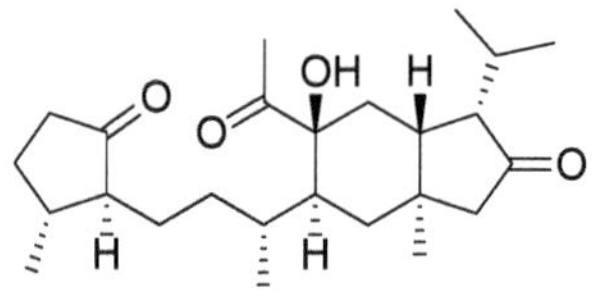　　　　　gentianelloid B

图 6-28　化合物 gentianelloid A 和 gentianelloid B 结构

Eurysoloid A 和 eurysoloid B(图 6-29)是从唇形科植物宽管花(*Eurysolen gracilis*)中发现两个四环骨架的二倍半萜,均能通过抑制 T 细胞的 IFN-γ 因子发挥免疫抑制作用,eurysoloid B 还能抑制 3T3-L1 脂肪细胞的脂肪形成。

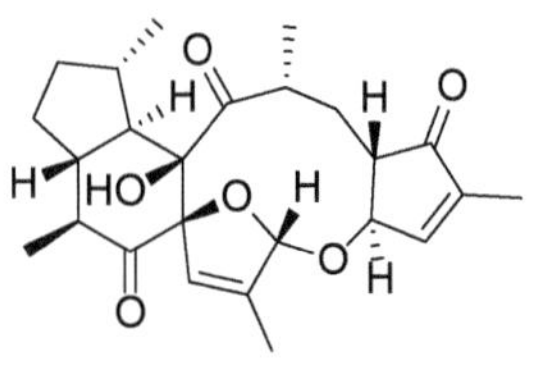

eurysoloid A 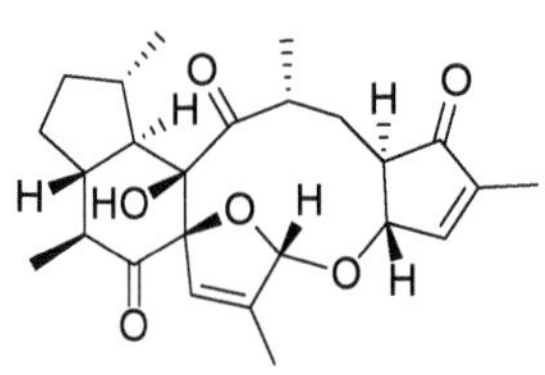　　　　　eurysoloid B

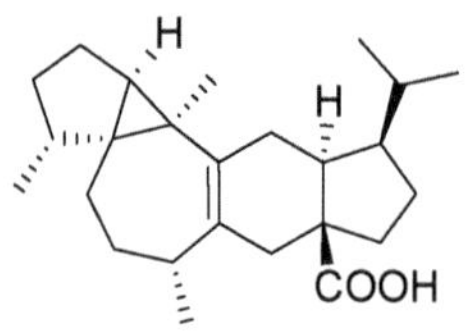

图 6-29　化合物 eurysoloid A 和 eurysoloid B 结构

aspterpenacid C

图 6-30　化合物 aspterpenacid C 结构

獐牙菜,又名方茎牙痛草、双斑獐牙菜、走胆草、紫花青叶胆,是龙胆科植物双点獐牙菜(*Swertia bimaculata*)的全草,具有清热解毒、利湿、疏肝利胆等功效,临床常用于急慢性肝炎、胆囊炎、感冒发热、咽喉肿痛、牙龈肿痛、尿路感染、肠胃炎和痢疾等。从其全草中分离得到的 aspterpenacid C(图 6-30)是五环二倍半萜,具有抗炎和抗 HIV 活性。

六、萜类化合物的理化性质

(一) 物理性质

1. 性状　　常温下单萜及倍半萜多是具有挥发性和特殊香气的油状液体,少数为固体结晶。二萜及二倍半萜多为结晶性固体。单萜的沸点比倍半萜低,随着分子量、双键和官能团的增加,单萜和倍半萜的熔点和沸点相应地提高,挥发性降低。单萜和倍半萜可以随水蒸气蒸馏,可以采用分馏法将其分离。萜苷多为固体结晶或粉末,不具有挥发性。

2. 味　　萜类化合物多具有苦味,有的味极苦,因此又称苦味素。但也有少数萜类成分具有较强甜味,如二萜中的甜菊苷,其甜味是蔗糖的 300 倍。

3. 旋光性　　大多数萜类化合物结构中都具有手性碳,因而有光学活性。

4. 溶解度　　萜类化合物一般亲脂性强,易溶于乙醚、氯仿、乙酸乙酯、苯等亲脂性有机溶剂,可溶于甲醇和乙醇,难溶于水。随着羟基、羧基等含活泼氢官能团的增加或成苷的萜类,则水溶性增强,脂溶性降低。具有羧基、酚羟基和内酯结构的萜类化合物能溶于碱水,酸化后使之游离或环合,又可以从碱水中析出或者用亲脂性溶剂萃取出来,此性质常用于提取分离此类结构的萜类化合物。

萜苷类化合物随着分子中糖数目的增加,水溶性增强,脂溶性降低,能溶于热水,易溶于甲醇和乙醇,难溶或不溶于亲脂性溶剂。

萜类化合物对热、光、酸及碱比较敏感,长时间接触,易发生氧化、重排及聚合等反应,导致结构变化,因此在提取、分离及储存萜类化合物时,应注意避免这些因素的影响。

（二）化学性质

1. 加成反应　　萜类化合物一般含有双键、醛或酮等基团,因而可以与相应的试剂发生加成反应。反应产物一般会析出结晶,因而可以利用该反应分离纯化这些萜类化合物,还可以识别萜类化合物分子中是否具有不饱和键及不饱和程度。

许多不饱和萜类化合物能与亚硝酰氯(Tilden 试剂)发生加成反应,生成亚硝基氯化物。具体方法是:先将不饱和的萜类化合物加入亚硝酸异戊酯中,冷却下加入浓盐酸,混合振摇,加入乙醇后就会有结晶析出。生成的氯化亚硝基衍生物一般呈蓝色,可用于不饱和萜类成分的分离和鉴定。同时,生成的氯化亚硝基衍生物还能进一步与伯胺或仲胺(常用六氢吡啶)缩合生成亚硝基胺类。后者具有一定的晶形和固定的物理常数,在鉴定萜类成分时具有重要的意义(图 6-31)。

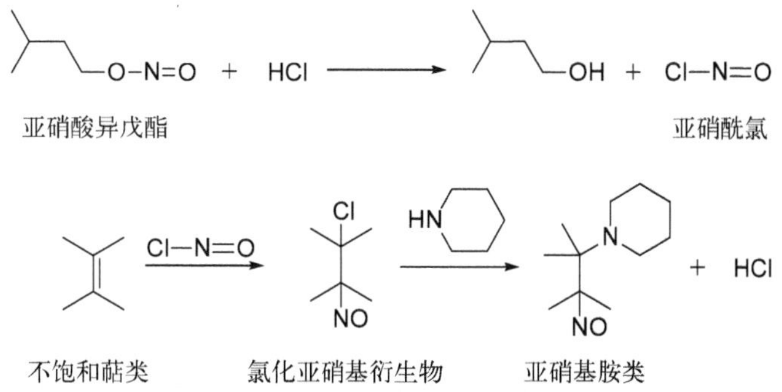

图 6-31　不饱和萜类化合物的加成反应

含有羰基的萜类化合物,可以与亚硫酸氢钠,硝基苯肼、吉拉德试剂等羰基试剂发生加成反应,可用来分离鉴定这类萜类化合物。

2. 氧化反应　　不同氧化剂在特定的条件下,可以将萜类成分中的基团氧化,生成不同的氧化产物。常用的氧化剂有臭氧、铬酐(三氧化铬)、四乙酸铅、高锰酸钾和二氧化硒等,其中臭氧的应用最为广泛。例如臭氧氧化萜类化合物中的烯烃反应,既可用来测定分子中双键的位置,亦用于萜类化合物的醛酮合成。

铬酐是一种应用非常广泛的氧化剂,几乎能与所有可氧化的基团作用。利用强碱型离子交换树脂与三氧化铬制得具有铬酸基的树脂,它与仲醇在适当溶剂中加热回流,则生成酮,产率高达73%～98%、且副产物少,产物极易分离和纯化,如薄荷醇氧化成薄荷酮的反应(图 6-32)。

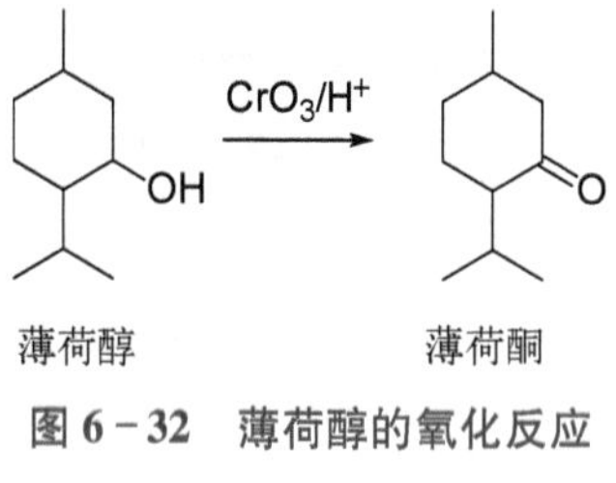

图 6-32　薄荷醇的氧化反应

3. 分子重排反应(Wagner - Meerwein 重排) 萜类化合物在发生加成、消除或亲核取代反应时,常使碳骨架发生改变,发生 Wagner - Meerwein 重排。目前工业上由 α - 蒎烯合成樟脑的过程,就是利用 Wagner - Meerwein 重排反应,再进一步经过氧化制得(图 6 - 33)。

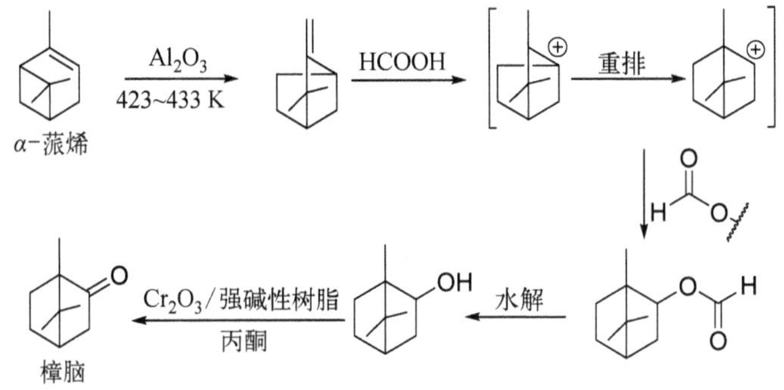

图 6 - 33 萜类化合物的分子重排反应

七、萜类化合物的检识

萜类化合物结构类型复杂多样,因此,绝大多数的单萜、倍半萜、二萜和二倍半萜缺乏专属性强的检识反应。目前萜类化合物主要利用硫酸-乙醇等通用显色剂在薄层色谱上进行检识。而䓬酚酮、环烯醚萜和薁类化合物是具有相对固定的碳骨架结构的特殊萜类化合物,因此,具有一定专属性的检识反应。

(一) 理化检识

1. 䓬酚酮类的检识 䓬酚酮类化合物具有芳香化合物和一般酚类的性质,能与铁、铜等重金属离子生成具有一定颜色的络合物,可供检识。

(1) 三氯化铁反应:1%的三氯化铁溶液可与䓬酚酮类化合物生成红色络合物。

(2) 硫酸铜反应:稀硫酸铜溶液可与䓬酚酮生成稳定的绿色结晶。此结晶可用氯仿重结晶,并具有高熔点。

许多其他酚类化合物也可与三氯化铁、硫酸铜生成相似颜色的沉淀或结晶,因此,针对䓬酚酮类的检识,在上述检识反应的基础上,需进一步结合䓬酚酮类化合物的挥发性及其羰基($1\,600\sim1\,650\;cm^{-1}$)和羟基($3\,100\sim3\,200\;cm^{-1}$)的红外光谱吸收峰等综合分析。

2. 环烯醚萜类的检识 环烯醚萜类化合物分子结构中具有半缩醛结构,性质活泼,对酸碱试剂敏感,多发生分解、聚合、缩合、氧化等反应,形成不同颜色的产物。此外,还能与 Trim - Hill 试剂发生 Weiggering 反应以及与 Shear 试剂发生反应等,从而可用于环烯醚萜及其苷类化合物的检识。

(1) Weiggering 反应:取新鲜药材 1 g,适当切碎,加入 1%盐酸 5 mL,浸渍 3~6 小时,取浸渍液的上清液 0.1 mL 转移至装有 Trim - Hill 试剂(乙酸 10 mL、0.2%硫酸铜水溶液 1 mL、浓硫酸 0.5 mL 混合溶液)的试管内,混匀,加热至产生颜色。多数环烯醚萜类化合物可产生不同的颜色,如车叶草苷(asperuloside)、桃叶珊瑚苷(aucubin)、水晶蓝苷(monotropein)为蓝色,哈帕苷(harpagide)为紫红色;有些环烯醚萜为阴性反应,如番木鳖苷(loganin)、梓苷(catalpin)等。

(2) Shear 反应:Shear 试剂(1 体积的浓盐酸和 15 体积的苯胺混合液)多能与吡喃衍生物产生特有的颜色。因环烯醚萜类化合物结构中具有吡喃环,因此可与 Shear 试剂反应,如车叶草苷与 Shear 试剂反应,能产生黄色,继变为棕色,最后转为深绿色。

然而,每种环烯醚萜类化合物针对上述的检识反应并不都呈阳性反应,因此,在对环烯醚萜类化合物进行检识时,应多做几种反应,并佐以苷的一般检识反应进行补充检识。

3. 薁类的检识 薁类化合物的检识多应用 Sabety 反应、Ehrlich 试剂反应、对-二甲氨基苯甲醛显色反应等进行检识。

(1) Sabety 反应:取挥发油 1 滴溶于 1 mL 氯仿中,加入 5%溴的氯仿溶液数滴,若产生蓝色、紫色或绿色,表示含有薁类衍生物。

(2) Ehrlich 试剂反应:取挥发油适量与 Ehrlich 试剂(对-二甲氨基苯甲醛-浓硫酸试剂)反应,若产生紫色或红色,表明有薁类衍生物。

(3) 对-二甲氨基苯甲醛显色反应:挥发油经薄层色谱展开分离后,再喷以由对-二甲氨基苯甲醛 0.25 g、乙酸 50 g、85%磷酸 5 g 和水 20 mL 混匀后组成的显色剂(避光可保存数月),室温显蓝色,表明有薁类衍生物,氢化薁在 80℃加热 10 分钟显蓝色。之后,蓝色减弱转为绿色,最后转为黄色,将薄层放在水蒸气上则蓝色可再现。

(二) 色谱检识

除前述草酚酮、环烯醚萜和薁类化合物等具有固定母核结构的特殊萜类化合物之外,大多数萜类化合物不具有特征母核的显色现象,主要应用色谱方法检识。

1. 吸附剂　多用硅胶 G。

2. 展开剂　展开剂依据检识成分的极性确定,多为石油醚、环己烷,分别加入不同比例的乙酸乙酯或乙醚,针对极性较大的萜醇或萜酸类化合物可加入氯仿或甲酸、乙酸等展开分离。

3. 显色剂　常用的通用显色剂如下所示。

(1) 硫酸:喷洒试剂,空气中干燥 15 分钟后,110℃加热至出现颜色或荧光。

(2) 香兰素-浓硫酸:喷洒试剂,室温放置,显示浅棕、紫蓝或紫红色,120℃加热后多转为蓝色。

(3) 茴香醛-浓硫酸:喷洒试剂,100～105℃加热至颜色深度最大,显色后在水蒸气上熏蒸可消除薄层板的桃红色背景。该显色剂对萜醇类化合物灵敏,不同化合物可出现紫蓝、紫红、蓝、灰或绿色。

(4) 五氯化锑:喷洒后 120℃加热至颜色出现。加热前后在日光下检查,萜醇类化合物出现由灰色到紫蓝色,加热后转为棕色,而其他醇类则只在加热后才能转为棕色。紫外灯(365 nm)下检查,显棕色荧光。

(5) 三氯化锑:喷洒后 100℃加热 10 分钟,显色现象与五氯化锑相同。

(6) 碘蒸气:将已展开的薄层板放入装有碘结晶的密闭玻璃缸中,5 分钟后,多数有机物均显棕色。如欲保持斑点则将显色后的薄层板取出,在空气中使多余的碘挥发,之后喷洒 1%的淀粉水溶液,斑点转为蓝色。

(7) 磷钼酸:喷洒后 120℃加热至出现蓝灰色,在氨蒸气上熏后可消除黄色背景。

因上述显色剂通用范围广,因此,用上述显色反应检识萜类化合物时,应尽量使用相应的对照品、同系物或对照药材作为对照检识。

八、萜类化合物波谱学特征

(一) 紫外光谱

多数萜类化合物,其共轭程度不高。具有共轭双键的萜类化合物在紫外光区产生吸收,在结构鉴定中有一定的意义。一般共轭双烯在 λ_{max} 215～270 nm(ε 2 500～30 000)有最大吸收,而含有 α,β-不饱和羰基的萜类则在 λ_{max} 220～250 nm(ε 10 000～17 500)有最大吸收。

(二) 红外光谱

红外光谱主要用来检测化学结构中的官能团。萜类化合物中多存在双键、共轭双键、甲基、偕二甲基、环外亚甲基或羰基等,一般都能很容易地分辨出来。如在 λ_{max} 1 850～1 735 cm^{-1} 间出现强的羰基吸收峰,可考虑有内酯化合物存在;在 λ_{max} 1 370 cm^{-1} 吸收峰处裂分,出现 2 条吸收带,可能含有偕二甲基。

(三) 质谱

萜类化合物基本母核多,无稳定的芳香环、芳杂环及脂杂环结构系统,大多缺乏规律的裂解片段,裂解方式复杂,但对于同类母核结构的萜类化合物,其裂解具有一定的规律性。大部分萜类化合物裂解有下列一般规律:① 萜类化合物的分子离子峰除以基峰形式出现外,一般较弱;

② 环状萜类化合物中常发生 RDA 裂解；③ 在裂解过程中常伴随着分子重排裂解,尤以麦氏重排多见；④ 裂解方式受官能团的影响较大,得到的裂解峰主要是失去官能团的离子碎片,例如有羟基或羟甲基存在时,多有失水或失羟甲基、甲醛等离子碎片。

（四）核磁共振谱

对于萜类化合物的结构测定来说,核磁共振谱是波谱分析中最为有力的工具。^1H-NMR 和 $^{13}C-NMR$ 可以给出有效的氢和碳的数目,比如,多数萜类化合物的氢和碳的化学位移处于较高场,多数萜类化合物碳个数是$(C_5H_8)_n$的整数倍。此外,多数萜类化合物的氢谱信号较为集中,且重叠严重,峰形难以区分,须依赖于 2D-NMR 技术共同解决。

九、萜类化合物的生物活性

（一）心血管系统作用

萜类化合物具有较好的抗血小板聚集、扩张心脑血管、增加其血流量以及调整心率、降血压、调节血脂的作用。银杏内酯对改善脑缺血、扩张冠状动脉血管、增强心肌收缩力和保护神经中枢效果显著,目前,已有部分银杏内酯制剂应用于临床；莪术二醇具有抗血小板聚集、抗血栓作用；环烯醚萜类化合物栀子酸(geniposidic acid)、鸡屎藤苷(paederoside)、去乙酰车叶草苷酸(deacetylasperulosidic acid)可抑制低密度脂蛋白(LDL)氧化,在治疗冠状动脉硬化疾病方面具有很高的应用价值；京尼平苷酸(geniposidic acid)对大鼠心脏具有显著的负性肌力作用、负性变时作用及负性冠状动脉灌注率作用。

（二）消化系统作用

萜类化合物具有保肝降酶、利胆健胃、促进胰腺分泌、抗胃溃疡、泻下等作用。肉苁蓉苷(cistanoside)对氯仿引起的肝损伤有修复作用,其主要通过减少氧化应激反应而逆转肝功能参数的改变,从而恢复肝功能；龙胆苦苷可明显降低氯仿急性肝损伤小鼠血清 ALT、AST 水平及增强肝组织中谷胱甘肽过氧化酶活性,增加大鼠胆汁流量,提高胆汁中胆红素浓度,发挥保肝作用；穿心莲内酯可对抗氯仿引起的小鼠肝损伤,保护肝脏,改善肝功能,其保肝作用可能与其抑制脂质过氧化反应、降低氧自由基的生成有关,穿心莲内酯还可逆转因药物引起的胆汁分泌物减少而改善肝功能；京尼平苷的水解产物京尼平可促进胆汁分泌,发挥利胆作用,京尼平苷还具有显著的降低胰淀粉酶作用,此外,京尼平苷可促进小鼠的大肠蠕动,具有泻下功效。

（三）神经系统作用

萜类化合物对神经系统有镇静、镇痛、局部麻醉、兴奋中枢、治疗神经分裂症等作用。芍药苷对神经元、神经毒性和神经细胞损伤具有明显的保护作用；穿心莲内酯对谷氨酸盐诱导的HT22 氧化应激模型具有神经保护功能,可通过抑制钙离子流入细胞和胞内氧化反应来减低HT22 细胞早期凋亡；胡黄连苷(picroside)Ⅰ、Ⅱ可显著增强神经生长因子(NGF)诱导的 PC12D细胞中轴突的生长,其可能是通过增强由 NGF 受体介导的细胞信号转导通路而发挥作用；京尼平具有改善神经退行性疾病的作用,且可通过 NO-cGMP-PKG 细胞信号通路诱导神经轴突的生长；山茱萸环烯醚萜苷对大鼠局灶性脑缺血有明显的改善作用,可通过影响脑内 NF-κB 和凋亡调节基因 Bcl-2/Bax 的表达而发挥对脑梗死的治疗作用。

（四）降血糖作用

萜类化合物还具有刺激胰岛素分泌、降血糖的作用。京尼平苷对高脂饮食和链脲霉素诱导的糖尿病小鼠有显著的降血糖作用,其作用机制可能与抑制肝糖原磷酸化酶和葡萄糖-6-磷酸酶的活性有关；京尼平可刺激胰岛素分泌,具有潜在的治疗糖尿病的作用；穿心莲内酯及其衍生物可提高血清和胰腺组织中的超氧化物歧化酶活性、降低丙二醛含量,改善小鼠的胰岛素抵抗。

（五）抗肿瘤作用

萜类化合物具有良好的抗肿瘤作用。紫杉醇临床用于治疗卵巢癌、大肠癌、乳腺癌和肺癌,

Caesalminaxin O 的结构鉴定

疗效好,临床需求量较大;莪术醇、莪术烯醇、莪术二醇等具有抗肿瘤活性,临床上用于宫颈癌的治疗;斑蝥素可抑制肿瘤细胞的蛋白质合成,影响细胞周期进程,促进肿瘤细胞凋亡;雷公藤甲素对乳腺癌和胃癌细胞形成有抑制作用;青蒿素类药物在体外选择性抑制白血病、结肠癌、鼻咽癌和宫颈癌细胞等多种肿瘤细胞,对黑色素瘤、乳腺癌、前列腺癌等也有一定的抑制作用,毒副作用小,且与经典的化疗药物无交叉耐药性;芍药苷对人肝癌细胞株 Bel－7402 和 HepG2 细胞增殖有显著抑制作用;桃叶珊瑚苷可阻滞细胞分裂周期而抑制非小细胞肺癌 A549 细胞的增殖。

(六)杀虫驱虫作用

青蒿素及其衍生物青蒿琥酯、蒿甲醚等在临床上长期用于治疗疟疾,其临床疗效显著,具有高效、低毒的特点;山道年可兴奋蛔虫神经节,使其神经发生痉挛性收缩,因而不能附着在肠壁上,从而发挥显著驱蛔作用。

(七)抗病毒、抗菌作用

萜类化合物具有广泛的抗病毒和抗菌作用。穿心莲内酯可通过抑制呼吸道合胞病毒、埃博拉病毒包膜表面糖基蛋白荧光肽的裂解而达到抗病毒的疗效,穿心莲内酯还对甲型流感病毒、乙肝病毒、丙肝病毒、人乳头瘤病毒等病毒具有抑制作用;獐牙菜苷(sweroside)和獐牙菜苦苷(swertiamarine)对蜡样芽孢杆菌、枯草芽孢杆菌、弗氏柠檬酸杆菌和大肠杆菌均有抑制作用,此外,獐牙菜苦苷可抑制奇异变形菌、黏质沙雷菌生长,獐牙菜苷对表皮葡萄球菌有抑制作用。

(八)抗炎和免疫调节作用

萜类化合物具有良好的抗炎和免疫调节作用。16－羟基雷公藤内酯醇具有较强的抗炎和免疫抑制作用,雷公藤多苷可用于治疗类风湿性关节炎,已在临床上应用多年;穿心莲内酯磺酸盐(莲必治)可治疗大鼠耳、足肿胀模型,降低其血清中 IL－1 的水平;芍药苷可明显改善 II 型胶原诱导关节炎(CIA)大鼠的症状,降低炎症因子水平和足肿胀,下调 p－NF－κB 和 p65 的表达,是治疗类风湿性关节炎的活性成分;玄参苷(linarin)对多种急、慢性炎症雌性小鼠模型表现出较强的抗炎活性;京尼平对巴豆油所致小鼠耳水肿具有抑制作用,并能抑制脂多糖(LPS)/干扰素 γ(IFN－γ)诱导 RAW264.7 巨噬细胞的 NO 生成,其抗炎作用与 NF－κB/IκB－β 通路、抑制 NO 生成、抗血管生成相关。

(九)其他作用

萜类化合物还具有其他生物活性。如京尼平苷酸较维生素 E 具有更强的抗氧化作用;16－羟基雷公藤内酯醇及棉酚(gossypol)具有雄性抗生育活性;香叶醇、橙花醇及柠檬醛等是香料及化妆品制造业中的重要原料。

十、含萜类化合物的中药实例

青蒿

青蒿是菊科植物黄花蒿的干燥地上部分,性寒,味苦、辛,功可清热解毒、除蒸截疟,临床上常用于治疗疟疾寒热、湿热黄疸等症。青蒿所含萜类化合物中,包含蒿酮(artemisia ketone)、异蒿酮(isoartemisia ketone)、桉油精(cineole)等单萜,青蒿素、青蒿甲素(qinghaosu A)、青蒿乙素(qinghaosu B)、青蒿丙素(qinghaosu C)、青蒿酸(artemisic acid)等倍半萜,和 β－香树脂醋酸酯等三萜类化合物(图6－34)。

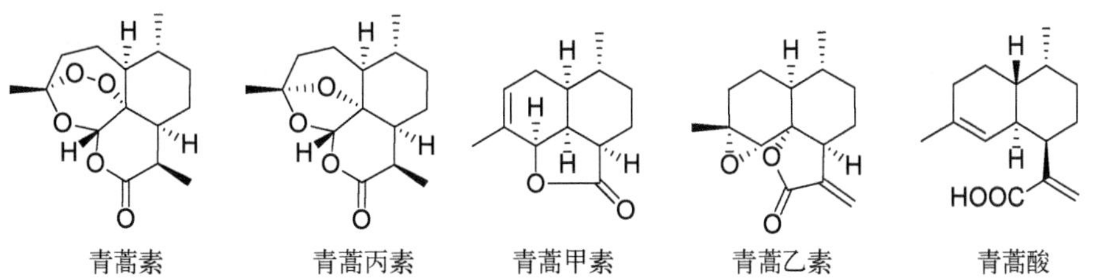

青蒿素　　青蒿丙素　　青蒿甲素　　青蒿乙素　　青蒿酸

图6－34　青蒿素及其衍生物

1971年我国学者从青蒿中发现的青蒿素,属于一种含有过氧基的新型倍半萜内酯化合物,是青蒿主要的抗疟有效成分。临床应用表明,青蒿素对间日疟或恶性疟的治疗具有疗效显著、副作用小的优点,是一种高效、速效的抗疟有效单体化合物。

分离制备青蒿素的方法有很多,适合中型生产的工艺流程如图6-35所示:

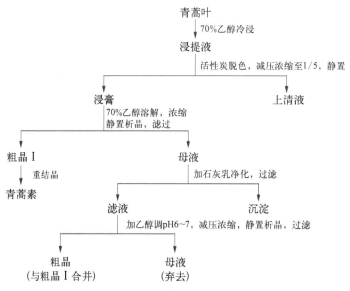

图6-35 青蒿素制备工艺流程图

青蒿素的结构测定。青蒿素为无色针状结晶,(+)-HRMS给出准分子离子峰 m/z 282.147 2 $[M]^+$ (calcd for $C_{15}H_{22}O_5$, 282.146 7),结合 ^1H 和 $^{13}C-NMR$ 谱,推测其分子式为 $C_{15}H_{22}O_5$,计算不饱和度为5。^1H-NMR(300 MHz, $CDCl_3$)谱中,$\delta_H 0.99$(3H, d, $J=6.4$ Hz),$\delta_H 1.21$(3H, d, $J=7.2$ Hz)和 $\delta_H 1.44$(3H, s)为青蒿素的C-3, C-6和C-9位上3个甲基上的质子信号;$\delta_H 2.43$(1H, ddd, $J=14.7, 13.6, 4.2$ Hz),$\delta_H 2.05$(1H, ddd, $J=14.7, 5.2, 3.4$ Hz),$\delta_H 2.01$(1H, m),$\delta_H 1.47$(1H, m),$\delta_H 1.08$(1H, m),$\delta_H 1.79$(1H, m),$\delta_H 1.87$(1H, m)和 $\delta_H 1.12$(1H, m)分别为C-4, C-5, C-6和C-7四个亚甲基上的质子信号;$\delta_H 1.37$(1H, m),$\delta_H 1.42$(1H, m),$\delta_H 1.75$(1H, m),$\delta_H 3.40$(1H, qd, $J=7.2, 5.4$ Hz)和 $\delta_H 5.87$(1H, s)分别为C-5a, C-6, C-8a, C-9和C-12位上的次甲基质子信号。$^{13}C-NMR$(75.4 MHz, $CDCl_3$)谱中,$\delta_C 171.9$ 为C-10内酯羰基碳信号,$\delta_C 105.2$,$\delta_C 93.6$ 和 $\delta_C 79.4$ 分别为C-3, C-12和C-12a的连氧碳信号,其他碳信号的归属如表6-2所示。

表6-2 青蒿素的 ^1H 和 ^{13}C NMR 数据($CDCl_3$)

No.	^1H-NMR (mult, J in Hz)	$^{13}C-NMR$	No.	^1H-NMR (mult, J in Hz)	$^{13}C-NMR$
3		105.2	8a-(α)	1.75(m)	44.8
4α	2.43(ddd,14.7,13.6,4.2)	35.8	9	3.40(qd,7.2,5.4)	32.8
4β	2.05(ddd,14.7,5.2,3.4)		10		171.9
5α	2.01(m)	24.8	12	5.87(s)	93.6
5β	1.47(m)		12a		79.4
5a-(α)	1.37(m)	49.9	3-CH_3	1.44(s)	25.1
6α	1.42(m)	37.4	6-CH_3	0.99(d,6.4)	19.7
7α	1.08(m)	33.5	9-CH_3	1.21(d,7.2)	12.5
7β	1.79(m)				
8α	1.87(m)	23.3			
8β	1.12(m)				

第二节 挥 发 油

一、概述

挥发油(volatile oils)又称精油(essential oils),是一类具有挥发性、可随水蒸气蒸馏且与水不相混溶的油状液体的总称。这类成分大多具有芳香气味和广泛的生物活性,是一种重要且常见的中药成分。

挥发油在植物界分布广泛,主要存在于芳香植物中,我国野生与栽培的芳香植物约有70科、200属、600~800种。如菊科(菊、蒿、艾、苍术、白术)、芸香科(桔、橙、柠檬、芸香、花椒)、伞形科(川芎、柴胡、当归、茴香)、唇形科(薄荷、藿香、紫苏)、樟科(樟、肉桂、乌药)、姜科(郁金、姜黄、莪术)、木兰科(五味子、厚朴、辛夷)、桃金娘科(桉、丁香、白千层)、马鞭草科(马鞭草、牡荆)、败酱科(败酱、甘松)等植物中含有丰富的挥发油类成分。

挥发油在植物中的含量一般在1%以下,存在于植物的腺毛、油室、油管、分泌细胞或树脂道中,大多呈油滴状,部分与树脂、黏液质共存,少数以苷的形式存在。不同植物挥发油存在部位有差异,有的植物全株都含有,有的则集中在根、茎、叶、花、果实、果皮的某一器官。同一植物不同部位所含挥发油的含量和成分可能不同,不同生长环境和生长期的同一植物所含挥发油的含量和品质也可能存在差异。全草类药材一般在孕蕾期或花蕾期含油量较高,而根茎类药材则在成熟后含油量较高。

> **案例 6-1**
>
> 含挥发油的中药除药用价值外,在日常生活中也多出现在我们身边且应用广泛,如在食品工业中常用的八角茴香、小茴香、薄荷、花椒、紫苏、丁香、橘皮、肉桂等。
>
> 问题:
> 1. 查阅相关资料,上述中药主含的挥发油类成分分别是什么?
> 2. 除医药领域和食品工业外,挥发油还可进行哪些方面的开发利用?

艾灸

二、挥发油的组成

挥发油是混合物,化学组成复杂,一种挥发油常含有数十种甚至数百种化学成分,一般以其中某种或某几种成分为主,如在薄荷挥发油中,薄荷脑含量可达80%。按化学结构分类,可将挥发油中的化学成分分为萜类化合物、芳香族化合物、脂肪族化合物以及其他类化合物。

(一)萜类化合物

萜类化合物是挥发油的主要成分,一般由单萜、倍半萜及其含氧衍生物组成,且多数含氧衍生物具有较强的生物活性。如柠檬烯(limonene)主要存在于芸香科植物橘等果皮的挥发油中,有镇咳、祛痰等作用;蒎烯(pinene)主要存在于松柏科植物的树脂中,有抗氧化、杀虫等作用(图6-36)。

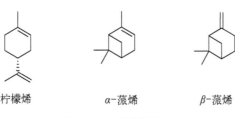

柠檬烯   α-蒎烯   β-蒎烯

图 6-36 萜类挥发油

（二）芳香族化合物

在挥发油中,芳香族化合物的含量仅次于萜类,芳香族化合物有的是萜源衍生物,如 α-姜黄烯(α-curcumene,图 6-37)主要存在于姜科植物姜黄的干燥根茎中,有抗氧化、抑菌等作用。有的是苯丙素类衍生物,结构多具有 C_6-C_3 骨架,如肉桂醛(cinnamaldehyde,图 6-37)主要存在于樟科植物肉桂的干燥树皮中,有抗肿瘤、抑菌等作用。

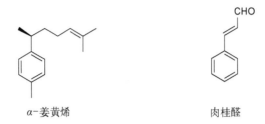

α-姜黄烯　　　　　　　　肉桂醛

图 6-37　芳香族挥发油

（三）脂肪族化合物

挥发油中还存在一些具有挥发性的脂肪族醇、醛及酸类化合物。如鱼腥草及芸香挥发油中存在的甲基正壬酮(图 6-38),有抗炎、抑菌等作用;松节油中存在的正庚烷(图 6-38)等。

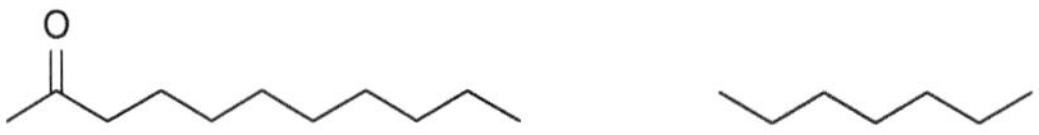

甲基正壬酮　　　　　　　　正庚烷

图 6-38　脂肪族挥发油

（四）其他类化合物

除了上述三种类型,中药常含有一些其他的可随水蒸气蒸馏的挥发性物质,也被称为挥发油,如一些含硫和含氮的化合物,大蒜素(allicin)是大蒜中蒜氨酸(alliin)经酶水解后的产物(图 6-39),有抑菌、抗病毒等作用。

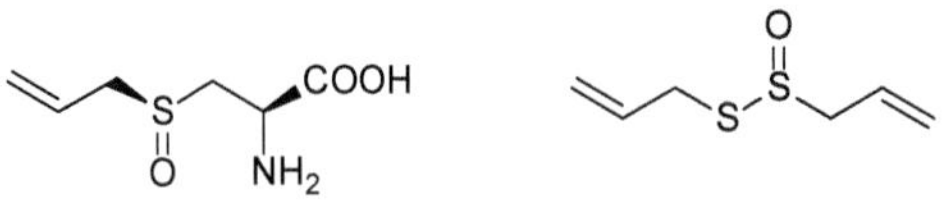

蒜氨酸　　　　　　　　大蒜素

图 6-39　其他类挥发油

三、挥发油的理化性质

（一）性状

1. 颜色　　挥发油在常温下大多显无色或淡黄色,少数会显示特殊颜色,如百里香油显红褐色,苦艾油显浅绿色或黄棕色。

2. 气味　　挥发油多具有香味或辛辣味,少数挥发油具有异味,如鱼腥草油有腥味。挥发油的气味一般是其品质优劣的重要标志。

3. 形态　　挥发油在常温下为透明液体。有的挥发油在冷却时其主要成分可能会结晶析出,这种析出物习称"脑",如薄荷脑、樟脑等,滤去析出物的油为"脱脑油"。

4. 挥发性　　挥发油具有挥发性,在常温下可自行挥发而不留痕迹,这是挥发油与脂肪油的本质区别。

（二）溶解度

挥发油是亲脂性成分,易溶于石油醚、乙醚、二氯甲烷等有机溶剂,难溶于水。在乙醇水中的溶解度随乙醇的比例升高逐渐增大,在高浓度乙醇水中能全部溶解。由于挥发油中含氧化合物能够极少量地溶于水,使其水溶液具有独特香气,利用此性质可制备芳香水,被广泛应用在医药工业等行业。

(三)物理常数

挥发油是混合物,但是其组成成分基本稳定,因此挥发油的物理常数有一定的范围值。

1. 相对密度　　多数挥发油比水轻,也有比水重的,如丁香油、桂皮油等。挥发油的相对密度一般在 0.842~1.072 之间。

2. 沸点　　挥发油沸点一般在 70~300℃之间。

3. 旋光性　　挥发油几乎都有光学活性。

4. 折光性　　挥发油具有强折光性,折光率一般在 1.418~1.614 之间。

(四)化学常数

1. 酸值　　代表挥发油中游离羧酸和酚类成分含量的指标。以中和 1 g 挥发油中游离酸性成分所消耗氢氧化钾的毫克数表示。

2. 酯值　　代表挥发油中酯类成分含量的指标。以水解 1 g 挥发油中的酯类所需氢氧化钾的毫克数表示。

3. 皂化值　　代表挥发油中游离羧酸和酚类与结合态酯总含量的指标。实际上皂化值等于酸值与酯值之和。

(五)稳定性

挥发油与空气及光线接触,容易发生氧化变质,比重增加,颜色变深,失去原有香味,挥发性消失,并能形成树脂样物质,因此挥发油应贮存于棕色瓶内,密封并低温保存。

四、挥发油的检识

(一)一般检查

挥发油在室温下能挥发而不留痕迹,可根据此性质与油脂区分开来。

(二)理化常数测定

1. 物理常数的测定　　相对密度、比旋光度、折光率是鉴定挥发油常用的物理常数。

2. 化学常数的测定　　酸值、酯值、皂化值是挥发油的重要化学常数,是衡量其质量的重要指标。

(三)官能团的鉴定

1. 酚类　　将挥发油少许溶于乙醇中,加入三氯化铁的乙醇溶液,如产生蓝、蓝紫或绿色反应,表示挥发油中有酚类成分。

2. 羰基化合物　　用硝酸银的氨溶液检查挥发油,如发生银镜反应,表示有醛类等还原性物质存在;挥发油的乙醇溶液与苯肼及其衍生物、氨基脲、羟胺等试剂作用,如产生结晶形衍生物沉淀,表明有羰基类化合物存在。

3. 不饱和化合物和薁类化合物　　在挥发油的三氯甲烷溶液中滴加溴的三氯甲烷溶液,如红棕色褪去,表明有不饱和化合物存在;继续滴加入产生蓝、紫或绿色,则表明有薁类化合物。

4. 内酯类化合物　　在挥发油的吡啶溶液中加入亚硝酰铁氰化钠和氢氧化钠溶液,如出现红色并逐渐消失,表明有内酯类化合物存在。

(四)色谱检识

1. 薄层色谱　　常用硅胶 G 或中性氧化铝为吸附剂,石油醚、石油醚-乙酸乙酯(85∶15)为展开剂,常用的显色剂有两类。一类为通用显色剂,即香草醛-浓硫酸,另一类为各成分官能团专属显色剂,如三氯化铁试剂、对-二甲氨基苯甲醛试剂等。

2. 气相色谱法　　该法已广泛用于挥发油的定性和定量分析,具有分离效率和灵敏度高、分析速度快、样品用量少等优点。

3. 气相色谱-质谱(GC/MS)联用法　　该法可用于挥发油未知成分的鉴定,通过气相色谱的分离,质谱仪可依次获得每个组分的质谱信息,与已知化合物质谱数据库比对,再根据质谱碎片规律和参考文献数据进行解析。

五、挥发油的生物活性

挥发油具有广泛的生物活性,主要有如下几个方面。

(一) 抗炎作用

艾纳香挥发油能显著抑制二甲苯所致小鼠耳郭肿胀,显著降低前列腺素 E2 含量,提高血清超氧化物歧化酶的活性,降低血清丙二醛含量,从而具有抗炎活性。紫苏醛(PAE)是紫苏叶挥发油的主要成分,据报道,PAE 具有良好的炎症抑制作用,PAE 可通过抑制炎性细胞因子的表达来减轻脑缺血再灌注损伤。

(二) 抗菌及抗病毒作用

艾叶挥发油对金黄色葡萄球菌、大肠杆菌和炭疽杆菌都有较强的抑制作用,还有明显的抑制带状疱疹病毒作用。丁香挥发油可用于治疗由金黄色葡萄球菌和大肠杆菌引起的痢疾和肠炎。

(三) 抗肿瘤作用

莪术挥发油可诱导人胃癌(SGC - 7901)细胞凋亡,大蒜油对多种癌症细胞均有抑制增殖的作用。与紫杉醇相比,紫苏叶挥发油对人胃癌细胞(MGC - 803)和肺癌细胞(A549)表现出更好的细胞毒活性。

(四) 抗氧化作用

生姜挥发油能清除、抑制软骨细胞受黄腐酸刺激而产生的 H_2O_2,可能与挥发油中姜酚、姜酮、姜烯酚等所含的酚羟基结构有关。陈皮挥发油具有自由基清除能力和较强的还原能力。

(五) 解热镇痛作用

柴胡挥发油具有显著的退热效果,已被开发为多种制剂用于临床。其机制可能是作用于下丘脑体温调节中枢,通过抑制神经元内环磷酸腺苷(cAMP)的生成、释放,使体温调节点上移,达到降温的效果。

(六) 驱虫作用

土荆芥挥发油含有驱蛔萜(ascaridole)等杀虫物质,对锥虫属、疟原虫属、蠕虫属等寄生虫均有杀灭作用,土荆芥挥发油因具有特异性气味,也可用于驱杀植物害虫。

(七) 其他作用

挥发油还具有镇咳、祛痰、利尿、强心、抗过敏等多方面的生物活性,随着科学技术不断进步,学者们对挥发油关注度升高,越来越多的生物活性被研究和发现。同时,挥发油不仅在医药领域发挥重要作用,也是香料工业、食品工业及化学工业的重要原料。

案例 6 - 2

中药细辛为马兜铃科植物北细辛、汉城细辛或华细辛的干燥根和根茎。细辛挥发油具有止咳、祛痰的作用。2005 年版以前,《中国药典》收载的细辛药用部位为全草,后因其具有一定的毒性,将药用部位更改为根及根茎,不再以全草入药,且需严格控制其临床用量。

问题:
1. 中药细辛的毒性成分主要是什么?
2. 细辛在临床应用上有何配伍禁忌?

六、含挥发油的中药实例

(一) 薄荷

薄荷为唇形科植物薄荷 *Mentha haplocalyx* Briq. 的干燥地上部分,性凉,味辛,归肺肝经。具疏散风热、清利头目、利咽、透疹、疏肝行气的功效,用于风热感冒、风温初起、头痛、目赤、喉痹、口疮、风疹、麻疹、胸胁胀闷。现代药理研究表明,薄荷挥发油具有抗氧化、抗菌、抗炎、祛痰、促渗透及改善精神疲劳等多种药理活性。2020 版《中国药典》规定本品含挥发油不得少于 0.80%(mL/g)。

新鲜薄荷茎、叶经水蒸气蒸馏、冷冻、部分脱脑加工提取的挥发油被称为薄荷素油,为无色或淡黄色的澄清液体,有特殊清凉香气,与乙醇、三氯甲烷或乙醚能任意混溶,相对密度为0.888~0.908,比旋光度为-24°~-17°,折光率为1.456~1.466。

1. 化学成分类型　薄荷挥发油化学成分复杂,主要含单萜及其含氧衍生物,如薄荷脑(*l*-menthol)、二氢香芹酮(dihydrocarvone)、右旋香芹酮(*d*-carvone)等(图6-40),其中含量最高的是薄荷脑,含量最高可达80%。另外还有一些芳香族、脂肪族化合物。

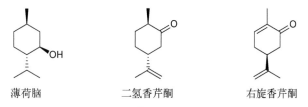

薄荷脑　　　　　　　　二氢香芹酮　　　　　　　右旋香芹酮

图6-40　薄荷脑及其衍生物

2. 薄荷挥发油提取　取薄荷适量,加十倍量水,采用水蒸气蒸馏法提取,蒸馏6 h至挥发油量不再显著增加,取上层淡黄色液体,加入少量无水硫酸钠干燥,色谱甲醇溶解待检测。

3. 薄荷挥发油成分的检识　采用气相-质谱进行挥发油成分的鉴定。

色谱条件:色谱柱为 HP-5 MS 毛细管柱(5% Phenyl Methyl Silox,30 m×250 μm×0.25 μm),载气为高纯度氦气,电离方式为 EI,离子源温度230℃,电子轰击能量为70 eV,接口温度250℃,扫描范围45~400 *m/z*。程序升温:初始温度60℃,以5℃/min升温至220℃,保留10 min。分流进样,分流比为10:1,进样量为1.0 μL。

样品测定:取薄荷挥发油2 μL,用GC-MS联用仪对挥发油进行检测,得总离子流图。总离子流图中的各峰经质谱扫描后得到质谱图,通过检索质谱数据库,并结合相关文献,共鉴定18种成分,占总色谱峰面积91.80%(相对百分含量以峰面积计算),结果见表6-3。

表6-3　薄荷挥发油化学成分的GC-MS分析结果

序　号	化合物名称	分子式	相对分子量	相对百分含量(%)
1	哒嗪	$C_{10}H_{18}O$	154	0.68
2	薄荷脑	$C_{10}H_{20}O$	156	33.25
3	二氢香芹酮	$C_{10}H_{16}O$	152	25.16
4	二氢异丙维醇	$C_{10}H_{18}O$	154	6.17
5	二氢香芹醇	$C_{10}H_{18}O$	154	2.62
6	胡薄荷酮	$C_{10}H_{16}O$	152	0.17
7	右旋香芹酮	$C_{10}H_{14}O$	150	15.47
8	4-乙基藜芦醇	$C_{10}H_{14}O_2$	166	1.12
9	β-波旁烯	$C_{15}H_{24}$	204	1.40
10	1-石竹烯	$C_{15}H_{24}$	204	2.17

续 表

序 号	化合物名称	分 子 式	相对分子量	相对百分含量(%)
11	胡椒烯酮	$C_{15}H_{24}$	204	0.19
12	香叶烯	$C_{15}H_{24}$	204	0.19
13	倍半水芹烯	$C_{15}H_{24}$	204	0.81
14	榄香烯	$C_{15}H_{24}$	204	0.60
15	α-摩勒烯	$C_{15}H_{24}$	204	0.84
16	γ-摩勒烯	$C_{15}H_{24}$	204	0.17
17	9,10-脱氢异长叶烯	$C_{15}H_{22}$	202	0.23
18	T-卡地诺	$C_{10}H_{26}O$	222	0.56
	合计	—	—	91.80

(二) 莪术

莪术是姜科植物蓬莪术 *Curcuma phaeocaulis* Val.、广西莪术 *Curcuma kwangsinensis* S. G. Lee et C. F. Liang 或温郁金 *Curcuma wenyujin* Y. H. Chen et C. Ling 的干燥根茎。后者习称"温莪术"。性温,味苦辛,归肝脾经,具有行气破血、消积止痛的功效,用于癥瘕痞块、瘀血闭经、胸痹心痛、食积胀痛。2020 版《中国药典》规定本品含挥发油不得少于 1.5%(mL/g)。

莪术挥发油为浅棕色或深棕色的澄清液体,有特异气味,在甲醇、乙醇、乙酸乙酯、三氯甲烷、石油醚中易溶,几乎不溶于水,相对密度为 0.970~0.990,比旋光度为+20°~+25°,折光率为 1.500~1.510。

现代药理研究表明,莪术挥发油具有抗癌、抗病毒、抗炎及保肝等多种药理活性。莪术挥发油中含有多种单萜、倍半萜类化合物,其中含量较高的有莪术醇(curcumol)、莪术烯(curzerene)、吉马酮(germacrone)、莪术二酮(curdione)、新莪术二酮(neocurdione)、β-榄香烯(β-elemene)(图 6-41)。

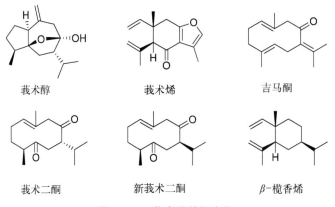

莪术醇　　　　莪术烯　　　　吉马酮

莪术二酮　　　新莪术二酮　　　β-榄香烯

图 6-41　莪术及其衍生物

【小结】

萜类化合物是以异戊二烯为基本单位的一类天然产物,萜类化合物复杂新颖、种类繁多,且具有多种生物活性,是药物开发的重要来源。大多数萜类化合物亲脂性强,因具有手性碳而有光学活性。根据分子中异戊二烯单元的数目、碳环的数目及含有特殊官能团,可将萜类化合物分成不同的结构类型。由于结构类型复杂,大多数萜类化合物缺乏专属性检识反应。核磁共振谱是鉴定萜类化合物最有效的工具,可用于确定萜类化合物的基本骨架及取代基位置。

挥发油是一类具有芳香气味的油状液体的总称,在常温下能挥发,可随水蒸气蒸馏。挥发油主要包括了萜类化合物、芳香族化合物和脂肪族化合物等。不同的试剂反应可以检测挥发油中不同成分含有的官能团,在色谱检识中,气相色谱广泛用于挥发油的定性和定量分析,可利用已知对照品与挥发油在同一条件下进行气相色谱分析,通过相对保留时间来确定挥发油中的这一成分。质谱具有检测和结构分析能力,因此经常采用气相色谱-质谱联用技术对挥发油中未知成分进行鉴定。

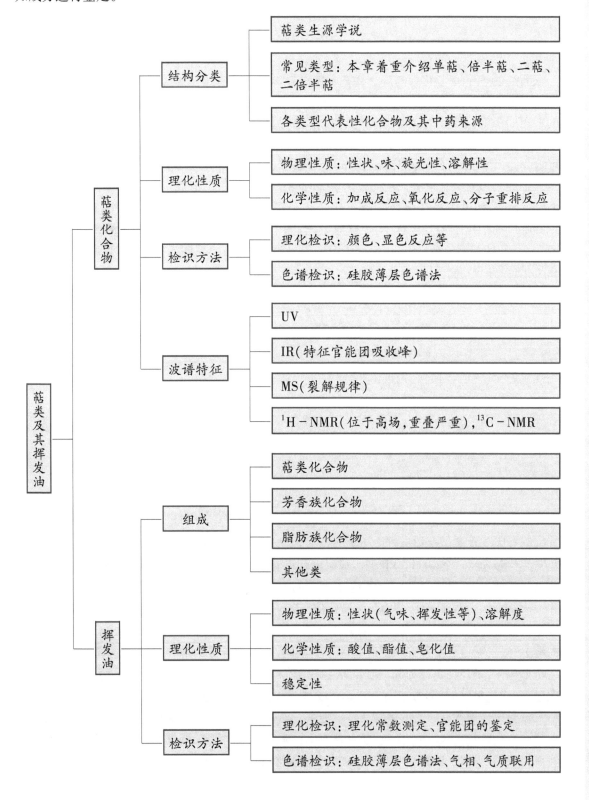

第七章　三萜类化合物

第一节　概　　述

三萜类(triterpenes)化合物广泛存在于自然界,是一类重要的中药化学成分。多以游离态或与糖结合形成苷的形式存在于菌类、蕨类、单子叶植物、双子叶植物、动物及海洋生物中,一些常见的中药如茯苓、灵芝、铁线蕨、人参、黄芪、甘草、桔梗、柴胡等均含有三萜类成分。

天然三萜类化合物分子中多含有 30 个碳原子,可视为 6 个异戊二烯单元聚合而成。生源上可看作是以甲戊二羟酸为前体,焦磷酸金合欢酯(farnesyl pyrophosphat,FPP)尾-尾缩合成鲨烯(squalene),经鲨烯环氧酶(SE)、氧化鲨烯环化酶(OSC)作用形成三萜类化合物的基本骨架(图 7-1)。自然界中也有少数三萜类化合物分子中碳原子多于或少于 30 个,例如,块苓酸(tumulosic acid,$C_{31}H_{50}O_4$)含有 31 个碳原子,五味子茎叶中分离得到的 schicagenins A~C 等含 29 个碳原子,棟烷型三萜由 26 个碳原子组成等,经植物生源关系深入探索后,明确将它们划入三萜类化合物的范畴。

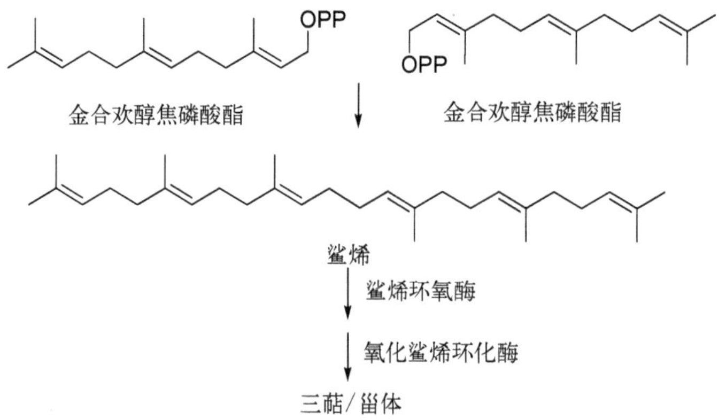

金合欢醇焦磷酸酯　　　　金合欢醇焦磷酸酯

鲨烯

鲨烯环氧酶

氧化鲨烯环化酶

三萜/甾体

图 7-1　三萜类化合物的生源合成途径

三萜苷因其水溶液振摇后能产生大量持久性肥皂样泡沫,被称为三萜皂苷。三萜皂苷由三萜皂苷元(triterpene sapogenins)和糖组成。三萜皂苷元以四环三萜和五环三萜最为常见。组成三萜皂苷的糖有 D-葡萄糖、D-半乳糖、L-阿拉伯糖、L-鼠李糖、D-葡萄糖醛酸、D-半乳糖醛酸和 D-甘露糖,此外还有 D-夫糖、D-鸡纳糖、D-芹糖、D-果糖、氨基糖等,这些糖多以单糖或低聚糖的形式与苷元结合成苷。根据皂苷分子中形成的糖链数目不同,皂苷分为单糖链皂苷、双糖链皂苷、三糖链皂苷等。根据苷键原子的不同,可将皂苷分为醇苷和酯苷,前者是皂苷的主要存在形式,后者往往也称为酯皂苷。原生皂苷在酸、碱或酶的作用下,部分糖水解生成的苷称为次皂苷(次生皂苷)。多数三萜皂苷具有羧基,所以又被称为酸性皂苷。

三萜类化合物具有广泛的生物活性。随着三萜和三萜皂苷的生物活性及毒性研究的深入,其在防治心脑血管疾病、调节免疫、抗肿瘤、降血糖、抗炎、抗病毒、降低胆固醇、昆虫拒食等方面活性研究取得了长足的进展。如三七总皂苷为原料制成的"血塞通注射液""血栓通注射液""塞通片",是目前国内最畅销的治疗心脑血管疾病的药物;龙牙楤木总皂苷具有明显的抗心律失常作用;人参皂苷和黄芪皂苷可增强机体的免疫功能;柠檬苦素类成分在抗肿瘤方面表现出较好的效果;西洋参总皂苷能降低血糖、总胆固醇、甘油三酯、低密度脂蛋白;雷公藤三萜提取物临床用于治疗类风湿性关节炎、系统性红斑狼疮和肾炎等。又如齐墩果酸在临床上用于治疗肝炎;乌苏酸为夏枯草的抗癌活性成分;甘草次酸可 100% 抑制疱疹性口腔炎病毒等;酸枣仁皂苷B 可通过诱导细胞凋亡和自噬起到抗肿瘤的作用;吴茱萸苦素、牛筋果素以及 12β-乙酰牛筋果素等具有昆虫拒食活性等。

近年来,随着色谱等现代分离手段的应用,其研究有了突破性进展,越来越多的新化合物被分离、鉴定。三萜类化合物具有治疗作用的同时,也会产生一定的副作用,发现和研究低毒高效的三萜衍生物已成为目前研究的热点。

第二节 三萜类化合物的结构与分类

目前,已发现的三萜类化合物常见骨架 30 余种。按结构中环的数目不同,分为链状三萜、单环三萜、双环三萜、三环三萜、四环三萜和五环三萜,其中四环三萜和五环三萜占主导地位,且多数以与糖形成皂苷的形式存在。近年来,还发现由于氧化、甲基转位、重排及降解等生成结构复杂的新型骨架类型的三萜类化合物。

一、链状三萜

链状三萜(acyclic triterpenoid)为鲨烯的衍生物,多见于海洋生物中。鲨烯(或称角鲨烯)是无环三萜中代表的化合物,主要存在鲨鱼肝油和其他鱼类肝油中的非皂化部分。鲨烯在鲨烯环氧酶作用下,生成 2,3-环氧鲨烯(squalene - 2,3 - epoxide),进而在环化酶作用下,转变成三环、四环和五环三萜化合物,因此 2,3-环氧鲨烯(图 7-2)是其他三萜化合物的生源中间体。此外,在一些植物油如茶籽油、橄榄油、米糠油、麦胚油中也发现鲨烯的存在。

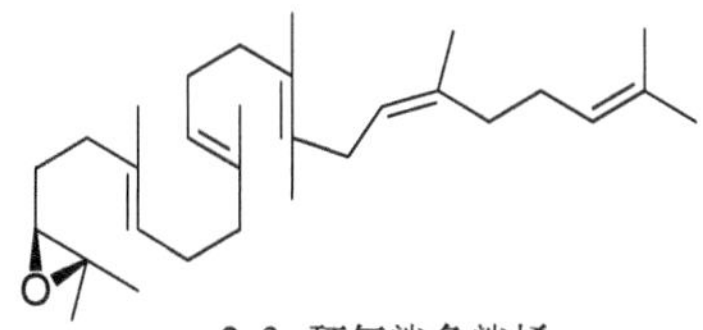

2,3-环氧鲨角鲨烯

图 7-2 2,3-环氧角鲨烯结构

从日本海兔 *Dolabella auricularia* lightfoot 中发现的氧化角鲨烯类化合物 auriculol(图 7-3)对 Hela S_3 cells(人宫颈癌 S_3 细胞)显示细胞毒活性(IC$_{50}$ = 6.7 μg/mL)。

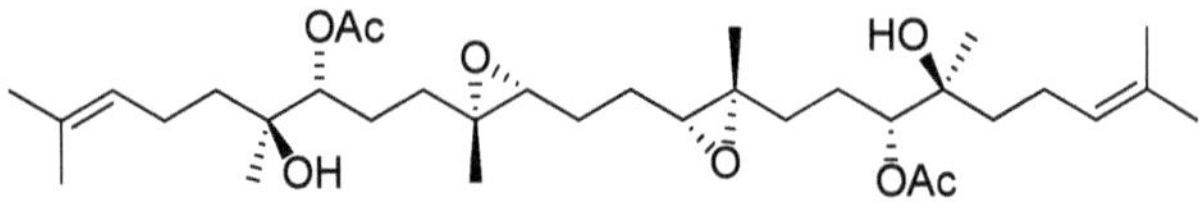

auriculol

图 7-3 化合物 auriculol 结构

从印度尼西亚苦木科植物 *Eurycoma longifolia* 中分离得到的链状鲨烯醚类化合物 longilene peroxide(图 7-4),结构中含有 3 个呋喃环,对 KB cells(人口腔表皮样癌细胞)显示细胞毒活性(IC$_{50}$ = 5.3 μg/mL)。

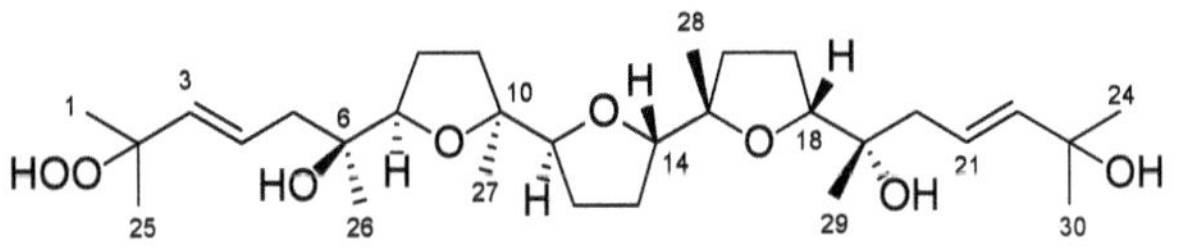

longilene peroxide

图 7-4 链状鲨烯醚类代表化合物

从加纳利群岛特有的红藻 *Laurencia viridis* 中分离出的系列多醚鲨烯类化合物,分子结构中含有溴原子及吡喃环/呋喃环(图 7-5),如 iubol、15 - dehydroxythyrsenol A、prethyrsenol A 和 13 - hydroxyprethyrsenol A,其中 iubol 显示对 Jurkat cells(人 T 淋巴细胞癌细胞)具有很强的细胞毒活性(IC$_{50}$ = 3.5 μmol/L)。

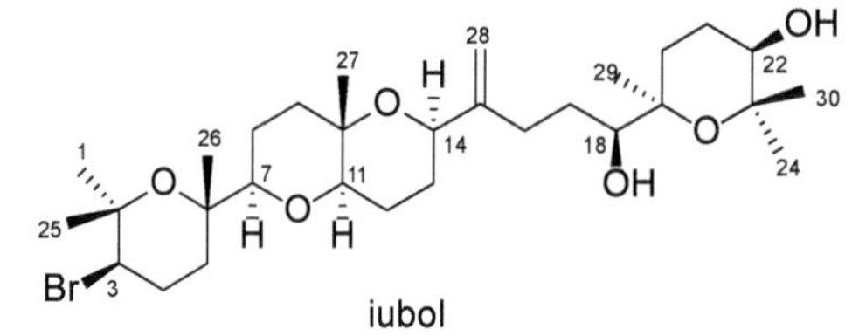

iubol

图 7-5　红藻中化合物 iubol 的结构

二、单环三萜

单环三萜类化合物(monocyclic triterpenoid)的研究报道很少。第一个单环三萜化合物 achilleol A,是从菊科蓍属植物高山蓍草 *Achillea odorata* L. 中分离得到的。后又从山茶科茶梅 *Camellia sasanqua* Thunb. 油中分离得到同类型的化合物 achilleol A 和 camelliol C(图 7-6)。另外,从柴胡属植物中分离到 achilleol A 的酯。

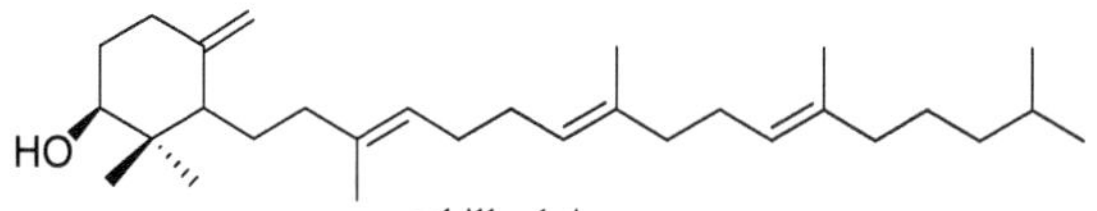

achilleol A

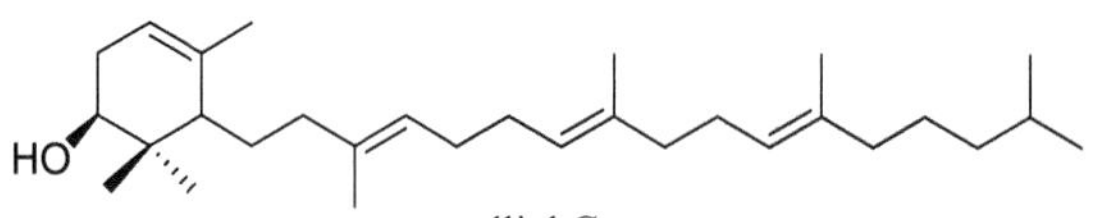

camelliol C

图 7-6　单环三萜类代表性化合物

三、双环三萜

从海洋生物海绵 *Lipastrotethya* sp. 和 *Asteropus* sp. 中分离到多种双环三萜类化合物 pouosides 和 pouogenins(图 7-7),其中 pouoside A 具有细胞毒作用。

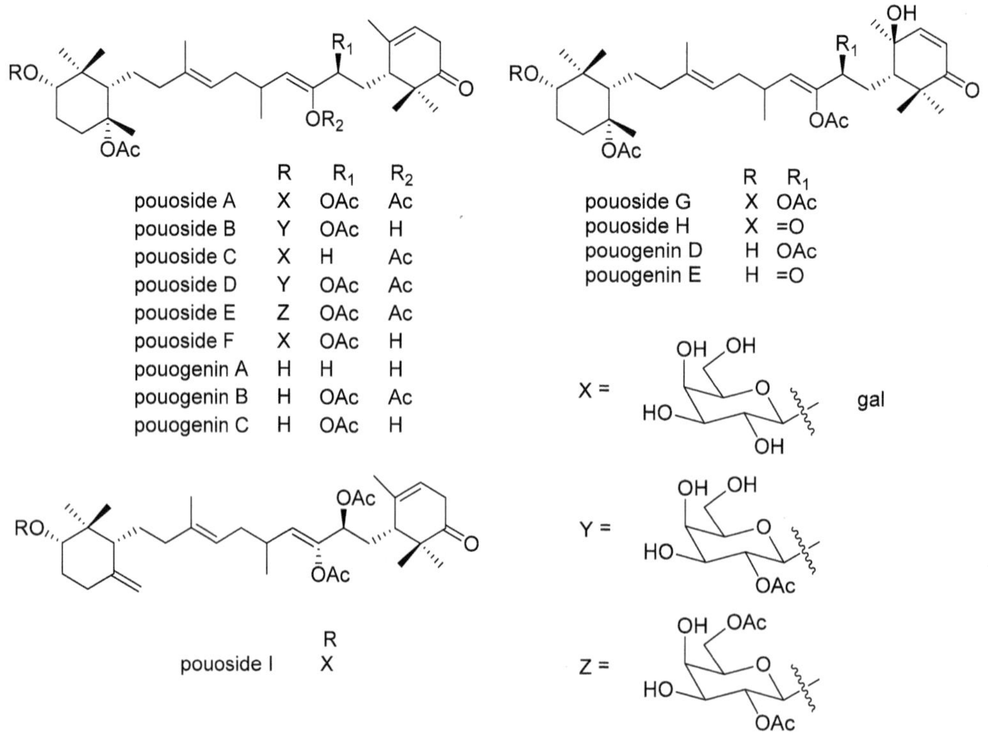

	R	R₁	R₂
pouoside A	X	OAc	Ac
pouoside B	Y	OAc	H
pouoside C	X	H	Ac
pouoside D	Y	OAc	Ac
pouoside E	Z	OAc	Ac
pouoside F	X	OAc	H
pouogenin A	H	H	H
pouogenin B	H	OAc	Ac
pouogenin C	H	OAc	H

	R	R₁
pouoside G	X	OAc
pouoside H	X	=O
pouogenin D	H	OAc
pouogenin E	H	=O

	R
pouoside I	X

X = gal
Y =
Z =

图 7-7　海绵中的双环三萜类化合物

从蕨类植物 *Polypodiaceous* 和 *Aspidiaceous* 的新鲜叶中分离到 α - polypodatetraene 和 γ - polypodatetraene(图 7 - 8)。

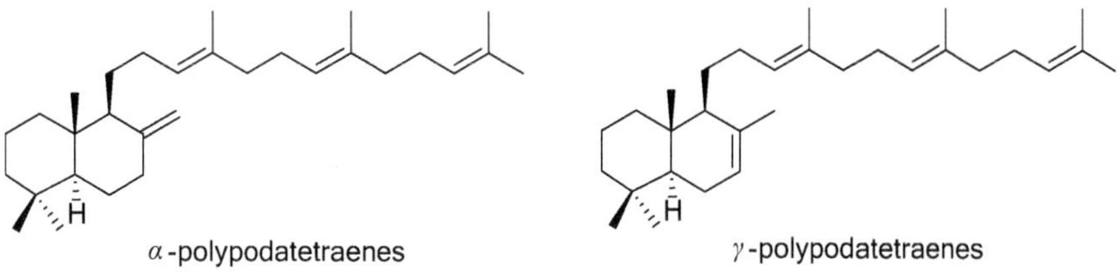

图 7 - 8 蕨类植物中代表性三萜类化合物

楝科植物 *Lansium domesticum* Correa 中分离到 lansic acid 及其衍生物属于双环三萜类。从芸香科植物吴茱萸(*Evodia rutaecavpa* Benth)的成熟果实中分离得到吴茱萸苦素(rutaevin)(图 7 - 9),该化合物具有昆虫拒食、抑制植物生长及抗菌作用,临床上用于调和柠檬苦素的苦味。

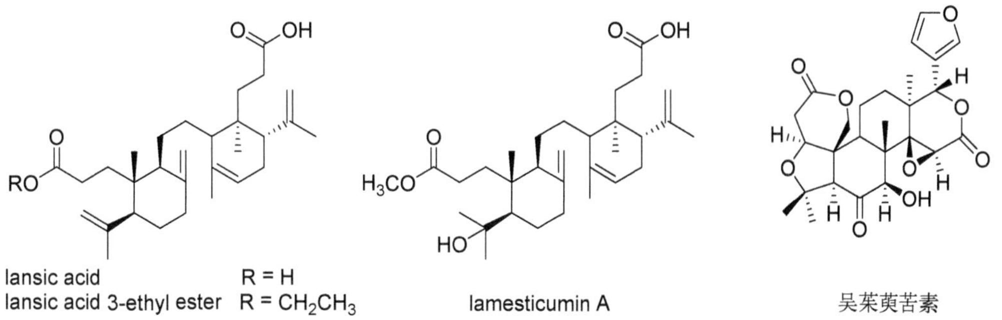

图 7 - 9 楝科和芸香科中的双环三萜类代表性化合物

四、三环三萜

报道的三环三萜类化合物(tricyclic triterpenoid)从生源上都与双环三萜类化合物有关,如五味子科黑老虎 *Kadsura coccinea* 的茎叶中分离的 13βH - malabaricatriene 和 13αH - malabaricatriene(图 7 - 10),在生源上可以看成是由 α - polypodatetraene 和 γ - polypodatetraene 环合而成。另外,从该植物茎中分离得到的 kadcotrione B 显示有抗 HIV - 1 病毒的活性(EC$_{50}$ = 30.29 μmol/L),目前该化合物全合成研究工作已完成。

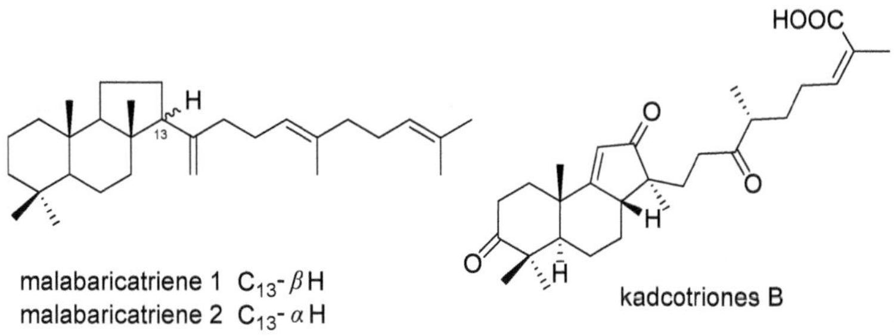

图 7 - 10 黑老虎中的三环三萜类代表性化合物

从楝科植物 *Lansium domesticum* 小枝中分离得到的 lamesticumins C 和 E(图 7 - 11)等,具有中等强度的抗革兰氏阳性菌作用。其果皮中分离得到的 lansioside A 是一种罕见的乙酰氨基葡萄糖苷,其在 2.44 ppm 浓度下能有效抑制白三烯 D$_4$ 诱导的豚鼠回肠收缩。

苦木科植物中含有的苦木素类(quassinoids)成分(图 7 - 12),在抗肿瘤方面、杀虫、抗病毒方面的活性备受关注。鸦胆子[*Brucea javanica*(L.)Merr.]中分离得到的鸦胆亭醇

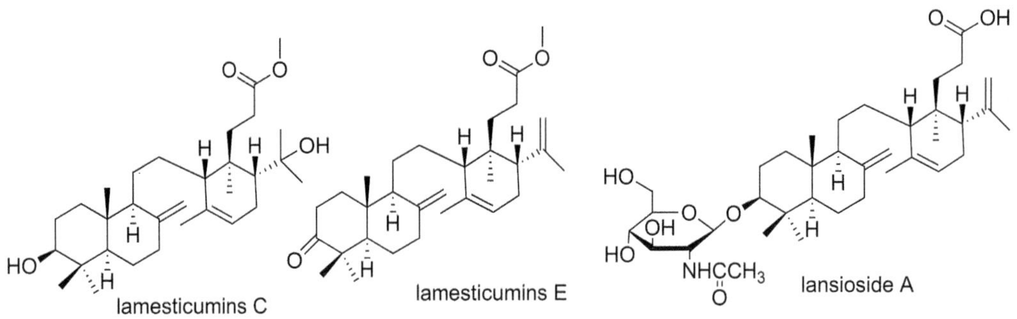

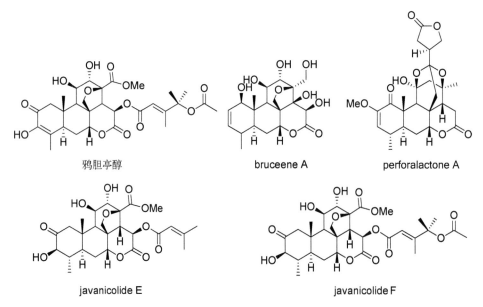

图 7 - 11　楝科植物中三环三萜代表性化合物

(bruceantinol)及其衍生物具有广泛的抗肿瘤活性。此外,从鸦胆子中发现既能抑制烟草花叶病毒(TMV)复制、又能促进植物抵御 TMV 侵染的苦木素 javanicolide E 和 F 等抗病毒剂。从牛筋果[*Harrisonia perforata* (Bl.) Merr.]中发现了骨架新奇的 C25(*S*)-型苦木素 perforalactone A,该化合物对苜蓿蚜(*Aphis medicaginis* Koch)显示出优异的杀虫活性(IC$_{50}$ = 1.26 nmol/L),与一线农药吡虫啉(imidacloprid)相当。

鸦胆亭醇　　　　　　bruceene A　　　　　　perforalactone A

javanicolide E　　　　　　javanicolide F

图 7 - 12　苦木素类代表性化合物

五、四环三萜

　　四环三萜类化合物(tetracyclic triterpenoid)在自然界分布广泛,以游离型或与糖结合成皂苷的形式存在。高等植物和低等菌类、藻类植物以及某些动物中都发现此类成分。四环三萜的分子结构以环戊烷骈多氢菲为基本母核,母核上一般存在有 5 个甲基,17 位上连接一个由 8 个碳原子组成的侧链。根据母核上取代基位置和构型不同,主要分为羊毛脂甾烷型、大戟烷型、达玛烷型、葫芦素烷型、环菠萝蜜烷型、原萜烷型及楝烷型等结构类型。

　　1. 羊毛脂甾烷(lanostane)型　　羊毛脂甾烷也称羊毛脂烷(图 7 - 13),其母核上 10 位和 13 位的甲基取代及 17 位的侧链取代均为 β -取向,且与甾体母核的含碳取代基位置一样,所以冠名“甾”字,称之为羊毛脂甾烷,但有别于甾体母核的结构在于羊毛脂甾烷母核在 C - 4 位偕二甲基取代以及 C - 14 位 α -甲基取代。它的另一结构特点是 A/B 环、B/C 环和 C/D 环均为反式。羊毛脂甾烷的 C - 3 位被羟基取代后称为羊毛脂醇(lanosterol),或称为羊毛脂烷醇,其中羊毛脂醇为羊毛脂的主要成分。

　　茯苓为多孔菌科真菌茯苓 *Poris cocos* (Schw.) Wolf 的干燥菌核,具有利水渗湿,健脾宁心的

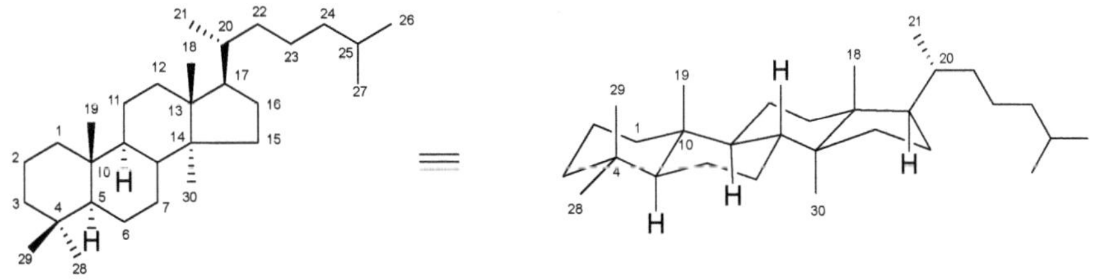

图 7-13 羊毛脂甾烷类化合物基本母核

功效。其主要活性成分茯苓酸(pachymic acid)、块苓酸(tumulosic acid)等分子结构中 C-24 位上有一个额外的甲基取代,属于含 31 个碳原子的三萜类(图 7-14)。又因茯苓中的羊毛脂甾烷类的三萜类分子中多含有羧基,显示出酸性,习称之为茯苓三萜酸。

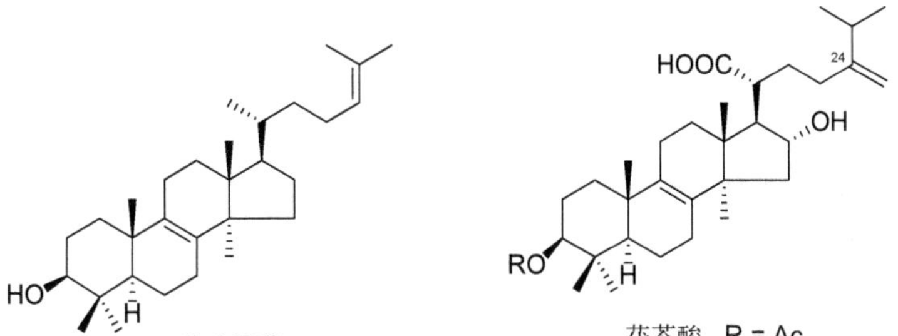

羊毛脂醇

茯苓酸 R = Ac
块苓酸 R = H

图 7-14 羊毛脂醇和茯苓中三萜类代表性化合物

灵芝是多孔菌科真菌赤芝 *Ganoderma lucidum* 或紫芝 *G. sinense* 的干燥子实体,具有补气安神,止咳平喘的功效。从中分离得到 100 多个高度氧化的羊毛脂甾烷衍生物。根据母核中碳原子数目的不同,分为 C_{30}、C_{27} 和 C_{24} 三种骨架类型(图 7-15),后两种为第一种的降解产物,如赤芝酸 A(lucidenic acid A)、赤芝酮 A(lucidone A)为灵芝酸 C(ganoderic acid C)的降解产物。这些羊毛脂甾烷衍生物因多数母核结构中有羧基取代,表现出酸性,习称为灵芝三萜酸。

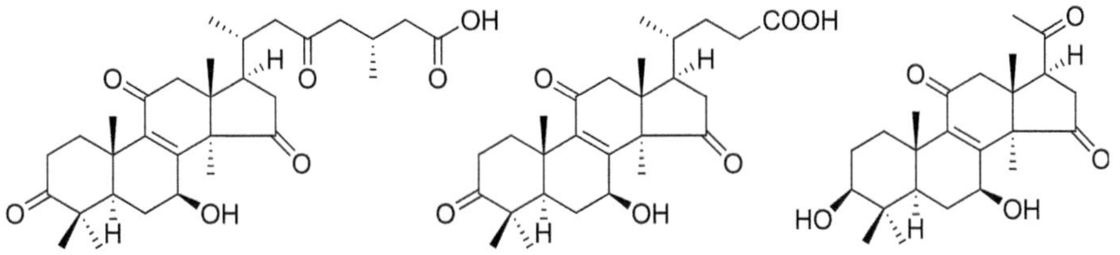

灵芝酸 C　　赤芝酸 A　　赤芝酮 A

图 7-15 灵芝三萜酸代表性化合物

2. 大戟烷(euphane)型　大戟烷型是羊毛脂甾烷的立体异构体,基本碳架相同,只是 C-13、C-14 和 C-17 位上的取代基构型不同,即 13α、14β、17α-取代且 20 位为 *S*-构型(图 7-16)。

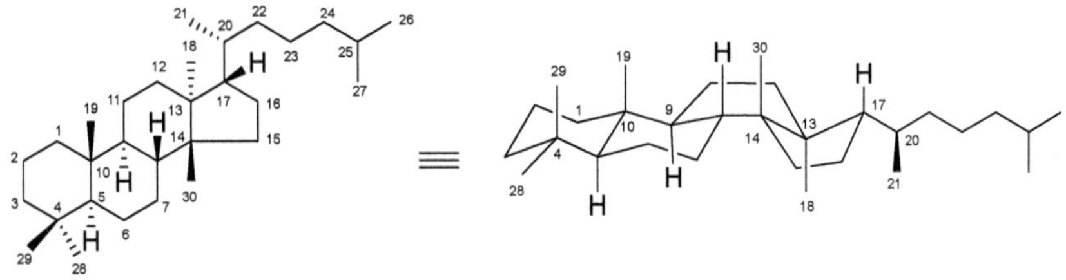

图 7-16 大戟烷型三萜类化合物基本母核

大戟属植物乳液中常含有大戟烷的衍生物,如中药甘遂(*Euphorbia kansui*)、狼毒(*Euphorbia fischeriana* Steud)和千金子(*Euphorbia lathyris* L.)中均含有大戟醇(euphol)及其衍生物(图 7-17)。中药乳香为橄榄科植物乳香树(*Boswellia carterii* Birdw.)树皮渗出的树脂,其中含有的主要成分乳香二烯酮酸(masticadienonic acid)和异乳香二烯酮酸(isomasticadienonic acid)可选择性抑制 11β-羟基类固醇脱氢酶(11β-hydroxysteroid dehydrogenase)的表达。

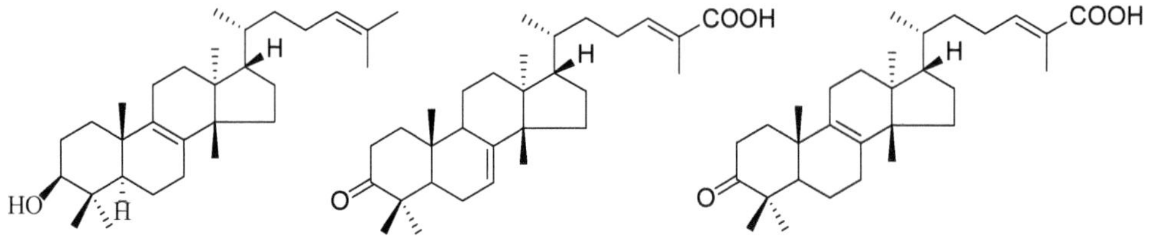

图 7-17　大戟醇和乳香中三萜类代表性化合物

从楝科植物川楝(*Melia toosendan* Sieb. et Zucc)的树皮中分离得到多种大戟烷型三萜类化合物,如 toosendines A-G(图 7-18)。其中,化合物 toosendines A、D 和 E 对 LPS 诱导的 RAW 264.7 巨噬细胞具有明显的 NO 生成抑制活性,同时化合物 toosendines A 和 D 对 U2OS(人骨肉瘤细胞)显示中等的细胞毒活性。

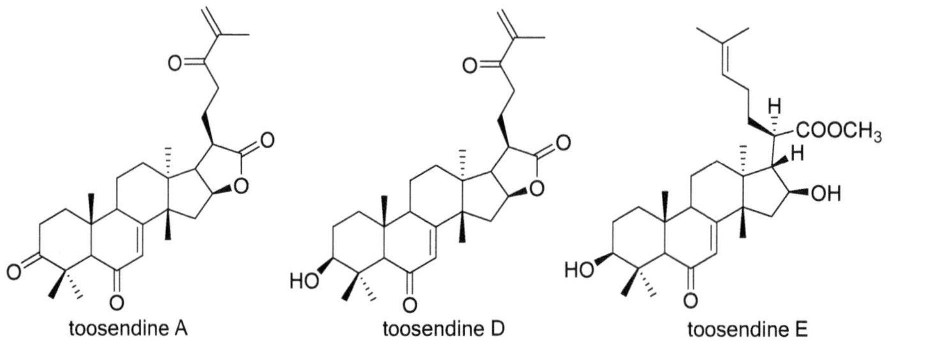

图 7-18　川楝中大戟烷型是三萜代表性化合物

3. 达玛烷(dammarane)型　　达玛烷型可以看成羊毛脂甾烷型 C-13 位甲基转移到 C-8 位,且为 β-构型,C-20 构型为 R-或 S-型(图 7-19)。

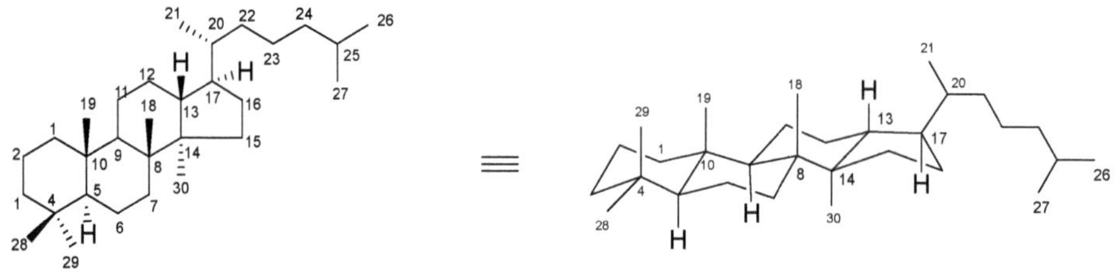

图 7-19　达玛烷型三萜基本母核

五加科人参属人参 *Panax ginseng*、西洋参 *Panax quinquefolius* L.、三七 *Panax notoginseng* 等植物的根、茎、叶、花、果实中含有的多种人参皂苷(ginsenosides)(图 7-20),其苷元结构多属于达玛烷型。达玛烷型人参皂苷根据 C-6 位是否有羟基取代分为 A-型和 B-型,前者苷元为 C-6 位无羟基取代的 20(S)-原人参二醇[20(S)-protopanaxadiol],如人参皂苷 Ra₁、Ra₂、Rb₁、Rb₂、Rc、Rd 等;后者苷元为 20(S)-原人参三醇[20(S)-protopanaxtriol],如人参皂苷 Re、Rf、Rg₁、Rg₂、Rh₂ 等。

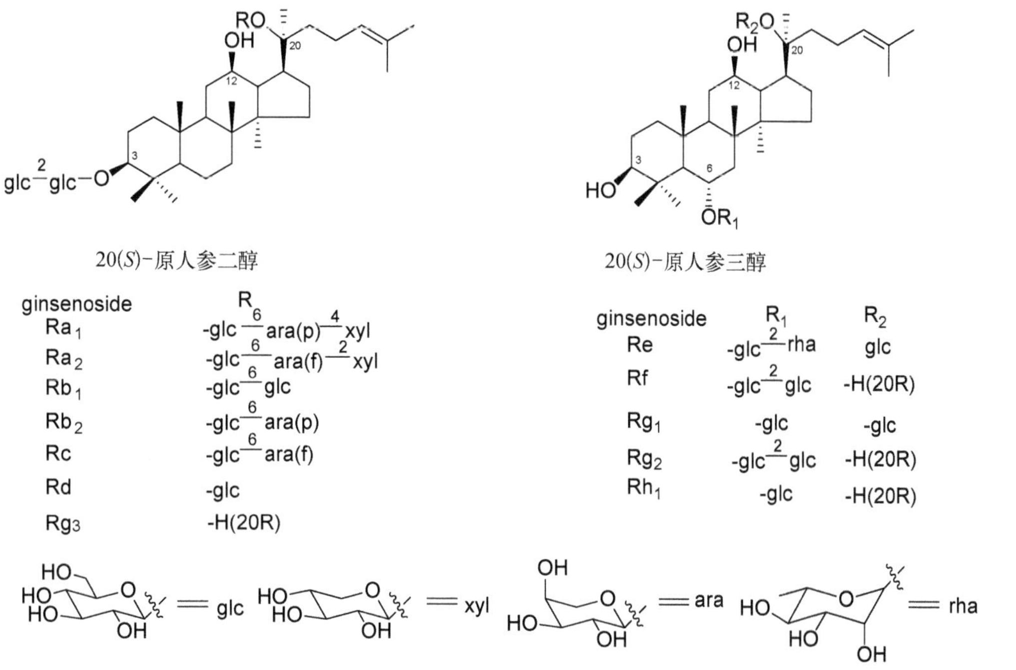

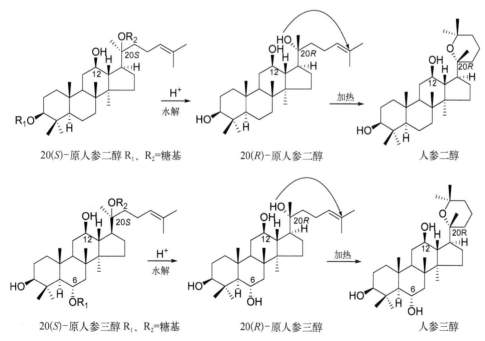

图 7-20 人参中达玛烷型三萜代表性化合物

达玛烷型四环三萜类人参皂苷在酸性稀醇溶液中加热水解时,其皂苷元 20(S)-原人参二醇或 20(S)-原人参三醇 20 位上的甲基和羟基容易首先发生差向异构化,生成 20(R)-原人参二醇或 20(R)-原人参三醇,而后环合形成人参二醇(panaxadiol)和人参三醇(panaxatriol)(图 7-21)。因此,欲得到真正的皂苷元,需用缓和的酸水解条件或 Smith 降解。

图 7-21 达玛烷型人参皂苷的酸水解

由达玛烷衍生的人参皂苷类成分,A-型和 B-型在生物活性上有显著的差异。例如:由 20(S)-原人参三醇型衍生的皂苷有溶血性质,而由 20(S)-原人参二醇型衍生的皂苷则具有抗溶血的性质,因此,人参总皂苷不表现出溶血性质。又如人参皂苷 Rg₁ 有轻度中枢神经兴奋和抗疲劳的作用,而人参皂苷 Rb₁ 则有中枢神经抑制和安定作用。另外人参皂苷 Rb₁ 有增强核糖核酸聚合酶的活性,而人参皂苷 Rc 对核糖核酸聚合酶则表现出抑制活性。

酸枣仁为鼠李科植物酸枣仁 *Ziziphus jujuba* Mill. var. *spinosa*（Bunge）的干燥成熟果实,具有养心补肝,宁心安神的功效,从中分离得到的酸枣仁皂苷 A、A₁ 和 B（jujuboside A、A₁ 和 B）（图 7－22）等属于该类型化合物,其中 jujuboside B 抗肿瘤活性备受关注。此外,棒锤瓜 *Neoalsomitra integrifoliola* 茎皮中的棒锤三萜 A（neoalsomitin）、鼠尾草（*Salvia russellii* Benth.）中的 russelliinosides A－C 等亦属于达玛烷型三萜（图 7－22）。

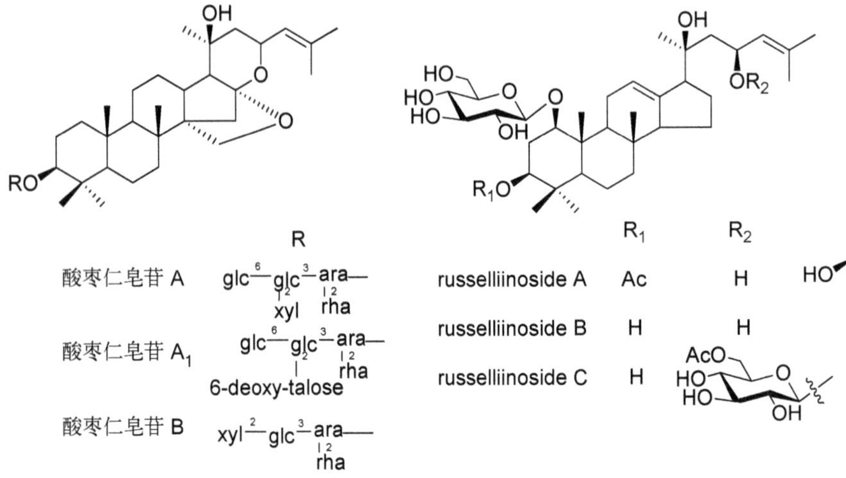

图 7－22 达玛烷型三萜代表性化合物

4. 环菠萝蜜烷（cycloartane）型 又称为环阿屯烷或环阿尔廷。结构与羊毛脂甾烷相似,不同的是环菠萝蜜烷 19 位甲基与 9 位脱氢形成三元环（图 7－23）。这类化合物虽然有五个碳环,但因生源与羊毛甾脂甾烷关系极为密切,仍将该类化合物视为四环三萜。

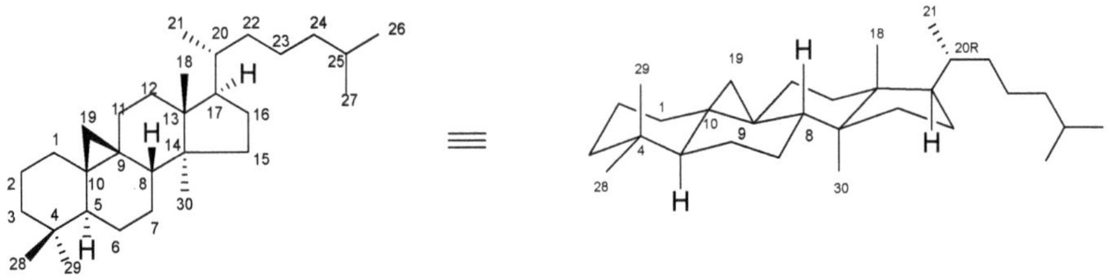

图 7－23 环菠萝蜜烷型三萜基本母核

黄芪为豆科植物蒙古黄芪 *Astragalus membranaceus*（Fisch.）Ege. var. mongholicus（Ege.）Hsiao 或膜荚黄芪 *Astragalus membranaceus*（Fisch.）Ege. 的干燥根,具有补气升阳、固表止汗、利水消肿等功效。黄芪根中富含环菠萝蜜烷型的三萜及其苷类成分,如黄芪苷Ⅰ、Ⅳ、Ⅴ、Ⅶ（astragaloside Ⅰ、Ⅳ、Ⅴ、Ⅶ）等,它们的苷元均为环黄芪醇（cycloastragenol）（图 7－24）,其中黄芪苷Ⅳ,又称黄芪甲苷,为黄芪的主要有效成分。黄芪皂苷在酸性条件下水解时,环黄芪醇结构中的三元环极易开裂,同时 9 位和 11 位脱氢形成双键,生成黄芪醇。

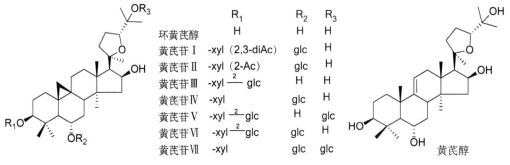

	R₁	R₂	R₃
环黄芪醇	H	H	H
黄芪苷Ⅰ	-xyl (2,3-diAc)	glc	H
黄芪苷Ⅱ	-xyl (2-Ac)	glc	H
黄芪苷Ⅲ	-xyl ²— glc	H	H
黄芪苷Ⅳ	-xyl	glc	H
黄芪苷Ⅴ	-xyl ²— glc	H	glc
黄芪苷Ⅵ	-xyl ²— glc	glc	H
黄芪苷Ⅶ	-xyl	glc	glc

图 7－24 黄芪中环菠萝蜜烷型三萜

中药升麻(*Cimicifuga foetida* L.)具有发表透疹、清热解毒、升举阳气的功效。高度氧化的环菠萝蜜烷型三萜及其衍生物为其主要的生物活性成分,如 25,3′-*O*-diacetylcimigenol-3-*O*β-D-xylopyranoside、cimifoetidanol A 和 cimimanol A 等(图 7 - 25),前者体外活性测试表明其具有良好的 SMMC - 7721 cells(人肝癌细胞株,IC$_{50}$ = 5.5 μmol/L)细胞毒活性。

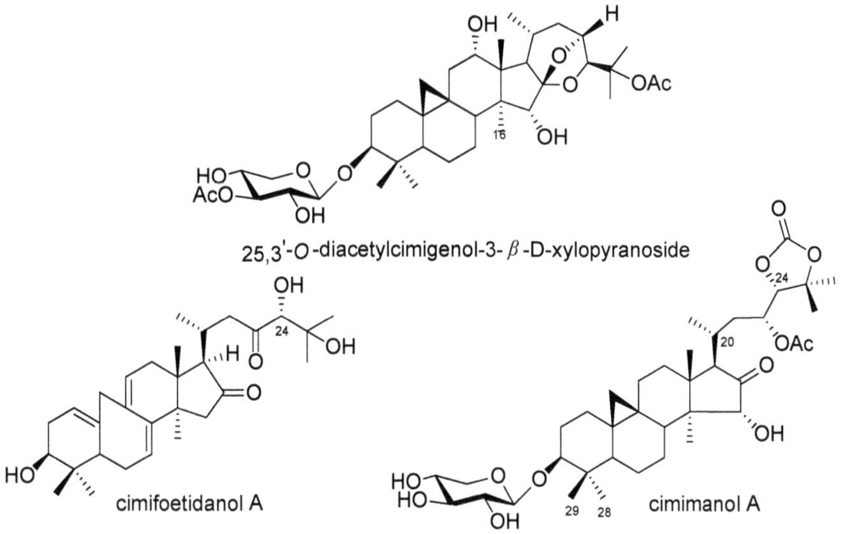

25,3'-*O*-diacetylcimigenol-3-β-D-xylopyranoside

cimifoetidanol A

cimimanol A

图 7 - 25 中药升麻中环菠萝蜜烷型三萜

另外,在西番莲科西番莲属植物紫果西番莲 *Passiflora edulis* Sims 的果实及茎叶中分离得到分子母核含 31 个碳原子的环菠萝蜜烷型三萜及其苷类成分(图 7 - 26)。如 cyclopassifloic acids A ~ H,passiflorin 和 cyclopassiflosides Ⅰ ~ ⅩⅤ,具有神经细胞保护活性。其中,passiflorin 为一对端基异构体。

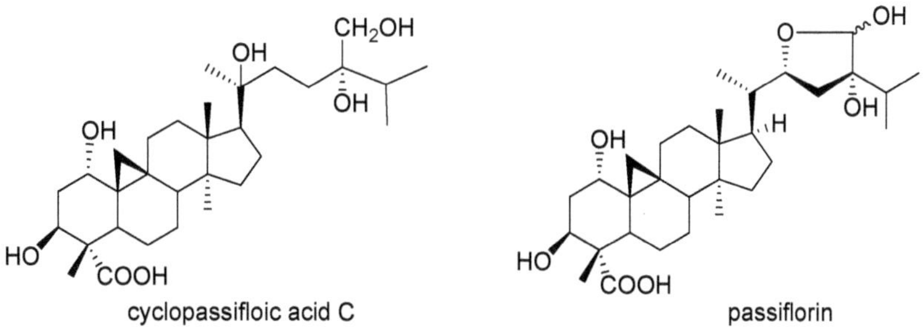

cyclopassifloic acid C

passiflorin

图 7 - 26 西番莲中环菠萝蜜烷型三萜代表性化合物

5. 原萜烷(protostane)型　　原萜烷型三萜与达玛烷比较,差别仅在于 C - 8 位-CH$_3$ 为α-型,C - 14 位-CH$_3$ 为 β-型,C - 9 - H 为 β-型,且 C - 20 构型为 *S*-型(图 7 - 27)。

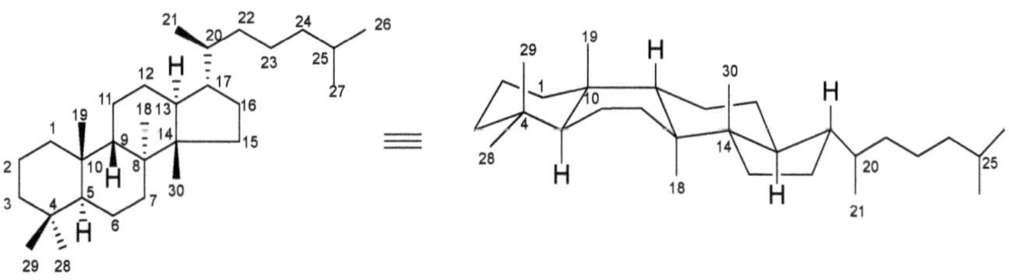

图 7 - 27 原萜烷型三萜基本母核

中药泽泻 *Alisma orientalis*(Sam.)Juzep. 具有利水渗湿、泻热、化浊降脂的功效。其指标性成分泽泻醇 A(alisol A)、23 -乙酰泽泻醇 B(23 - O - acetylalisol B)及 alismanol J 等的基本母核属于该结构类型(图 7 - 28)。

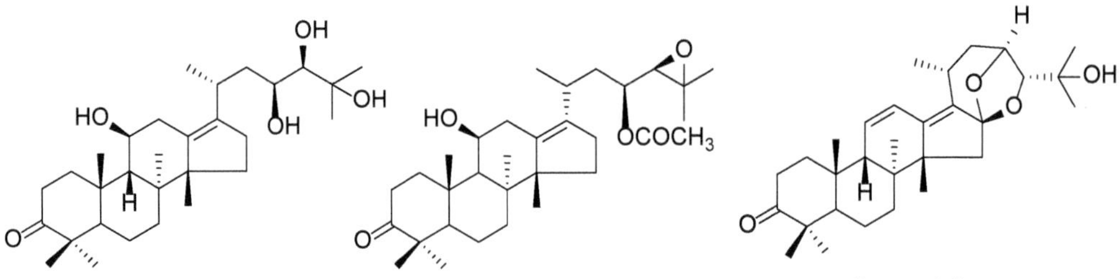

泽泻醇A   23-乙酰泽泻醇B   alismanol J

图 7-28 中药泽泻中原萜烷型三萜类代表性化合物

6. 葫芦素烷(cucurbitane)型　葫芦素烷型三萜在结构上可以看成羊毛脂甾烷的 C-10 位上 β-CH$_3$ 迁移到 C-9 位上,其余取代基位置二者一致,但 A/B 环上 5 位和 8 位都是 β-H, 10 位是 α-H(图 7-29)。

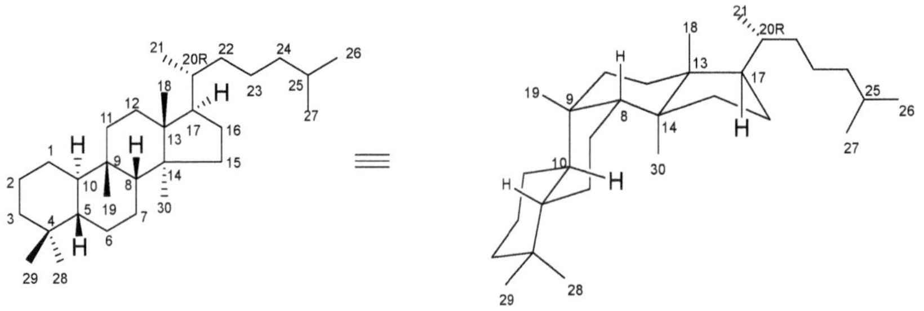

图 7-29 葫芦素烷型三萜类基本母核

葫芦素型化合物主要分布于葫芦科植物,在十字花科、玄参科、秋海棠科等高等植物及一些大型真菌中也有发现。来源于葫芦科的食物及中药甜瓜蒂、丝瓜子、苦瓜及罗汉果等都含有该类型成分,统称为葫芦苦素类(图 7-30),如葫芦素 A~S(cucurbitacins A~S)等化合物,其中葫芦素 B 为抗癌活性的天然化合物。近年来,从葫芦科苦瓜及其地上部分又不断分离出该类型成分,如 cucurbita-6,24-dien-3β,23-diol-19,5β-olide、kuguacin S、charantagenin D 等。

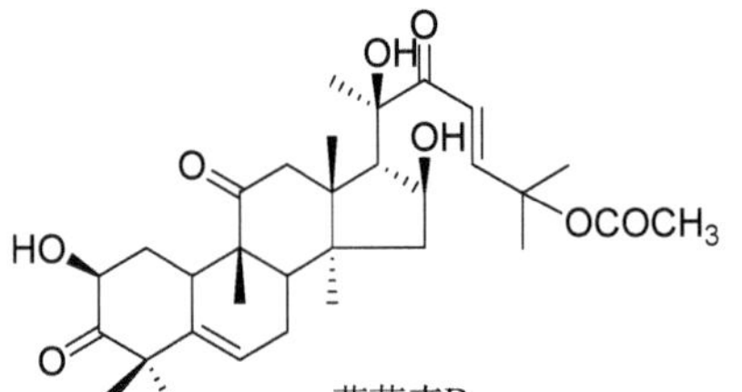

葫芦素B 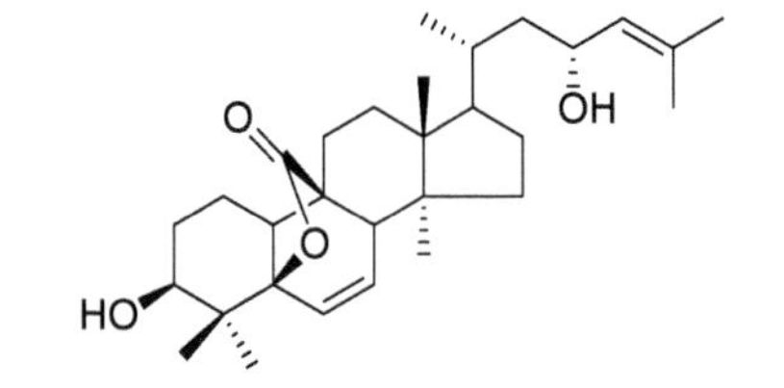   cucurbita-6,24-dien-3β,23-diol-19,5β-olide

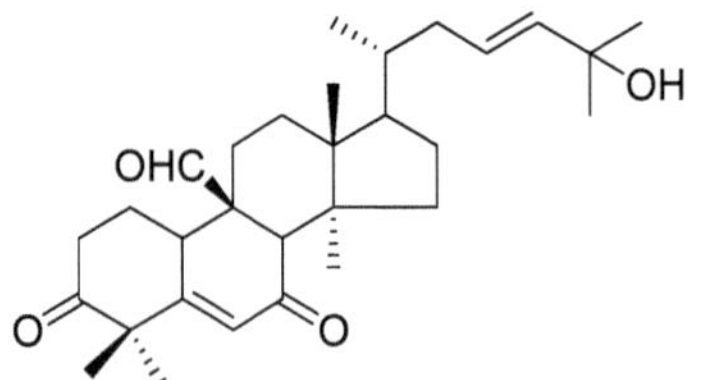

kuguacin S 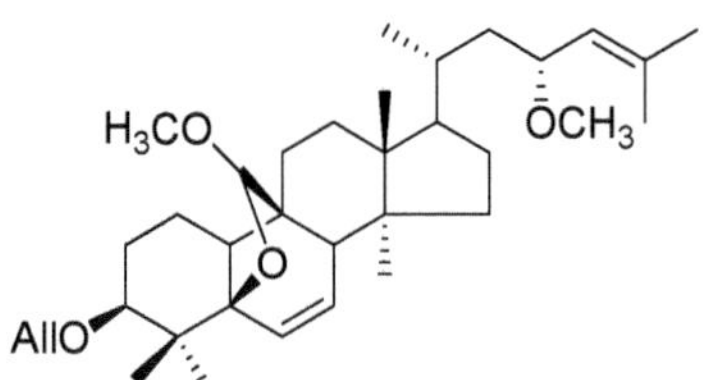   charantagenin D

图 7-30 葫芦苦素类代表性化合物

葫芦科植物罗汉果 *Momordica grosvenori* 具有清热润肺、凉血、滑肠通便之功效,所含三萜皂苷类化合物的结构属于此类型。其中罗汉果甜素 V(mogroside V)(图 7-31),味甜而不苦,仅 0.02% 水溶液比蔗糖约甜 256 倍,可作为一种低热量甜味剂。

7. 楝烷(meliacane)型　楝烷的基本母核结构中共有 26 个碳,是一类特殊的四环三萜。与大戟烷型基本母核结构相似,不同的是 C-14 位上 α-CH$_3$ 转换为 C-8 位 β-CH$_3$,17 位有 4 个碳的侧链取代,而且是 S-型(图 7-32)。

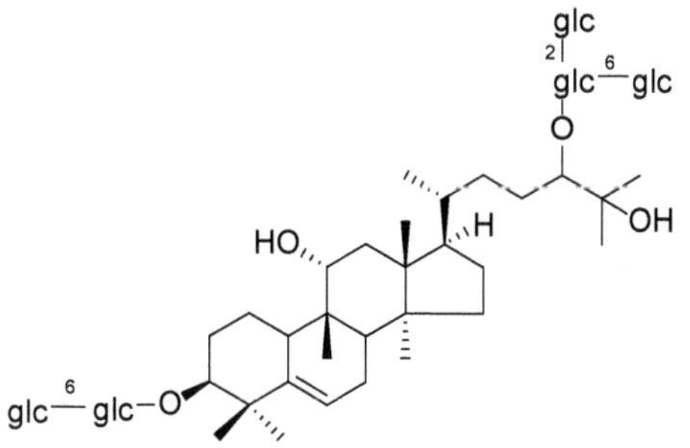

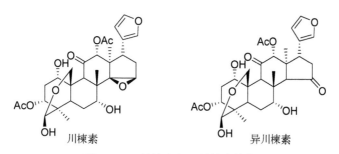

图 7-31 罗汉果甜素 V 的结构

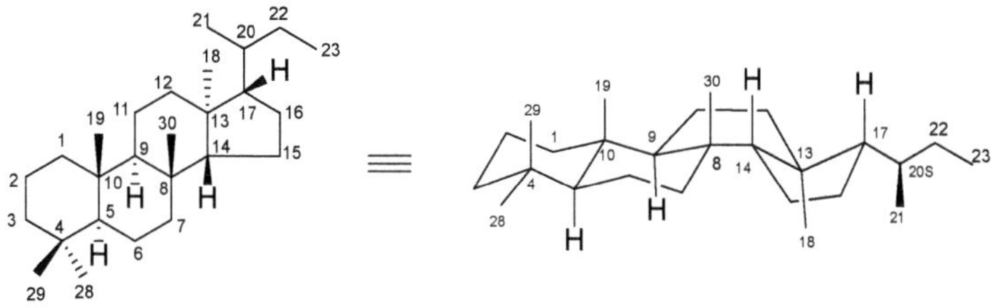

图 7-32 楝烷型三萜的基本母核

棟科棟属植物的果实及树皮中含有多种楝烷型化合物,味苦,总称为楝苦素类成分或柠檬苦素(limonoids)类成分(图 7-33)。川楝素(toosendanin)是川楝 *Melia toosendan* Sieb. et Zucc 果皮、根皮及树皮所含有的成分,具有驱蛔作用,但有一定的毒性。

图 7-33 川楝素和异川楝素结构

案例 7-1

《神农本草经》记载"楝树杀三虫"。新中国解放初期,在寻找代替驱虫进口药山道年的研究中,依据古文献记载、传统医学及民间使用情况,驱蛔成分川楝素脱颖而出。随着川楝素杀虫作用的方式、机理及毒理研究的深入,其对多种鳞翅目害虫具有很高的生物活性,但对刺吸式口器害虫无效,对哺乳动物选择性毒性符合安全标准。川楝、苦楝及印楝等植物通过川楝素、异川楝素等成分进行自我防御,阻止昆虫取食。在此基础上开发的绿色杀虫剂应用于重要经济作物的病虫害的防止,尽显生态功能效应。

问题:
1. 植物可通过哪些途径进行自我保护?
2. 谈谈"化学"防御-植物性杀虫剂川楝素的发现给我们的启示。

六、五环三萜

五环三萜在自然界分布广泛,是一类重要的中药化学成分,常在中药体内以游离型或与糖结合形成皂苷的形式存在。根据 E 环和 C 环的大小、母核上取代基位置及构型,分为 E 环为六元环(如齐墩果烷、熊果烷和木栓烷)、E 环为五元环(如羽扇豆烷、羊齿烷、异羊齿烷、何帕烷和异何帕烷)、C环非六元环(如其他类型)等。

1. 齐墩果烷(oleanane)型　　齐墩果烷又称β-香树脂烷(β-amyrane)(图7-34)。基本碳架为多氢蒎的五环母核,环稠合的构型为:A/B,B/C,C/D均环反式,D/E环为顺式。母核上有8个甲基取代,形成6个季碳。C-8、C-10、C-17的甲基均为β-构型,C-14位甲基为α-构型。母核上常有羟基、羧基、羰基、双键等基团取代。一般C-3位有羟基取代,多为β-构型,少数为α-构型(如α-乳香酸);若有羧基,多在C-28、C-30或C-24位;若有酮羰基,多在C-3或C-11位;若有双键,多在C-11或C-12位。

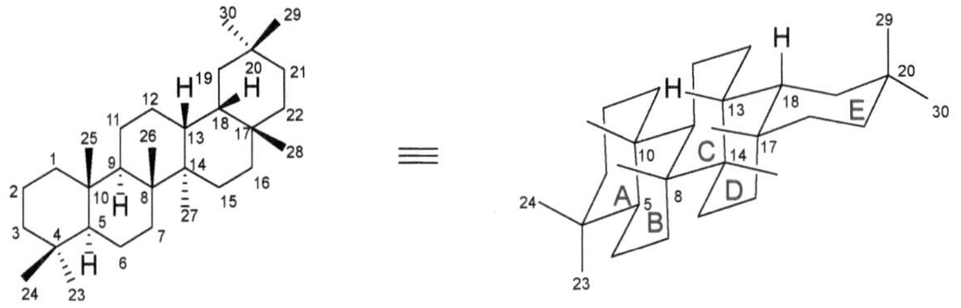

图7-34　齐墩果烷型三萜皂苷基本母核

齐墩果酸(oleanolic acid)最早从油橄榄 *Olea europaea*(习称齐墩果)的树叶中获得,是植物界广泛存在的一种皂苷元(图7-35)。具有抗炎、镇静、抗肿瘤等方面的作用,是治疗急性黄疸型肝炎和慢性迁延性肝炎的有效药物。齐墩果酸在有些中药中以游离的形式存在,如刺五加、白花蛇舌草、连翘、獐牙菜、女贞子等;中药中多与糖结合成苷形式存在,如人参、甘草、柴胡、楤木、紫菀、远志等。

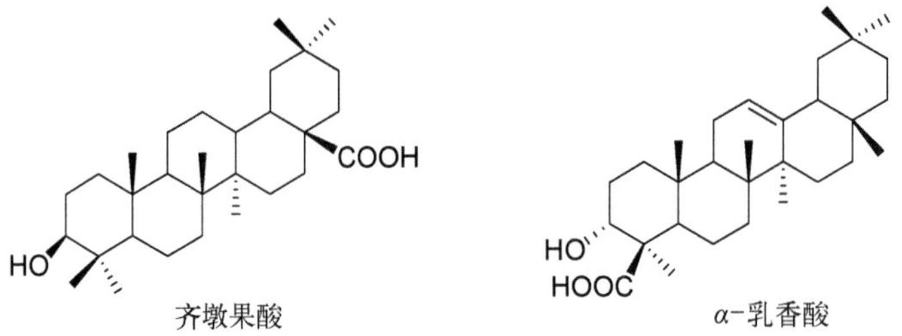

齐墩果酸　　　　　　　　　　　　α-乳香酸

图7-35　齐墩果酸和α-乳香酸

甘草 *Glycyrrhiza uralensis* Fisch. 为常用中药,具有补脾益气、清热解毒、祛痰止咳、缓急止痛、调和诸药的功效。甘草中含有甘草酸(gycyrrhizic acid)和甘草次酸(glycyrrhetinic acid)(图7-36),前者也称甘草皂苷,因味甜又称甘草甜素,是由甘草次酸和2分子葡萄糖醛酸结合而成。药理研究表明,甘草次酸具有促肾上腺皮质激素(ACTH)样作用,临床上用于治疗胃溃疡。

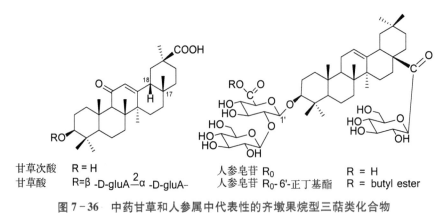

甘草次酸　　R = H　　　　　　　人参皂苷 R0　　　　　R = H
甘草酸　　　R=β-D-gluA$\overset{2}{-}$α-D-gluA-　　人参皂苷 R0-6'-正丁基酯　　R = butyl ester

图7-36　中药甘草和人参属中代表性的齐墩果烷型三萜类化合物

五加科人参属植物含有大约20个齐墩果烷型三萜皂苷类化合物(图7-36)。其中,人参皂苷 Ro 在人参和西洋参中含量较低,在三七中含量稍高。最近,从红参中分离得到人参皂苷 Ro-

—•笔记栏•—

6′-正丁基酯，从竹节参 *Panax japonicus* 中分离得到炔醇取代的齐墩果烷三萜苷的衍生物白三七皂苷 A－C(baisanqisaponins A－C)(图 7－37)。

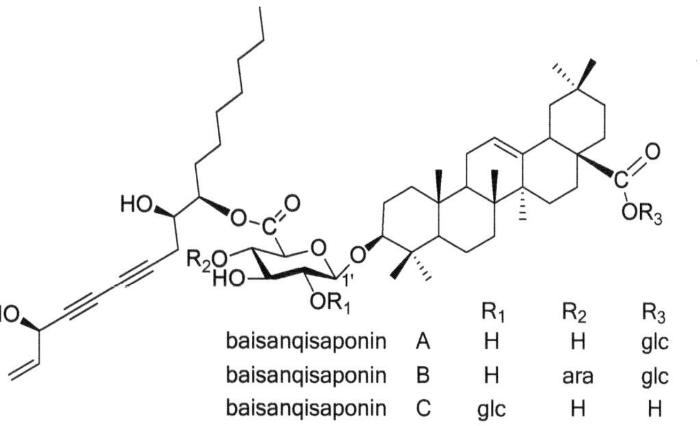

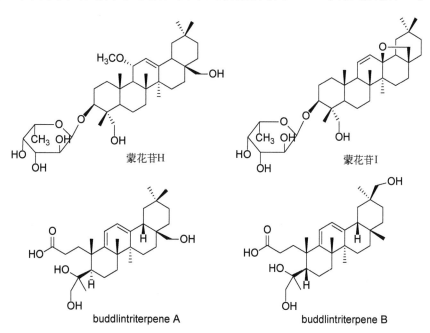

HO
O
O
C
R2O
HO
O
O
1'
OR1
HO
C
O
OR3
R1 R2 R3
baisanqisaponin A H H glc
baisanqisaponin B H ara glc
baisanqisaponin C glc H H

图 7－37　人参属中炔醇取代的齐墩果烷型三萜苷

中药柴胡为伞形科植物柴胡(*Bupleurum chinense* DC.)或狭叶柴胡(*Bupleurum scorzonerifolium* Willd.)的干燥根，具有疏散退热、疏肝解郁、升举阳气的功效。柴胡皂苷(saikosaponins)(图 7－38)为发挥药效的主要有效部位，含量可达 1.6%～3.8%。目前已从该中药中分离得到 100 多个三萜皂苷，其苷元基本母核属于齐墩果烷型。主要代表化合物为柴胡皂苷 a (saikosaponin a)和 d (saikosaponin d)，药典规定，二者含量之和不得少于 0.3%。

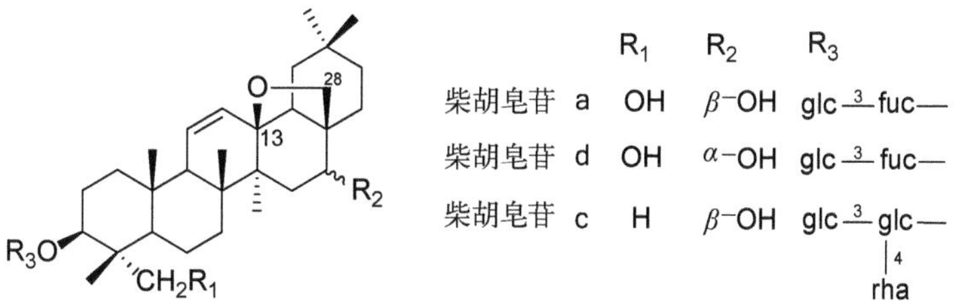

O
28
13
R2
R3O
CH2R1
R1 R2 R3
柴胡皂苷 a OH β-OH glc-3-fuc—
柴胡皂苷 d OH α-OH glc-3-fuc—
柴胡皂苷 c H β-OH glc-3-glc—
4
rha

图 7－38　中药柴胡中代表性的齐墩果烷型三萜类化合物

马钱科醉鱼草属醉鱼草 *Buddleja lindleyana* Fort.，为民间常用中药，具有祛风解毒、驱虫、化骨鲠之功效。其果实中含有齐墩果酸及其系列衍生物(图 7－39)，如蒙花苷 H(Mimengoside

H3CO
OH
O
O
CH3 OH
HO
OH
OH
蒙花苷H
O
O
O
CH3 OH
HO
OH
OH
蒙花苷I
O
HO
H
OH
HO
H
OH
buddlintriterpene A
OH
O
HO
H
HO
H
OH
buddlintriterpene B

图 7－39　醉鱼草果实中代表性的齐墩果烷型三萜类化合物

H)、蒙花苷 I(mimengoside I)和3,4-裂环的齐墩果烷型三萜,如 buddlintriterpene A 和 B,上述化合物体外均显示有潜在的神经保护活性。

2. 乌苏烷(ursane)型　又称 α-香树脂烷(α-amyrane)或熊果烷(图7-40)。基本碳架为多氢蒎的五环母核,有8个甲基取代,取代位置与齐墩果烷唯一不同的是19和20各有一个甲基,因此乌苏烷只有1个偕二甲基,形成5个季碳。

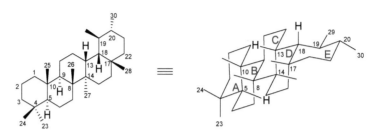

图7-40　乌苏烷型三萜基本母核

乌苏酸(ursolic acid),又称熊果酸,衍生物以游离或与糖结合形成皂苷的形式广泛存在于植物中(图7-41),如熊果树叶、地榆、女贞子、夏枯草、车前草、蒲公英、白花蛇舌草、枇杷叶、栀子、木瓜等均有该类成分的存在。乌苏酸具有降低谷丙转氨酶、血清转氨酶的作用,用于治疗病毒性肝炎。此外,研究发现该成分具有镇静、抗炎、抗菌、降低血糖等的生物活性。

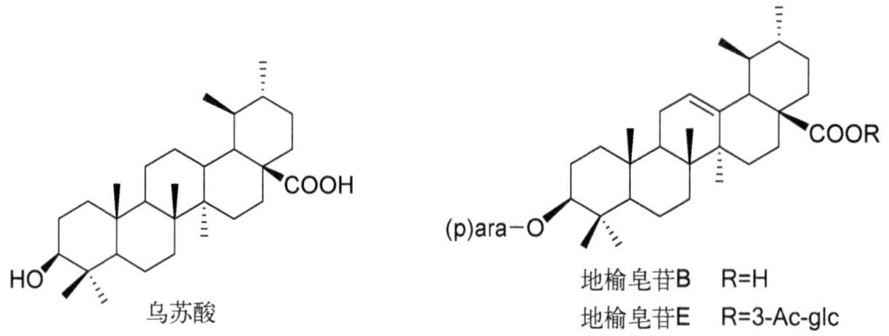

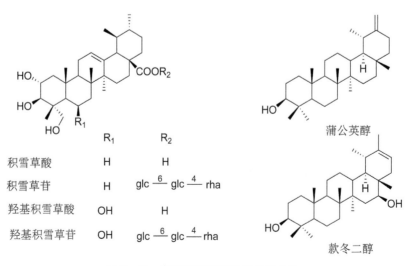

地榆皂苷B　R=H
地榆皂苷E　R=3-Ac-glc

图7-41　乌苏酸及其苷类衍生物

伞形科积雪草属植物中富含乌苏烷型三萜类化合物(图7-42),如积雪草酸、积雪草苷、羟基积雪草酸和羟基积雪草苷等。另外,中药地榆 *Sanguisorba officinalis* L. 含有地榆皂苷 B 和 E(sanguisorbin B、E)、蒲公英 *Taraxacum mongolicum* Hand. Mazz. 和旋覆花 *Inula japonica* Thunb. 中的蒲公英醇(taraxasterol)、款冬 *Tussilago farfara* L. 花中的款冬二醇(faradiol)等都属于乌苏烷

	R₁	R₂
积雪草酸	H	H
积雪草苷	H	glc —⁶ glc —⁴ rha
羟基积雪草酸	OH	H
羟基积雪草苷	OH	glc —⁶ glc —⁴ rha

蒲公英醇

款冬二醇

图7-42　乌苏烷型三萜代表性化合物

型三萜类化合物。

3. 木栓烷(friedelane)型　　木栓烷从生源上可以看成是由齐墩果烯甲基移位而成,即齐墩果烯4位偕二甲基之一迁移至 C-5 位,C-10 位甲基迁移至 C-9 位,C-8 位甲基迁移至 C-14 位,C-14 位甲基迁移至 C-13 位。木栓烷基本母核只有20 位1个偕二甲基,共8个甲基取代,形成5个季碳(图 7-43)。

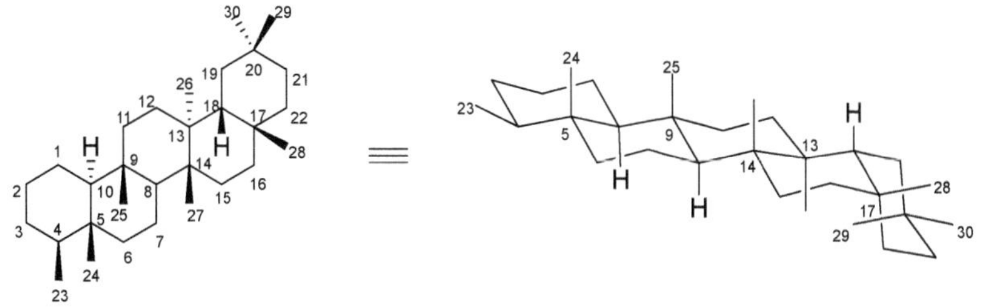

图 7-43　木栓烷型三萜基本母核

从卫矛科植物雷公藤根的木质部分离出雷公藤酮(triptergone),其基本母核结构为失去25位甲基的木栓烷型衍生物;卫矛科植物 *Celastrus vulcanicola* 和 *Maytenus jelskii* 的根皮中富含有多种木栓酮的衍生物,其中化合物 7β-hydroxy-3-oxo-D:A-friedooleanan-28-oic acid 和 7β,29-dihydroxy-3-oxo-D:A-friedooleanane(图 7-44)具有胰岛素协同和增敏作用。

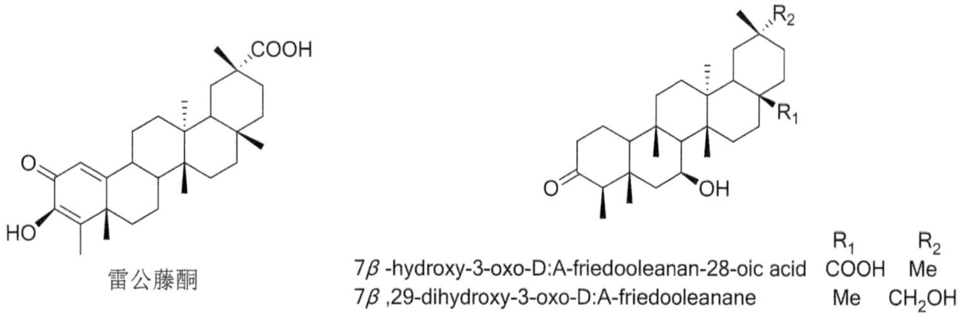

雷公藤酮

	R$_1$	R$_2$
7β-hydroxy-3-oxo-D:A-friedooleanan-28-oic acid	COOH	Me
7β,29-dihydroxy-3-oxo-D:A-friedooleanane	Me	CH$_2$OH

图 7-44　木栓烷型三萜代表性化合物

4. 羽扇豆烷(lupane)型　　羽扇豆烷从生源上可以看成是由齐墩果烷的 E 环20 位和21 位碳碳键断裂,且21 位碳与19 位碳连接成五元环所形成的结构类型,因此19 位连接 α-构型的异丙基,并常有 Δ$^{20(29)}$双键(图 7-45)。

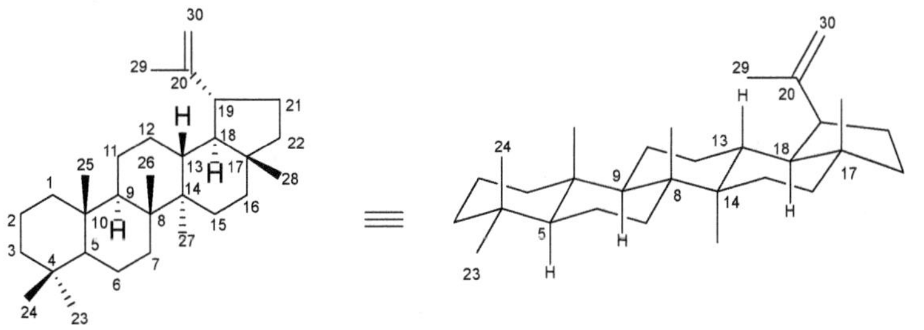

图 7-45　羽扇豆烷型三萜基本母核

具有羽扇豆烷型结构的化合物存在于羽扇豆种皮、酸枣仁、桦树皮、槐花等中药。如羽扇豆醇(lupeol)、白桦脂醇(betulin)、白桦脂酸(betulinic acid)、白桦脂醛(betulinaldehyde)等游离型;白头翁皂苷 A$_3$ 和 B$_4$(pulsatiloside A$_3$ and B$_4$)等羽扇豆烷型皂苷,其苷元为23-羟基白桦脂酸(23-hydroxybetulinic acid)(图 7-46)。

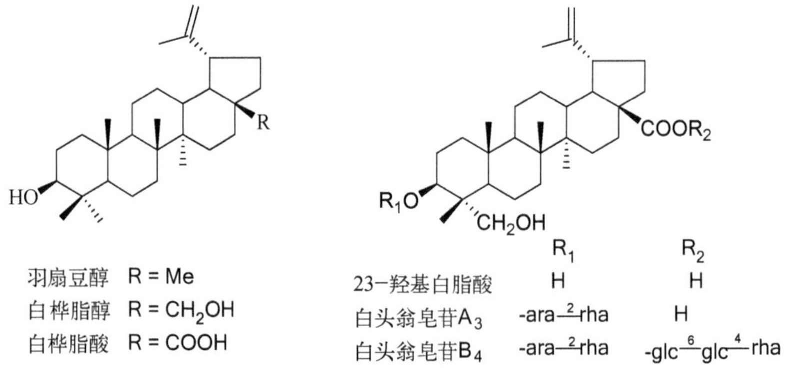

图 7-46 羽扇豆烷型三萜代表新化合物

5. 其他类型

（1）羊齿烷（fernane）型和异羊齿烷（isofernane）型：羊齿烷和异羊齿烷可认为是羽扇豆烷型的异构体。从日本产的白茅根中分得多种羊齿烷型和异羊齿烷型三萜成分，包括白茅素（cylindrin）、芦竹素（arundoin）和羊齿烯醇（fernenol）等（图 7-47）。

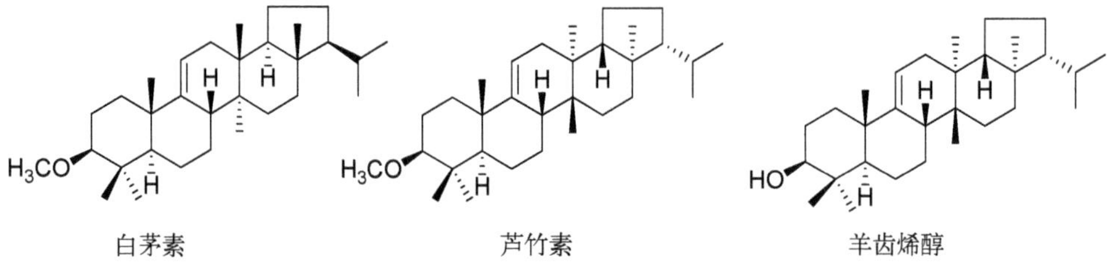

图 7-47 羊齿烷型和异羊齿烷型三萜代表性化合物

（2）何帕烷（hopane）型和异何帕烷（isohopane）型：何帕烷型和异何帕烷型互为异构体，也是羊齿烷的异构体。绵马贯众 *Dryopteris crassirhizoma* 和石韦 *Pyrrosia lingua* 全草中含有的里白烯（diploptene）（图 7-48），属何帕烷型三萜化合物。

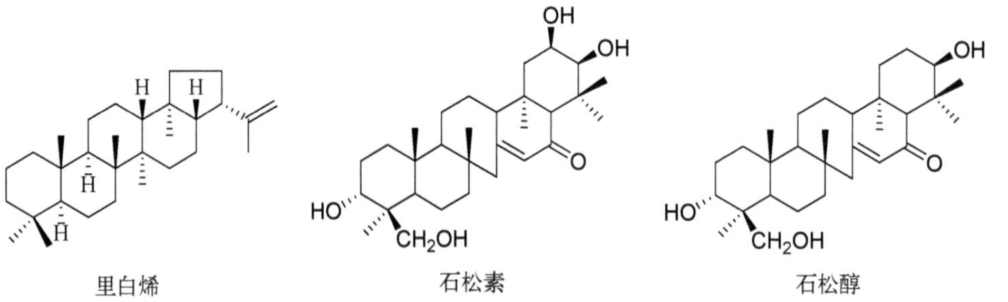

图 7-48 何帕烷型和石松烷型三萜代表性化合物

（3）石松烷型：石松 *Lycopodium clavatum* 中的石松素（lycoclavanin）、石松醇（lycoclavanol）（图 7-48）等属于此类三萜类化合物。

第三节 三萜类化合物的理化性质和溶血作用

一、物理性质

1. 性状　　大多数游离三萜类化合物为无色或白色结晶，三萜皂苷由于分子结构中糖分子的存在，增加了分子的极性，常为无定形粉末，仅少数为针状结晶。糖基数目较多的皂苷具有吸湿性。

2. 味　　多数皂苷具有苦味和辛辣味,对人体黏膜有刺激性。某些皂苷内服能刺激机体黏膜,引起腺体反射性分泌黏液。远志、桔梗等中药因它们含有的皂苷类成分引起了呼吸道腺体分泌,使痰液稀释,易于咳出,从而起到化痰止咳平喘的作用。但也有少数皂苷味甜,对黏膜刺激性较小,如甘草皂苷。

3. 溶解性　　游离的三萜类化合物易溶于石油醚、氯仿、乙醚等极性小的有机溶剂,也可溶于甲醇、乙醇等,在水中溶解度较小。随着糖分子的引入,化合物极性增加,亲水性增强,三萜皂苷可溶于水,易溶于热水、稀醇、热甲醇和热乙醇中,几乎不溶或难溶于苯、乙醚、丙酮等极性较小的有机溶剂。另外,皂苷在水饱和的正丁醇或戊醇中有较好的溶解度,因此正丁醇常作为提取分离皂苷的首选溶剂。

4. 熔点及旋光性　　游离三萜类化合物具有固定的熔点,带羧基者熔点较高,如齐墩果酸的熔点为 $308\sim310℃$。三萜皂苷的熔点也较高,常在到达熔点之前已发生分解,因此多无明显的熔点,测得的大多是分解点,一般在 $200\sim300℃$ 之间。

游离三萜类化合物及其皂苷均有旋光性。

二、颜色反应

三萜皂苷类成分的颜色反应基于其母核的结构特征。在无水条件下,三萜类化合物经强酸(盐酸、硫酸、高氯酸等)、中强酸(三氯乙酸)或 Lewis 酸(五氯化锑、氯化锌等)作用,产生各种颜色变化或荧光。

（1）Liebermann - Burchard 反应:也称醋酐-浓硫酸反应,反应在试管中进行。将样品溶解在醋酐中,加浓硫酸-醋酐(1:20)数滴,可产生黄→红→紫→蓝等颜色变化,最后褪色。

（2）Rosen - Heimer 反应:也称三氯乙酸反应,反应在滤纸上进行。将样品的氯仿溶液或醇溶液滴在滤纸上,喷25%三氯醋酸乙醇溶液,加热至100℃,呈红色,逐渐变为紫色。

（3）Salkowski 反应:也称氯仿-浓硫酸反应,反应在试管中进行。将样品氯仿溶液加至试管中,沿着试管壁滴加浓硫酸,上层氯仿层出现绿色荧光,下层浓硫酸层呈红色或蓝色。

（4）Kahlenberg 反应:也称五氯化锑反应,反应在滤纸上进行。将样品的氯仿溶液或醇溶液滴在滤纸上,喷20%五氯化锑氯仿溶液(或三氯化锑饱和的氯仿溶液),干燥后60~70℃加热,显蓝色、灰蓝色、灰紫色等颜色。

（5）Tschugaeff 反应:也称冰醋酸-乙酰氯反应,将样品溶于冰醋酸中,加乙酰氯数滴及氯化锌结晶数粒,稍加热,显淡红色或紫红色。

三、发泡性

皂苷的水溶液经振摇会产生持久性泡沫,且不因加热而消失,借此与蛋白质水溶液产生泡沫的进行区别。皂苷发泡性是由于其降低水溶液表面张力而具有表面活性作用。这种表面活性与皂苷分子内部亲水性和亲脂性结构比例有关,只有当两者比例适当,才有较好的表面活性。基于皂苷的表面活性,常将其制作成乳化剂、清洁剂等。

四、溶血性

大多数皂苷的水溶液能破坏红细胞而有溶血作用,这是由于皂苷与红细胞膜上的胆甾醇结合产生沉淀,破坏了红细胞的正常渗透性,使细胞内渗透压增加而发生崩解,从而导致溶血现象,因此皂苷又称皂毒素(sapotoxins)。溶血作用强弱用溶血指数表示。溶血指数是指在一定条件(等渗、缓冲及恒温)下,能使同一动物来源的血液中红细胞完全溶血的最低皂苷浓度。溶血指数越小,毒性越强。如甘草皂苷的溶血指数为 1:4 000,薯蓣皂苷的溶血指数为 1:400 000,说明薯蓣皂苷的毒性比甘草皂苷强。

多数皂苷的水溶液肌肉注射或静脉注射时会发生溶血作用,临床上应用时不容忽视。一般皂苷水溶液低浓度静脉注射便能产生溶血作用,肌肉注射则容易引起组织坏死,但口服无溶血作用。

皂苷的溶血作用与其结构有关。一般是否有溶血作用与皂苷的苷元有关,而溶血的强弱与皂苷连接的糖有关。但并非所有的皂苷都具有溶血作用,如人参总皂苷(包括以原人参二醇、原人参三醇及齐墩果酸为苷元的人参皂苷混合物)没有溶血作用,因为皂苷元为原人参三醇型和齐墩果烷型的人参皂苷有溶血作用,而原人参二醇型的人参皂苷具有抗溶血作用。

应当指出,生物体中的其他成分也具有溶血作用,如某些植物的树脂、脂肪酸、挥发油等也能产生溶血,而鞣质通过凝集红细胞而抑制溶血。因此判断是否由皂苷引起的溶血,可以结合胆甾醇沉淀法,若沉淀后的滤液无溶血现象,而沉淀物经乙醚溶解,过滤,残渣溶于水,该水溶液若有溶血作用,表明溶血是由皂苷引起。

第四节 三萜类化合物的检识

一、理化检识

1. 泡沫试验 皂苷水溶液经强烈振摇能产生持续 15 分钟以上的泡沫,而且这种泡沫不会因加热而消失。利用泡沫试验,可以初步判断样品是否含有皂苷。具体操作是:取中药粉末少许,加十倍量水,煮沸 10 分钟后过滤,滤液置试管,振摇后产生持久性泡沫,则为阳性。

2. 显色反应 Liebermann - Burchard 等颜色反应和 Molish 反应可以初步判断三萜或三萜皂苷,虽然反应比较灵敏,但专属性较差。

3. 溶血试验 取供试液 1 mL 于水浴上加热蒸干,残留物加 0.9%生理盐水溶解,再加几滴 2%的红细胞悬浮液,若溶液由浑浊变为澄清,即产生溶血现象,示有皂苷类成分存在。此试验可用于皂苷的检识,还可以用于皂苷的含量推算。如某中药的水提取液测得的溶血指数为 1∶1 mol/L,所用的对照标准皂苷的溶血指数为 1∶100 mol/L,则该中药中皂苷含量约为 1%。

二、色谱检识

1. 吸附薄层色谱 常用硅胶为吸附剂,依据三萜类化合物的存在状态来选择展开剂。游离三萜类化合物亲脂性强,常选用亲脂性溶剂为展开剂,如石油醚-乙酸乙酯、石油醚-丙酮系统。三萜皂苷极性强,常用极性强的溶剂为展开剂,如氯仿-甲醇、氯仿-甲醇-水和氯仿-乙酸乙酯-甲醇-水等。

2. 键合硅胶反相薄层色谱 也用于三萜类化合物的检识,固定相为 RP - 18 或 RP - 8,展开剂为甲醇-水或乙腈-水,分离效果一般比较好。分离酸性皂苷时,流动相中加入少量甲酸或乙酸,可以克服因极性强产生的拖尾现象。

薄层色谱常用显色剂有 5%~10%硫酸溶液、香草醛-硫酸试剂等,若显色不明显,可以适当加热,但要注意温度不宜过高,通常以 105°C 为宜。

第五节 三萜类化合物的提取与分离

除三萜酸类可用碱溶酸沉法提取外,三萜类化合物的提取一般根据成分的极性选择合适的有机溶剂来进行。分离三萜类化合物可采用分段沉淀法、胆甾醇沉淀法等,但这两种方法只能分离得到三萜粗品,各种色谱法仍然是目前最行之有效的分离方法。

一、游离三萜类化合物的提取与分离

(一)游离三萜类化合物的提取

游离三萜类化合物的提取方法大致分为两类:一是用乙醇或甲醇提取,提取物分散在水中,依次用石油醚、氯仿或乙酸乙酯、水饱和正丁醇等溶剂进行萃取,游离三萜类化合物主要分布在氯仿部分。二是在植物体内三萜类化合物多是与糖结合成苷的形式存在,若需要皂苷元,可先进行水解,再用氯仿或乙酸乙酯等溶剂提取出皂苷元,也可先用醇类溶剂提取出皂苷,再加酸水解后,用有机溶剂萃取。

(二)游离三萜类化合物的分离

游离三萜类化合物多采用反复硅胶吸附柱色谱法进行分离,常用的溶剂系统有:石油醚-乙酸乙酯、石油醚-丙酮、氯仿-乙酸乙酯、氯仿-甲醇等。亦可在硅胶柱色谱初步纯化的基础上结合中压制备色谱、高效液相制备色谱等进一步分离纯化。

二、三萜皂苷的提取与分离

(一)三萜皂苷类化合物的提取

三萜皂苷常用极性大的醇性溶剂如含水正丁醇或稀醇进行提取。提取液减压浓缩后,加适量水混悬,必要时先用石油醚等亲脂性有机溶剂萃取除去亲脂性成分,然后用正丁醇萃取,减压干燥。水层经大孔树脂,水洗去糖及其他水溶性成分,后用30%~80%乙醇或甲醇洗脱得到极性大的皂苷类成分。皂苷集中在正丁醇萃取部位和水相经大孔树脂醇类溶剂的洗脱部位。

(二)三萜皂苷类化合物的分离

1. 分段沉淀法 皂苷难溶于乙醚、丙酮等溶剂,可将粗皂苷先溶于少量甲醇或乙醇中,然后分次加入乙醚、丙酮或乙醚-丙酮(1:1)的混合溶剂(加入量以能使皂苷从醇溶液中析出为限),边加边振摇均匀,不同极性的皂苷即可分别析出。

2. 胆甾醇沉淀法 利用皂苷与胆甾醇形成沉淀的特性,将粗皂苷溶于少量乙醇中,加入胆甾醇的饱和乙醇溶液,至沉淀不再析出为止(混合后需稍加热),过滤,滤饼依次用水、乙酸乙酯、石油醚等洗涤以除去糖类、色素、油脂和游离的胆甾醇。滤饼干燥后用乙醚回流,使分子复合物分解,胆甾醇溶于乙醚液中,不溶物即为皂苷。

3. 色谱分离法 三萜皂苷的极性较大,且同一种中药中常含有结构极其相似的多种成分,分离上存在着一定的难度。为达到分离单体的目的,多采用各种色谱方法综合使用。

(1)吸附柱色谱:可用于分离不同极性的三萜及其苷类成分。常用硅胶和氧化铝为分离材料,以石油醚-乙酸乙酯、石油醚-丙酮、氯仿-甲醇、氯仿-甲醇-水等溶剂系统洗脱。

(2)正相分配柱色谱:三萜皂苷的分离,采用分配柱色谱往往比吸附柱色谱收到更好的效果,通常以硅胶为支持剂,以3%草酸溶液为固定相,氯仿-甲醇-水、乙酸乙酯-甲醇-水或氯仿-乙酸乙酯-甲醇-水等含水溶剂进行梯度洗脱,亦可用水饱和的正丁醇与其他溶剂组成溶剂系统进行洗脱。

(3)反相分配柱色谱:通常以反相键合相硅胶 Rp-18 和 Rp-8 为填充剂,常用甲醇-水或乙腈-水等溶剂为洗脱剂。可用的反相柱色谱常有常压反相柱色谱、中压制备色谱和高压制备色谱。

(4)凝胶柱色谱:以具有分子筛作用的 Sephadex LH-20 为填充剂,将三萜皂苷混合物用甲醇等溶解成溶液后,加到凝胶色谱柱的上端,当用甲醇或不同浓度的含水甲醇洗脱时,分子量大的皂苷先被洗脱下来,分子量小的皂苷后被洗脱下来。

第六节 三萜类化合物的结构鉴定

一、紫外光谱

多数三萜类化合物因分子中较少含有发色团,往往不产生紫外吸收,即使是分子结构中含有羰基或双键存在时,也大多只是在205~250 nm处有微弱吸收。因此,当用中、高压液相色谱

人参中达玛烷型皂苷的提取分离

珠子参叶中达玛烷型皂苷的提取分离

进行三萜类化合物的制备分离时,常配备蒸发光散射检测器。

二、氢核磁共振谱

在氢谱中可获得三萜类化合物结构类型的重要信息,根据高场区(δ_H 0.63~1.80)出现多个甲基信号的数目和裂分情况推测其类型的突破口。如齐墩果烷型和乌苏烷型三萜结构中均含有 8 个甲基,在谱图中前者甲基均以单峰出现,后者在高场区则有个二重峰的甲基信号,凭此判断;如有与双键相连的甲基,其化学位移值向低场位移,则可考虑羽扇豆烷型或何帕烷或其异构体的三萜类型。另外,环菠萝蜜烷类的三萜化合物可根据其 C-18 位的亚甲基信号[δ_H 0.50 和 0.80(d,J = 4.0 Hz)]加以准确推断,此外,高场区的 δ_H 0.63~1.50 区域内,常出现堆积成山形的亚甲基信号。

三萜类化合物的 C-3 位常连有含氧基团,而 C-4 多为季碳(木栓烷型除外),可依据 H-3 的偶合常数来准确判断 C-3 含氧取代基团的构型。若为 dd 峰,偶合常数之一较大(约 11.0 Hz)时,含氧基团取代为 β-构型;若为宽单峰,则含氧取代为 α-构型。

烯氢信号的化学位移约在 δ_H 4.30~6.00,一般环外烯氢的 δ_H 值小于 5,而环内双键质子的 δ_H 值大于 5。如齐墩果酸类和乌苏酸类 C-12 烯氢在 δ_H 4.93~5.50 处出现分辨不好的多重峰或宽单峰。羽扇豆烯型三萜化合物 E 环上的异丙烯基受 C-12 位质子空间位阻的影响不能自由旋转,双键末端的两个质子不等价,表现为双峰,而何帕烯型的两个末端烯氢接近等价,合并为一单峰,利用这一特点可区别这两种母核。

还可根据 ^{1}H-NMR 谱中出现在 δ_H 4.3~5.9 ppm 的糖端基质子信号推测三萜皂苷中糖的个数,根据其偶合常数可用于确定苷键的相对构型。

三、碳核磁共振谱

三萜或其皂苷的 ^{13}C-NMR 谱几乎可给出每一个碳的信号,在确定三萜皂苷元类型、糖与苷元、糖的数目、糖与糖之间连接位置等方面发挥着极为重要的作用。在 ^{13}C-NMR 谱中,角甲基一般出现在 δ_C 9.4~33.7,苷元中与氧连接的碳在 δ_C 60~90,双键碳在 δ_C 109~160,羰基碳在 δ_C 170~220,其他碳一般在 δ_C 60 以下。

1. 双键位置及母核类型的确定　　当双键位于不同类型母核或同一母核的不同位置时,其碳原子化学位移有明显差别。表 7-1 列出一些常见类型三萜化合物 ^{13}C-NMR 谱的烯碳化学位移。

表 7-1　齐墩果烷、乌苏烷、羽扇豆烷型三萜主要烯碳的化学位移

三萜及双键的位置	烯碳 δ_C 值	其他特征碳 δ_C
Δ^{12}-齐墩果烯	C$_{12}$:122~124,C$_{13}$:143~144	
11-oxo-Δ^{12}-齐墩果烯	C$_{12}$:128~129,C$_{13}$:155~167	11-C=O:199~200
Δ11-13,28-epoxy-齐墩果烯	C$_{11}$:132~133,C$_{12}$:131~132	13-C:84~86
Δ11,13(18)-齐墩果烯(异环双烯)	C$_{11}$:126~127,C$_{12}$:125~126	
	C$_{13}$:136~137,C$_{18}$:133~135	
Δ9(11),12-齐墩果烯(同环双烯)	C$_9$:154~155,C$_{11}$:116~117	
	C$_{12}$:121~122,C$_{13}$:143~147	
Δ12-乌苏烯	C$_{12}$:124~125,C$_{13}$:138~140	
Δ20(29)-羽扇豆烯	C$_{29}$:109,C$_{20}$:150	

2. 苷化位置的确定　　糖与苷元的羟基成苷及糖与糖之间连接成苷后,会发生苷化位移现象,醇苷一般使苷元中与苷键直接相连的碳原子信号向低场移动,而酯苷则向高场移动。如三

萜的 C-3-OH 成苷后,一般 C-3 向低场位移 8~10 ppm,C-4 则向高场移动,糖的端基碳向低场位移 3~8 ppm。当糖与三萜的羧基成酯苷后,羰基碳则向高场位移约 2 ppm,而糖的端基碳化学位移值在 δ_C 95~96。

3. 糖数目的确定 多数糖的 C-1 化学位移在 δ_C 90~109,糖分子中连氧次甲基信号出现在 δ_C 68~80,羟甲基信号出现在 δ_C 60~69,可根据 δ_C 90~109 范围内出现的信号数目确定糖的数目。

四、其他核磁共振谱

DEPT 谱、HSQC、HMBC 谱等 2D-NMR 技术广泛用于三萜类化合物的结构确定。可以利用 DEPT 谱确定碳的类型、$^1H-^1H$ COSY 分析相邻质子的偶合关系,归属苷元及糖上质子的信号、$^{13}C-^1H$ COSY 谱(HSQC 谱)确定分子内碳原子与质子的连接关系。HMBC 谱是通过 ^1H 检测的异核多键相关谱,可把 ^1H 核与其远程偶合的 ^{13}C 相关联,常用于确定苷中糖的连接位置,在 HMBC 谱中糖的端基质子与连接位置的碳有远程相关,可看到明显的相关点。全相关谱 TOCSY 用于糖环的连续相互偶合氢的归属,当糖上氢的信号重叠时,可选择一个分辨良好、不与其他信号重叠的信号作为起点,得到该偶合体系中其他氢的信号。NOESY 谱广泛用于提供空间连接和立体化学的信息,对于确定三萜类化合物的立体结构十分重要。

五、质谱

EI-MS 等主要用于三萜化合物的分子离子峰及裂解碎片峰的研究,可提供该类化合物的分子量、可能的结构骨架或取代基位置的信息。虽然三萜化合物的结构较为复杂,但其分子裂解有一定规律,如五环三萜裂解的规律:① 当碳环内有双键时,一般都有较特征的 RDA 裂解,可根据裂解的碎片离子推测双键所在的位置;② 如碳环内无双键,则常从碳环断裂成两个碎片;③ 有时,RDA 裂解和碳环断裂同时发生。

目前广泛使用的质谱技术为快原子轰击质谱(FAB-MS)和电喷雾电离质谱(ESI-MS)。这两种质谱的应用可以得到皂苷的分子离子峰和准分子离子峰,用于推出分子量的信息。根据高分辨 FAB-MS 或 ESI-MS 等,可直接获得皂苷分子式的信息,有助于新皂苷类化合物的结构确定。

结构研究实例

第七节 三萜类化合物的生物活性

三萜类化合物具有广泛的生物活性。随着研究的深入,三萜类化合物在防治心脑血管疾病、免疫调节、抗肿瘤、抗病毒、降血糖、昆虫拒食等方面活性研究取得了长足的进展。

一、心脑血管系统

三萜皂苷在心脑血管疾病方面的研究将有助于寻找和发现更有效的用于治疗心脑血管疾病的天然药物。人参皂苷 Re、Rb1、Rg1,三七皂苷,西洋参总皂苷在局部及体外均能防止动物心肌细胞局部缺血和再灌注引起的心肌损伤,其主要机制是降低血清磷酸肌酸激酶(CPK)的释放,减少心肌 Ca^{2+} 的累积,防止过氧化歧化酶(SOD)的活性,降低缩小心肌梗死面积,降低乳酸脱氢酶(LDH)活性,降低血清游离脂肪酸(FFA)及过氧化脂质(LPO)的含量,纠正心肌缺血时 FFA 代谢紊乱和防止脂质过氧化。刺五加茎叶总皂苷作用于急性梗死犬时能明显增加心肌血流量,降低冠脉阻力,亦可明显减慢心率降低血压,同时减少心肌耗氧量及心肌耗氧指数,从而发挥抗心肌缺血作用。刺五加皂苷对缺血性神经元凋亡有保护作用,其可能是通过抑制 NO 的释放及稳定细胞膜拮抗神经元凋亡。绞股蓝总皂苷对以高分子右旋糖苷所得血栓形成时间缩短具有较强的对抗作用,对高分子右旋糖苷引起的凝血时间及凝血酶原时间的缩短亦具有较强对抗作用。黄芪总皂苷具有显著抗实验性血栓形成作用,并能抑制血小板聚集,提高前列腺素水平和氧化氮含量。此外,齐墩果酸、甘草酸、甘草次酸、常春藤皂苷元、山楂酸、熊果酸、积雪草酸、积雪草苷、科罗索酸、白桦酸、雷公藤红素及衍生物等表现出抗心肌缺血、抗心衰、抗心律失常、抗动脉粥样硬化、抗血栓、抗心肌肥大及纤维化等药理作用,且对脑血管缺血缺氧损伤、脑缺血再灌注损伤有保护作用,对脑神经细胞凋亡有抑制作用。目前,三七总皂苷为原料制成的"血塞通注射液""血栓通注射液"和"血塞通片",是目前国内最畅销的治疗心脑血管疾病的药物。

二、免疫调节作用

赤芝中的三萜类化合物能通过增加白细胞介素-6和肿瘤坏死因子的表达来刺激免疫应答,经 GLK 三萜治疗后,小鼠的脾脏和胸腺的免疫器官指数明显增加,赤芝三萜类化合物在体外和体内均具有抗肺癌免疫调节活性和诱导细胞凋亡的作用。刺五加叶皂苷连续给药可使正常及免疫抑制小鼠胸腺及脾脏的重量显著增加,并明显增加小鼠的网状内皮系统的吞噬作用。雷公藤三萜提取物临床用于治疗类风湿性关节炎、系统性红斑狼疮和肾炎等,并具有免疫调节作用。

三、抗肿瘤作用

灵芝三萜对肿瘤细胞有直接的细胞毒性作用,其中灵芝酸 A 能降低前列腺癌细胞中转录激活因子的表达,并通过引发细胞线粒体功能障碍释放过量活性氧引起细胞生物膜损伤,最终诱发细胞凋亡;灵芝酸 D 可下调食管鳞癌细胞 mTOR 信号通路中的 PI3K、AKT 和 mTOR 磷酸化蛋白表达,从而诱导该细胞的凋亡与细胞自噬;灵芝酸 DM 通过抑制 Akt/mTOR 活性诱导自噬性细胞死亡,进而抑制非小细胞肺癌的形成。柠檬苦素类成分广泛存在于芸香科和楝科植物中,柠檬苦素三萜在抗肿瘤方面表现出活性好,抗癌谱广的特点,对乳腺癌细胞(MCF-7)、非小细胞肺癌细胞(A549、RERF-LC-kj 和 QG-56)、人肝癌细胞株(Q3)、膀胱癌细胞株(T24)具有显著的生长抑制作用,且呈现剂量依赖。此外,熊果酸为夏枯草抗肿瘤的活性成分,积雪草酸为积雪草的抗肿瘤活性成分等。

四、抗病毒作用

五环三萜对 HCV、HIV 及流感病毒具有较好的抑制作用。如以甘草酸为主要成分的保肝药物在临床上广泛用于慢性病毒性肝炎的治疗,其中复方甘草酸注射液、复方甘草酸单铵注射液(强力宁)及甘草酸二铵注射液(甘利欣)治疗慢性丙型肝炎,且具有了几十年的历史。某些三萜还具有广泛的抗病毒谱,如白桦脂酸对 HIV、A 型流感病毒(H1N1)、单纯疱疹病毒(HSV)、呼吸道合胞体病毒(RSV)及柯萨奇病毒(CVB)等均具有不同程度的抑制作用。甘草酸通过降低细胞膜流体性,抑制 HIV 病毒轴突的形成,抑制 HIV 诱导的细胞-细胞的融合,从而对抗 HIV 的感染。以齐墩果酸、乌苏酸、白桦脂酸等为先导化合物制备的衍生物抗 HIV、HCV 病毒的研究取得了长足的进展。

五、降血糖作用

糖尿病的治疗在于降低血糖、调节代谢紊乱,并且减少糖尿病性病变的并发症。近年来的中药抗糖尿病活性成分的研究表明三萜及其皂苷类化合物有显著的降血糖作用。如人参中的达玛烷型三萜:人参皂苷 Rb2 调节肝脏中白蛋白的 mRNA 后转录;人参皂苷 Re 显著降低糖尿病小鼠的血糖,明显减少糖尿病小鼠空腹和餐后血浆中胰岛素含量,提高糖尿病小鼠对葡萄糖的耐受能力,可用于 II-型糖尿病的治疗;人参皂苷 Rh2 能够呈剂量依赖性地降低链脲霉素(streptozocin,STZ)糖尿病大鼠的血糖水平。又如苦瓜中的葫芦烷型皂苷是其降血糖作用的有

—•笔记栏•—

效成分之一,其中 Momordicoside S、karaviloside Ⅺ等可以刺激 GLUT4 从 L6 myotubes 和 3T3 - L1 脂肪细胞的细胞质转位到细胞膜。中药茯苓中提取分离得到的 dehydrotrame-tenolic acid 能降低非胰岛素依赖型糖尿病(NID - DM)模型小鼠的血糖,并发挥胰岛素增敏作用,是一个很有发展潜力的天然药物。黄芪($Astragalus\ membranaceus$)中分离得到的黄芪皂苷Ⅰ、黄芪皂苷Ⅳ具有抗糖尿病活性。

六、昆虫拒食作用

从芸香科、苦木科的果实及根中分离得到的双环三萜类,如吴茱黄苦素(rutaevin)、glaucin B、12α - hydroxyrutaevin、nomilin 等和苦木科植物中分离得到的 pedonin、牛筋果素(harrisonin)以及 12β -乙酰牛筋果素(12β - acetoxyharrisonin)等具有昆虫拒食活性。

第八节 含三萜类化合物的中药实例

三七又名田七、滇三七、参三七、血参、田三七等,为五加科植物 $Panax\ notoginseng$ (Burk.) F. H. Chen 的干燥根和根茎,性温,味甘、微苦,归肝、胃经,具有散瘀止血、消肿定痛的功效,临床用于外伤出血、胸腹刺痛、跌扑肿痛等症等。三七已有 600 多年的用药历史,栽培于我国云南文山和广西(田七),近年来广东(乐昌、南雄、信宜)、福建(长泰、南靖、连城)、江西(庐山)以及浙江等地也有试种。其根、茎、叶、花均可入药,是云南白药、血塞通、血栓通、复方丹参滴丸等常见中药制剂的主要中药之一。三七的化学成分研究始于 20 世纪 60 年代,迄今为止,已从三七中分离的成分达到 200 多种,包括三萜皂苷、黄酮、炔醇、环肽、甾醇、氨基酸、多糖等。经现代医学和药理学研究证明,三七皂苷为三七的主要有效成分,它具有广泛的药理作用,具体表现在活血、抗炎、免疫调节、抗氧化、抗肿瘤、神经保护、降糖等方面。

1. 化学成分 三七的根、茎、叶、花和果实中均含有三七皂苷类成分,以根中含量最高。三七皂苷 R_1、人参皂苷 Rg_1 和人参皂苷 Rb_1 作为三七的指标性成分,三者含量总和大于 5.0%。目前已从三七中分离得到七十余种三萜皂苷类化合物,母核均为达玛烷型的四环三萜,根据 C - 6 位是否有羟基取代,分为原人参二醇型(图 7 - 49)和原人参三醇型皂苷(图 7 - 50):

(1)原人参二醇型

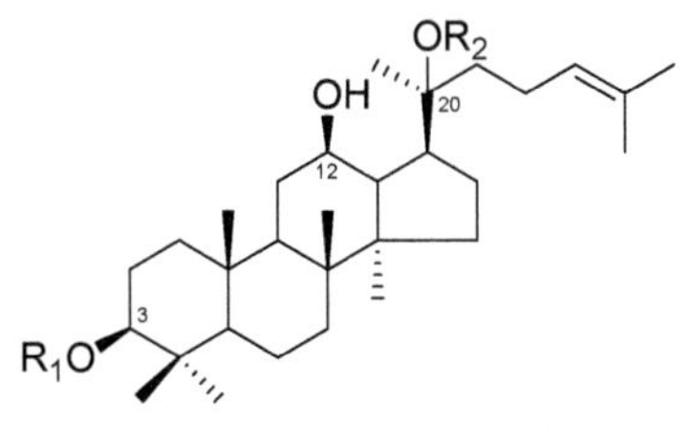

20(S)-原人参二醇

	R_1	R_2
人参皂苷 Rb_1	-glc$\overset{2}{-}$glc	-glc$\overset{6}{-}$glc
人参皂苷 Rb_2	-glc$\overset{2}{-}$glc	-glc$\overset{6}{-}$ara(p)
人参皂苷 Ra_3	-glc$\overset{2}{-}$glc	-glc$\overset{6}{-}$glc$\overset{3}{-}$xyl
人参皂苷 Rd	-glc$\overset{2}{-}$glc	-glc
人参皂苷 Rg_3	-glc$\overset{2}{-}$glc	-H
三七皂苷 D	-glc$\overset{2}{-}$glc$\overset{2}{-}$xyl	-glc$\overset{6}{-}$glc$\overset{6}{-}$xyl
三七皂苷 K	-glc$\overset{6}{-}$glc	-glc
三七皂苷 L	-glc$\overset{2}{-}$xyl	-glc$\overset{6}{-}$glc
三七皂苷 Fa	-glc$\overset{2}{-}$glc$\overset{2}{-}$xyl	-glc$\overset{6}{-}$glc
三七皂苷 O	-glc	-glc$\overset{6}{-}$xyl$\overset{3}{-}$xyl
三七皂苷 P	-glc	-glc$\overset{6}{-}$xyl$\overset{4}{-}$xyl
三七皂苷 Q	-glc$\overset{2}{-}$glc$\overset{2}{-}$xyl	-glc$\overset{6}{-}$xyl$\overset{4}{-}$xyl
三七皂苷 S	-glc$\overset{2}{-}$glc$\overset{2}{-}$xyl	-glc$\overset{6}{-}$ara$\overset{5}{-}$xyl
三七皂苷 T	-glc$\overset{2}{-}$glc$\overset{2}{-}$xyl	-glc$\overset{6}{-}$glc$\overset{3}{-}$xyl

图 7 - 49 三七中原人参二醇型三萜类化合物

（2）原人参三醇型

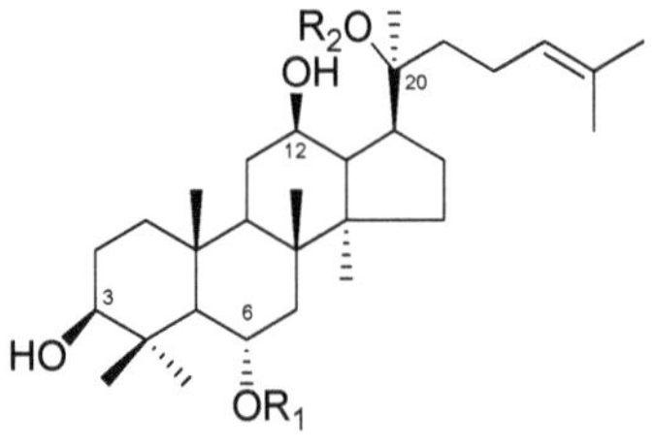

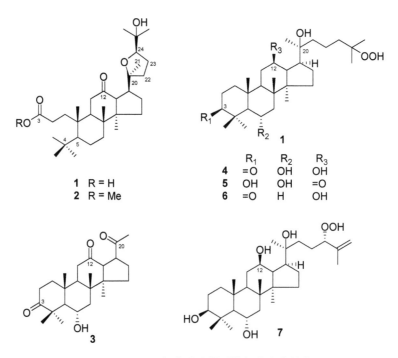

		R_1	R_2
三七皂苷	R_1	$-glc\overset{2}{-}xyl$	$-glc$
三七皂苷	R_2	$-glc\overset{2}{-}xyl$	$-H$
三七皂苷	R_3	$-glc$	$-glc\overset{6}{-}glc$
三七皂苷	R_6	$-glc$	$-glc\overset{6}{-}\alpha-glc$
三七皂苷	D	$-glc\overset{2}{-}glc\overset{2}{-}xyl$	$-glc\overset{6}{-}glc\overset{3}{-}xyl$
三七皂苷	U	$-H$	$-glc\overset{6}{-}glc$
三七皂苷	Fh_7	$-glc\overset{2}{-}glc$	$-glc\overset{6}{-}glc$
三七皂苷	Rw_1	$-xyl$	$-glc\overset{6}{-}xyl$
人参皂苷	Rg_1	$-glc$	$-glc$
人参皂苷	Rg_2	$-glc\overset{2}{-}glc$	$-H(20R)$
人参皂苷	Rh_1	$-glc$	$-H(20R)$
人参皂苷	F_1	$-H$	$-glc$
人参皂苷	U	$-H$	$-glc\overset{2}{-}glc$

图 7-50　三七中原人参三醇型三萜类化合物

2. 三七总皂苷的提取分离　新鲜三七根 70.0 kg,切片,常温干燥,甲醇回流提取三次,回收溶剂得浸膏 4.0 kg,水溶解,经 D101 大孔树脂,依次用水、甲醇洗脱,甲醇洗脱液回收溶解得到三七总皂苷(2.7 kg)。取三七总皂苷 2 kg,经反复硅胶柱色谱、常压反相色谱结合半制备高效液相色谱分离得到 30 个达玛烷型三萜类成分。其中,化合物 1~7 为新型达玛烷型三萜成分,化合物 1~2 为 A 环 C-3,4 开环的达玛烷型三萜成分,化合物 3 为 24 个碳的降三萜类,新化合物 4~7 为 C-17 位侧链连接过氧基的达玛烷型三萜(图 7-51)。

图 7-51　三七根中分离得到的新化合物结构

三七中分离得到的 20(S)-dammar-25-ene-24(S)-hydroperoxyl-3β,6α,12β,20-tetrol 结构鉴定

含三萜类化合物的中药实例——甘草

【小结】

三萜类化合物是一类基本母核由 30 个碳原子组成的萜类化合物,可视为六个异戊二烯单位聚合而成,根据分子结构中环的个数将其分成不同的结构类型。三萜类化合物多为白色结晶

或无定型粉末,味苦,对人体黏膜有强烈的刺激性。一般游离苷元难溶或不溶于水,三萜皂苷可溶于水,其水溶液多具有发泡性和溶血性。三萜类化合物的特征颜色反应可用于定性鉴别。可以利用三萜化合物的溶解度差异、与胆甾醇生成分子复合物的性质及极性强弱进行分离。三萜类化合物的色谱鉴定可用硅胶薄层色谱和高效液相色谱等。核磁共振氢谱和碳谱特征峰是三萜类化合物结构鉴定的重要手段,同时利用质谱裂解具有特征性,可辅助确定三萜类化合物的结构类型及取代基位置。

```
三萜类化合物
│
├─ 结构分类 ─┬─ 生源途径
│            │
│            ├─ 分类 ─┬─ 依据:是否成环及环的数目(链状、单环、双环、
│            │        │        三环、四环、五环等)
│            │        │
│            │        └─ 常见类型:四环三萜(羊毛脂甾烷、大戟烷、达
│            │                 玛烷、环菠萝蜜烷型、葫芦素烷、原萜烷、楝烷
│            │                 等);五环三萜(齐墩果烷、乌苏烷、羽扇豆烷、
│            │                 木栓烷、羊齿烷、何帕烷等)
│            │
│            └─ 各类型代表性化合物及其中药来源
│
├─ 理化性质 ─┬─ 物理性质:性状(颜色、味、刺激性、吸湿性)、熔点、旋光、溶解
│            │        性和发泡性
│            │
│            └─ 化学性质:颜色反应(Liebermann-Burchard、Rosen-Heimer、
│                     Salkowski、Kahlenberg、Tschugaeff 等)、溶血反应
│
├─ 检识方法 ─┬─ 理化检识:泡沫试验、颜色反应、溶血试验
│            │
│            └─ 色谱检识:吸附薄层色谱、键合硅胶反相色谱、纸色谱
│
├─ 提取方法 ─── 醇性溶剂提取法、萃取法
│
├─ 分离方法 ─┬─ 游离三萜:硅胶柱色谱、中压制备色谱、高效液相制备色谱
│            │
│            ├─ 三萜皂苷:沉淀法、柱色谱法(吸附、分配柱色谱、凝胶等)
│            │
│            └─ 常见中药中三萜类化合物分离实例
│
└─ 波谱特征 ─┬─ UV:双键、羰基等
             │
             ├─ ¹H NMR:δ(甲基、烯烃、含氧碳氢等)、J(耦合常数)、糖的数目等
             │
             ├─ ¹³C NMR:母核、苷化位移、糖的数目
             │
             ├─ 2D NMR:HSQC、HMBC、¹H-¹HCOSY、TOCSY、NOESY
             │
             └─ MS:准分子离子峰、分子离子峰、裂解规律等
```

第八章　甾体类化合物

第一节　概　　述

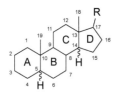

图8-1　环戊烷骈
多氢菲

甾体类化合物(Steroidal compounds)是自然界中广泛存在的具有环戊烷骈多氢菲甾体母核的一类化学成分(图8-1)。根据环戊烷骈多氢菲母核中的四个环的稠合方式及 C_{17} 位的侧链种类,甾体类化合物可分为:强心苷类、甾体皂苷类、C_{21} 甾类、醉茄内酯、植物甾醇、昆虫变态激素、胆酸类,见表8-1。

甾体类化合物具有强心、抗肿瘤、治疗心绞痛、改善心肌缺血、降血糖、降胆固醇、抗菌、杀灭钉螺、抗血栓等作用;同时也是合成甾体激素、孕激素、抗菌、抗炎、抗肿瘤、抗风湿、抗肿瘤等药物的重要原料。

表8-1　甾体类化合物分类、C_{17} 位连接的侧链及稠合方式

甾体类化合物	R	A/B	B/C	C/D
强心苷类	不饱和内酯环	顺或反	反	顺
甾体皂苷类	含氧螺杂环	顺,反	反	反
C_{21} 甾类	羟甲基衍生物	反	反	顺
醉茄内酯	不饱和内酯环	顺或反	反	反
植物甾醇	8~10 个碳的脂肪链	顺或反	反	反
昆虫变态激素	8~10 个碳的脂肪链	顺	反	反
胆酸类	戊酸	顺	反	反

甾体类化合物结构中的 C_3 的羟基及 C_{10}、C_{13}、C_{17} 的侧链大多是 β-构型;甾体母核中的 B/C 均为反式稠合;当 A/B 环为顺势稠合时,C_5 上的氢原子处于环平面前方,用实线键表示,与 C_{19} 处于同侧,为 β-构型;当 A/B 环为反势稠合时,C_5 上的氢原子处于环平面后方,用虚线键表示,与 C_{19} 处于环平面的两侧,为 α-构型;C_{14} 上的氢原子的构型及表达方式与 C_5 上的氢原子的相同。甾体母核的其他位置还有羟基、羰基、双键等官能团。本章主要学习强心苷类、甾体皂苷类、C_{21} 甾类、醉茄内酯等。

甾体类化合物由甲戊二羟酸途径和脱氧木酮糖磷酸酯途径生成的三萜类化合物经进一步修饰和降解形成的。

第二节　强 心 苷 类

一、强心苷的概述

强心苷(cardiac glycosides)是存在于自然界中具有显著强心作用的甾体苷类化合物,能够增强心肌收缩力,减慢心率,主要用于治疗充血性心力衰竭和节律障碍等心脏疾病,临床上应用的强心苷类药物大多从植物中提取分离获得,例如,乙酰毛花洋地黄苷丙(商品名:西地兰,cedilanid)、异羟基毛地黄毒苷(商品名:地高辛,digoxin)、黄夹苷(商品名:强心灵,peruvoside)等。

强心苷多存在于一些有毒的植物中，特别是玄参科和夹竹桃科的植物，其他科中亦有存在，例如，百合科、萝摩科、十字花科、卫矛科、豆科、桑科、毛茛科、梧桐科、大戟科等。

动物中发现的具有强心作用的化学成分为酯类成分和生物碱，而非强心苷类化合物，例如蟾酥皮下腺分泌物中的强心成分为蟾毒配基（bufogenins）及其酯类（蟾酥毒类，bufotoxins），哥伦比亚箭毒蛙中发现的强心成分 batrachotoxinin A 属于生物碱类（图 8－2）。

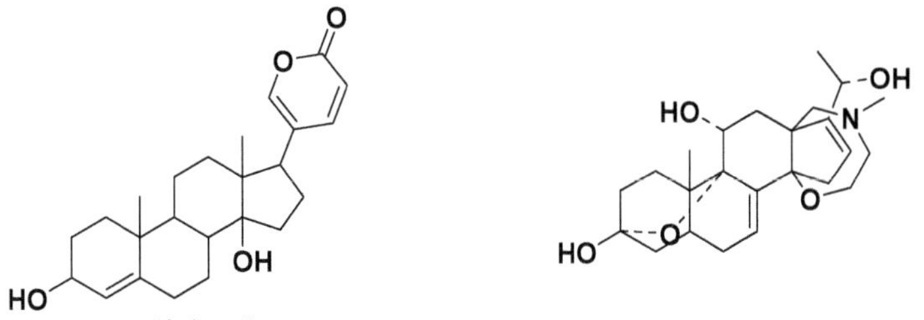

蟾毒配基　　　　batrachotoxin A

图 8－2　蟾毒配基、batrachotoxinin A 的化学结构

二、强心苷的结构与分类

强心苷由强心苷元（cardiac aglycones）与糖两部分构成的。强心苷元结构中的 B/C 环均为反式稠合，C/D 环均为顺式稠合，A/B 环顺式、反式稠合都有。

强心苷的甾体母核 C_3 和 C_{14} 有羟基取代，C_3 的羟基多为 β－型，少数为 α－型，C_3 的羟基常与糖缩合成苷；C_{14} 的羟基均为 β－型；C_{10}、C_{13}、C_{17} 位有侧链，C_{10} 的侧链大多为甲基，少数为羟甲基、醛基或羧基；C_{13} 的侧链为甲基；C_{17} 的侧链为不饱和内酯环，多为 β－型。

根据 C_{17} 连接的不饱和内酯环的大小将强心苷元分为两类：甲型强心苷元和乙型强心苷元；构成强心苷的糖有 α－羟基糖和 α－去氧糖，根据糖的种类与苷元的连接方式，将强心苷分为三种类型：Ⅰ型、Ⅱ型和Ⅲ型。

（一）强心苷元的结构与分类

1. 甲型强心苷元　　甾体母核的 C_{17} 侧链为五元不饱和内酯环（$\Delta^{\alpha\beta}-\gamma$－内酯），称为强心甾烯类，即甲型强心苷元，例如，洋地黄毒苷元（digitoxigenin）。

2. 乙型强心苷元　　甾体母核的 C_{17} 侧链为六元不饱和内酯环（$\Delta^{\alpha\beta,\gamma\delta}-\delta$－内酯），称为海葱甾二烯类或蟾酥甾二烯类，即乙型强心苷元，例如，海葱苷元（scillarenin），见图 8－3。

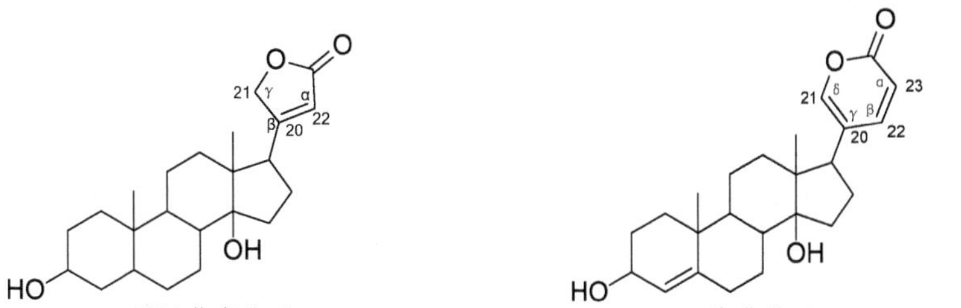

洋地黄毒苷元　　　　海葱苷元

图 8－3　洋地黄毒苷元、海葱苷元的化学结构

甲型强心苷元以强心甾烯为母核命名，如洋地黄毒苷元的化学名为 3β，14β－二羟基－5β－强心甾－20（22）－烯[3β，14β－dihydroxy－5β－card－20（22）－enolide]；乙型强心苷元以海葱甾或蟾酥甾为母核命名，如海葱苷元的化学名为 3β，14β－二羟基海葱甾－4，20，22－三烯（3β，14β－dihydroxy-acilla－4，20，22－trienolide）。

（二）强心苷中的糖

构成强心苷的 α－羟基糖和 α－去氧糖有 20 多种，糖分子结构中 C_2 有羟基取代称为 α－羟基糖，C_2 无羟基取代称为 α－去氧糖；α－去氧糖只存在于强心苷中，是强心苷的重要特征之一。

1. α-羟基糖　　构成强心苷的α-羟基糖有 D-葡萄糖、6-去氧糖和 6-去氧糖甲醚,见图 8-4。

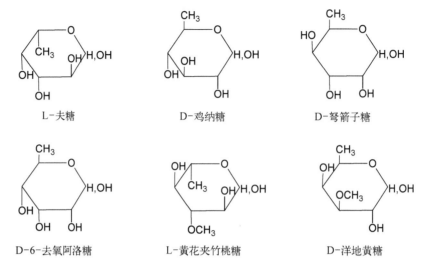

L-夫糖　　　　　　　　D-鸡纳糖　　　　　　　　D-弩箭子糖

D-6-去氧阿洛糖　　　　L-黄花夹竹桃糖　　　　　D-洋地黄糖

图 8-4　常见 6-去氧糖、6-去氧糖甲醚的化学结构

2. α-去氧糖　　构成强心苷的α-去氧糖有 2,6-二去氧糖,2,6-二去氧糖甲醚,见图 8-5。

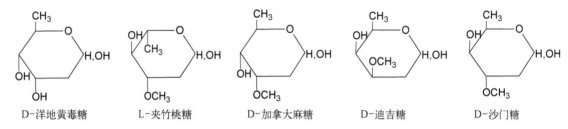

D-洋地黄毒糖　　L-夹竹桃糖　　D-加拿大麻糖　　D-迪吉糖　　D-沙门糖

图 8-5　常见 2,6-二去氧糖、2,6-二去氧糖甲醚的化学结构

(三) 苷元和糖的连接方式

目前发现的强心苷类化合物均由强心苷元的 3-OH 与糖缩合而成,糖基数目多在 5 个以内,直链链接。根据糖的链接顺序强心苷分为三类:

Ⅰ型: 苷元-O-(2,6-二去氧糖)$_x$-(α-羟基糖)$_y$,例如,紫花洋地黄苷 A(purpurea glycoside A);洋地黄毒苷(digitoxin),见图 8-6。

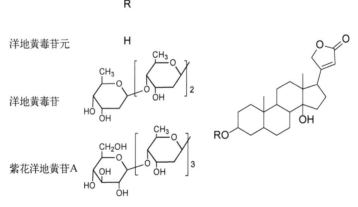

图 8-6　紫花洋地黄苷 A、洋地黄毒苷的化学结构

Ⅱ型: 苷元-O-(6-去氧糖)$_x$-(α-羟基糖)$_y$,例如,真地吉他林(digitalin)、美丽毒毛旋花子苷,见图 8-7。

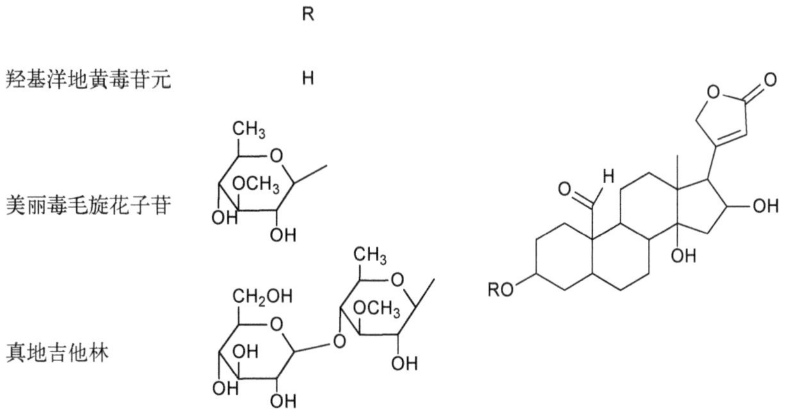

R

羟基洋地黄毒苷元　　　H

美丽毒毛旋花子苷

真地吉他林

图 8-7 真地吉他林(digitalin)和美丽毒毛旋花子苷的化学结构

Ⅲ型：苷元-O-(α-羟基糖)，例如绿海葱苷(scilliglaucoside)、乌本苷(ouabain)，见图 8-8；Ⅰ型、Ⅱ型强心苷较多，Ⅲ型强心苷较少。

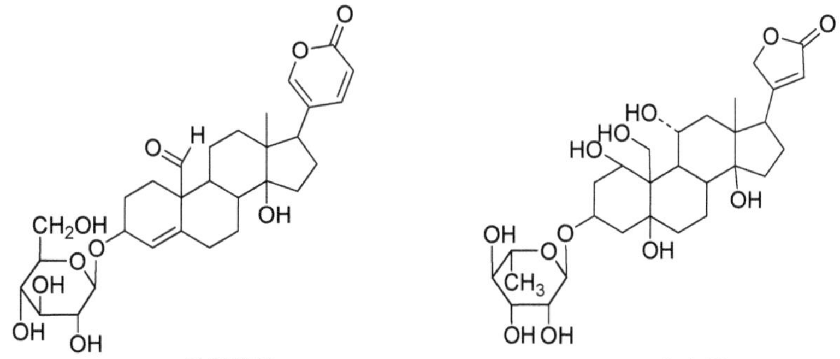

绿海葱苷　　　　　　　乌本苷

图 8-8 绿海葱苷、乌本苷的化学结构

三、强心苷的理化性质

(一)性状

强心苷多为无定形粉末或无色结晶，具有旋光性；C_{17} 侧链为 β 构型者味苦，α 构型者无苦味，无强心作用；对黏膜有刺激性。

(二)溶解性

强心苷一般可溶于水、醇、丙酮等中大极性溶剂，微溶于乙酸乙酯，几乎不溶于乙醚、苯、石油醚等小极性溶剂。

影响强心苷溶解性的主要因素包括：① 分子中所含糖的数目、种类；② 苷元所含的羟基数目及位置。原生苷分子中含糖基数目多于其次生苷和苷元，亲水性强于次生苷和苷元。例如乌本苷(ouabain)由乌本苷元和鼠李糖构成的单糖苷，乌本苷元结构中有 6 个羟基，鼠李糖结构中有 4 个羟基，二者成苷后整个分子有 8 个羟基，分子极性较大，水溶性好(1∶75)，难溶于三氯甲烷；洋地黄毒苷由洋地黄毒苷元和三分子的 D-洋地黄毒糖构成的三糖苷，洋地黄毒苷元结构中有两个羟基，D-洋地黄毒糖为 2,6-二去氧糖，结构中只有三个羟基，洋地黄毒苷元与三分子 D-洋地黄毒糖成苷后洋地黄毒苷分子只有五个羟基，分子极性较小，水溶性差(1∶100 000)，在三氯甲烷中溶解度大(1∶40)。此外，分子中羟基形成分子内氢键可影响化合物的溶解度，如毛花洋地黄苷乙和毛花洋地黄苷丙，二者糖链相同，区别在于苷元上羟基位置不同，毛花洋地黄苷乙的 C_{14} 和 C_{16} 有两个羟基，其中 C_{16} 的羟基能和内酯环的羰基形成分子内氢键，毛花洋地黄苷丙的 C_{11} 和 C_{12} 有两个羟基，均不与内酯环羰基形成氢键，导致毛花洋地黄苷丙在水中溶解度(1∶18 500)比毛花洋地黄苷乙(几乎不溶)大，而在三氯甲烷中的溶解度则相反，毛花洋地黄苷丙(1∶17 500)小于毛花洋地黄苷乙(1∶500)。除上述因素,分子中的双键、羰基、甲氧基、酯键等官能团也影响强心苷的溶解度。

(三)水解反应

强心苷的苷键可被酸或酶催化水解,分子中的酯键可以被碱水解。水解反应是研究强心苷的结构和修饰强心苷结构的重要方法,水解反应主要有:酸水解、酶水解和碱水解,其中酸水解包括:温和酸水解、剧烈酸水解和氯化氢-丙酮法。

1. 酸水解

(1)温和酸水解:用 0.02~0.05 mol/L 的盐酸或硫酸,在含水溶剂中加热回流半小时至数小时,可使 I 型强心苷水解为苷元和糖,由于在 I 型强心苷中,苷元与 α-去氧糖相连,苷键原子所处的化学环境位阻较小,易于质子进攻苷键原子,因此 I 型强心苷极易被酸水解,II、III 型强心苷不容易被水解;在糖链中,α-去氧糖与 α-去氧糖之间也极易被酸水解;但 α-去氧糖与 α-羟基糖在烯酸条件下不易断裂,常常得到二糖及以上的糖。温和酸水解不易引起苷元和糖的脱水分解,本法可获得强心苷元。例如,紫花洋地黄苷 A 温和酸水解获得洋地黄毒苷元、两分子的 D-洋地黄毒糖、一分子的 D-洋地黄毒糖-D-葡萄糖,见图 8-9。

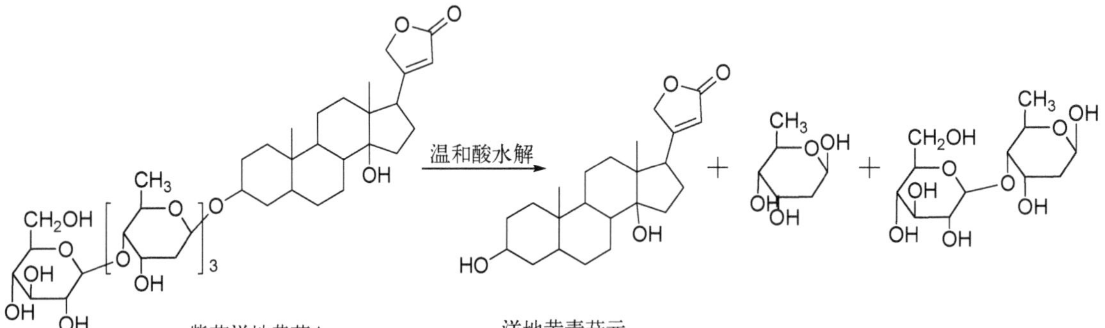

图 8-9 紫花洋地黄苷 A 温和酸水解过程

当 I 型强心苷的苷元 C_{16} 位有甲酰基时,不能用温和酸方法水解,由于 C_{16} 位的甲酰基的存在,即使在温和酸水解时 C_5-OH 也容易脱去,获得脱水苷元。例如,K-毒毛旋花子苷苷元中存在 C_5-OH,经温和酸水解后获得 K-毒毛旋花子苷元,K-毒毛旋花子苷元的 C_5 没有羟基,见图 8-10。

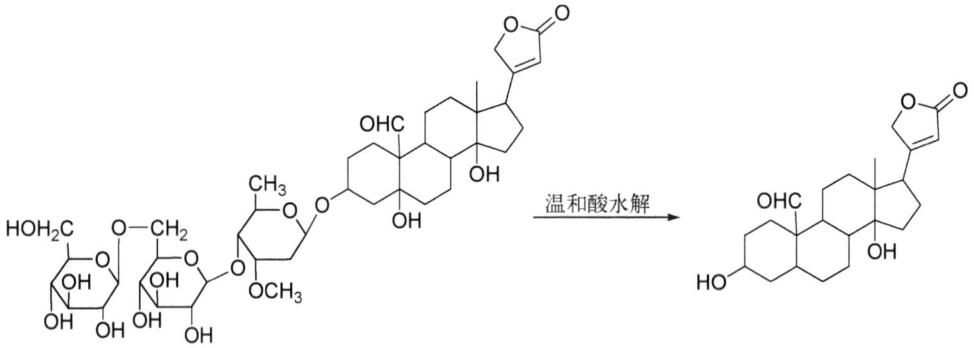

图 8-10 如 K-毒毛旋花子苷温和酸水解过程

(2)强烈酸水解:II、III 型强心苷中与苷元直接相连的均为 α-羟基糖,由于糖的 α-羟基阻碍了苷键原子的质子化,使温和酸水解难以水解 II、III 型强心苷,因此必须提高酸的浓度(3%~5%),延长作用时间或同时提高反应压力,才能使 II、III 型强心苷水解。由于反应剧烈,常引起苷元的结构变化,生成脱水苷元。例如,羟基洋地黄毒苷经剧烈酸水解后,苷元脱去 C_3-OH、C_{14}-OH 和 C_{16}-OH,生成三脱水羟基洋地黄毒苷元,见图 8-11。

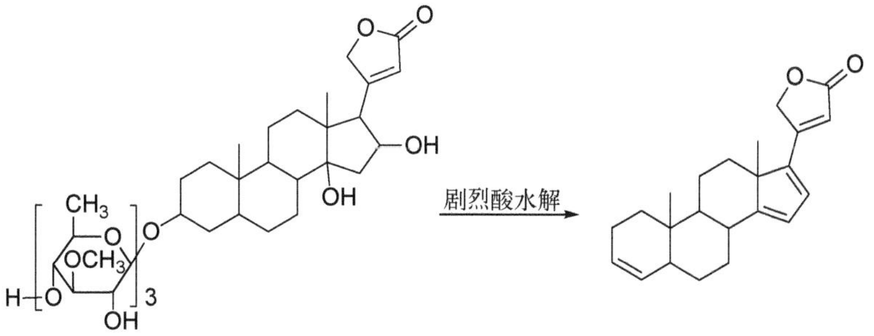

图 8-11　羟基洋地黄毒苷剧烈酸水解过程

（3）氯化氢-丙酮法（Mannich 和 Siewert 法）：将强心苷溶于含 1% 氯化氢的丙酮溶液中，室温下放置两周。糖分子或苷元中顺势邻二羟基与丙酮反应生成丙酮化物，进而水解，可得到原生苷元和糖的衍生物。例如，铃兰毒苷、乌本苷的氯化氢-丙酮水解，见图 8-12。

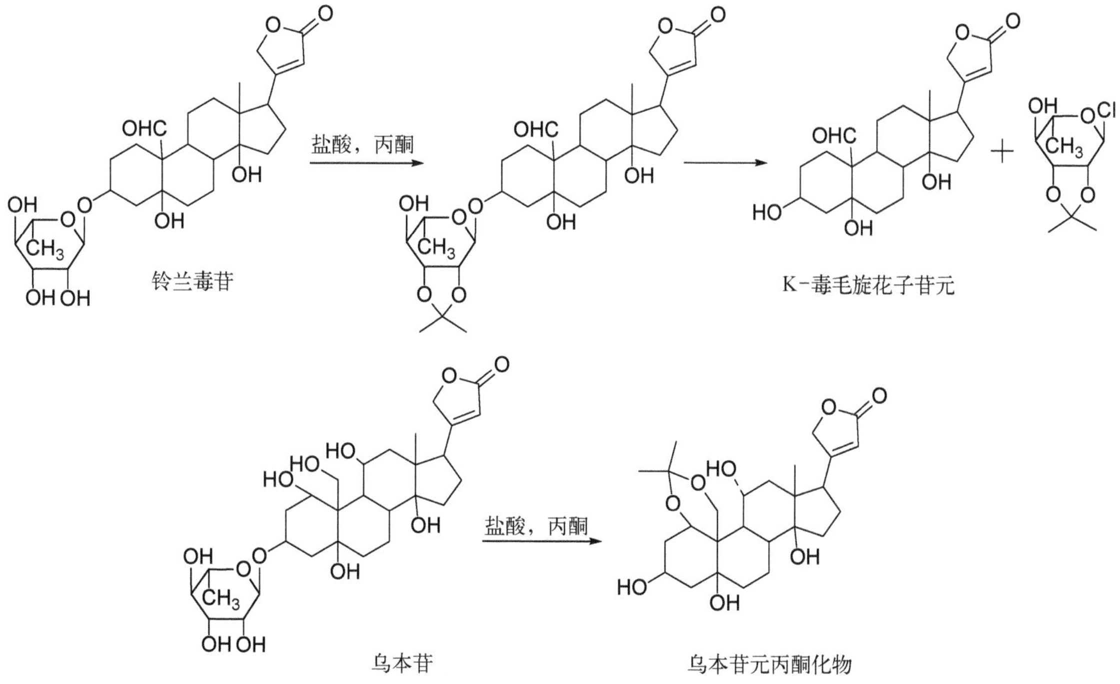

图 8-12　铃兰毒苷、乌本苷的氯化氢-丙酮水解

本法适合于多数能溶于丙酮的 Ⅱ 型强心苷的水解。当强心苷难溶于丙酮时，可加入二氧六环提高强心苷的溶解度。

2. 酶水解　　酶水解有一定的选择性。能水解强心苷的酶来源于含强心苷的植物及其他生物。不同的酶作用于不同的苷键，在含强心苷的植物中有水解葡萄糖的酶，可水解分子中的葡萄糖，由于没有水解 α-去氧糖的酶，因此保留 α-去氧糖生成次级苷。例如，紫花苷酶能水解紫花毛地黄苷 A 和 B 脱去一分子葡萄糖，分别生成毛地黄毒苷和羟基毛地黄毒苷。

蜗牛消化酶是一种混合酶，来源于蜗牛肠管消化液，几乎可以水解所有苷键，能将强心苷的糖链逐步水解，直至获得苷元，多用于研究强心苷的糖链连接顺序。

苷元不同的强心苷被酶水解的速度也不相同。例如，用紫花苷酶水解毛花洋地黄苷和紫花洋地黄毒苷，前者糖基部分有乙酰基，能阻碍酶的作用水解速度慢于后者。乙型强心苷与甲型强心苷相比更容易被水解。

3. 碱水解　　碱性试剂使强心苷分子中的酯键水解（包括内酯环开裂）、苷元异构化，由于强心苷的苷键多为醇苷，在碱性环境下较稳定，不易被碱性试剂水解。用于水解强心苷的碱有碱性较弱的碳酸氢钠、碳酸氢钾、氢氧化钙、氢氧化钡等;碱性较强的有氢氧化钠、氢氧化钾等。

（1）强心苷的苷元和糖基上的甲酰基和乙酰基水解:强心苷的苷元和糖基常有甲酰基或乙酰基。α-去氧糖上的酰基最容易脱去,用碳酸氢钠、碳酸氢钾即可水解;α-羟基糖和苷元上的酰基需用碱性较强的氢氧化钙、氢氧化钡进行水解;碳酸氢钠、碳酸氢钾、氢氧化钙、氢氧化钡等不能水解强心苷元的内酯环。甲酰基比乙酰基更容易水解。

（2）强心苷的不饱和内酯环水解:氢氧化钠、氢氧化钾碱性强于碳酸氢钠、碳酸氢钾、氢氧化钙、氢氧化钡,可以水解甲酰基和乙酰基,也可以水解内酯环,并且加酸后内酯环可环合,是可逆反应;但是在醇溶液中氢氧化钠、氢氧化钾使内酯环开环并异构化,酸化后不再环合,为不可逆反应。

甲型强心苷在氢氧化钾的醇溶液中,通过内酯环的质子、双键迁移,即双键20(22)迁移至20(21),以及 C_{14} 位羟基质子与 C_{20} 位亲电加成生成内酯环异构化苷,再经皂化反应开环形成开链型异构化苷,见图8-13。

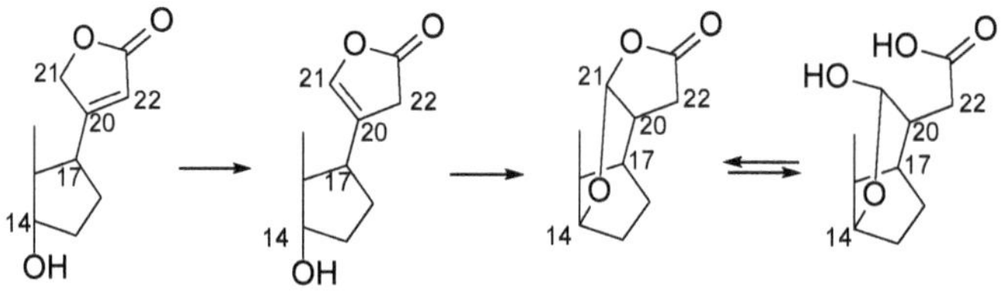

图8-13 甲型强心苷元异构化

乙型强心苷在氢氧化钾醇溶液中,不发生双键转移,但内酯环开裂羧基与醇生成酯, C_{21} 的烯醇羟基与 C_{14} 位羟基分子内脱水成醚形成异构化苷,见图8-14。

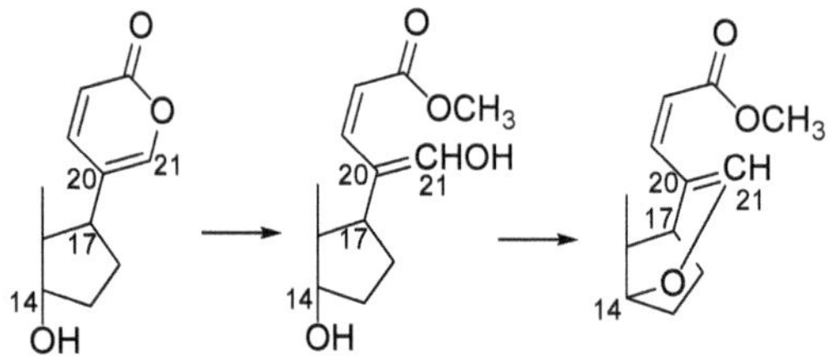

图8-14 乙型强心苷元异构化

（四）强心苷的颜色反应

强心苷结构中的甾体母核、不饱和内酯环和α-去氧糖,可与相应的试剂反应呈现出相应的颜色变化。

1. 与甾体母核的颜色反应　　甾体母核在无水条件下与浓硫酸或 Lewis 酸等试剂加热后,发生脱水、脱羧基、氧化、缩合、双键移位等变化,从而生成多烯阳碳离子呈现颜色变化,常用的甾体母核的颜色反应见表8-2。

表8-2 甾体母核的颜色反应

反 应 名 称	试 剂	颜 色 变 化	备 注
浓 H_2SO_4 -乙酸酐反应（Liebermann-burchard reaction）	冰乙酸、浓硫酸-乙酸酐（1:20）	红→紫→蓝→绿→污绿等颜色变化,最后褪色。	甾体皂苷颜色变化快;三萜皂苷颜色变化稍慢,不出现污绿色。试管反应。
五氯化锑反应（Kahlenberg reaction）	20%三氯化锑（或五氯化锑）三氯甲烷溶液	显黄色、灰蓝色、灰紫色斑点,在紫外灯下显蓝紫色荧光。	甾体皂苷在紫外灯下显黄色荧光。试管反应。显色温度: $60\sim70℃$。

续 表

反 应 名 称	试 剂	颜 色 变 化	备 注
三氯乙酸反应 （Rosen-Heimer reaction）	25%三氯乙酸乙醇溶液	显红色→紫色斑点。	滤纸上显色,显色温度:100℃。
三氯甲烷-浓硫酸反应 （Salkawski reaction）	三氯甲烷、浓硫酸	在三氯甲烷层呈现红色或蓝色,硫酸层有绿色荧光出现。	滤纸上显色。
冰乙酸-乙酰氯反应 （Tschugaer reaction）	冰乙酸、氯化锌颗粒、乙酰氯	反应液呈现紫红色→蓝色→绿色变化。	试管反应,稍加热。

2. 五元不饱和内酯环的颜色反应　　在强碱性醇溶液中,甲型强心苷的五元内酯环的双键 20(22)转移到 20(21),生成 C_{22} 活性亚甲基,并与活性亚甲基试剂反应生成在可见光区有特殊吸收带的产物,也可用于定量分析。乙型强心苷内酯环的双键在碱性醇溶液中不发生迁移,因此不能产生活性亚甲基,不与活性亚甲基试剂反应,所以活性亚甲基试剂反应可区别甲、乙型强心苷,常用的五元不饱和内酯环的颜色反应见表 8-3。

表 8-3　五元不饱和内酯环的颜色反应

反应名称	试 剂	颜 色 变 化	λ_{max}(nm)
Legal 反应	吡啶、亚硝酰铁氰化钠试剂、氢氧化钠溶液(2 mol/L)	深红色或蓝色	470
Kedde 反应	甲醇或乙醇、3,5-二硝基苯甲酸试剂(2%的甲醇或乙醇溶液)、氢氧化钾溶液(2 mol/L)	红色或紫色,本反应可用于强心苷纸色谱和薄层色谱的显色,喷雾后先显色后褪色。	590
Raymond 反应	50%乙醇溶液、间二硝基苯试剂(1%的乙醇溶液)、20%氢氧化钠溶液	紫红或蓝色	620
Baljet 反应	甲醇或乙醇、苦味酸试剂(1%的乙醇溶液)、5%氢氧化钠溶液	橙色至橙红	490

3. α-去氧糖的颜色反应　　强心苷中的 α-去氧糖是区别其他苷类化合物的重要特征,游离的 α-去氧糖和强心苷中的 α-去氧糖基可以与相应的试剂发生颜色反应,利用 α-去氧糖的颜色反应有助于强心苷的结构鉴定,常用的 α-去氧糖的颜色反应见表 8-4。

表 8-4　α-去氧糖的颜色反应

反 应 名 称	试 剂	颜 色 变 化	应 用 范 围	备 注
Kelley-Kiliani 反应(K-K反应)	冰乙酸、20%的三氯化铁水溶液、浓硫酸	乙酸层显蓝色;界面的颜色可显红色、绿色、黄色等,但久置后因炭化作用,均转为暗色。	游离的 α-去氧糖或在此条件下能解离出游离的 α-去氧糖的强心苷呈阳性。	本法呈阳性可确定 α-去氧糖的存在,但是本法呈阴性并不能完全否定 α-去氧糖的存在。
呫吨氢醇反应（Xanthydrol 反应）	呫吨氢醇试剂（呫吨氢醇 10 mg、冰乙酸 100 mL、浓硫酸 1 mL）	显红色	α-去氧糖	需要加热。反应极为灵敏,与 α-去氧糖定量地发生反应,可用于定量分析。
对二甲氨基苯甲醛反应	1%对二甲氨基苯甲醛的乙醇溶液、浓盐酸 1 mL	显红色	游离的 α-去氧糖	90℃加热 30 秒。
过碘酸-对硝基苯胺反应	过碘酸钠的饱和水溶液,蒸馏水、1%对硝基苯胺的乙醇溶液,浓盐酸、5%氢氧化钠甲醇溶液	深黄色斑点,置紫外灯下为棕色背底上出现黄色荧光斑点。最终斑点转为绿色	α-去氧糖及含 α-去氧糖的强心苷	可作为薄层色谱和纸色谱的显色剂。

四、强心苷的检识

强心苷的检识包括理化检识和色谱检识,理化检识利用强心苷的显色反应,色谱检识常用薄层色谱检识。

(一)理化检识

强心苷的理化鉴别主要是根据其结构中的甾体母核、不饱和内酯环和 α-去氧糖部分的特点选择合适的颜色反应。常用的颜色反色有浓硫酸-乙酸酐反应、三氯化铁-冰乙酸反应、亚硝酰铁氰化钠反应等,具体见强心苷的颜色反应。

如果样品的浓硫酸-乙酸酐反应、三氯化铁-冰乙酸反应呈阳性,可判定样品中含强心苷类成分;样品的亚硝酰铁氰化钠反应呈阳性,表明样品含有甲型强心苷类成分,如果呈阴性,则可能含有乙型强心苷类成分。

(二)色谱检识

检识强心苷常用的薄层色谱有薄层吸附色谱和薄层分配色谱。由于氧化铝的强吸附能力一般不用氧化铝,对于大极性的强心苷类化合物,常用硅胶作为薄层吸附色谱的吸附剂,薄层吸附色谱常以不同比例的三氯甲烷-甲醇、乙酸乙酯-甲醇、三氯甲烷-甲醇-冰乙酸、二氯甲烷-甲醇-甲酰胺等溶剂系统作展开剂。薄层分配色谱分离强心苷的效果较吸附薄层色谱更好,分离度更高、斑点更清晰,薄层分配色谱常用硅胶、硅藻土、纤维素作支持剂,以甲酰胺、二甲基甲酰胺、乙二醇、水等作固定相,三氯甲烷-丙酮、三氯甲烷-正丁醇、三氯甲烷-甲醇-水、乙酸乙酯-甲醇-水等溶剂系统作展开剂。

检识极性较弱的强心苷和苷元时,除了用硅胶作为吸附剂亦可采用氧化铝作吸附剂,常用以不同比例的三氯甲烷-甲醇、乙酸乙酯-甲醇等作展开剂。

常用显色剂:

① 2%的 3,5-二硝基苯甲酸乙醇溶液与 2 mol/L 氢氧化钾溶液等体积混匀,喷于薄层色谱上,强心苷显红色斑点,几分钟后褪色;② 1%苦味酸水溶液与 10%氢氧化钠水溶液(95∶5)混合,喷于薄层色谱上,90~100 ℃烘 4~5 分钟,强心苷呈橙红色;③ 2%三氯化锑的三氯甲烷溶液,喷于薄层色谱上 100 ℃烘 5 分钟,不同强心苷及苷元显不同的颜色。

五、强心苷的提取分离

植物体中所含的化学成分都比较复杂,而且强心苷的含量较低,多数强心苷是多糖苷,由于受植物体内酶的水解生成次生苷,原生苷、次生苷与糖类、皂苷、色素、鞣质等共存,加大了强心苷提取分离的难度。

(一)提取

如果要提取原生苷,必须抑制酶的活性,新鲜原料采收后要低温快速干燥,存储过程中注意防潮,提取过程中避免酸碱试剂的应用。如果提取次级苷,可利用植物体内的酶水解原生苷以获得次级苷,也可以先提取原生苷再采用酸水解、碱水解等方法进行水解。此外,酸碱水解过程应注意酸、碱对强心苷结构的影响。

一般原生苷易溶于水而难溶于亲脂性溶剂,次级苷极性小于原生苷。根据强心苷的极性大小选择合适的提取溶剂,强心苷的提取常采用不同浓度的甲醇、乙醇水溶液提取,醇类溶剂提取效率高,且能使酶失去活性;提取次级苷和苷元时可选小极性溶剂,例如,乙醚、二氯甲烷、三氯甲烷及其与甲醇或乙醇的混合溶剂。

原料为种子等含油脂类较多的药材时,可先采用压榨法脱脂,或采用含醇溶剂提取后回收有机溶剂,剩余物用石油醚、苯等小极性溶剂萃取以除去油脂类杂质,再用三氯甲烷-甲醇混合溶液萃取出强心苷;若原料为叶类、全草类药材时,提取液可先用石油醚脱叶绿素;若药材含有大量的鞣质及其他酚类杂质可用聚酰胺色谱除去。

（二）分离纯化

强心苷的分离纯化常采用两相溶剂萃取法、逆流分溶法、色谱分离法和结晶法。两相溶剂萃取法常用于提取分离的初级阶段，大多情况下只能获得极性相似的混合物，一般难以获得单体化合物；单体化合物的获得大多需要采用逆流分溶法、色谱分离法和结晶法的纯化。分离纯化过程需配合多种分离纯化方法交叉使用，反复进行才能获得单体化合物。

1. 两相溶剂萃取法　　毛花毛地黄叶用70%乙醇水溶液提取，回收乙醇至含醇量为10%~20%，室温下静置，过滤（除叶绿素和树脂），滤液继续回收乙醇至无醇味，用少量三氯甲烷萃取一遍（进一步除去色素和树脂），再用三氯甲烷-乙醇混合溶液继续萃取，回收三氯甲烷-乙醇，剩余物为毛花毛地黄叶粗总苷。

2. 逆流分溶法　　黄花夹竹桃苷 A 和 B 的分离，以三氯甲烷-乙醇/水体系作为分离溶剂，其中三氯甲烷作为移动相，水为固定相，经多次逆流分离，三氯甲烷中以黄花夹竹桃苷 B 为主，水层以黄花夹竹桃苷 A 为主。

3. 色谱分离法　　吸附色谱法、分配色谱法常用于分离强心苷类化合物，吸附色谱法常用的吸附剂有硅胶和氧化铝，氧化铝适用于极性较小的强心苷类化合物，硅胶应用范围较广，多以三氯甲烷-甲醇、乙酸乙酯-甲醇体系为洗脱剂；分配色谱法常用的色谱材料为不同烷基键合的反相硅胶，以甲醇-水为流动相进行洗脱，可在常压柱上进行，也可在制备高效液相上进行；也可用硅胶、硅藻土、纤维素为支持剂，以三氯甲烷-甲醇-水、乙酸乙酯-甲醇-水等混合溶剂作为流动相洗脱，例如，以硅藻土为支持剂，丁酮饱和的水为固定相，水饱和的丁酮为流动相，分离羊角拗中的亲脂性强心苷，先流出色谱柱的是 D-羊角拗毒毛旋花子苷 Ⅰ，然后是 D-羊角拗毒毛旋花子苷 Ⅱ，最后是 D-羊角拗毒毛旋花子苷 Ⅲ。

4. 结晶法　　某些强心苷在植物中含量较高，可采用重结晶法纯化，例如，铃兰全草的苯-乙醇提取物利用三氯甲烷-乙醇萃取，回收三氯甲烷后的剩余物再用甲醇重结晶，可获得铃兰毒苷。

六、强心苷的结构鉴定

强心苷的结构鉴定主要通过紫外光谱、红外光谱、核磁共振谱及二维核磁共振谱、质谱等波谱学方法完成，强心苷的理化检识和色谱检识可以辅助强心苷的结构鉴定。

（一）紫外光谱

紫外光谱中甲型强心苷的五元不饱和内酯环（$\Delta^{\alpha\beta}$-γ-内酯）在217~220 nm 处有最大吸收（$\lg\varepsilon$ 约为4.20~4.34）；乙型强心苷的六元不饱和内酯环（$\Delta^{\alpha\beta,\gamma\delta}$-$\delta$-内酯）在295~300 nm 处有最大吸收（$\lg\varepsilon$ 约为3.93），借此可区别甲型强心苷和乙型强心苷。

甲型强心苷中若存在 $\triangle^{16(17)}$ 与 $\Delta^{\alpha\beta}$-γ-内酯环共轭，则在270 nm 处有强吸收，如果存在 $\triangle^{14(15),16(17)}$ 双烯与 $\Delta^{\alpha\beta}$-γ-内酯共轭，一般在330 nm（$\lg\varepsilon$ 约为1.8）左右有吸收。强心苷在 C_{11} 或 C_{12} 位有羰基，紫外光谱中290 nm 处有弱吸收峰。

（二）红外光谱

甲型强心苷的特征吸收峰源于 $\Delta^{\alpha\beta}$-γ-内酯环的酯羰基，当用液体池法测试强心苷的红外光谱时，一般在1 800~1 700 cm^{-1} 有两个吸收峰，较低波数的吸收峰由 α,β-不饱和羰基产生的，较高波数的吸收峰是羰基的非正常吸收峰，该峰受测试溶剂的极性影响，随着测试溶剂极性的增大而减弱或消失。如果采用溴化钾压片法测定强心苷的红外光谱，较高波数的吸收峰消失，谱图中只出现较低波数的吸收峰。例如，3-乙酰毛花洋地黄毒苷元（3-acetylgitoxigenin）在以二硫化碳为溶剂，用液体池法测定时，红外光谱中有 3 个羰基吸收峰：1 783 cm^{-1}、1 756 cm^{-1}、1 738 cm^{-1}，其中1 738 cm^{-1} 为乙酰基上羰基的吸收，1 756 cm^{-1} 是不饱和内酯环上羰基的正常吸收峰，因与烯烃双键共轭而向低波数位移（饱和内酯的羰基峰在1 786 cm^{-1}）；1 783 cm^{-1} 的吸收峰则是羰基的不正常吸收峰。

乙型强心苷的特征吸收峰源于 $\Delta^{\alpha\beta,\gamma\delta}$ -δ -内酯环的酯羰基,在 $1\,800\sim1\,700\ cm^{-1}$ 也有两个吸收峰,由于羰基与两个 $C\!=\!C$ 双键共轭,共轭程度较高,与 $\Delta^{\alpha\beta}$ -γ -内酯环的酯羰基相比,两峰均向低波数位移。例如,嚏根草苷元(hellebrigenin),用液体池法测定时,出现 $1\,740\ cm^{-1}$ 和 $1\,718\ cm^{-1}$ 两个吸收峰, $1\,740\ cm^{-1}$ 为正常峰, $1\,718\ cm^{-1}$ 为非正常峰。根据强心苷不饱和内酯环羰基的伸缩振动波数,可确定强心苷的类型。

甲型和乙型强心苷不饱和内酯环的 $C\!=\!C$ 在 $1\,630\sim1\,620\ cm^{-1}$ 之间有弱吸收。

(三)核磁共振谱

1. ^1H NMR 谱　　强心苷类化合物的 ^1H NMR 谱中,高场区可见饱和的亚甲基和次甲基,由于数目较多、化学位移接近,导致信号重叠,难以确切归属。在低场区可见与氧原子、双键等官能团相连的特征氢信号峰,易于解析,有助于强心苷类化合物结构的鉴定。

化学位移在 $\delta\,1.00$ 左右可见 2 个甲基单峰,说明 C_{10} 和 C_{13} 各有一个甲基取代;当 C_{10} 被氧化为醛基时, $\delta\,1.00$ 左右的甲基单峰将减少一个,在 $\delta\,9.50\sim10.00$ 范围内出现一个醛基质子的单峰;当 C_{10} 被氧化为羟甲基时, $\delta\,4.00\sim4.50$ 范围内有四重峰, $J=12\ Hz$ 。 C_3 连有羟基, C_3 的质子化学位移在 $\delta\,3.90$ 左右,呈多重峰, C_3 的羟基成苷后 C_3 的质子化学位移大于 $\delta\,4.10$ 。

甲型强心苷中 $\Delta^{\alpha\beta}$ -γ -内酯的 C_{21} 上的亚甲基由于同时与双键和氧原子相连化学位移较大,出现在 $\delta\,4.50\sim5.00$ 之间,呈宽单峰或三重峰或 AB 型四重峰(也称伪四重峰, $J=18\ Hz$); C_{22} 位的不饱和氢质子化学位移在 $\delta\,5.60\sim6.00$ 之间,呈宽单峰。

乙型强心苷中 $\Delta^{\alpha\beta,\gamma\delta}$ -δ -内酯 C_{21} 的烯烃质子与氧原子相连化学位移在 $\delta\,7.20$ 左右,呈单峰; C_{22} 位和 C_{23} 位的质子化学位移在 $\delta\,7.80\sim6.30$ 之间,分别呈双重峰。

具有去氧糖(2-去氧糖和6-去氧糖)的强心苷存在特征的氢信号,6-去氧糖的 C_6 以甲基形式存在,化学位移在 $\delta\,1.00\sim1.50$ 之间,呈二重峰($J=6.5\ Hz$);2-去氧糖的 C_2 的两个质子,分别呈现双二重峰,由于与端基质子的偶合方式不同,可用去偶实验测定;端基质子化学位移在 $\delta\,4.50\sim6.00$ 之间,2-去氧糖的端基质子由于受到 C_2 的两个磁不等同的质子的偶合呈现双二重峰,2-羟基糖的端基质子由于受到 C_2 的一个的质子的偶合呈现双重峰。甲醚化糖的甲氧基以单峰出现在 $\delta\,3.50$ 左右。糖基中与氧同碳的质子化学位移在 $\delta\,3.50\sim4.50$ 之间,随着糖基数目的增加,氢信号重叠较难解析。

2. ^{13}C NMR 谱　　在强心苷苷元结构中根据碳原子所处的化学环境不同,将碳原子分为:非连氧饱和碳原子、连氧饱和碳原子、烯碳原子、羰基碳原子,其化学位移范围见表 8-5。

表 8-5　不同化学环境下碳原子的化学位移

碳的种类	非连氧饱和碳原子	连氧饱和碳原子	烯碳原子	羰基碳原子
化学位移	12~60	50~90	119~180	160~220

甲型强心苷的五元不饱和内酯环有三个不饱和碳原子: C_{20} 、 C_{22} 为烯碳原子,化学位移分别在 $\delta\,177$ 和 $\delta\,117$ 附近, C_{23} 为羰基碳原子化学位移在 $\delta\,176$ 附近;乙型强心苷的六元不饱和内酯环有五个不饱和碳原子: C_{20} 、 C_{21} 、 C_{22} 、 C_{23} 为烯碳原子化学位移分别在 $\delta\,122$ 、 $\delta\,149$ 、 $\delta\,147$ 、 $\delta\,114$ 附近, C_{24} 为羰基碳原子化学位移在 $\delta161$ 附近,见表 8-6 毛地黄毒苷元、远华蟾毒精和乌沙苷元中碳原子的化学位移对比;根据烯碳原子的数目可区别甲型强心苷和乙型强心苷。

强心苷的 A/B 环存在顺式和反式稠合(图 8-15),稠合方式对碳原子的化学位移也有影响,主要影响 A 环和 B 环上碳原子的化学位移,例如,乌沙苷元(A/B 环反式稠合)与毛地黄毒苷元(A/B 环顺式稠合)是 A/B 环稠合方式不同的同分异构体,乌沙苷元中 C_1 至 C_7 、 C_9 化学位移明显大于毛地黄毒苷元的相同位置碳原子的化学位移,乌沙苷元中 C_{19} 化学位移明显小于毛地黄毒苷元的 C_{19} 的化学位移。

表8-6 毛地黄毒苷元、远华蟾毒精和乌沙苷元中碳原子的化学位移对比

碳原子编号	化 学 位 移		
	毛地黄毒苷元(甲型)	远华蟾毒精(乙型)	乌沙苷元(甲型)
C_1	30.0	24.9	37.4
C_2	28.0	27.3	32.2
C_3	66.8	66.5	70.5
C_4	33.5	36.6	29.0
C_5	35.9	73.5	44.7
C_6	27.1	34.9	29.0
C_7	21.6	23.3	27.9
C_8	41.9	40.2	41.5
C_9	35.8	38.1	49.9
C_{10}	35.8	40.3	35.9
C_{11}	21.7	21.5	21.4
C_{12}	40.4	40.0	39.6
C_{13}	50.3	47.9	49.9
C_{14}	85.6	83.4	84.5
C_{15}	33.0	31.9	32.9
C_{16}	27.3	28.4	27.1
C_{17}	51.5	49.9	51.3
C_{18}	16.1	16.8	16.0
C_{19}	23.9	16.6	12.2
C_{20}	177.1	122.7	175.9
C_{21}	74.5	149.2	73.6
C_{22}	117.4	147.3	117.6
C_{23}	176.3	114.2	174.5
C_{24}	—	161.3	—

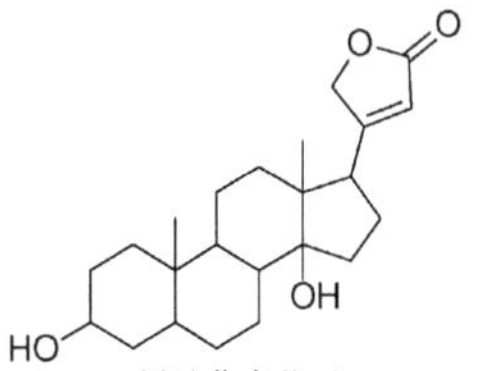

洋地黄毒苷元

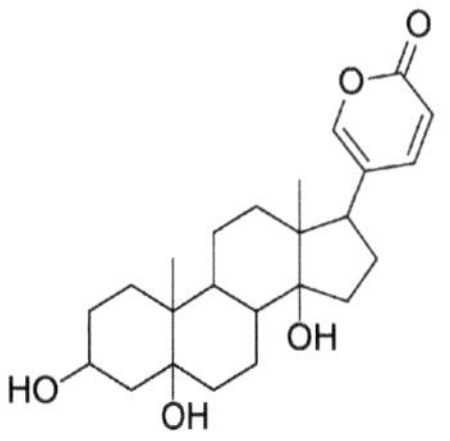

远华蟾毒精

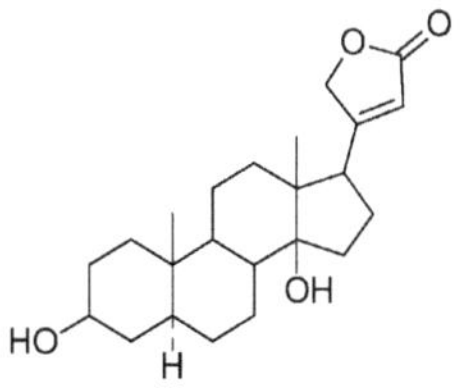

乌沙苷元

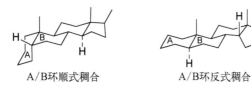

A/B环顺式稠合   A/B环反式稠合

图8-15 甾体母核A/B环的顺式、反式稠合

(四)质谱

EI-MS、FD-MS和FAB-MS常用于强心苷结构的测定,强心苷的裂解方式主要有苷键的 α-裂解和苷元的裂解,苷元的裂解主要有:RDA裂解,脱水,脱甲基、脱C_{17}位的侧链、脱醛基、脱CO及复杂开裂并生成特征的离子碎片。

甲型强心苷裂解生成 m/z 111、m/z 124、m/z 163 和 m/z 164 等含有不饱和五元内酯环结构的特征碎片离子(图8-16)。

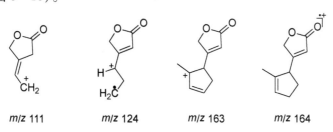

m/z 111 m/z 124 m/z 163 m/z 164

图8-16 甲型强心苷裂解生成的特征碎片离子

乙型强心苷裂解生成 *m/z* 109、*m/z* 123、*m/z* 135 和 *m/z* 136 等含有不饱和六元内酯环结构的特征碎片离子。借此可区分甲型强心苷元和乙型强心苷元(图 8-17)。

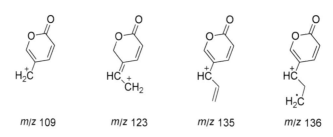

| *m/z* 109 | *m/z* 123 | *m/z* 135 | *m/z* 136 |

图 8-17　乙型强心苷裂解生成的特征碎片离子

小桃儿七中一个乙型强心苷的结构解析

第三节　甾体皂苷

一、甾体皂苷的概述

甾体皂苷(steroidal saponins)是由螺甾烷(spirostane)类化合物与糖缩合而成的苷类化合物。甾体皂苷类化合物在自然界中分布广泛,迄今发现的甾体皂苷类化合物已超过一万种,分布在薯蓣科、百合科、石蒜科、龙舌兰科、菠萝科、棕榈科、茄科、玄参科、豆科、姜科、延龄草科等植物中。此外海洋生物体内亦发现甾体皂苷,例如,面包海星。

甾体皂苷可用于甾体激素、甾体避孕药的合成,以穿龙薯蓣(*Dioscorea nipponica* Makino)根茎中的薯蓣皂苷元(图 8-18)为原料合成的药物有 60 种左右,例如,地塞米松、黄体酮、睾酮、孕甾酮、可的松等。我国科学家黄鸣龙以薯蓣皂苷元为原料,结合微生物氧化方法,实现了 7 步合成可的松,使我国可的松的合成研究进入了世界先进行列。甾体皂苷在防治心脑血管疾病方面取得满意的成果,例如,现已应用于临床的地奥心血康是由穿龙薯蓣中的 8 种甾体皂苷制成,对冠心病、心绞痛、心肌缺血、动脉粥样硬化等心血管疾病有显著疗效;心脑舒通胶囊为蒺藜果实中提取的总皂苷制剂,用于缓解心绞痛、改善心肌缺血。甾体皂苷还具有降胆固醇、抗菌、杀灭钉螺、抗肿瘤、降血糖和免疫调节等活性,如欧铃兰次皂苷有显著的抗霉菌作用,对细菌也有抑制作用;蜘蛛抱蛋皂苷具有较强的杀螺活性;从重楼(*Parispolyphylla* Smith var. chinenisi (French) Hares)中分得两个有细胞毒活性的化合物,称皂苷Ⅰ和皂苷Ⅵ,对 P388、L-1210 和 KB 细胞均有抑制作用,重楼中的甾体皂苷是云南白药、季德胜蛇药片、宫血宁的主要成分;还有大蒜中的甾体皂苷是其降血脂和抗血栓作用的活性成分;盾叶薯蓣(*Dioscorea zingiberensis* C. H. Wright)根茎水溶性皂苷是盾叶冠心宁和麦冬汤的主要活性成分;薤白中的薤白皂苷具有较强的抑制 ADP 诱导的家兔血小板聚集作用。

图 8-18　薯蓣皂苷元的化学结构

二、甾体皂苷的结构与分类

(一)甾体皂苷的结构特点

(1)甾体皂苷元基本骨架属于螺甾烷(spirostane)的衍生物(图 8-19),一般含有 6 个环,共有 27 个碳原子,除甾体母核结构,E 环和 F 环以螺缩酮形式相连接,构成螺旋甾烷结构。

(2)甾体皂苷元的甾体母核中 B/C、C/D 环的稠合方式一般为反式,A/B 环既有顺式稠合也有反式稠合。

(3)甾体类化合物 C_3 位上有羟基取代,多为 β-构型,常与

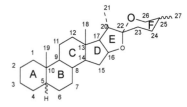

图 8-19　甾体皂苷元基本骨架

糖连接成苷;C_1、C_6、C_{26}的羟基也可与糖连接成苷,例如,沿阶草皂苷 D,由异螺甾烷醇的 C_1 羟基与糖基缩合而成的甾体皂苷。C_{12} 位上有羧基的甾体皂苷元是合成肾上腺皮质激素的原料,C_{12} 位上的羧基是必需官能团;甾体皂苷结构中没有羧基,又称为中性皂苷。

（4）组成甾体皂苷常见的糖有 D-葡萄糖、D-半乳糖、D-木糖、L-鼠李糖和 L-阿拉伯糖,此外,也可见到夫糖和加拿大麻糖。在海星皂苷中还可见到 6-去氧葡萄糖和 6-去氧半乳糖。糖链为直链或分支链(强心苷中的糖链为直链)。糖与甾体皂苷元可形成单糖链皂苷或双糖链皂苷。

（5）甾体皂苷元的 C_{20}、C_{22} 和 C_{25} 为手性碳原子,其中 C_{20} 的甲基均在 E 环后面,绝对构型为 S 型;F 环的氧原子多数处于 F 环的后面,绝对构型为 R 型,少数处于 F 环的前面,绝对构型为 S 型;C_{25} 的绝对构型有两种: S 和 R 型。

（二）甾体皂苷的分类

根据 C_{25} 的构型和 F 环的环合状态,可将甾体皂苷元分为 4 种类型:螺甾烷醇类、异螺甾烷醇类、呋甾烷醇类和变形螺甾烷醇类。

1. 螺甾烷醇类(spirostanols)　　当 C_{25} 上的甲基处于直立键时,C_{25} 为 β-构型,其绝对构型为 L 型或 neo 型(图 8-20)。

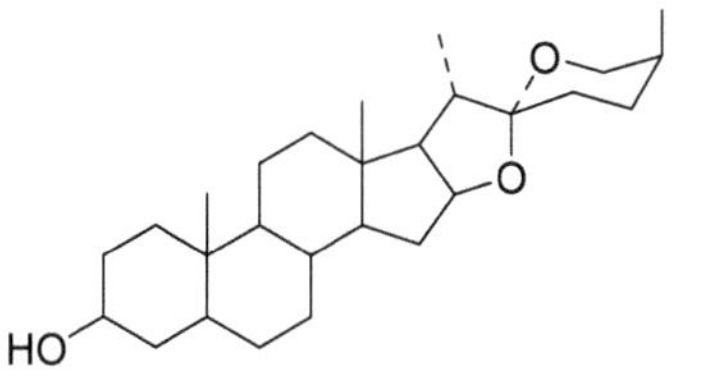

图 8-20　螺甾烷醇类

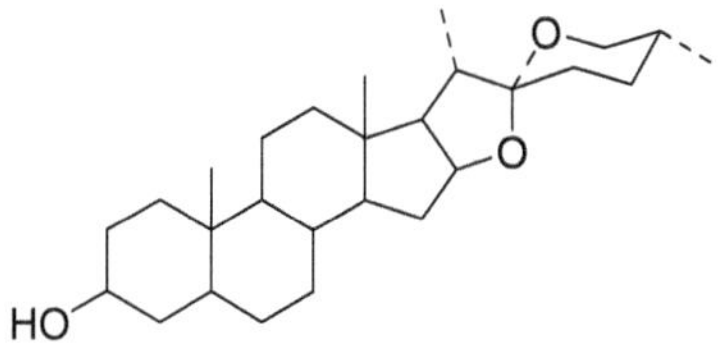

图 8-21　异螺甾烷醇类

2. 异螺甾烷醇类(isospirostanols)　　当 C_{25} 上的甲基处于平伏键时,C_{25} 为 α 取向,其绝对构型为 R 型,又称 D 型或 iso 型,为异螺甾烷型(图 8-21)。

3. 呋甾烷醇类(furostanols)　　当 F 环开环时称为呋甾烷醇类,C_{26} 与糖连接成苷,水解后 C_{26} 的羟基与 C_{22} 的羟基环合,形成 F 环(图 8-22)。

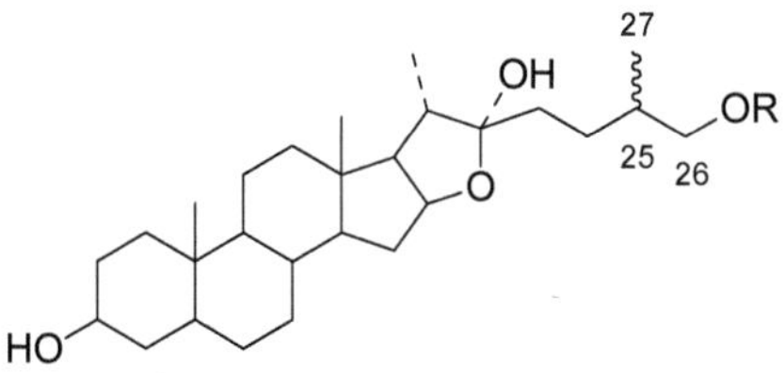

图 8-22　呋甾烷醇类

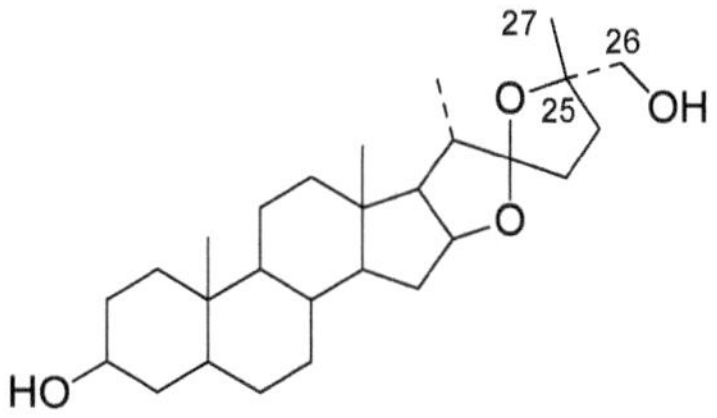

图 8-23　变形螺甾烷醇类

4. 变形螺甾烷醇类(pseudo-spirostanols)　　变形螺甾烷醇类的 F 环为五元四氢呋喃环,C_{25} 与 C_{22} 连接形成呋喃环,C_{26} 以羟甲基形式存在(图 8-23)。

三、甾体皂苷的理化性质

（一）性状

甾体皂苷大多为白色无定形粉末,由于糖基的引入,其极性增大,不易结晶,熔点较高;甾体皂苷元多易结晶,熔点随分子中的羟基数目的增加而升高,单羟基甾体皂苷元的熔点大多在 208 ℃ 以下,三羟基甾体皂苷元的在 242 ℃ 以上,双羟基或单羟基酮类的熔点介于两者之间。甾体皂苷和苷元结构中手性碳原子多,具有旋光性,多呈左旋。

（二）溶解性

甾体皂苷可溶于水,易溶于热水及甲醇、乙醇等大极性有机溶剂,不溶或难溶于石油醚、苯、乙醚等小极性有机溶剂。甾体皂苷元不溶于水,能溶于石油醚、苯、乙醚、三氯甲烷等小极性有机溶剂及甲醇、乙醇等大极性有机溶剂中。

(三) 发泡性

甾体皂苷与三萜皂苷结构中都有亲脂部分(甾体皂苷元)和亲水部分(糖链),符合表面活性剂的结构特点,具有降低水溶液表面张力的作用,其水溶液剧烈振摇后产生持久性泡沫,这也是被称为甾体皂苷的原因;F 环开环的甾体皂苷表面活性降低。通常甾体皂苷的泡沫性在碱性条件下比在酸性条件下更持久,相同实验条件下,三萜皂苷的泡沫性在酸碱条件下没有明显区别。

(四) 沉淀反应

在乙醇溶液中甾体皂苷可与具有 $3\beta-OH$ 的甾醇(β-谷甾醇、豆甾醇、麦角甾醇等)形成难溶于乙醇溶液的分子复合物而形成沉淀析出,分子复合物用乙醚回流提取时,可分解为胆甾醇和甾体皂苷,胆甾醇可溶于乙醚,甾体皂苷不溶于乙醚,从而可用于皂苷的纯化或定性分析。甾体皂苷与 $3\beta-OH$ 的甾醇形成的分子复合物比三萜皂苷的更稳定。

另外甾体皂苷还可与碱式乙酸铅、氢氧化钡等生成沉淀。

(五) 溶血性

与三萜皂苷的相似,甾体皂苷多具有溶血作用,但 F 环开裂的甾体皂苷多不具溶血作用。溶血作用强弱常用溶血指数表示,溶血指数是指化合物在一定条件下,使血红细胞完全溶解的最低浓度。例如,薯蓣皂苷的溶血指数为 1∶400 000,洋菝葜皂苷为 1∶125 000,二者相比薯蓣皂苷的溶血作用更强。甾体皂苷在动物体的消化道中不易被吸收,故口服无溶血作用。

(六) 颜色反应

甾体皂苷在无水条件下,遇某些酸类可产生显色变化。甾体皂苷在进行乙酸酐-浓硫酸反应时,其颜色变化最后出现绿色,三萜皂苷最后出现红色;在进行三氯乙酸颜色反应时,三萜皂苷加热到 100 ℃才能显色,而甾体皂苷加热至 60 ℃即发生颜色变化。由此可区别三萜皂苷和甾体皂苷。

在甾体皂苷中,F 环裂解的双糖链皂苷与盐酸二甲氨基苯甲醛试剂(Ehrlich 试剂,简称 E 试剂)能显红色,对茴香醛(Anisaldehyde)试剂(简称 A 试剂)则显黄色,而 F 环闭环的单糖链皂苷只对 A 试剂显黄色,对 E 试剂不显色。以此可区别螺甾烷类和 F 环开环的呋甾烷类甾体皂苷。

四、甾体皂苷的检识

(一) 理化检识

甾体皂苷的理化检识方法与三萜皂苷相似,如颜色反应、泡沫试验、溶血试验等。

(二) 色谱检识

甾体皂苷的色谱检识可采用薄层吸附色谱和薄层分配色谱。常用硅胶作吸附剂或支持剂,用中性溶剂系统展开。亲水性强的甾体皂苷,为避免死吸附导致样品的损失,用分配色谱检识效果较好,常用的展开剂有三氯甲烷-甲醇-水(65∶35∶10,下层)、正丁醇-乙酸-水(4∶1∶5,上层)等;亲脂性皂苷和皂苷元常采用吸附薄层色谱检识,用甲苯-甲醇、三氯甲烷-甲醇、三氯甲烷-甲苯等作为展开剂。

常用的显色剂有三氯乙酸、10%浓硫酸乙醇溶液、磷钼酸和五氯化锑等,喷雾后加热,不同的皂苷和皂苷元显不同的颜色。

五、甾体皂苷的提取分离

甾体皂苷多采用溶剂法提取,主要使用甲醇或乙醇水溶液作为提取溶剂,提取液回收醇后,用水稀释,取正丁醇萃取部分或用大孔吸附树脂富集得粗皂苷,最后用一系列的色谱法,如硅胶柱层析、制备高效液相法等方法制备单体。

1. 大孔树脂色谱法　　大孔树脂广泛用于中药化学成分的富集,针对不同的中药化学成分选择合适的大孔树脂,使用醇-水梯度洗脱,也可用丙酮-水、乙酸乙酯等溶剂进行洗脱。例如将黄山药的乙醇提取液,回收乙醇,剩余物加水稀释,过 HPD100/LD140 大孔树脂柱,先用水洗至洗脱液无色,再用 70% 的乙醇洗脱,收集 70% 乙醇洗脱液,回收乙醇,剩余物真空干燥,得甾体总皂苷部位,用于生产地奥心血康。

2. 硅胶柱色谱　　常用硅胶为支持剂的正相分配色谱分离甾体皂苷类化合物,以三氯甲烷-甲醇-水、乙酸乙酯-甲醇-水等含水混合溶剂为流动相洗脱;另外甾体皂苷类化合物还用以键合硅胶为色谱材料的反相色谱分离,以甲醇-水、乙腈-水为流动相洗脱,常用的键合硅胶有:RP－2、RP－8、RP－18 等。

3. 制备高效液相法　　与硅胶柱色谱相比,制备高效液相法压力大,键合硅胶颗粒更小,分离速度快、分离度高,广泛用于中药化学成分的分离。

4. 结晶法　　薯蓣皂苷元多用结晶法制得,将发酵的植物原料用 3% 的硫酸水溶液水解,水解物用水洗至中性,干燥后粉碎,用汽油提取,提取液浓缩至约 1∶40,静止结晶,得薯蓣皂苷元。

分离甾体皂苷的其他方法还有逆流分溶法、凝胶色谱法等。

六、甾体皂苷的结构鉴定

(一) UV 谱

甾体化合物能够引起紫外吸收的不饱和官能团有:双键、羰基。含孤立双键的苷元在 205~225 nm 有弱吸收,含羰基的苷元在 285 nm 有弱吸收,具 α,β－不饱和酮基在 240 nm 有特征吸收,共轭二烯系统在 235 nm 有吸收。

饱和的甾体皂苷元在 200~400 nm 处无明显吸收峰,当用适当的化学方法将其制备成具有共轭体系的反应产物,可测定产物的紫外光谱,进而为结构鉴定提供线索。

(二) IR 光谱

甾体皂苷元的 IR 光谱中可见螺缩酮结构、羟基、羰基等官能团的吸收。

甾体皂苷元含有螺缩酮结构,红外光谱中在 980 cm^{-1}(A)、920 cm^{-1}(B)、900 cm^{-1}(C)和 860 cm^{-1}(D)附近有 4 个特征吸收谱带,其中 A 带最强。B 带与 C 带的相对强度与 F 环上 C_{25} 的构型有关,若 B 带强于 C 带,则 C_{25} 为 S 型,相反则为 R 构型。根据 B 带与 C 带的相对强度可确定 C_{25} 位的立体结构。当 C_{25} 有羟基或 C_{27} 有羟基时,此区域的红外光谱变化较大,难以用 B 带与 C 带的相对强度确认 C_{25} 位的立体结构。F 环开裂后螺缩酮的 4 个特征吸收谱带消失。

C_3－OH 红外光谱中在 3 625 cm^{-1} 有伸缩振动峰、1 080~1 030 cm^{-1} 有弯曲振动峰,C_3－OH 的构型及 C－O 弯曲振动频率与 A/B 环的构型密切相关,可用以确定 A/B 环的构型,见表 8－7。

表 8－7　C_3－OH 的构型、振动峰及 A/B 环的构型

C_3－OH 构型	ν_{OH}(cm^{-1})	A/B 环的构型
α(e)	1 044~1 037	顺式(5β－H)
α(a)	1 002~996	反式(5α－H)
α(a)	1 034	Δ^5
β(a)	1 036~1 032	顺式(5β－H)
β(e)	1 040~1 037	反式(5α－H)
β(e)	1 052~1 050	Δ^5

C_{11} 或 C_{12} 有非共轭的羰基时,在 1 715~1 705 cm^{-1} 有伸缩振动吸收峰;当 C_{12} 的羰基与双键共轭时伸缩振动波数降低,并在 1 600~1 605 cm^{-1} 和 1 673~1 679 cm^{-1} 之间有两个吸收峰。

（三）NMR 谱

1. ^{1}H NMR 谱　　甾体皂苷元的^{1}H NMR 谱中,在 δ 0.80~1.80 之间有 4 个甲基质子(18、19、21 和 27 位甲基)的特征峰,峰面积为 3,峰信号高度明显高于其他质子的信号峰,易于辨认;其中 C_{18},C_{19} 的质子信号为单峰;C_{21} 和 C_{27} 的质子与邻位的质子偶合均呈双峰,当 C_{25} 的质子被羟基取代后,C_{27} 的质子为单峰,并向低场移动;当 C_{25} 与 C_{27} 形成双键时 C_{27} 位上的氢为两个末端烯氢信号,化学位移在 δ 4.80~4.85 之间;C_{16} 和 C_{26} 与氧相连,化学位移在 δ 4.00 左右。甾体皂苷元中其他亚甲基和次甲基上质子的信号峰重叠,不易识别。

C_{27} 的构型影响 C_{26} 和 C_{27} 质子的化学位移,根据影响规律可用于确定 C_{27} 的取向。受 F 环磁的各向异性的影响,当 C_{27} 为 α-构型(25R 型)时其质子的化学位移值(δ 约 0.70)要比 β-取向(25S 型)时的(δ 约 1.10)小。C_{26} 上两个氢质子的化学位移差也受 C_{27} 的构型影响,当 C_{27} 为 α-取向时 C_{26} 上两个氢质子的化学位移差较小,而 C_{27} 为 β-取向时 C_{26} 上两个氢质子的化学位移差较大。

2. ^{13}C NMR 谱　　甾体类化合物的^{13}C NMR 谱中,碳原子信号峰很少重叠,在甾体皂苷类化合物中苷元的 27 个碳原子的信号峰清晰可见,根据^{13}C NMR 谱数据结合文献能够降低甾体类化合物结构鉴定的难度,对于结构新颖的化合物需要利用二维核磁共振鉴定结构,包括糖链和苷键的确认。

多数甾体皂苷元 C_3 连接羟基,其化学位移在 δ 65~72 之间,C_3 的羟基参与成苷后其化学位移增大至 δ 82 左右;在螺甾烷和异螺甾烷中 C_{16}、C_{26}、C_{22} 形成螺缩酮结构 C_{16} 的化学位移在 δ 80~82 之间,C_{26} 的化学位移在 δ 65~69 之间,C_{22} 的化学位移在 δ 109 左右;在呋螺甾烷中 C_{16} 的化学位移范围与螺甾烷和异螺甾烷中的一致,在呋螺甾烷中 C_{26} 参与成苷,其化学位移增大至 δ 75 左右,C_{22} 的化学位移在 δ 113 左右。

C＝C 碳原子的化学位移在 δ 115~150 之间,羰基碳在 δ 200 左右。C_{18}、C_{19}、C_{21} 和 C_{27} 位的 4 个甲基的化学位移在 δ 12~30 之间。

（四）MS 谱

鉴定甾体皂苷元常用的质谱技术有:EI-MS、FAB-MS、FD-MS。EI-MS 主要用于分析甾体苷元结构,能提供特征碎片离子;FAB-MS 用于甾体皂苷的结构分析,能提供苷元的结构碎片,分子离子及脱糖基的碎片离子,进而确定苷元种类、分子量和糖的连接顺序,是苷类化合物常用的测定方法;FD-MS 也可用于甾体皂苷的结构分析,测定分子量和糖的连接顺序,能提供准分子离子、丢失糖基的离子和糖基离子,但不能提供苷元结构的碎片离子。

螺甾烷醇类苷元和异螺甾烷醇类苷元的 EI-MS 中出现 m/z 139（强峰）、m/z 115（中强峰）、m/z 126（弱峰）等特征离子;当 C_{25} 或 C_{27} 有羟基取代时,EI-MS 中出现 m/z 155（强峰）、m/z 131（中强峰）、m/z 142（弱峰）等特征离子;当 C_{25}、C_{27} 之间形成双键时,EI-MS 中出现 m/z 137（强峰）、m/z 113（中强峰）、m/z 124（弱峰）等特征离子;当 C_{17} 有羟基取代时,EI-MS 中出现 m/z 139 的离子峰消失,m/z 126 成为基峰出现 m/z 155、m/z 153 的碎片离子,见图 8-24。

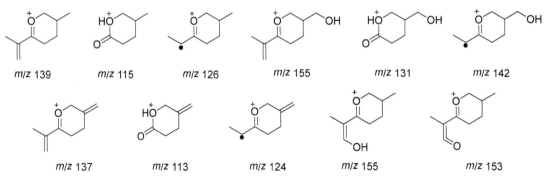

图 8-24　甾体皂苷元 EI-MS 中常见的离子碎片

第四节　其他甾体类成分

一、C_{21}甾体化合物

（一）概述

C_{21}甾体（C_{21} - steroids）类成分主要来源于玄参科、毛茛科、夹竹桃科、薯蓣科、龙胆科、茄科和萝藦科等植物中，多具有抗肿瘤、抗炎镇痛、调节免疫功能和抗生育等多方面的生物活性。C_{21}甾体是一类母核骨架含有 21 个碳原子的甾体衍生物，现今发现主要是孕甾烷型衍生物。现应用于临床的黄体酮（prigesterone）和氢化可的松（hydrocortisone）均属于 C_{21}甾体化合物，见图 8 - 25。

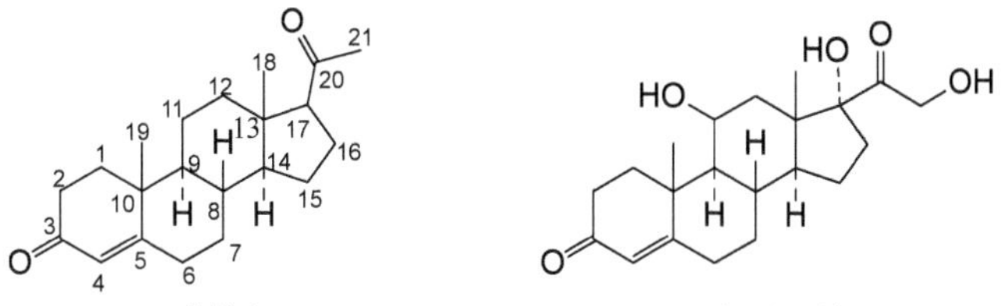

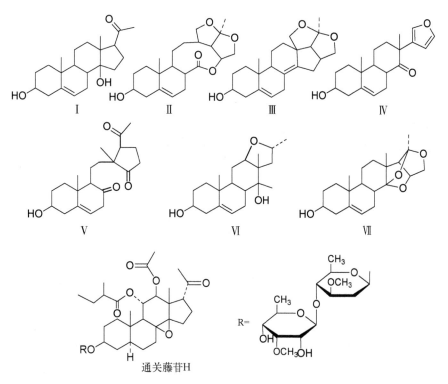

图 8 - 25　黄体酮和氢化可的松的结构

萝藦科植物是天然 C_{21}甾体的主要来源之一，近年来多种新 C_{21}甾体苷在萝藦科植物中被发现，C_{21}甾体在孕甾烷或其异构体基本母核骨架基础上，通过氧化，环合、C 和 D 环的变形形成多种孕甾烷的母核骨架结构，现列出 I ~ Ⅶ型，其中 I 型骨架结构的孕甾烷衍生物苷元最为常见，如从具抗肿瘤药理作用的萝藦科牛奶菜属植物通关藤（*Marsdenia tenacissima*）中分离得到的多氧孕甾烷衍生物通关藤苷 H（tenacissoside H），是该中药的药典中含量测定成分，见图 8 - 26。

图 8 - 26　孕甾烷的 I ~Ⅶ型母核骨架结构及通关藤苷 H 的结构

在植物体中,少数为游离的 C_{21} 甾体,大多以苷类的形式存在,并且多与强心苷共存于同种植物中。洋地黄叶和种子中均含有没有强心作用的 C_{21} 甾苷,一般称为洋地黄醇苷类,但其与强心苷类成分共存在于洋地黄植物中。

随着研究的深入,一些变形 C_{21} 甾体化合物陆续发现,例如,由华北白前(*Cynanchum hancockianum*)根中分离得到的去氢白前苷元(anhydrohirundigenin)系 14,15 -开裂孕甾烷(secopregnane)的衍生物,由白薇(*Cynanchum atratum*)的根中得到的白薇新苷(Cynatratoside A)系 13,14、14,15 -双开裂孕甾烷(disecopregnane)衍生物。还发现一些含氮的 C_{21} 甾体化合物,如从黄杨科清香桂(*Sarcococca saligna*)中发现的野扇花碱 D(sarcovagine D)是一种具有较强细胞毒活性(K562,SK - BR - 3 和 PANC - 1 细胞系,IC_{50} 分别为 3.53,2.25 和 2.70 μM)的 C_{21} 甾体生物碱。此外,C - 23 甾体也有报道,如从假酸浆(*Nicandra physaloides*)中发现的 Nic-physatone I,见图 8 - 27。

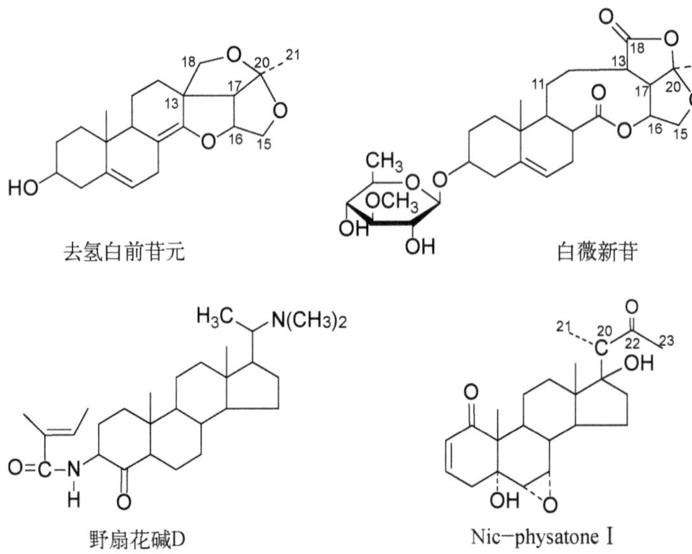

图 8 - 27　变形 C_{21} 甾体化合物

(二) C_{21} 甾体的结构特点和主要性质

C_{21} 甾类成分都是以孕甾烷(pergnane)或其异构体为基本骨架的羟基衍生物。一般 A/B 环为反式稠合,B/C 环多为反式,少数为顺式,C/D 环为顺式稠合。甾体母核上多有羟基、羰基(多在 C_3、C_{14}、C_{20} 位)、酯基及双键(多在 C_5、C_6 位),C_{17} 位侧链多为 α -构型,少见 β -构型。

C_{21} 甾苷中的糖部分除常见的羟基糖外,尚有 2 -去氧糖。糖链多与苷元的 C_3 - OH 成苷,少数与 C_{20} - OH 相连,一般为单糖苷和低聚糖苷。C_{20} 位苷键易被酸水解成次生苷。

C_{21} 甾体类化合物除可发生甾核的显色反应外,由于分子中具有 α -去氧糖,还能发生 Keller Kiliani 等反应。

二、植物甾醇

(一) 概述

植物甾醇(phytosterols)是甾体骨架的 C_{17} 位侧链为 8~10 个碳原子链状脂肪醇的甾体衍生物,是植物细胞的重要组分。在植物体中多以游离状态或以与高级脂肪酸成酯的形式存在,一般含油脂较多的植物种子或花粉中含量较高。中药中常见的植物甾醇有 β -谷甾醇(β - sitosterol)、豆甾醇(stigmasterol)、α -菠甾醇(α - spinasterol)等,其单糖苷也常见,如 β -谷甾醇的 3 - O -葡萄糖苷(即胡萝卜苷,daucosterol)。此外,低等植物含有的麦角甾醇(ergosterol)为维生素 D 的前体化合物,见图 8 - 28。

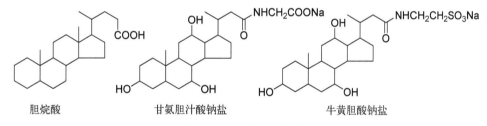

β-谷甾醇　　R＝H　　　　α-菠甾醇　△^{7,8}　　　　麦角甾醇

胡萝卜苷　R＝Glc　　　　豆甾醇　△^{5,6}

图 8－28　常见的植物甾醇

（二）植物甾醇的结构特点和主要性质

甾体母核骨架 A/B 环有顺式和反式两种稠合方式，B/C 环和 C/D 环均为反式稠合。甾体母核骨架或侧链多有双键或连氧取代，其中 C_3－OH 可成苷或形成脂肪酸酯。

游离的植物甾醇都有较好的晶形和熔点，易溶于三氯甲烷、乙醚等低极性有机溶剂，难溶于水，其苷溶于醇中。可发生甾体母核的特征颜色反应。

如果提取植物甾醇，因其常与油脂共存，可用皂化法使油脂皂化，利用皂盐溶于水得特点，使含有游离甾醇的非皂化物分离出来。

三、胆汁酸类化合物

（一）概述

天然胆汁酸（bile acid）来源于动物胆汁，是胆烷酸（cholanic acid）的衍生物。中药的动物药如牛黄、熊胆等主要有效成分均为胆汁酸。胆汁酸在动物胆汁中通常以侧链的羧基与甘氨酸或牛磺酸结合成甘氨胆汁酸或牛磺胆汁酸，并多以钠盐的形式存在，见图 8－29。

胆烷酸　　　　　　甘氨胆汁酸钠盐　　　　　　牛黄胆酸钠盐

图 8－29　天然胆汁酸类

（二）胆汁酸的结构特征、动物界的分布和主要化学性质

1. **胆汁酸的结构特征**　　胆汁酸结构特征是 A/B 环有顺、反稠合两种异构体，B/C 环反式稠合，C/D 环多为反式稠合，其甾体母核环的稠合方式大多与植物甾醇的母核稠合方式相同，在甾核的 3、6、7、12 等位多见羟基或羰基取代。主要由于羟基数目、位置及构型的不同而使各种动物胆汁中的胆汁酸有所区别。

2. **胆汁酸在动物界的分布**　　动物胆汁中发现的胆汁酸不下百种，最常见的有胆酸、去氧胆酸、熊去氧胆酸和鹅去氧胆酸等，后两者还有溶解胆结石作用。主要胆汁酸类成分及其在动物胆汁中的分布见表 8－8。

表 8－8　主要胆汁酸及其在动物胆汁中的分布

名　　称	取 代 基 位 置	分　　布
石胆酸（lithocholic acid）	3α－OH	牛、家兔、猪、胆结石
胆酸（cholic acid）	$3\alpha,7\alpha,12\alpha$－OH	牛、羊、狗、蛇、熊、鸟类
去氧胆酸（deoxycholic acid）	$3\alpha,12\alpha$－OH	牛、兔、羊、猪
α-猪胆酸（α-hyocholic acid）	$3\alpha,6\alpha,7\alpha$－OH	猪

续 表

名 称	取代基位置	分 布
α-猪去氧胆酸(α-hydroxycholic acid)	3α,6α-OH	猪
β-猪去氧胆酸(β-hydroxycholic acid)	3α,6β-OH 3β,6α-OH	猪 猪,特别是结石
鹅去氧胆酸(chenodeoxycholic acid)	3α,7α-OH	鹅、牛、熊、鸡、猪
熊去氧胆酸(ursodeoxycholic acid)	3α,7β-OH	熊

3. 胆汁酸的化学性质

(1)酸性：游离或结合型胆汁酸均呈酸性,难溶于水,易溶于有机溶剂,与碱成盐后可溶于水。利用此性质可以精制各种胆汁酸。

(2)酯化反应：将胆汁酸的末端羧基酯化后,易得到胆汁酸酯结晶,胆汁酸酯类在酸水中回流数小时,即可得到游离的胆汁酸。此性质亦可用于精制各种胆汁酸。

(3)羟基与羰基的反应：甾核上的羟基乙酰化后,不仅能保护羟基免受氧化或还原,且其乙酰化物容易结晶,有利于胆汁酸的纯化和精制。

利用甾核上的羟基可以氧化成酮基,再用还原法除去酮基的方法,选择适宜的氧化剂和还原剂,可制备某些去氧胆酸。如以来源丰富的胆汁酸为原料,除去 C-7 位的羟基,则制备得去氧胆酸;除去 C-12 上的羟基,则制备得鹅去氧胆酸。

4. 胆汁酸的检识

(1)显色反应：胆汁酸类除甾体母核的颜色反应可用于检识外,以下显色反应亦可用于该类成分的检识：

1)Pettenkofer 反应：取胆汁原液 1 滴加蒸馏水 4 滴及 10%蔗糖溶液 1 滴,摇匀,倾斜试管,沿管壁加入浓硫酸 5 滴置冷水中冷却,则在两液界面处出现紫色环。其原理是蔗糖经硫酸作用生成羟甲基糠醛,后者可与胆汁酸结合成紫色物质。

2)Gregory Pascoe 反应：取胆汁 1 mL 加 45%硫酸 6 mL 及 0.3%糠醛 1 mL,塞紧振摇后置 65℃水浴中放置 30 min,胆酸存在的溶液显蓝色。本反应可用于胆酸的定量分析。

3)Hammarsten 反应：取少量样品,用 20%铬酸溶液溶解,温热,胆酸为紫色,鹅去氧胆酸不显色。

改良的 Hammarsten 反应：取少量的胆酸用乙酸溶解,温热并加几滴浓盐酸,水浴加热片刻直至变浑浊和黄色后,室温放置 1~2 小时后变为紫色。

(2)色谱法检识

1)纸色谱：纸色谱的溶剂系统有酸性和碱性两大类。在酸性溶剂系统中,大多以 70%醋酸作固定相浸渍滤纸干燥后点样,再以不同比例的异丙醚-庚烷、氯乙烯-庚烷及醋酸异戊酯-庚烷等为展开剂,经上行或下行展开而实现分离,耗时较长。碱性溶剂系统有正丙醇-氨水-水、正丙醇-氨水-乙酸胺-水等,该溶剂系统对胆汁酸的分离效果一般,仅可作为酸性系统的补充。

纸色谱的显色剂有 10%磷钼酸乙醇液、10%硫酸乙醇液、间二硝基苯乙醇液、三氯化锑的三氯甲烷溶液等。

2)薄层色谱：硅胶薄层色谱广泛用于动物胆汁中的胆汁酸分离和鉴定。分离游离胆汁酸的展开剂常用的有异辛烷-异戊醚-冰醋酸-正丁醇-水(10:5:5:3:1)和异辛烷-醋酸乙酯-冰醋酸(5:5:1)等系统,前者分离效果更佳。分离结合型胆汁酸的展开剂有异戊醇-冰醋酸-水(18:5:3)、正丁醇-醋酸-水(17:2:1)和三氯甲烷-甲醇-水(65:25:4)等。

常用的胆汁酸的薄层色谱显色剂有磷钼酸、30%硫酸、茴香醛浓硫酸、碘等。

利用酶试剂可选择性地检出胆汁酸中 3α-羟基：将展开后的薄层挥去展开剂后,喷 3α-羟基甾体氧化酶液,于 37℃保温 30 min 后即可检出。该酶液对酚羟基、3β-羟基、3-酮基甾体均无反应。本法曾用于某些肝病患者尿液中胆汁酸的测定,也可用于血清中胆汁酸的测定。

　　3)气相色谱:结合型胆汁酸不能直接用气相色谱分离鉴定,须先将结合型胆汁酸用碱液(2.5 mol/L NaOH)水解成游离胆汁酸,然后将游离胆汁酸的羧基和羟基分别经甲酯化和三甲基硅醚化后再进行气相色谱分离。例如用 3%OV-17 柱,流动相为氮气,氢火焰检测器检出,成功分离熊去氧胆酸与鹅去氧胆酸,检出灵敏度高。

　　4)高效液相色谱:胆汁酸类成分的检识因该类成分结构中缺少共轭体系,几无近紫外或荧光吸收,给应用配有紫外或荧光检测器的反相高效液相(Rp-HPLC)进行测定带来了一定的困难。因此,用 HPLC 分析这类药物时,须先将胆汁酸进行化学衍生处理,带上紫外吸收基团或荧光生色团,再使用配有高灵敏度的紫外检测器或荧光检测器的 HPLC 进行检测。胆汁酸可制成苯甲酰甲基酯、对氯苯甲酰甲基酯和对溴苯甲酰甲基酯等,选择波长 254 nm 进行紫外检测。近年也有研究报道采用蒸发光散射(ELSD)检测器,不用衍生化处理而直接测定胆汁酸类成分。

　　此外,采用先分离后用酶学衍生化的方法来检测胆汁酸的高效液相色谱法是分析动物胆汁药材的一个灵敏而又简便的方法。例如,用下述分离条件曾成功地分离了 15 种胆汁酸:

分离柱:Bilepak

流动相:A 液:乙腈-10 mmol 磷酸二氢钾(pH 7.8±0.02)=4/6

　　　　B 液:乙腈-30 mmol 硫酸二氢钾(pH 7.8±0.02)=1/4

梯度洗脱:A/B 的比值从 0/100→55/45　　流速:1 mL/min

　　被分离出的胆汁酸在 3α-羟基甾体氧化酶的作用下与 NAD[烟酰胺腺嘌呤二核苷酸(micotinamide adenine dinucleotide)]反应,胆汁酸的 3α-羟基被氧化成酮基,而 NAD 被还原为 NADH,NADH 有荧光,可通过荧光光度计检出,检出灵敏度为几个纳克。各个胆汁酸峰的归属可通过已知标准品的加入而确证。

　　3α-羟基甾体氧化酶虽然仅选择性氧化 3α-羟基甾体,但对某些动物如鱼胆汁中的主要成分—胆汁醇用本法也同样可以测定,因此,不能用以区别胆汁酸和胆汁醇。鉴别胆汁酸与胆汁醇的简便方法,可用红外光谱观察有无羧基吸收,也可用 ^{13}C-NMR,胆汁酸在 δ 178 ppm 附近有羧基信号,胆汁醇无此信号,而在 δ 63 ppm 附近有伯醇碳信号可供鉴别。

　　(三)胆汁酸的提取分离

　　胆汁酸在医疗上用途广泛,例如:配制人工牛黄的胆酸是从牛、羊胆汁中提取得到,用来降低血液胆固醇;治疗高血压及动脉粥样硬化症的 α-猪去氧胆酸是从猪胆汁中提取;治疗胆固醇为主要成分的胆结石症的鹅去氧胆酸是从鹅、鸡、鸭胆汁中提取的。

　　胆汁酸从动物胆汁中的提取程序一般都是用 NaOH 溶液先皂化,滤掉不溶物后的皂化液再加酸调 pH 至 2~3(或者酸化至刚果红变蓝),然后过滤收取沉淀物(或者用有机溶剂萃取的方法)得到游离粗胆汁酸。

　　(四)胆汁酸的中药实例

　　含胆汁酸的代表性中药为牛黄。中药牛黄为牛科动物牛(*Bos taurus*)的干燥胆结石,味苦、甘,性凉,具有镇痉、清心、豁痰、开窍、凉肝、息风、解毒之功效,对中枢神经系统、循环及呼吸系统、平滑肌等均有药理作用。此外还有保肝利胆作用。临床用于治疗热病神昏、中风痰迷、惊痫抽搐、癫痫发狂、咽喉肿痛、口舌生疮和痈肿疔疮。许多经典中成药如安宫牛黄丸、牛黄解毒丸、牛黄清心丸、珠黄散等均含有牛黄。

　　牛黄含有胆红素、胆汁酸(主要有胆酸、去氧胆酸、石胆酸等)、胆固醇、SMC(肽类物)及多种氨基酸和无机盐。其中去氧胆酸具有松弛平滑肌的作用,它是牛黄镇痉的有效成分。

　　由于天然牛黄的药源有限,我国从 20 世纪 50 年代开始,参考天然牛黄的化学组成开展了人工牛黄的研制及相关的药理学研究及临床验证工作,于 70 年代初制定了统一配方及主要原料的质量标准。现人工牛黄为中国药典品种,主要由牛胆粉、胆酸、猪去氧胆酸、牛磺酸、胆红素、胆固醇和微量元素等加工制成。

此外,熊胆也是一种含胆汁酸的贵重中药。中药熊胆为熊科动物黑熊(*Selenarctos thibetanus*)或棕熊(*Ursus arctos*)的干燥胆,现临床应用的主要为养殖黑熊引流胆汁的干燥品。熊胆性味苦、寒,无毒,具清热、镇痉、平肝、明目等功效,临床用于治疗热病惊痫、小儿惊风、目赤、咽喉肿痛、痈肿疔疮、痔疮肿痛及黄疸、胆囊炎等。

熊胆的主要化学成分为胆汁酸,包括牛磺熊去氧胆酸(tauroursodeoxycholic acid)、牛磺鹅去氧胆酸、牛磺胆酸及游离的熊去氧胆酸、鹅去氧胆酸等。其中牛磺熊去氧胆酸是熊胆的特征性成分和其镇痉的主要有效成分,也是熊胆鉴别及其质量评价的主要指标成分。

四、昆虫变态激素

(一)概述

昆虫变态激素(insect moulting hormones)为一类具有促昆虫蜕皮活性的物质,可用于调整昆虫变态,是甾醇的衍生物或甾醇类的代谢产物。该类化合物最初在昆虫体内发现,如蚕蛹中含的蜕皮甾酮(ecdysterone),有促进细胞生长的作用,能刺激真皮细胞分裂,产生新的表皮从而使昆虫蜕皮,具强蜕皮活性。20世纪60年代后,从植物界也逐渐分离得到昆虫变态激素类成分,如从桑树叶中分得的α-蜕皮素(α-ecdysone)和川牛膝甾酮(cyasterone)(图8-30)等,将这类成分称为植物蜕皮素(phytoecdysones)。这类成分对人体除具有促进蛋白质合成外,还能降低血脂(如排出体内胆固醇)、降血糖和恢复肝功能等生物活性。

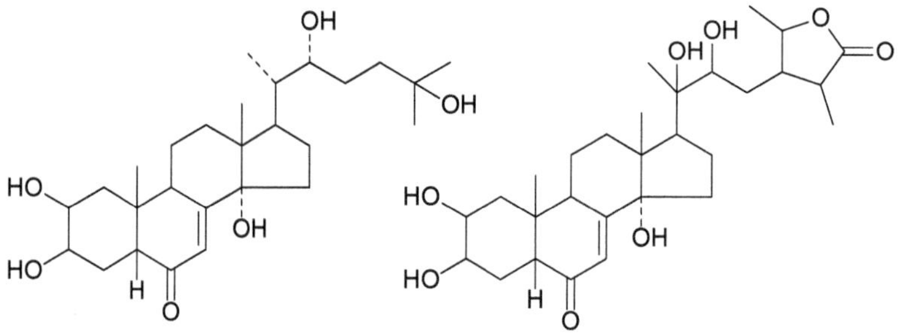

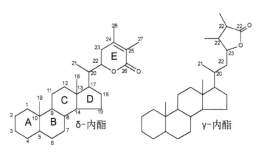

α-蜕皮素　　　　　　　川牛膝甾酮

图8-30　植物蜕皮激素

(二)昆虫变态激素的结构特点和主要性质

昆虫变态激素的甾体母核A/B环大多为顺式稠合,少数为反式,而反式一般无蜕皮活性或活性减弱。甾核上常连有多个羟基,C_6上有羰基,C_7有双键,C_{17}侧链为8~10个碳原子的多元醇。

昆虫变态激素类化合物由于分子中含羟基较多,在水中的溶解度较大,易溶于甲醇、乙醇和丙酮,难溶于正己烷、石油醚等有机溶剂,具甾体母核的颜色反应。

五、醉茄内酯

(一)概述

醉茄内酯(withanolides)是一类天然的麦角甾烷 C_{26} 羧酸内酯,其基本骨架含有28个碳原子,其主要结构特征为在侧链 C_{20} 位上连有 δ 或 γ 内酯的甾体衍生物(麦角甾烷骨架的26羧酸和22或23位羟基形成的 δ 或 γ 内酯),见图8-31。1962年首次从茄科植物醉茄(*Withania somnifera*)的叶中分离鉴定出一个含有28个碳的结晶状甾体化合物,命名为 Withaferin A。故对首次从醉茄中分离得到的此类化合物称为"醉茄内酯"。醉茄内酯类化合物主要分布于茄科(Solanaceae)醉茄属

图8-31　醉茄内酯基本母核骨架

（Withania）、酸浆属（Physalis）和曼陀罗属（Datura）等植物中,在抗菌、抗炎、细胞毒、细胞免疫和抗肿瘤等方面具有很好的生物活性。

近些年,醉茄内酯类化合物的研究速度随着分离和分析技术的进步,在茄科的其他属,如枸杞属、百合茄属、天仙子属、假酸浆属、茄属等属中均发现了醉茄内酯类化合物存在。到目前为止发现的醉茄内酯类化合物已达 1 200 余种。

（二）醉茄内酯的结构特点和主要性质

1. 醉茄内酯类化合物共由 28 个碳原子组成,分子中含 A、B、C 和 D 四个环及 1 个六元 α、β -不饱和内酯环或五元内酯环侧链（E 环）。其甾体母核 A/B 环有顺式和反式两种稠合方式,B/C 和 C/D 环均为反式稠合。

2. 分子中 18、19、21、27、28 位常有 5 个甲基,其中 21 和 27 位的甲基常变化为羟甲基,可见到 C_{21} 和 C_{24} 形成醚键结构,羰基多见于 1 和 26 位,在 1,3,5,6,7,12,21,27 等位多见羟基取代,少见于 14,15,16,17,20,28 等位,双键多存在于 2,5,6,24,25 位。现今发现的醉茄内酯类化合物多以苷元的形式存在,仅少数通过 C_3 - OH 或 C_{27} - OH 与葡萄糖形成单糖苷。醉茄内酯类化合物的 D 环的 14、15、16 位少有不同构型的羟基取代及环中双键丰富了该类化合物的数量。

（三）醉茄内酯的提取和分离

醉茄内酯大多以苷元形式存在,所以多采用三氯甲烷提取,其单糖苷可用甲醇或乙醇提取。因该类化合物母核的 A、B、C、D 环刚性较强,但取代位置及形式多样,所以异构体较多,如何分离就很关键。在提取分离过程中除注意其内酯环的保护外,在应用常压硅胶柱色谱分离时要结合葡聚糖凝胶柱色谱,常用三氯甲烷-甲醇洗脱。异构体的分离最好借助高效液相制备色谱,常用洗脱剂:甲醇-水,乙腈-水等。

第五节 甾体类化合物的生物活性

一、强心苷的生物活性

强心苷临床上用于治疗心力衰竭,随着对强心苷研究的深入,发现一些强心苷具有一定细胞毒作用。

（一）强心作用

强心苷的 C_{14} 必须有羟基取代且必须为 β -构型（即 C/D 环为顺式稠合）才有强心作用。A/B 环为顺式稠合的甲型强心苷元,其 C_3 羟基为 β -构型具有强心作用;A/B 环为反式稠合时,C_3 羟基无论是 α -构型还是 β -构型甲型强心苷元均具有强心作用。C_{10} 位的甲基转化为醛基或羟甲基时,强心作用增强;如果转化为羧基强心作用减弱。母核上有 5β、11α、12β 羟基,强心作用增强;如果有 1β、6β、16β -羟基,强心作用减弱。母核的 $\triangle^{4(5)}$ 有双键,活性增加;如果双键引入到 $\triangle^{16(17)}$,活性消失或显著降低;苷元上或糖基上增加乙酰基,活性增强。甲型强心苷的不饱和内酯环为 β -构型时,强心作用强于 α -构型;若其转化为饱和内酯环或内酯环开裂或双键位移,强心作用减弱或消失,毒性也随之降低。

强心苷中的糖基种类、数目能够影响强心苷在水/油中的分配系数,糖基影响强心苷的毒性可能是由于影响强心苷在水/油中的分配系数导致的。一般单糖强心苷的毒性强于苷元的,随着强心苷中糖的数目增加毒性降低。

甲型强心苷的毒性规律一般为:三糖苷<二糖苷<单糖苷>苷元。在相同苷元的甲型单糖强心苷中,毒性规律为:葡萄糖苷>甲氧基糖苷>6 -去氧糖苷>2,6 -去氧糖苷。

在乙型强心苷及苷元中,其毒性规律为:苷元>单糖苷>二糖苷。

甲型强心苷元和乙型强心苷元相比,通常乙型强心苷元毒性大于甲型强心苷元。

（二）细胞毒作用

绣球小冠花（*Coronilla varia*）种子中的 hyrcanoside 及其次级苷 deglucohyrcanoside 对人鼻咽表皮瘤（KB）细胞有明显抑制作用，其 EC_{50} 分别为 $0.1 \sim 1.0 \ \mu g/mL$ 和 $0.02 \sim 0.52 \ \mu g/mL$，动物实验中剂量为 $1.25 \ mg/kg$ 时，hyrcanoside 对 P388 淋巴肉瘤有抑制作用。*Asclepias albicans* 中的乌沙元（uzarigenin）及其单葡萄糖苷和双葡萄糖苷，对 KB 细胞有抑制作用。

二、甾体皂苷类化合物的生物活性

（一）抗肿瘤活性

甾体皂苷具有抗肿瘤活性，主要通过诱导肿瘤细胞凋亡和细胞毒活性来达到抗癌效果。薯蓣皂苷元、三角叶薯蓣皂苷和龙舌兰属植物 *Agave utahens* 中的甾体皂苷就是通过诱导细胞凋亡达到抗癌效果；百合科植物黄精根茎中分离的甾体皂苷具有显著抑制人白血病 HL-60、人宫颈癌 Hela、人乳腺癌 MDA-MB-435 细胞及人肺癌 H14 细胞增殖的作用，并具有良好的剂量依赖关系。而非传统药用植物中，也能发现具有较好抗癌潜力的甾体皂苷，如虎眼万年青（*Ornithogalum saundersiae*）中发现的甾体皂苷 OSW-1 就具有非常好的细胞毒活性，并且对恶性肿瘤细胞的细胞毒活性要大于非恶性肿瘤细胞的细胞毒活性，体现了很好的选择性，体外抗肿瘤活性是临床抗癌药喜树碱、紫杉醇、阿霉素的 10 倍以上。另外，菖蒲豆（*Calamus insignis*）、黄连木、重楼等植物中提取的甾体皂苷都在体外抗肿瘤实验中表现了较好的细胞毒活性。在临床上的植物成分抗癌药消癌平，其主要有效成分为通关藤中的甾体皂苷。

（二）抗菌活性

甾体皂苷具有抑菌活性。薯蓣皂苷对白色念珠菌、光滑念珠菌及热带念珠菌等具有显著的抑制作用，其最小抑菌浓度（MIC）分别为 $2.5 \ mg/L$、$5.0 \ mg/L$、$25 \ mg/L$。薯蓣皂苷的抑菌机制为破坏并侵入真菌细胞膜，最终导致真菌细胞死亡。麝香百合（*Lilium longiflorum*）中有 3 个呋甾皂苷对灰葡萄孢菌的生长具有较弱的抑制作用，且这些甾体皂苷作用效果类似，浓度为 $100 \ \mu mol/L$ 时其抑制率约为 $25\% \sim 30\%$；一叶兰（*Aspidistra elatior*）中分离得到的蜘蛛抱蛋苷则对一些食源性真菌，如酿酒酵母、异常汉逊酵母、高大毛霉和白色念珠菌等具有较好的抑制作用，其最小抑菌浓度分别为 $2.5 \ \mu g/mL$、$10 \ \mu g/mL$、$10 \ \mu g/mL$、$50 \ \mu g/mL$。葱属植物 *Allium minutiflorum* 中分离出的 3 种甾体皂苷都被证明具有抗菌活性，还有浓度相关性，并且通过比较螺甾烷和呋甾烷的抗菌活性，前者的抗菌活性更具优势，为 F 环是该类成分抗菌活性的结构基础提供了依据。

（三）抗炎活性

研究表明甾体皂苷具有抗炎活性，如薯蓣皂苷能够降低 iNOS，COX-2 活性，减少 PGE2、TNF-α 和 NO 的产生，其分子机制主要与阻断 NF-κB 信号，TGF-β/Smad，Nrf2 和 HO-1 等通路的调控有关。甾体皂苷也对 LPS 刺激 RAW 264.7 细胞产生 NO 具有抑制作用。此外，还发现富含甾体皂苷成分的百合醇提取物对二甲苯致小鼠耳肿胀模型及角叉菜胶诱导小鼠后肢肿胀模型具有较好的抑制作用，且通过相关性分析显示百合总甾体皂苷及其中的薯蓣皂苷与其抗炎作用呈正相关，提示百合甾体皂苷可能是百合发挥抗炎作用的主要有效成分。从龙血树属植物 *Dracaena mannii* 中分离得到的甾体皂苷衍生物也具有明显的抗炎作用。葱属植物 *Allium ampeloprasum* 中提取分离出的 2 个甾体皂苷通过小鼠爪的炎症实验证实也具有抗炎效果。

（四）治疗心血管疾病

甾体皂苷具有抗血小板聚集的作用，可用于治疗动脉硬化、心肌梗死等心脑血管疾病。体外实验研究发现，薯蓣皂苷元和黄山药总皂苷均具有明显的抗血小板聚集活性，薯蓣皂苷元对血小板凝聚的抑制率高于黄山药总皂苷；薯蓣皂苷元还能够影响小鼠静脉血栓的形成，升高血清内的 NO，降低血管壁内的 NO，从而抑制血管壁的松弛和血小板聚集；升高血管壁内的 MPO，从而抑制过氧化氢的氧化作用，保护血管内皮免受破坏。从传统中药知母中分离得到 5 种甾体皂苷都具有良好的抗血小板凝聚作用，体外实验中延长活化部分凝血活酶时间，并具有浓度相关性,并且报道大部分知母中甾体皂苷普遍具有抗凝血作用。人参总皂苷能改善离体小鼠心脏由于缺血而引起的心肌功能紊乱现象,同时人参总皂苷还能提高离体小鼠心脏乳酸脱氢酶、肌酸激酶的活性和丙二醛的浓度并且降低谷胱甘肽的浓度。大葱中分离得到的呋甾烷醇型皂苷,经与空白对照组比较,对细胞缺血、缺氧而引发的损伤具有保护作用,能够明显地提升由于缺氧引起损伤的人脐静脉内皮细胞的存活率。茄科植物 *Solanum sisymbriifolium* 中得到的变形螺甾皂苷(nuatigenin $-3-O-\beta-$chacotriose)的降压活性研究结果表明,日常口服给药该皂苷 16 周,对高血压大鼠具有显著的降压作用,对急慢性的治疗均有效果。蒺藜科蒺藜属植物蒺藜,百合科植物麦冬均富含甾体皂苷类成分,常用于治疗冠心病、脑血栓、糖尿病、高血脂等心血管疾病。临床上的用于预防和治疗冠心病、心绞痛的中成药地奥心血康胶囊制剂的主要成分也是总甾体皂苷。

(五)降脂、降糖作用

茄属植物 *Solanum nigrum* 和 *Solanum xanthocarpum* 中得到的甾体皂苷在高胆固醇饲养的大鼠模型降脂实验,在连续给药 28 d 后,血清中的总胆固醇(TC)、总甘油三酯(TG)、低密度脂蛋白(LDL)、极低密度脂蛋白(VLDL)的浓度均降低,高密度脂蛋白(HDL)的浓度升高,并呈现一定的剂量依赖性,在同属植物 *Solanum anguivi* 果实的总皂苷对四氧嘧啶诱导的糖尿病大鼠模型的降糖、降血脂实验中,皂苷给药组中明显降低了大鼠血清中糖,TC,TG,LDL 的水平,增加 HDL 的浓度,可作为潜在的治疗糖尿病的药物。

(六)抗衰老作用

蒺藜总皂苷对 D-半乳糖所致的小鼠皮肤衰老、记忆力减退和身体各项指标的衰老均具有积极的改善作用,主要通过提高小鼠红细胞的 SOD 的活性,降低 MDA 的含量,全血谷胱肽苷过氧化氢酶、红细胞过氧化氢酶、脑中 SOD 的活力及小鼠的机体质量和免疫器官质量等指标均有积极的影响;中药知母中的甾体皂苷元具有上调 M 受体 cGMP 系统的作用,加快脑内受体的生物合成速度,老年痴呆症模型小鼠的受体数量及症状得到明显改善。

(七)其他作用

甾体皂苷还有抗病毒的生物活性,研究表明石碱木皂苷能很好地抑制恒河轮状病毒引起的腹泻,它对小鼠腹泻抑制作用的大小取决于病毒的密度和给药量大小。另外,石碱木皂苷的抗病毒机制是通过破坏病毒或使病毒受体细胞的膜蛋白来阻止病毒和受体结合。由于含有甾体皂苷的植物种类较多,所以甾体皂苷还有解痉、抗氧化、免疫调节、抗抑郁、抗尿结石等多种生物活性的报道,随着生物活性研究技术的进步,含甾体皂苷的植物是具有很大开发潜力的中药植物资源。

第六节　含甾体皂苷中药的提取分离实例

一、穿山龙

(1)穿山龙为薯蓣科植物穿龙薯蓣(*Dioscorea Hipponica*)的干燥根茎,穿山龙具有活血舒筋,消食利水,祛痰截疟的功效,中医临床用于风寒湿痹、慢性气管炎、消化不良、劳损扭伤、痈肿、疟疾等病症的治疗,其主要化学成分为甾体皂苷类,并且总皂苷水解后可得薯蓣皂苷元,该苷元是合成甾体类药物的重要前体,见图 8-32 和图 8-33。

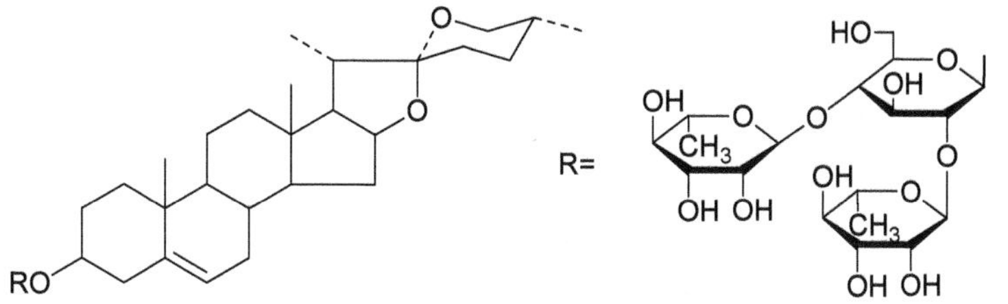

图 8-32 薯蓣皂苷的结构

（2）酸水解法薯蓣皂苷元的提取分离

穿山龙干燥根茎制成饮片
　　加蒸馏水浸透后，加重量分数3.5倍量水，加入浓硫酸
　　使达3%浓度，进行蒸汽加压水解8 h
水解物
　　水洗至中性，使含水量小于6%，干燥粉碎
干燥粉末
　　加活性炭，然后加6倍量汽油，连续回流20 h
提取液(汽油)
　　回收汽油，浓缩到约1:40，室温放置，
　　使结晶完全析出，离心过滤至干
粗制薯蓣皂苷元
　　用乙醇或丙酮重结晶
薯蓣皂苷元(m.p. 204~207℃)

图 8-33　薯蓣皂苷元提取流程图

二、知母

（1）中药知母为百合科植物知母（*Anemarrhena asphodeloides*）的干燥根茎。味苦、甘，性寒。具有清热泻火，生津润燥的功效，用于外感热病、高热烦渴、肺热燥咳、骨蒸潮热、内热消渴、肠燥便秘等。近代药理研究表明，知母具有较好的抗病原微生物及降血糖作用。

知母根茎中甾体皂苷含量约6%，其甾体皂苷元主要有洋菝葜皂苷元（sarsasapogenin）、马可皂苷元（narkogenin）和新吉托皂苷元（neogitogenin）等。还含有黄酮、多糖、生物碱及有机酸等成分，见图 8-34。

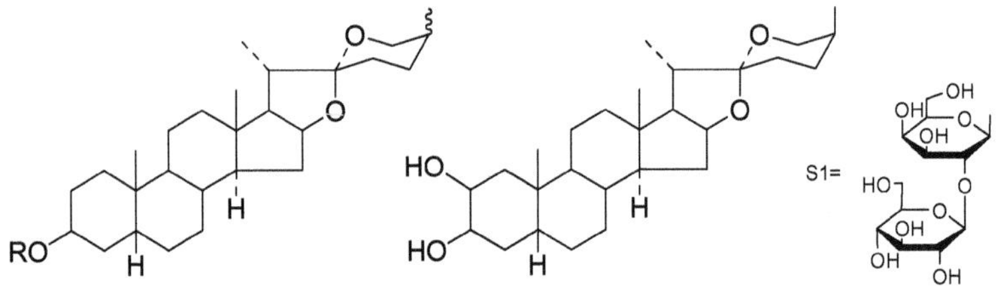

洋菝葜皂苷元，R=H, 25*S*
新吉托皂苷元，R=H, 25*R*
知母皂苷A_3，R=S1, 25*S*

马可皂苷元

S1=

图 8-34　知母中的甾体皂苷类化合物

（2）单体知母皂苷的提取分离：知母中含知母皂苷 $A_1 \sim A_4$（timosaponin $A_1 \sim A_4$），知母皂苷 A_3 为无色柱状结晶，m. p. 317~322 ℃，易溶于甲醇、80%乙醇、丁醇、含水戊醇，难溶于水，不溶于石油醚、苯。其提取分离见图 8-35：

知母根茎粗粉150 g
　　80%乙醇600 mL、500 mL，
　　各回流1 h，回流，减压回收溶剂
浓缩提取物
　　加3~4倍水(w/w)，搅拌，静置1 h，离心
乳白色沉淀
　　少量乙醇溶解，加水使析出
知母总皂苷
　　硅胶(10 g)柱层析，流动相(醋酸乙酯：
　　乙醇:水=10:3:3，下层)，TLC检测
知母皂苷A_3

图 8-35　母皂苷 A_3 的提取分离流程图

含甾体皂苷中
药的提取分离
实例——麦冬

【小结】

甾体类化合物是具有环戊烷骈多氢菲甾体母核的一类化学成分。

强心苷是具有显著强心作用的甾体类化合物,根据 C_{17} 连接的不饱和内酯环的大小分为甲型强心苷和乙型强心苷;能水解强心苷的反应包括酸水解、酶水解、碱水解,其中酸水解分为温和酸水解、剧烈酸水解和氯化氢-丙酮法;强心苷结构中的甾体母核、不饱和内酯环和 α -去氧糖,可与相应的试剂反应呈现出相应的颜色变化。

甾体皂苷活性广泛,可用于甾体激素的合成,分为螺甾烷醇类、异螺甾烷醇类、呋甾烷醇类,甾体皂苷具有发泡性、溶血性,甾体皂苷母核在无水条件下与浓硫酸或 Lewis 酸等呈现颜色变化。

强心苷、甾体皂苷的提取常采用不同浓度的甲醇、乙醇水溶液提取;强心苷、甾体皂苷的分离纯化常采用两相溶剂萃取法、逆流分溶法、色谱分离法和结晶法;强心苷、甾体皂苷的结构鉴定主要通过紫外光谱、红外光谱、核磁共振谱及二维核磁共振谱、质谱等波谱学方法完成。

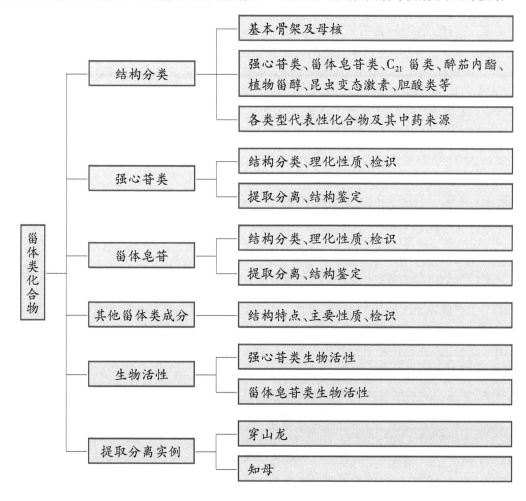

第九章 生 物 碱

第一节 概 述

一、生物碱的研究历程和定义

生物碱(alkaloids)是一类非常重要的天然有机化合物。这类化合物多数存在于系统发育较高级的植物类群,如:被子植物(双子叶植物和单子叶植物部分科属中)和裸子植物等,例如,毛茛科、罂粟科、防己科、茜草科、百合科等。随着人们对化合物分离和结构方法研究的新技术、新手段的出现,在自然界中,除植物外,从动物、细菌、海洋生物等中得到多种类型生物碱。生物碱类从发现到开展系统的研究,具有漫长的历史,从 1803 年分离得到第一个生物碱那可丁(narcotine)、1806 年从鸦片中分离出吗啡(morphine)、1819 年之后随着生物碱"alkaloids"命名的确定,尼古丁(nicotine)、士的宁(strychnine)、奎宁(quinine)、咖啡因(caffeine)等逐一被发现。这些化合物的发现奠定了生物碱研究的基础。

关于生物碱的定义至今尚未有确切的表述,目前大多数学者比较认同的定义是:"生物碱是指含负氧化态氮(N)原子、存在于生物有机体中的环状化合物"。负氧化态氮原子包括:胺(-3)、酰胺(-3)、季铵(-3)等化合物,排除了如含硝基(+3)的化合物。环状化合物的表达则是排除了胺类、非环状的多胺和酰胺等。但是上述的表述仍然不够完善,仍有例外情况,如:麻黄碱的氮原子不在环内、咖啡碱虽具有含氮杂环但几乎不显碱性、秋水仙碱的氮原子既不在环状结构上也不具有碱性,但是因为上述化合物源于植物、含有氮原子并且具有非常好的生物活性,因此也属于生物碱类化合物。

二、生物碱的存在形式及生物活性

根据分子中氮原子所处的状态,生物碱以不同的形式存在:游离型,少数碱性较弱的生物碱,如:鸦片中的那可汀、那碎因等;成盐型,绝大多数的生物碱都是以盐的形式存在的,成盐的酸主要有:盐酸、硫酸、酒石酸、柠檬酸等;N-氧化物,在植物中发现有些生物碱以 N-氧化物的形式存在,如苦参中的苦参碱等。另外,尚有非常少的生物碱是以酯、苷类、季铵盐、烯胺等形式存在。比如,黄连中的小檗碱以季铵盐形式存在;新士的宁以烯胺形式存在;异喹啉类生物碱、吲哚类生物碱等常常和糖缩合成苷,如:澳洲茄碱(solasonine)、钩藤芬碱(rhynchopine);莨菪碱、可卡因等生物碱则以酯的形式存在。

生物碱不仅分布广泛,而且具有非常重要而多样的生理活性,通常是许多药用植物的有效成分或指标成分。例如,鸦片中的吗啡具有非常强的镇痛作用、黄连中的小檗碱(berberine)和苦参中的苦参碱具有消炎抗菌作用、长春花中的长春新碱(vincristine)具有良好的抗肿瘤作用、苦参中的苦参碱和氧化苦参碱(oxymatrine)还具有抗心律失常作用、麻黄中的麻黄碱(ephedrine)具有止咳平喘作用、钩藤(息风止痉药)中的钩藤碱(rhynchophylline)和川芎中的川芎嗪(ligustrazine)具有降血压作用等等。

三、生物碱的生物合成途径

生物碱的生物合成途径,一般认为一次代谢产物氨基酸是其初始物。主要有鸟氨酸、赖氨酸、苯丙氨酸、酪氨酸、色氨酸、组氨酸等。这些氨基酸的骨架大部分保留在所合成的生物碱中。另外,甲戊二羟酸和乙酸酯也是一些生物碱的重要生物合成前体。前者生成的生物碱被称为真生物碱,后者生成的生物碱被称为伪生物碱。生物碱生物合成的主要化学反应有环合反应和碳氮键的裂解,其中环合反应又可分为希夫碱反应、曼尼希氨甲基化反应和酚的氧化偶联反应、碳氮键较为重要为 Hofmann 降解和 von Braun 裂解。

第二节　生物碱类化合物的结构与分类

生物碱类化合物,结构较为复杂,不同时期采用了不同的分类方法。在生物碱研究早期,采用的是按照植物来源分类,如鸦片生物碱、黄连生物碱、乌头生物碱、苦参生物碱等。随着研究工作的开展,随后对生物碱按照结构特征进行分类,如吡咯类生物碱、莨菪烷类生物碱、异喹啉类生物碱等,这种分类方法对于生物碱的结构特征是清晰明确的,也易于通过分类掌握其理化性质,不足之处在于不能了解其生物合成的来源信息。基于此,本章介绍的生物碱分类方法,以结构特征分类法为主,同时辅以生物合成来源的介绍。

一、吡咯类生物碱

吡咯类生物碱是来源于鸟氨酸的代谢途径,以吡咯环为基本骨架的一类生物碱。吡咯类根据结构又可分为简单吡咯类和吡咯里西啶类。简单吡咯类生物碱,如益母草(*Leonurus sibiricus*)中的水苏碱(stachydrine),新疆党参(*Codonopsis clematidea*)中的党参碱(codonopsine),古柯(*Erythroxylon coca*)中的红古豆碱(cuscohygrine)。吡咯里西啶类生物碱,如菊科千里光属植物中的大叶千里光碱(macrophylline),豆科植物农吉利(*Crotalaria sessiliflora* L.)及大叶猪屎青(*Crotalaria assamica*)中的野百合碱(monocrotaline)等(图 9-1)。

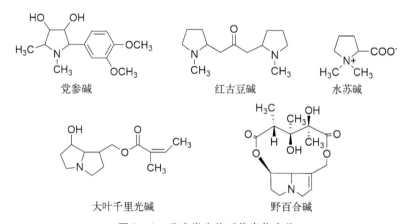

党参碱　　　　　　红古豆碱　　　　　　水苏碱

大叶千里光碱　　　　　　野百合碱

图 9-1　吡咯类生物碱代表化合物

二、吡啶类生物碱

吡啶类生物碱是来源于赖氨酸的代谢途径,以吡啶环或四氢吡啶环为基本骨架的一类生物碱。自然界中以吡啶类为多,代表性的有胡椒(*Piper nigrum* L.)中的胡椒碱(piperine)、槟榔(*Areca catechu* L.)中的槟榔碱(arecoline)、槟榔次碱(arecaidine)等,苦参(*Sophora flavescens* Ait.)中的苦参碱(matrine)和氧化苦参碱(oxymatrine)(图 9-2)。

三、莨菪烷类生物碱

莨菪烷类生物碱是来源于鸟氨酸的代谢途径,此类生物碱母核由吡咯与哌啶骈合,多为莨菪烷的 C_3-醇羟基和有机酸缩合成酯,主要存在于茄科的颠茄属 *Atropa*、曼陀罗属 *Datura* 和天仙子属 *Hyoscyamus* 中,如阿托品(atropine)、东莨菪碱(scopolamine)、山莨菪碱(anisodamine)、樟柳碱(anisodine)和可卡因(cocaine)等(图 9-3)。

—•笔记栏•—

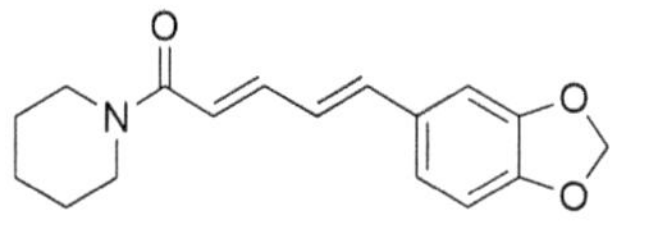

胡椒碱

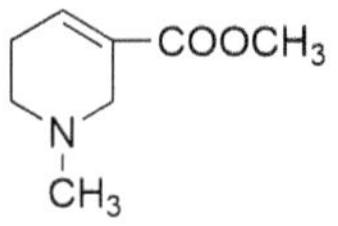

槟榔碱

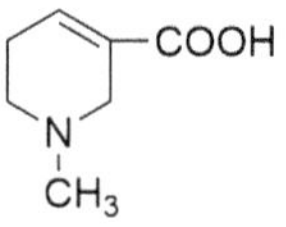

槟榔次碱

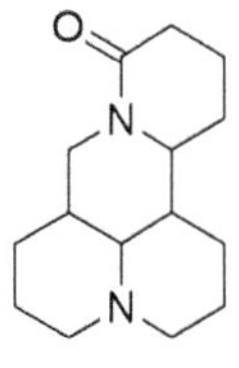

苦参碱

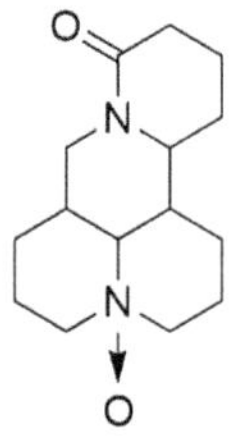

氧化苦参碱

图 9-2　吡啶类生物碱代表化合物

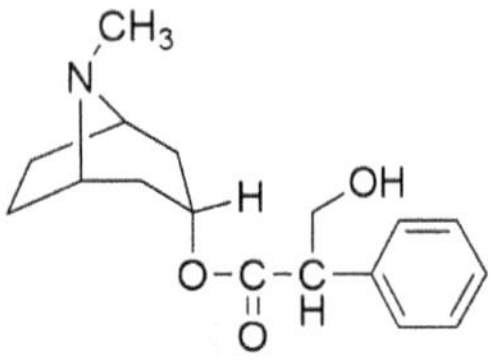

阿托品

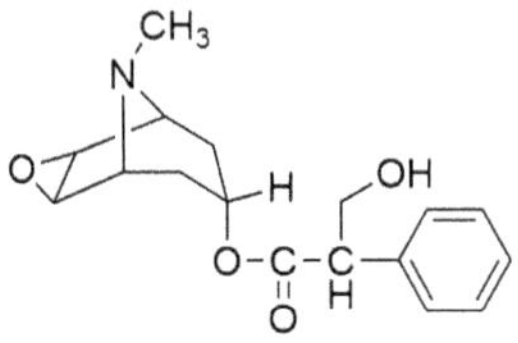

东莨菪碱

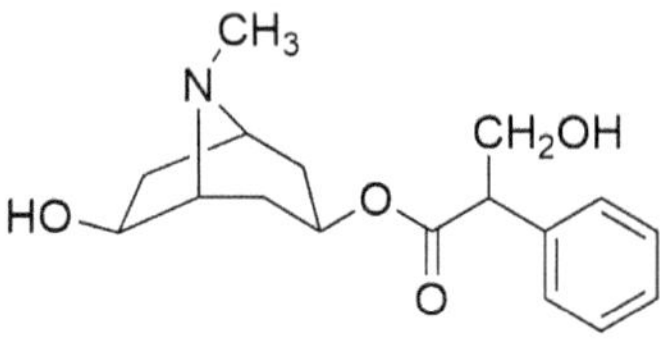

山莨菪碱

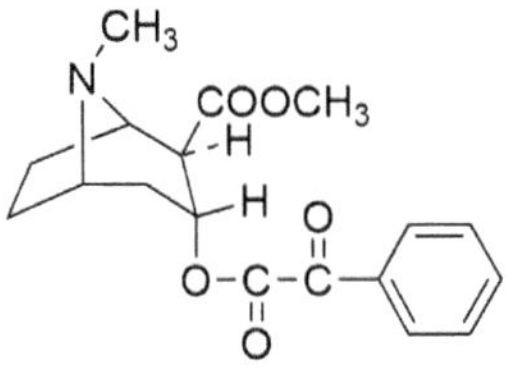

可卡因

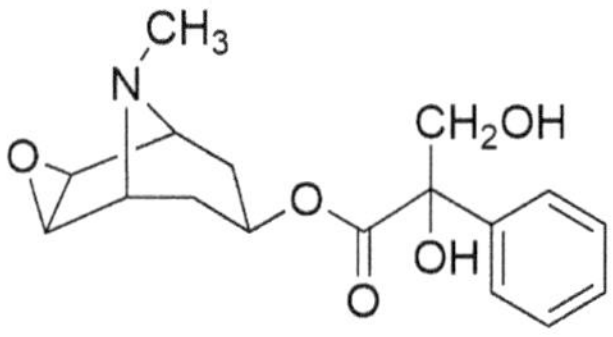

樟柳碱

图 9-3　莨菪烷类生物碱代表化合物

四、喹啉类生物碱

喹啉类生物碱是来源于色氨酸的代谢途径，分子中具有吲哚母核和一个 C_9 或 C_{10} 的裂环番木鳖及其衍生物结构单元。此类生物碱主要分布在芸香科、茜草科金鸡纳属(*Cinchona*)植物中。喹啉类生物碱具有多种生物活性，主要包括具有抗疟活性的奎宁类生物碱和具有抗肿瘤活性的喜树碱类生物碱。如喜树 *Camptotheca acuminata* 中的喜树碱(camptothecine)、10-羟基喜树碱(10-hydroxy camptothecine)和金鸡纳属植物中的金鸡宁(cinchonine)、奎宁(quinine)等(图 9-4)。

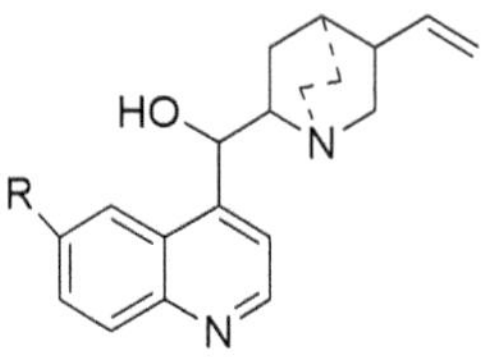

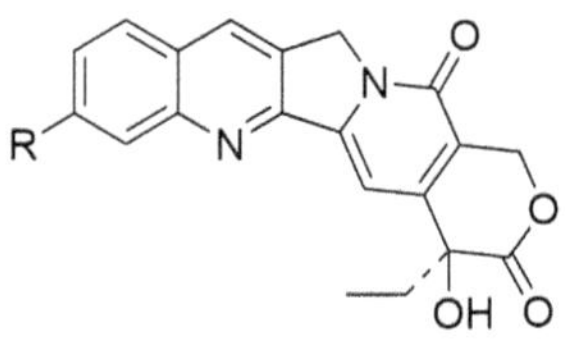

金鸡宁	R=H	(3*R*,2*S*)	喜树碱	R=H
奎宁	R=H	(3*S*,2*R*)	10-羟基喜树碱	R=OH

图 9-4　喹啉类生物碱代表化合物

五、异喹啉类生物碱

以苯丙氨酸和酪氨酸为前体衍生物的生物碱约 1 200 多种，分布范围广，结构类型复杂、药用价值较大。

1. 简单异喹啉类生物碱　　本类生物碱较少，结构简单，分布在罂粟科罂粟属(*Papaver*)、紫堇属（*Corydalis*）、毛茛科唐松草属（*Thalictrum*）等植物中。如萨苏林（salsoline）、萨苏里丁（salsolidine）等（图9-5）。

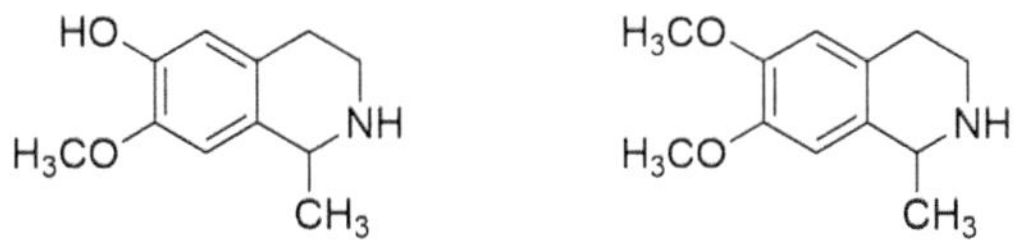

萨苏林　　　　　　　　萨苏里丁

图9-5　简单异喹啉类生物碱代表化合物

2. 苄基异喹啉类生物碱　此类生物碱数量多、结构类型复杂，主要分布于木兰科、防己科、大戟科、樟科、马钱科、马兜铃科、罂粟科、芸香科、毛茛科等植物中。代表化合物有乌药碱（coclaurine）、那碎因（narceine）、厚朴碱（magnocurarine）、罂粟碱（papaverine）等（图9-6）。

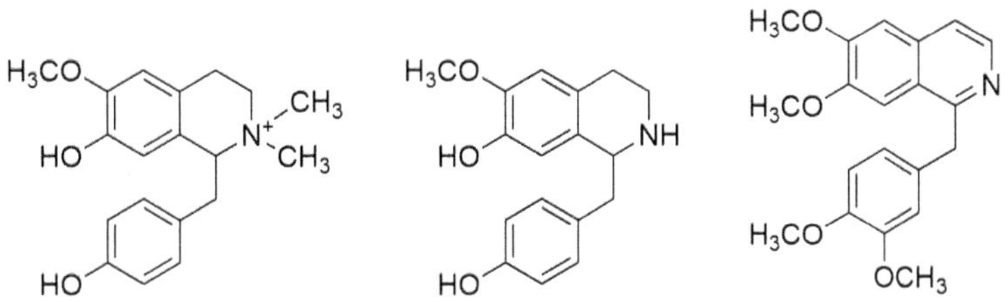

厚朴碱　　　　　乌药碱　　　　　罂粟碱

图9-6　苄基异喹啉类生物碱代表化合物

3. 双苄基异喹啉类生物碱　该类生物碱是由相同或不同的苄基四氢异喹啉类生物碱经酚氧化偶联产生醚氧键而成的二聚体或多聚体。如北豆根 *Menispermum dauricum* 中的蝙蝠葛碱（dauricine）、防己科汉防己 *Sinomenium acutum*（Thunb.）Rehd. et Wils. 中的筒箭毒碱（tubocurarine）、汉防己甲素（tetrandrine）等、木防己 *Cocculus orbiculatus*（L.）DC. 中的木防己碱（trilobine）（图9-7）。

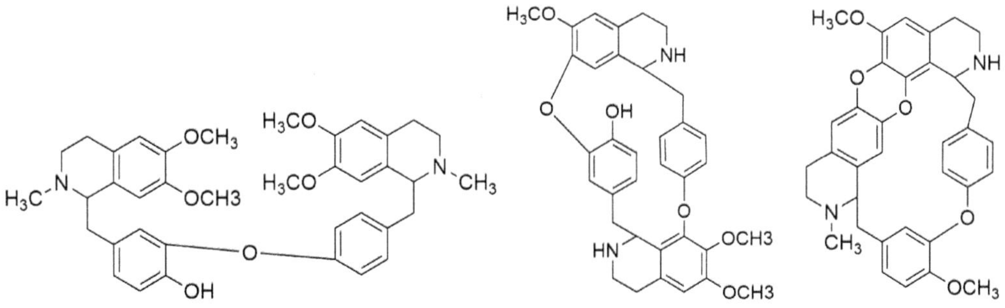

蝙蝠葛碱　　　　　　筒箭毒碱　　　　　　木防己碱

图9-7　双苄基异喹啉类生物碱代表化合物

4. 小檗碱类生物碱　原小檗碱和小檗碱类生物碱，两类生物碱的区别在于环氢化程度不同。前者如四氢黄连碱（tetrahydrocoptisine）、延胡索乙素（corydalis B），后者如小檗碱（berberine）、药根碱（jatrorrhizine）、巴马汀（palmatine）等（图9-8）。

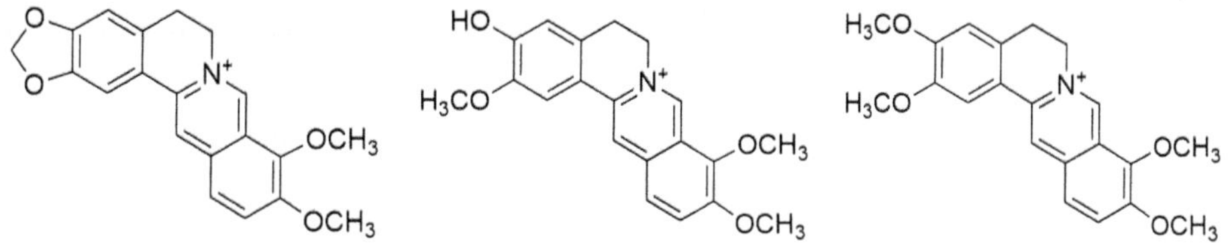

小檗碱　　　　　　药根碱　　　　　　巴马汀

图9-8　小檗碱类生物碱代表化合物

5. 阿朴啡类生物碱　　阿朴啡类生物碱(aporphine alkaloids)是由苄基四氢异喹啉的苄基部分苯环和四氢异喹啉部分的 8 位脱去一分子氢形成的四环化合物。马兜铃(*Aristolochia debilis*)中具降压作用的木兰碱(magnoflorine)、千金藤[*Stephania japonica*(Thunb.)Miers.]中具有能升高白细胞的千金藤碱(stephanine),另有土藤碱(tuduranine)等均属此类生物碱(图 9-9)。

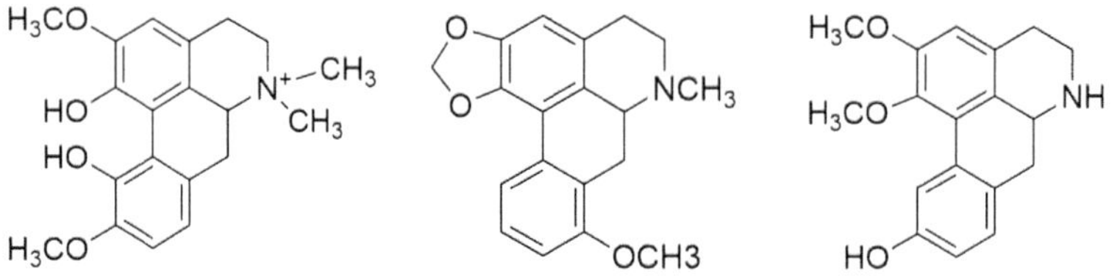

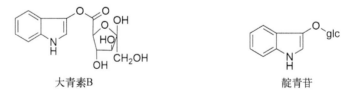

木兰碱　　　　　　千金藤碱　　　　　　土藤碱

图 9-9　阿朴啡类生物碱代表化合物

6. 吗啡烷类生物碱　　吗啡烷类生物碱(morphinan alkaloids)是由苄基四氢异喹啉经酚羟基氧化、碳碳偶联等过程而产生的,其结构中含部分饱和菲核的具四环基本骨架结构的一类生物碱。主要分布在罂粟科和防己科植物中,如莲花碱(hasubanonine)、青藤碱(sinomenine)、吗啡等(图 9-10)。

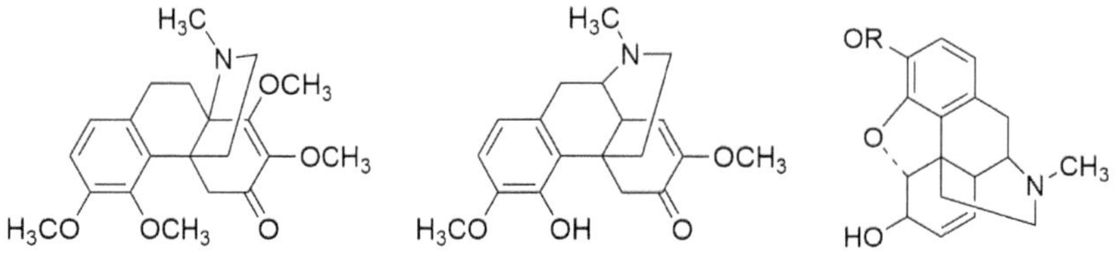

莲花碱　　　　　　青藤碱　　　　　　吗啡 (R=H)

图 9-10　吗啡烷类生物碱代表化合物

六、吲哚类生物碱

1. 简单吲哚类生物碱　　简单吲哚类生物碱(simple indole alkaloids)结构中只有吲哚母核,没有其他杂环结构。主要分布在禾本科和豆科植物中,如存在于菘蓝(*Isatis indigotica*)中的大青素 B(isatan B)、蓼蓝中的靛青苷(indican)(图 9-11)。

大青素B　　　　　　靛青苷

图 9-11　简单吲哚类生物碱代表化合物

2. 半萜吲哚类生物碱　　半萜吲哚类生物碱(semiterpenoid indole alkaloids)集中分布在麦角菌(*Ciavieps purpurea*)中,又称为麦角生物碱(ergot alkaloids)。分子中含有一个以吲哚环合并喹啉环构成的四环麦角碱母核体系,如具有兴奋子宫作用的麦角胺(ergotamine)、麦角新碱(ergometrine)等(图 9-12)。

3. 单萜吲哚类生物碱　　单萜吲哚类生物碱(momoterpenoid indole alkaloids)是中药中一类重要的药效物质,数目较多,结构复杂,其特点是分子中具有吲哚核和 C_9 或 C_{10} 的裂环番木鳖萜及其衍生物的结构单元。如存在于番木鳖中具中枢兴奋作用的士的宁、具有降压作用的利血平(reserpine)(图 9-13)。

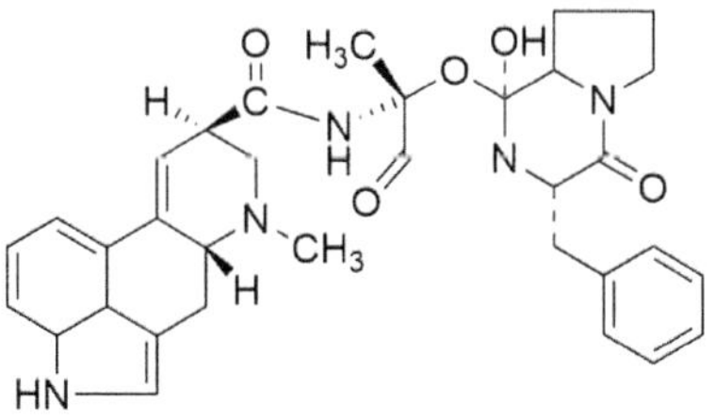

麦角胺

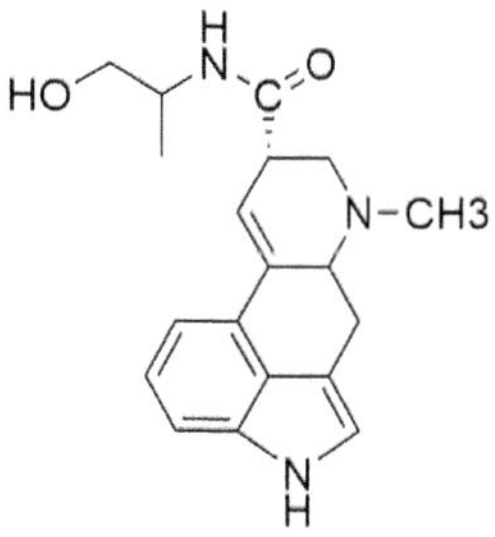

麦角新碱

图 9-12 半萜吲哚类生物碱代表化合物

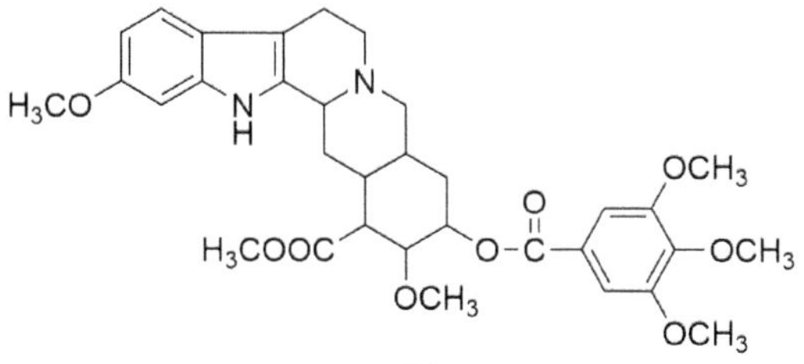

利血平

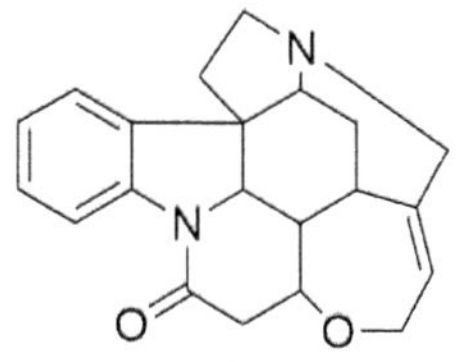

士的宁

图 9-13 单萜吲哚类生物碱代表化合物

4. 双吲哚类生物碱 此类生物碱由不同单萜吲哚类生物碱经分子间缩合而成。典型生物碱如：长春花[*Catharanthus roseus*(L.) G. Don]中的长春碱(vinblastine)、长春新碱(vincristine)等(图 9-14)，具有很强的抗癌活性。

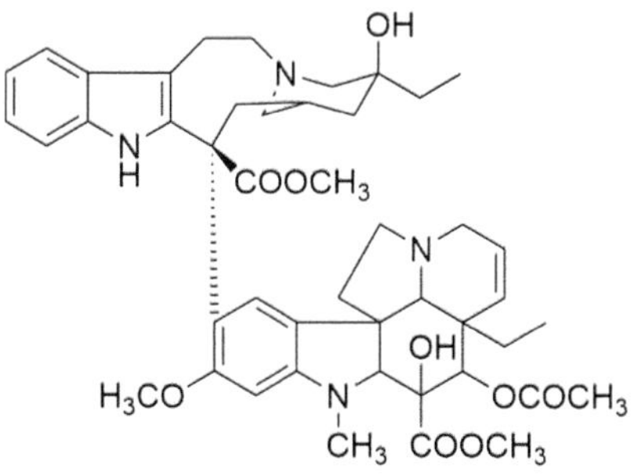

长春碱

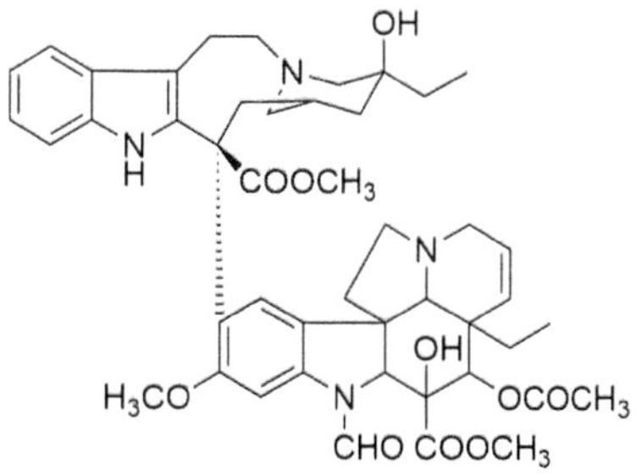

长春新碱

图 9-14 双吲哚类生物碱代表化合物

七、萜类和甾体类生物碱

(一) 萜类生物碱

此类生物碱为色氨酸系生物碱，类型较多，化合物数目最多。主要分布于马钱科、夹竹桃科、茜草科等十几个科中。按其结构中碳原子的个数可分为单萜、倍半萜、二萜及三萜生物碱。

1. 单萜类生物碱 单萜类生物碱(monoterpenoid alkaloids)主要由环烯醚萜衍生而来，常与单萜吲哚类生物碱共存，多分布于猕猴桃科(Actinidiaceae)、龙胆科(Gentianaceae)、马钱科、夹竹桃科及玄参科(Scrophulariaceae)植物中。如具降血压作用的猕猴桃碱(actinidine)、抗炎镇痛作用的龙胆碱(gentianine)以及补肾阳作用的肉苁蓉碱(boschniakine)等(图 9-15)。

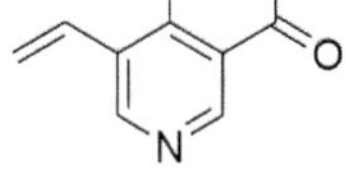

龙胆碱

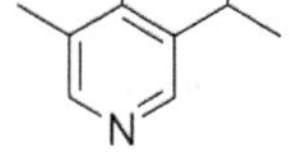

猕猴桃碱

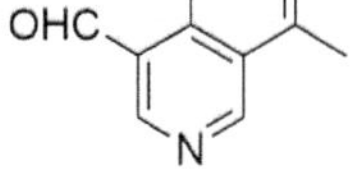

肉苁蓉碱

图 9-15 单萜类生物碱代表化合物

2. 倍半萜生物碱　　倍半萜生物碱(sesquiterpenoid alkaloids)具有倍半萜的骨架,在植物界分布很窄,主要集中在兰科石斛属(*Dendrobium*)、睡莲科萍蓬草属(*Nuphar*)等植物中。如具止痛退热作用的石斛碱(dendrobine),抗菌作用的黄萍蓬草碱(nuphleine)及萍蓬定(nupharidine)等(图9-16)。

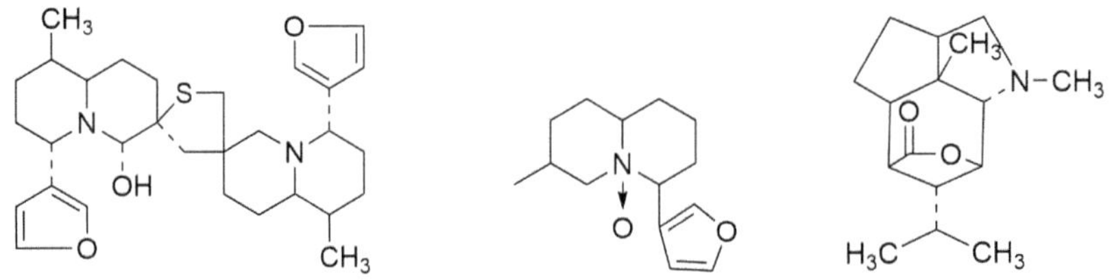

黄萍蓬草碱　　　　　　　　萍蓬定　　　　　　石斛碱

图9-16　倍半萜类生物碱代表化合物

3. 二萜类生物碱　　二萜类生物碱(diterpenoid alkaloids)主要为含19个碳原子和20个碳原子构成的四环二萜或五环二萜型,分子中具有β-氨基乙醇、甲胺或乙胺形成的杂环。主要分布于毛茛科乌头属(*Aconitum*)和翠雀属(*Delphinium*)以及蔷薇科绣线菊属(*Spirea*)植物中。如具镇痛作用的乌头碱(aconitine)、3-乙酰乌头碱(3-acetylaconitine)等(图9-17)。

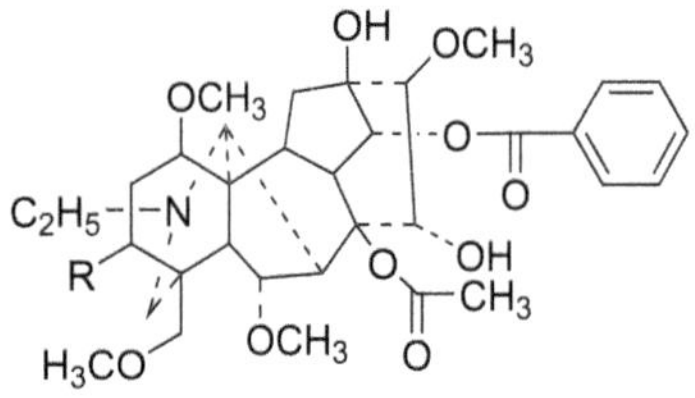

图9-17　二萜类生物碱代表化合物 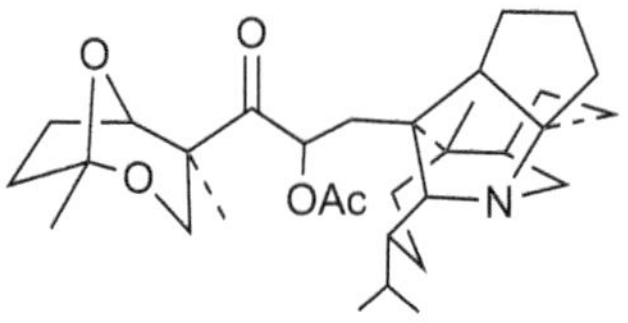　　　**图9-18　三萜类生物碱代表化合物**

4. 三萜类生物碱　　三萜类生物碱(triterpenoid alkaloids)数目较少,结构中具三萜或降三萜骨架。主要分布于虎皮楠科虎皮楠属(*Daphniphyllum*)及黄杨科黄杨属(*Buxus*)植物中。如交让木碱(daphniphylline)等(图9-18)。

（二）甾体类生物碱

此类生物碱被认为是天然甾体的含氮衍生物,结构中都有甾体母核,但氮原子均不在甾体母核内,根据母核的骨架可分为孕甾烷(C_{21})生物碱、环孕甾烷(C_{24})生物碱和胆甾烷(C_{27})生物碱。

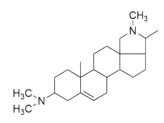

图9-19　孕甾烷生物碱代表化合物康斯生

1. 孕甾烷生物碱　　孕甾烷生物碱(pregnane alkaloids)具有孕甾烷的基本母核,主要指孕甾烷C-3或C-20位单氨基或双氨基的衍生物,其骨架一般含有21个碳原子,又称C_{21}甾生物碱。主要分布于夹竹桃科、黄杨科及百合科植物中。如具有降血压作用的康斯生(conssine)(图9-19)等。

2. 环孕甾烷生物碱　　环孕甾烷生物碱(cyclopregnane alkaloids)具有19-环-4,4,14α-三甲基孕甾烷型结构,一般母核具有24个碳原子,又称C_{24}甾生物碱,主要分布在黄杨科植物中。如具有增加冠脉流量、强心等作用的从黄杨木中分离的环黄洋酰胺(cyclopro-tobuxinamine)、环维黄杨星D(cyclovirobuxine)等(图9-20)。

3. 胆甾烷生物碱　　胆甾烷生物碱(cholestane alkaloids)按骨架可分为胆甾烷类生物碱和异胆甾烷类生物碱。胆甾烷类是以天然甾醇为母体的氨基化衍生物,一般母核具有27个碳原子,又称C_{27}甾生物碱。常以甾的形式存在,主要分布于茄科和百合科植物中,如澳洲茄胺

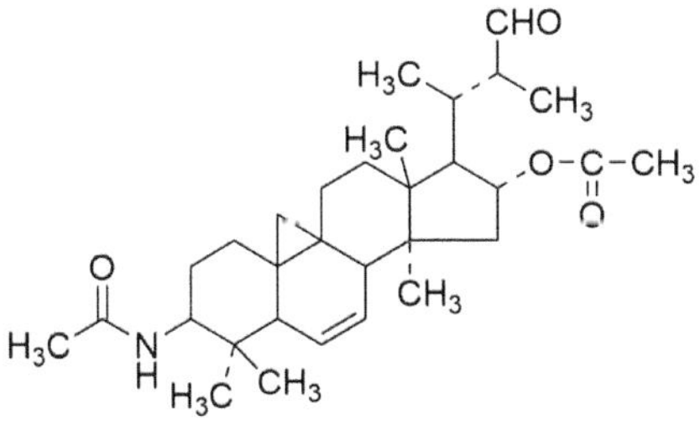

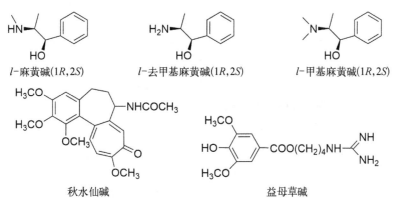

环黄洋酰胺 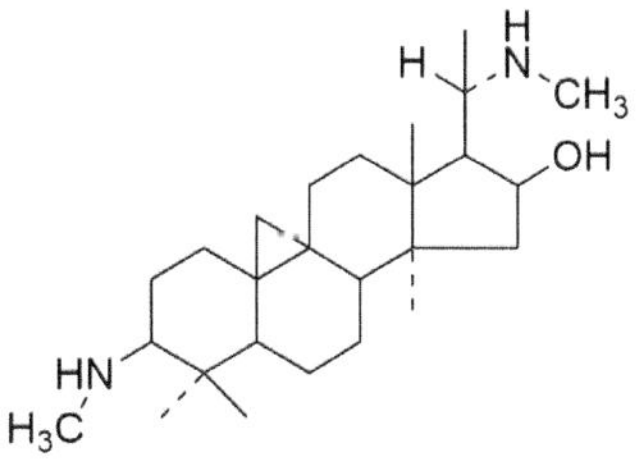 环维黄杨星D

图9-20 环孕甾烷生物碱代表化合物

（solasodine）、茄次碱（solanidine）、龙葵次碱（solanidine）等；异胆甾烷类与胆甾烷类的主要区别在于五元环（C环）与六元环（D环）异位，其主要分布于百合科的藜芦属（*Veratrum*）和贝母属（*Fritillaria*）植物中，常以游离碱、酯及苷的形式存在，如藜芦胺（veratramine）、平贝碱甲（pingpeimine A）等（图9-21）。

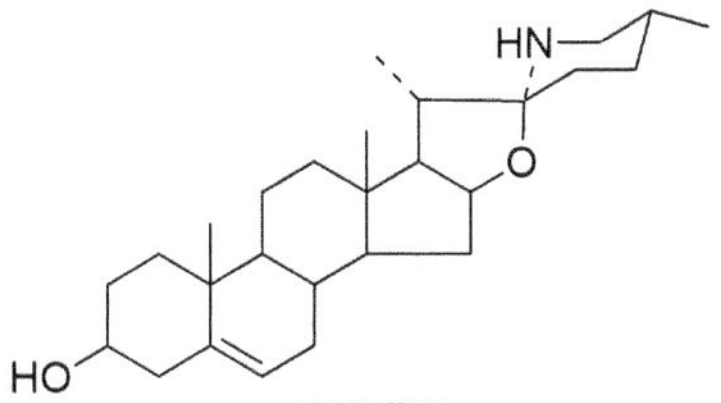

澳洲茄胺 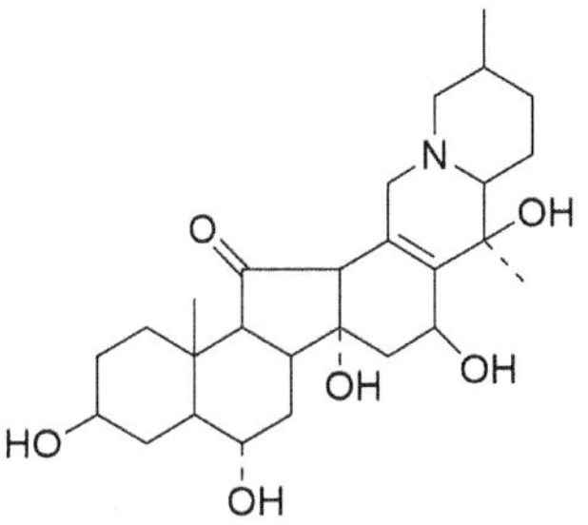 平贝碱甲

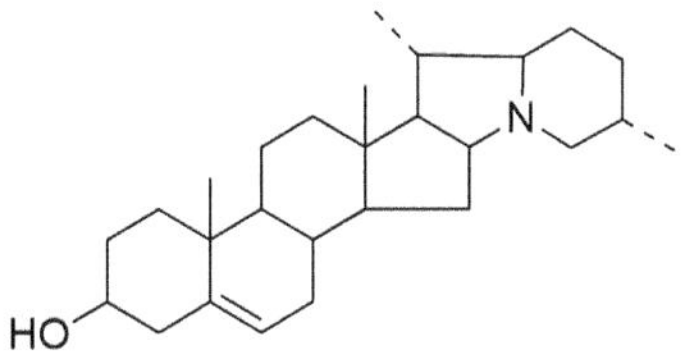

龙葵次碱 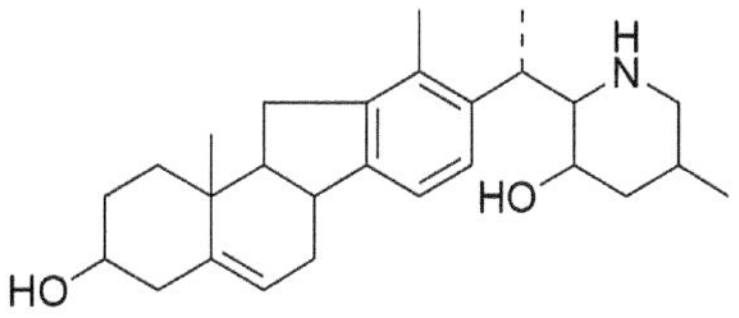 藜芦胺

图9-21 胆甾烷生物碱代表化合物

八、有机胺类生物碱

以苯丙氨酸和酪氨酸衍生的生物碱数量多，分布广，结构类型复杂，具有较高的药用价值。该类生物碱数目较少，其氮原子处于环外。代表化合物如麻黄中的具有止咳平喘作用的麻黄碱（ephedrine）、伪麻黄碱（pseudoephedrine）、甲基麻黄碱（methylephedrine）；其他如具有抗癌作用的秋水仙碱（colchicine）、能够增加子宫紧张性和节律性的益母草碱（leonurine）（图9-22）。

l-麻黄碱(1*R*, 2*S*) *l*-去甲基麻黄碱(1*R*, 2*S*) *l*-甲基麻黄碱(1*R*, 2*S*)

秋水仙碱 益母草碱

图9-22 有机胺类生物碱代表化合物

第三节　生物碱类化合物的理化性质

一、性状

生物碱绝大多数由 C、H、O、N 元素组成。多数为结晶形固体,少数为粉末。除个别生物碱,如烟碱(nicotine)、毒芹碱(coniine)、槟榔碱(arecoline)等呈液态,这类生物碱结构大多无氧原子或氧原子结合成酯键,还有某些生物碱如麻黄碱等,常压下可随水蒸气蒸馏而得。

绝大多数的生物碱呈无色或白色,少数具有高度共轭体系的生物碱显各种颜色,如喜树碱(呈淡黄色)、小檗碱(呈黄色)、小檗红碱(berberubine)(呈红色)、蛇根碱(serpentine)(呈黄色)、一叶萩碱(securinine)(呈淡黄色)。

少数液体生物碱及小分子固体生物碱如麻黄碱、烟碱等具挥发性。极少数生物碱还具有升华性,如咖啡因(caffeine)等。生物碱多具苦味,有些生物碱味极苦,如盐酸小檗碱;有些具有辣味,如胡椒碱(piperine);少数具有甜味,如甜菜碱(bataine)等。

二、旋光性

生物碱结构中含有手性碳原子且结构不对称或其本身为手性分子,则具有旋光性。生物碱旋光性除了与其手性碳原子构型有关外,还受到溶剂、pH、浓度、温度等影响而产生变旋现象。如麻黄碱在水中呈右旋光性而在氯仿中呈左旋性;北美黄连碱(hydrastine)在高浓度乙醇中呈左旋光性而在稀乙醇中则呈右旋光性,同样该碱在中性条件下呈左旋光性,在酸性条件下呈右旋光性;长春碱为右旋光性,但其硫酸盐为左旋光性。

生物碱的生理活性与其旋光性紧密相关。一般情况下,左旋体呈显著的生理活性,而右旋体生理活性很弱或者无活性。如乌头中具有强心作用的是左旋去甲乌药碱(higenaenine),而存在于其他植物中的右旋体则无强心作用。也有少数生物碱右旋体的生理活性强于左旋体,如 d-古柯碱(d-ocaine)局部麻醉作用强于 l-古柯碱。

三、溶解性

生物碱及其盐类的溶解度与其分子中 N 原子的存在形式、极性基团的有无、数目以及溶剂等密切相关。

1. 游离生物碱　　大多数叔胺碱和仲胺碱具有亲脂性,能溶于有机溶剂,如甲醇、乙醇、丙酮、乙醚、卤代烷类(尤其易溶于三氯甲烷)等。可溶于酸水,不溶或难溶于水和碱水。但有例外,伪石蒜碱不溶于有机溶剂,而溶于水。亲水性生物碱主要指季铵碱和某些含 N-氧化物的生物碱。这些生物碱可溶于水、甲醇、乙醇,难溶于亲脂性有机溶剂。某些生物碱既有亲水性,可溶于水、醇类,也可溶于亲脂性有机溶剂,如麻黄碱、苦参碱、氧化苦参碱、烟碱等。这些生物碱的结构特点往往是分子较小,或具有醚键、配位键等。

有些生物碱的结构既有碱性氮原子,又有酸性基团(如酚羟基、羧基等),这类生物碱称为两性生物碱。常见的有吗啡、小檗胺(berbamine)、槟榔次碱等,这些生物碱既可溶于酸水,也可溶于碱水。有些生物碱具内酯或内酰胺结构,其溶解性类似叔胺碱,但在热的碱溶液中可开环形成羧酸盐而溶于水,继之加酸又可环合析出。

2. 生物碱盐　　生物碱盐类化合物易溶于水,可溶于醇类有机溶剂,难溶于亲脂性有机溶剂。但也有例外,高石蒜碱(homolycoruine)的盐酸盐不溶于水而溶于氯仿;盐酸小檗碱难溶于水等。生物碱在酸水中成盐溶解,调碱性后又游离析出沉淀。但碱性极弱的生物碱与酸不易生成盐,仍以游离碱的形式存在,或生成的盐不稳定,其酸水液无需碱化,可用氯仿萃取出游离碱。同一生物碱与不同酸所成的盐类溶解度不同。一般来说,无机酸盐的水溶性大于有机酸的盐类。

然而,有些生物碱或生物碱盐的溶解性不符合上述规律,如石蒜碱难溶于有机溶剂而溶于水,喜树碱不溶于一般有机溶剂而易溶于酸性三氯甲烷,奎宁、奎尼定(quinidine)、辛可宁(cinchonine)、吐根酚碱(cephaeline)等的盐酸盐溶于三氯甲烷,小檗碱盐酸盐、麻黄碱草酸盐、普托品硝酸盐和盐酸盐等难溶于水。

四、碱性

生物碱都具有碱性,这是因为其分子结构中都含有氮原子,而氮原子上的孤对电子能接受质子而显碱性。生物碱的碱性与氮原子的杂化程度、诱导效应、诱导-场效应、共轭效应及分子内氢键等有关。

(一)生物碱碱性强弱的表示方法

酸碱强度测定,通常以水作溶剂,此时水为酸,生物碱从水中接受质子生成其共轭酸。

$$B + H_2O \rightleftharpoons BH^+ + OH^-$$
$$碱 \qquad 酸 \qquad\qquad 共轭酸 \qquad 共轭碱$$

酸碱强度测定的定量尺度分别用酸式电离指数 pK_a 和碱式电离指数 pK_b 表示。

$$pK_a = pK_w - pK_b = 14 - pK_b$$

目前,生物碱的碱性强弱统一用生物碱共轭酸的酸式离解指数 pK_a 表示。其中 pK_w 为水的电离指数,pK_b 为碱式电离指数。pK_a 值与生物碱的碱性大小成正比。通常情况下,根据生物碱的 pK 值大小,可将生物碱按碱性强弱分为:强碱($pK_a > 11$)如季铵碱、胍类生物碱;中强碱(pK_a 7~11),如脂胺、脂杂环类生物碱;弱碱(pK_a 2~7)如芳香胺、六元芳氮杂环类生物碱;极弱碱($pK_a < 2$),如酰胺、五元芳氮杂环类生物碱。

(二)影响生物碱碱性强弱的因素

1. 氮原子的杂化程度　　生物碱分子中氮原子的孤对电子都处于杂化轨道上,其碱性随杂化度升高而增强,这三种杂化方式中,s 电子成分逐渐增加,p 电子成分逐渐减少,即 $sp^3 > sp^2 > sp$。在杂化轨道中,p 电子因活动性大而易供给电子,故 p 成分比例大,碱性强。脂肪胺、脂氮杂环类生物碱的氮原子为 sp^3 杂化,为中强碱;芳香胺、六元芳氮杂环类生物碱的氮原子为 sp^2 杂化,为弱碱;而氰基中的氮原子为 sp 杂化,碱性极弱。如氰基(—CN)为 sp 杂化的氮,为中性;异喹啉(sp^2,pK_a 5.4)氢化成四氢异喹啉(sp^3,pK_a 9.5)后,碱性增强;季铵碱如小檗碱因其羟基以负离子形式存在而显强碱性(pK_a 11.5)(图9-23)。

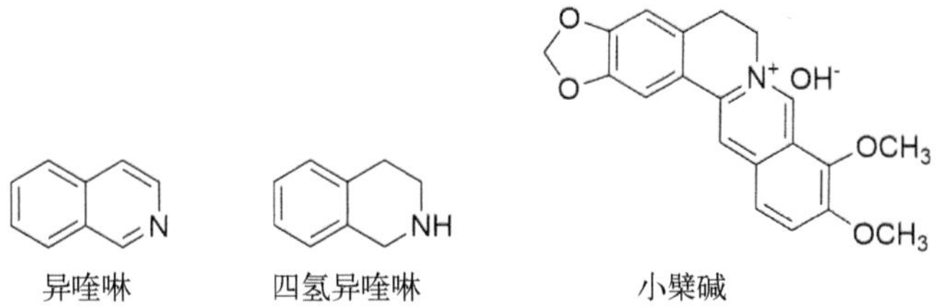

图9-23　生物碱碱性示意图

2. 诱导效应　　生物碱分子中氮原子上的电子云密度受到氮原子附近供电基团和吸电基团的诱导效应影响,导致碱性发生改变。供电基团使氮原子电荷密度增多,碱性变强;吸电基团使氮原子电荷密度降低,碱性变弱。如碱性强弱次序:二甲胺(pK_a 10.70)>甲胺(pK_a 10.64)>氨(pK_a 9.75)。这是因为甲基的供电性使得二甲胺的碱性稍强些。如麻黄碱的碱性(pK_a 9.58)强于去甲基麻黄碱(pK_a 9.00)是由于麻黄碱氮原子上的甲基供电诱导的结果,而二者的碱性弱于苯异丙胺(pK_a 9.80)则是由于前二者氨基碳原子的邻位羟基吸电诱导所致(图9-24)。

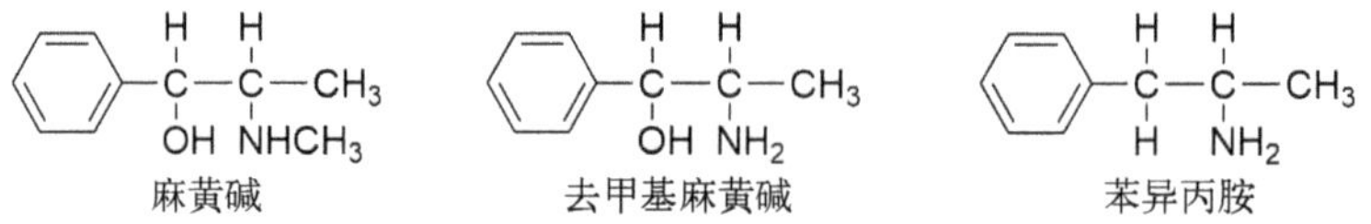

图 9-24 诱导效应示意图

具有氮杂缩醛结构的生物碱的碱性是很有趣的。通常这种结构易于质子化而显示强碱,如阿替生(pK_a12.90)等均呈强碱性。但由于受 Bredt's 规则限制,若氮杂缩醛体系中氮原子处于稠环"桥头"时,因其本身所具有的刚性结构而能发生转位使叔胺型变为季铵型,则不能发生上述质子化而呈强碱性。如阿马林碱性(pK_a 8.15)较弱,当阿马林乙酰化成二乙酰阿马林时,由于酯酰基的吸电性强于羟基,碱性变得更弱(pK_a 4.90)(图 9-25)。

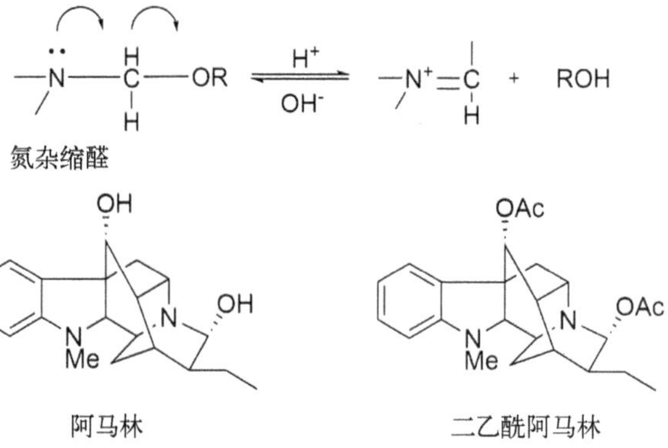

氮杂缩醛

阿马林　　　　　　二乙酰阿马林

图 9-25 诱导效应示意图

3. 诱导-场效应　生物碱分子中如有一个以上氮原子时,即使各氮原子化学环境完全相同,各氮原子的碱性也是有差异的。当分子中一个氮原子质子化后,就产生一个强的吸电基团—N$^+$HR$_2$,它对其余的氮原子产生两种碱性降低的效应,即诱导效应和静电场效应。诱导效应通过碳链传递,且随着碳链的增长而逐渐降低。静电场效应是通过空间直接作用的,故又称直接效应。二者可统称为诱导-场效应。如无叶豆碱(sparteine,图 9-26)中两个氮原子的碱性相差很大,ΔpK_a为 8.1,主要原因为两个氮原子空间上接近,存在显著的诱导-场效应。

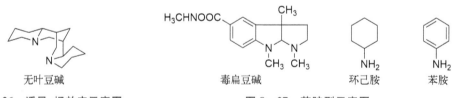

无叶豆碱　　　　　毒扁豆碱　　　　　环己胺　　苯胺

图 9-26 诱导-场效应示意图　　图 9-27 苯胺型示意图

4. 共轭效应　生物碱分子中氮原子的孤对电子处于 p-π 共轭体系时,碱性减弱。在生物碱分子结构中常见的 p-π 共轭效应主要有苯胺型和酰胺型。

(1)苯胺型:此类生物碱氮原子上的孤电子对与苯环电子形成 p-π 共轭体系后使碱性减弱。如毒扁豆碱(physostigmine)结构中存在 3 个氮原子,其中两个杂环氮原子 N$_1$ 的 pK_a 为 1.76,N$_3$ 的 pK_a 为 7.88,两个氮原子碱性的差别系由共轭效应引起。环己胺的 pK_a 为 10.64,而苯胺 pK_a 为 4.58,后者显然为共轭效应所致(图 9-27)。

(2)酰胺型:由于酰胺中的氮原子与酰胺羰基形成的 p-π 共轭体系,其碱性极弱。如胡椒碱的 pK_a 为 1.42,秋水仙碱(colchiamine)的 pK_a 为 1.84(图 9-28)。

需要注意的是,氮原子上的孤对电子与共轭体系的 π 电子产生 p-π 共轭的立体条件是 p电子轴和 π 电子轴共平面。否则这种共轭效应减弱或者消失,都将使碱性增强。如邻甲基 N,

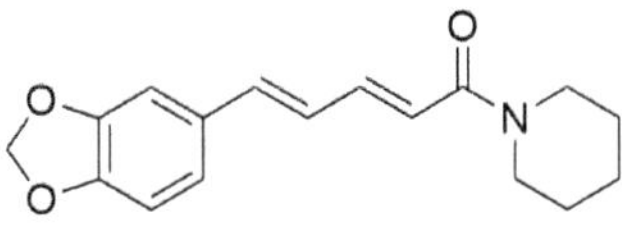

胡椒碱 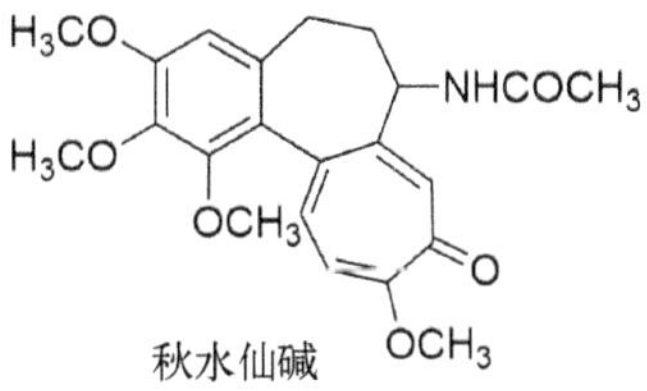   秋水仙碱

图 9 – 28 酰胺型示意图

N-二甲苯胺(pK_a5.15)中邻甲基所产生的空间位阻,使 p – π 共轭效应减弱,碱性强于 N,N-二甲基苯胺(pK_a4.39)(图 9 – 29)。

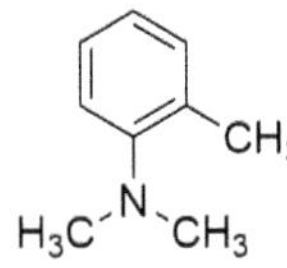

邻甲基N,N-二甲苯胺 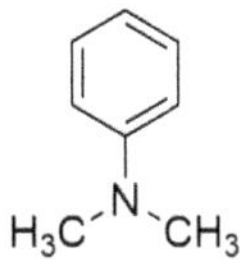   N,N-二甲基苯胺

图 9 – 29 酰胺型示意图

5. 空间效应 虽然质子的体积很小,但是生物碱的氮原子质子化时,由于附近取代基的空间立体障碍或分子构象因素,质子化会受到影响而使得生物碱的碱性增强或减弱。如东莨菪碱的碱性(pK_a 7.50)比莨菪碱的碱性(pK_a 9.65)弱,由于三元氧环的存在,对氮原子上的孤对电子产生显著的立体效应,使氮原子不容易给出电子,所以碱性减弱(图 9 – 30)。

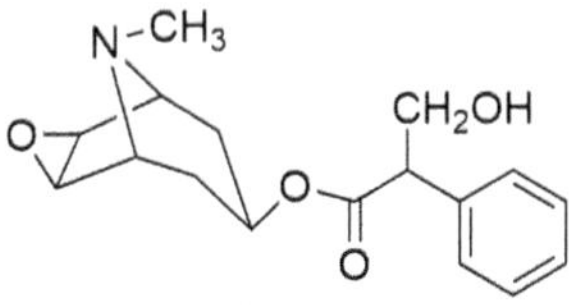

东莨菪碱 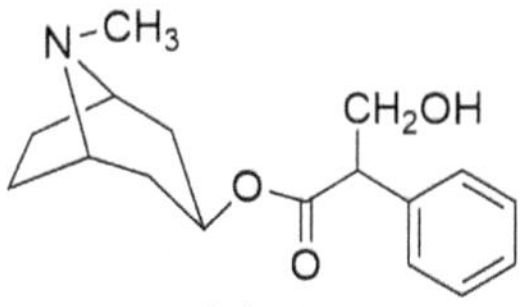   莨菪碱

图 9 – 30 空间效应示意图

6. 氢键效应的影响 当生物碱成盐后,氮原子附近若有羟基、羰基,并处于有利形成稳定的分子内氢键时,氮原子上的质子不易解离,则碱性增强。如钩藤碱(rhyachophylline)的盐的质子化氮上氢与羰基形成分子内氢键,使其结构更加稳定;异钩藤碱(isorhyachophylline)的盐无类似氢键形成,故前者碱性(pK_a 6.32)大于后者(pK_a 5.20)(图 9 – 31)。

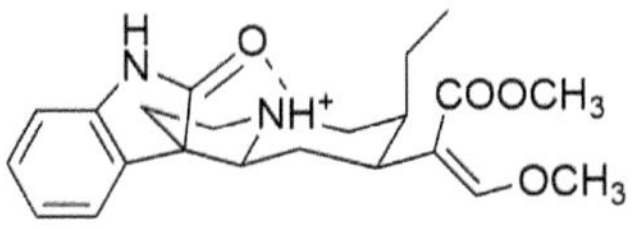

钩藤碱 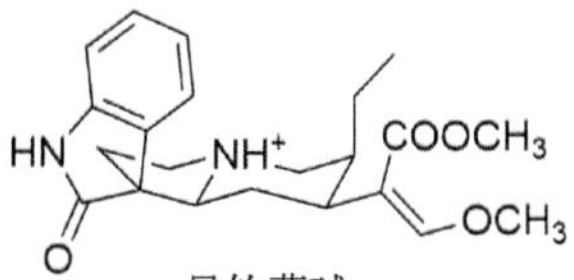   异钩藤碱

图 9 – 31 氢键效应示意图

第四节 生物碱类化合物的检识

一、理化检识

物理方法检识主要根据生物碱的形态、颜色、气味、酸碱性等,化学方法主要是用生物碱沉淀试剂、显色试剂等进行检识。物理方法如前所述,这里主要介绍化学检识方法。

(一)沉淀反应

多数生物碱在酸性水溶液中与某些试剂生成难溶于水的络合物或复盐,这一反应称为生物碱沉淀反应,这些试剂称为生物碱沉淀试剂。

1. 常用的沉淀试剂　生物碱沉淀试剂的种类很多,常见有碘化物复盐、重金属盐和大分子酸类,常用的生物碱沉淀试剂的名称、组成、反应特征和用途见表9-1。

表9-1　生物碱沉淀试剂主要类型

试剂名称	试剂组成	反应特征	用途
碘化铋钾试剂 (Dragendoff 试剂)	$KBiI_4$	黄至橘红色沉淀 ($B \cdot HbiI_4$)	改良碘化铋钾常用于色谱显色剂
碘-碘化钾试剂 (Wagner 试剂)	$KI - I_2$	棕色至褐色沉淀 ($B \cdot I_2 \cdot HI$)	用于鉴别
碘化汞钾试剂 (Mayer 试剂)	K_2HgI_4	类白色沉淀 ($B \cdot H \cdot HgI_3$)	用于鉴别
10%磷钼酸试剂 (Sonnen Schein 试剂)	$H_3PO_4 \cdot 12MoO_3 \cdot H_2O$	白色或黄褐色无定形沉淀 ($3B \cdot H_3PO_4 \cdot 12MoO_3 \cdot 2H_2O$)	用于分离
10%硅钨酸试剂 (Scheibler 试剂)	$SiO_2 \cdot 12WO_3 \cdot nH_2O$	淡黄色或灰白色无定形沉淀 ($4BSiO_2 \cdot 12WO_3 \cdot 2H_2O$)	用于分离或含量测定
10%磷钨酸试剂 (Scheibler 试剂)	$H_3PO_4 \cdot 12MoO_3 \cdot H_2O$	白色或黄褐色无定形沉淀 ($3B \cdot H_3PO_4 \cdot 12WO_3 \cdot 2H_2O$)	用于分离
饱和苦味酸试剂 (Hager 试剂)	2,4,6-三硝基苯酚	显黄色晶形沉淀 ($B \cdot C_6H_4N_3O_7$)	用于分离或含量测定
三硝基间苯二酚试剂	三硝基间苯二酚	显黄色晶形沉淀 ($2B \cdot C_6H_3N_3O_8$)	用于分离或含量测定
硫氰酸铬铵试剂(雷氏铵盐,Ammonium Reineckate)	$NH_4[Cr(NH_3)_2(SCN)_4]$	难溶性紫红色复盐 ($B \cdot H[Cr(NH_3)_2(SCN)_4]$)	用于分离或含量测定

2. 反应条件　生物碱沉淀反应一般在稀酸水溶液或稀酸醇溶液中进行,因为生物碱和生物碱沉淀试剂均可溶于其中,而生物碱与沉淀试剂的反应产物难溶于水,因而不仅利于反应进行且易于判断反应结果。

3. 反应结果的判断及应用　利用生物碱沉淀反应需注意假阴性和假阳性结果。仲胺一般不易与生物碱沉淀试剂发生反应(如麻黄碱),因此对生物碱进行定性鉴别时应用3种以上沉淀试剂分别进行反应,如果均能发生沉淀反应,可判断为阳性结果。值得注意的是,有些非生物碱类物质也能与生物碱沉淀试剂产生沉淀反应,如蛋白质、酶、多肽、氨基酸等。因大多中药的提取液颜色较深,为了排除假阳性,可将中药的酸水提取液碱化,进而以氯仿萃取游离生物碱,与水溶性干扰成分分离,再将氯仿层酸化,以此酸水溶液进行生物碱沉淀反应。

生物碱沉淀反应主要用途,一是用于检查中药或中药制剂中生物碱的有无,在生物碱的定性鉴别中,这些试剂可用于试管的定性反应或作为薄层色谱和纸色谱的显色剂。二是用于生物碱提取分离过程中作为追踪、指示终点。个别沉淀试剂可用于分离、纯化生物碱,如雷氏铵盐可用于沉淀、分离季铵碱。三是用于生物碱的含量测定,如硅钨酸试剂能与生物碱生成稳定的沉淀,可定量。

(二) 显色反应

某些试剂能与个别生物碱反应生成不同颜色溶液,这些试剂称为生物碱显色剂。生物碱的显色剂较多,常用的显色剂见表9-2。显色反应可用于检识生物碱和区别某些生物碱。此外,一些显色剂如溴麝香草酚蓝、溴麝香草酚绿等在一定条件下能与一些生物碱生成有色复合物,这种有色复合物能被氯仿定量提取出来,可用于生物碱的含量测定。

表9-2 常见生物碱显色剂

试 剂 名 称	试 剂 组 成	颜 色 特 征
Marquis 试剂	含有少量甲醛的浓硫酸溶液	吗啡:紫红色 可待因:蓝色
Mandelin 试剂	1%钒酸铵的浓硫酸溶液	吗啡:蓝紫色 可待因:蓝色 莨菪碱及阿托品:红色 奎宁:淡橙色
Frobde 试剂	1%钼酸钠或钼酸铵的浓硫酸溶液	吗啡:紫色渐转棕色 小檗碱:棕绿色 乌头碱:黄棕色 利舍平:黄色渐转蓝色

二、色谱检识

生物碱的色谱检识常用薄层色谱法、纸色谱法、高效液相色谱法等。

(一)薄层色谱法

1. 吸附薄层色谱　　吸附剂常用硅胶和氧化铝。硅胶本身显弱酸性,直接用于分离和检识生物碱时,与碱性强的生物碱可形成盐而使斑点的 R_f 值变小,有时出现拖尾,影响检识效果。因此在用硅胶作为薄层吸附剂时,在涂铺薄层时可加稀碱溶液制成碱性硅胶薄层,或者碱性条件下进行色谱过程,即在展开剂中加入少量碱性试剂,如二乙胺、氨水等,或在层析缸中放入氨水杯,或在点样后放入氨缸中碱化。氧化铝的吸附性能较硅胶强,其本身显弱碱性,不经处理便可用于分离和检识生物碱,一般较常用。但氧化铝不能用作分子中含醛基、羰基、酯基、内酯的生物碱的分离,因易产生异构化、氧化或消除反应。

生物碱薄层色谱所用展开系统多以亲脂性溶剂为主,一般以氯仿为基本溶剂,根据色谱结果调整展开剂的极性。若 R_f 值太小,可在氯仿中加入适量甲醇、丙酮等极性大的溶剂;若 R_f 值太大,则在氯仿中加入适量石油醚等极性小的溶剂。在展开剂中加入适量的碱性溶剂,如二乙胺、氨水等,往往可以达到较好的分离效果。薄层展开完成后,有色生物碱可直接观察斑点,如小檗碱、棕榈碱等显黄色。有的生物碱在紫外光下显示荧光斑点,如麦角生物碱、金鸡纳生物碱,也可以直接观察。绝大多数生物碱的薄层色谱可用改良碘化铋钾试剂显色,显橘红色斑点。应注意有些生物碱与改良碘化铋钾试剂不显色,可选择特殊显色剂,如罂粟类生物碱用盐酸蒸气熏蒸时产生红色斑点,麻黄碱可用茚三酮试剂显色。

2. 分配薄层色谱　　检识极性较大的生物碱时,可考虑采用分配薄层色谱法,支持剂通常选用硅胶或纤维素粉。对于脂溶性生物碱的分离,固定相多选甲酰胺,流动相选择亲脂性有机溶剂,如氯仿-苯(1:1)等。分离水溶性生物碱,则以亲水性溶剂作展开系统(如 BAW 系统)。

(二)纸色谱法

纸色谱属于分配色谱,生物碱的纸色谱多为正相分配色谱,其色谱条件类似于薄层正相分配色谱,常用于水溶性生物碱、生物碱盐和亲脂性生物碱的分离检识。纸色谱的固定相常用水、甲酰胺或酸性缓冲液。其中水可利用滤纸本身含有6%~7%的水分;甲酰胺为固定相时,可将甲酰胺溶于丙酮,再将滤纸置于其中浸湿片刻,取出,挥去丙酮即可。选择酸性缓冲液作为固定相进行纸色谱时,常采用多缓冲纸色谱的方式。可将不同 pH 的酸性缓冲液自起始线由高到低间隔2cm左右的距离涂布若干个缓冲液带,晾干即可使用。在这种纸色谱中,混合物在展开过程中由于碱性不同,碱性强的先成盐,极性变大,斑点不动,后面的同理依碱性由强至弱依次分开。

以水作固定相的纸色谱,宜用亲水性溶剂系统作展开剂(如 BAW 系统)。以甲酰胺和酸性缓冲液作固定相的纸色谱,多以苯、氯仿、乙酸乙酯等亲脂性有机溶剂为主作展开剂。同样,展开剂在使用前也需用固定相溶液饱和。纸色谱所用的显色剂与薄层色谱基本相同。

（三）HPLC法

高效液相色谱法广泛应用于生物碱的分离检识。生物碱的高效液相分离可采用分配色谱法、吸附色谱法、离子交换色谱法等，其中以分配色谱法中的反相色谱法应用较多。可根据生物碱的性质和不同色谱方法选择相应的固定相。由于生物碱具碱性，通常使用的流动相偏碱性为好。另外，具有挥发性的生物碱可用气相色谱法检识，如麻黄碱、烟碱。

第五节 提取与分离

一、提取与初步分离方法

生物碱是一种含氮有机化合物，具有显著的生理活性以及丰富的药用价值，而提取纯化是制备生物碱必不可少的步骤。提取生物碱常用的方法主要分为三大类：溶剂法、离子交换树脂法、沉淀法。本节具体讲解生物碱各种提取法的原理及操作方法。

（一）溶剂法

根据生物碱不同存在形式所表现的溶解度，选择不同的溶剂环境并采用不同提取工艺进行提取分离。该种方法一般选用水或酸水、醇溶剂以及亲脂性溶剂且在不同设定温度下进行提取。许多类型的生物碱均可通过溶剂提取法富集，得到总生物碱部分再进一步纯化制备出生物碱。

1. 水或酸水提取法 中药的生物碱大多以有机酸盐的形式存在，这些盐类一般不溶于醇溶剂或者亲脂性溶剂而溶于水中；另外，也会存在具有一定碱性的生物碱以盐的形式存在，那么以水为溶剂进行提取的话，会导致此类生物碱提取不充分，故提取生物碱一般以酸水作为溶剂，其中生物碱有机酸盐可通过 $0.1\%\sim2\%$ 的硫酸、盐酸等无机酸置换成无机酸盐，能起到增大生物碱溶解性的作用。小檗碱、喜树碱和粉己碱等常见药用碱一般选择酸水渗漉法进行提取。

2. 醇类溶剂提取法 生物碱及其盐类大多可溶于甲醇和乙醇类试剂，故常以甲醇和乙醇作为提取溶剂，采用回流法、浸渍法或渗漉法提取。生物碱盐类在甲醇中的溶解度较乙醇好，但甲醇对视神经具有一定的毒性，一般实验室选择乙醇或稀乙醇（60%～80%）作为提取溶剂，也存在使用偏酸甲醇作为溶剂的提取方法。

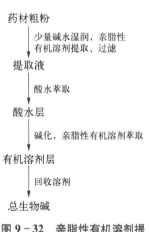

药材粗粉

↓ 少量碱水湿润，亲脂性
有机溶剂提取、过滤

提取液

↓ 酸水萃取

酸水层

↓ 碱化，亲脂性有机溶剂萃取

有机溶剂层

↓ 回收溶剂

总生物碱

图9-32 亲脂性有机溶剂提取总生物碱的流程

3. 亲脂性有机溶剂提取法 游离生物碱大多数都在亲脂性试剂中具有较好的溶解性，因此也可以选择如氯仿、二氯甲烷及甲苯等亲脂性有机溶剂并采用冷浸法、回流或连续回流法进行提取（图9-32）。这种提取法富集得到的总生物碱部分大多只存在亲脂性的游离生物碱，一般不含水溶性的生物碱盐，因此实验室用亲脂性有机溶剂提取时，必须先用碱水润湿中药粉末，目的是将生物碱盐转化为游离碱，再用亲脂性溶剂提取，使生物碱游离，如利血平、长春碱、长春新碱及马钱子碱等药用生物碱可采用该方法进行提取。

以上溶剂提取法除了采用浸渍、渗漉、回流法等传统的提取操作形式外，随着提取技术的不断优化、发展，生物碱的提取可采用超声波、微波、超临界 CO_2 流体萃取以及生物酶解等辅助条件配合溶剂法进行。这些新的方法能极大缩短提取时间，提高中药中生物碱浸取率及纯度等。如采用超声波法提取麻黄草中麻黄碱与伪麻黄碱较传统回流法与浸渍法含量高出3倍以上。另外，也有采用水蒸气蒸馏法、升华法等提取具有挥发性、升华性的生物碱。

（二）离子交换树脂法

生物碱盐在水中可解离出生物碱阳离子，能和阳离子交换树脂发生离子交换反应，被交换到树脂上,将酸水提取液中生物碱与其他杂质分开。实验室操作一般将生物碱的酸水提取液与阳离子交换树脂进行交换,达到与非生物碱成分分离。对已交换生物碱的树脂,先用碱液(如 10%氨水)进行碱化,再用有机溶剂(如乙醚、氯仿、甲醇等)进行洗脱,减压浓缩回收溶剂得到总生物碱。

该法的优点在于,树脂能选择性吸附生物碱达到富集纯化的效果,能得到纯度较高的总生物碱部分;而且对有碱性差异的生物碱也能通过碱化的 pH 不同使其分别游离达到分离的目的;最后,洗脱用有机溶剂量少,离子交换树脂经过再生后可重复利用,成本低。许多药用生物碱如筒箭毒碱、奎宁、一叶萩碱、石蒜碱均是采用离子交换树脂法进行分离纯化的。

(三)沉淀法

水溶性生物碱可用沉淀试剂使之从水溶液中沉淀出来,与留在滤液中的水溶性杂质分离,从而获得纯度较高的水溶性生物碱或其盐。实验室常用雷氏铵盐沉淀法和盐析法。

1. 雷氏铵盐沉淀法　雷氏铵盐沉淀法实验室一般操作如下:① 将含季铵碱的水溶液用稀酸调 pH 2~3,加入新配置的雷氏铵盐饱和水溶液,生成生物碱雷氏复盐沉淀,过滤,以少量水洗涤沉淀至洗涤液不呈红色为止。② 用丙酮溶解生物碱的雷氏复盐,过滤,于滤液中加入硫酸银饱和水溶液至不再产生雷氏银盐沉淀为止,过滤,滤液中为生物碱硫酸盐。③ 于滤液中加入与硫酸银摩尔数相等的氯化钡溶液(剧毒),过滤,浓缩滤液,可得到较纯的季铵碱盐酸盐结晶。雷氏铵盐纯化水溶液生物碱的化学反应式如下:

(1) $B^+ + NH_4[Cr(NH_3)_2(SCN)_4] \rightarrow B[Cr(NH_3)_2(SCN)_4] \downarrow + NH_4^+$

(2) $2B[Cr(NH_3)_2(SCN)_4] + Ag_2SO_4 \rightarrow B_2SO_4 + 2Ag[Cr(NH_3)_2(SCN)_4] \downarrow$

(3) $B_2SO_4 + BaCl_2 \rightarrow 2BCl + BaSO_4 \downarrow$

(4) $Ag_2SO_4 + BaCl_2 \rightarrow 2AgCl \downarrow + BaSO_4 \downarrow$

注:B 代表季铵生物碱。

雷氏铵盐因价格较高及对环境造成负面影响,工业生产中不常用,一般仅用于实验研究,如从粉防己中提取纯化轮环藤酚碱。

2. 盐析法　有些极性较大的生物碱,在水中溶解度较大,通过盐析作用促进生物碱快速析出。如从中药三颗针中提取小檗碱,于其酸水提取液中,加入 6%~10%的 NaCl 溶液使其水溶液达到饱和,静置,小檗碱即可析出沉淀从而达到与其他杂质分离的效果。

二、精制与纯化方法

根据前文所述各种提取、初步分离方法得到的总生物碱一般是多种生物碱的混合物,接下来要进行分离提纯、精制的步骤。分离纯化的程序一般有系统分离和针对特定生物碱的分离。其中,系统分离法一般用于基础研究,经过系统分离后得到碱性、极性不同以及有无酚羟基的几个生物碱部位后,再采用其他方法进行精制得到生物碱单体化合物。有些研发或生产中的特定生物碱的分离,则需要依据生物碱特性,选择简便可行、成本低廉的分离方法(图 9-33)。

(一)利用不同类别生物碱的酸碱性差异分离纯化

根据生物碱的碱度差异可以对不同类型生物碱进行分离纯化,通过不同 pH 的洗脱液梯度洗脱并萃取进行纯化。具体方法主要包括:① 将总生物碱溶于酸水,逐步加碱使 pH 由低至高,每调节一次 pH,用氯仿等有机溶剂萃取,各单体生物碱根据碱性由弱变强先后成盐依次被萃取出来。② 将总生物碱部分溶于氯仿等亲脂性有机溶剂,以不同酸性缓冲剂根据 pH 由高到低萃取,生物碱可按碱性由强到弱先后成盐依次被萃取,分别碱化后用有机溶剂萃取即可。③ 多缓冲纸色谱,将不同 pH 的酸性缓冲液自起始线由高到低间隔 2 cm 左右的距离涂布于滤纸上并晾干,使其形成若干个缓冲液带,将生物碱溶解后在原点处点样,以苯、三氯甲烷、乙酸乙酯等亲脂性有机溶剂为主要组成的溶剂系统作展开剂进行展开,即可将不同碱性的生物碱分离(图 9-34)。

(二)利用生物碱或生物碱盐溶解度差异分离纯化

利用总生物碱中各生物碱结构的差异,导致其极性不完全相同,在不同有机溶剂中的溶解

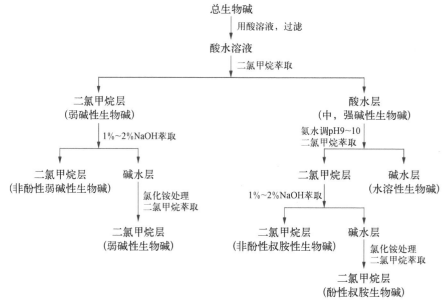

图9-33　生物碱的纯化流程

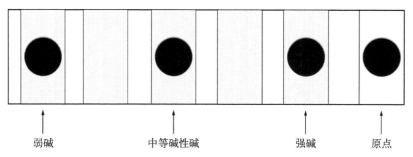

图9-34　多缓冲纸色谱示意图

度有差异而进行分离。一般采用沉淀法分离,如结晶法与重结晶法即是利用了生物碱或生物碱盐与杂质溶解性的差异,以获得高纯度的生物碱单体结晶,得到混合物的粗结晶也可继续采用不同的溶剂处理,进行分步结晶,从而纯化、精制得到多个生物碱单体结晶。

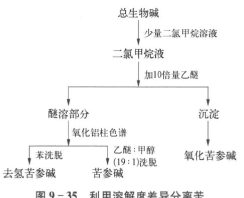

图9-35　利用溶解度差异分离苦参碱类化合物流程图

1. 利用生物碱的溶解度差异进行纯化　　总生物碱中各单体生物碱因结构不同存在极性差异,导致其在有机溶剂中具有不同的溶解度,利用这种差异采用沉淀法分离各生物碱。例如,利用氧化苦参碱极性大,难溶于乙醚易溶于二氯甲烷,而苦参碱可溶于乙醚的性质,将两者进行分离(图9-35)。

2. 利用生物碱盐溶解度差异分离　　不同生物碱与同一种酸成盐,其溶解度会存在差异,根据其在酸中溶解度差异可以对生物碱进行分离纯化。比如盐酸小檗碱、硫氰酸利血平的分离均是利用该生物碱盐的溶解度较小析出沉淀得到的。同时,利用麻黄中麻黄碱草酸盐难溶于水,而草酸伪麻黄碱可溶于水的性质,将两者进行分离(见第七节含生物碱类化合物的中药实例3)。

（三）利用生物碱的特殊官能团进行分离纯化

有些生物碱分子中除了含有碱性基团外,还含有其他功能基,而有些基团或结构能发生可逆性化学反应,可以利用这些基团的不同进行分离。

含酚羟基的生物碱,可将其溶于有机溶剂中,用稀氢氧化钠水溶液萃取,得到酚性生物碱部位。带羧基的生物碱可用碳酸氢钠水溶液萃取其有机溶剂层,得到酸性生物碱部位。从阿片中提取吗啡碱,即利用了吗啡碱具有酚羟基而溶于氢氧化钠溶液的性质,使之与其他生物碱分离。

含有内酰胺或内酯结构的生物碱,可将其在碱水溶液中加热皂化,使之水解开环生成溶于水的羧酸盐,与其他不溶于热碱水的生物碱分离,分出的水层加酸又可使之环合成原生物碱从水溶液沉淀析出。如从喜树中提纯喜树碱即利用了这一性质;由于喜树碱具有内酯环,可在喜树总碱提取物中加入 10% NaOH,加热过滤,滤液酸化即析出喜树碱沉淀,再经重结晶处理即得喜树碱单体化合物。

(四)利用色谱法分离纯化

1. 离子交换树脂法　生物碱盐在水中可解离出生物碱阳离子,能和阳离子交换树脂发生离子交换反应,被交换到树脂上,从而与酸水提取液中的其他杂质分开。具体操作步骤如下。

(1)生物碱交换:生物碱的酸水液通过强酸型阳离子交换树脂柱,使酸水中生物碱阳离子与树脂上的阳离子进行交换,用生物碱沉淀反应检查交换是否完全。

(2)碱化树脂:将已交换上生物碱的树脂从色谱柱中倒出,用水洗去树脂中的杂质,然后用氨水等碱化至 pH10 左右,晾干。

(3)有机溶剂洗脱:用三氯甲烷、乙醚或乙醇等有机溶剂连续回流提取碱化后树脂中的游离生物碱,浓缩提取液可得到较纯的总碱。上述过程中生物碱与树脂发生如下反应:

$$BH^+Cl^- \rightarrow BH^+ + Cl^-$$

$$R^-H^+ + BH^+ \rightarrow R^-BH^+ + H^+$$

注:R 代表阳离子交换树脂,B 代表游离生物碱,BH$^+$代表生物碱盐。

离子交换树脂法的优点是:① 酸水通过树脂,生物碱被树脂选择性吸附而达到富集的效果,所得生物碱纯度高;② 该方法不仅可以用于生物碱酸水提取液的纯化,对于有碱性差异的生物碱,通过碱化的 pH 不同使其分别游离而达到分离的目的;③ 洗脱有机溶剂用量少,离子交换树脂经过再生后可以反复使用,成本相对较低(图 9-36)。许多药用生物碱如简箭毒碱(tubocurarine)、奎宁一叶萩碱、石蒜碱、咖啡因、麦角碱,均采用离子交换树脂法进行分离纯化。

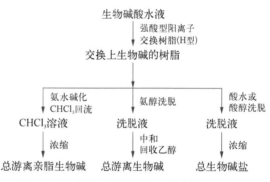

图 9-36　离子交换树脂富集总生物碱流程图

2. 吸附色谱分离　以吸附色谱法分离生物碱时,常用的吸附剂为硅胶或氧化铝,常用的复合洗脱剂有石油醚-乙酸乙酯、三氯甲烷-甲醇、二氯甲烷-甲醇等溶剂系统。若以硅胶为吸附剂分离生物碱,因硅胶略显酸性,有时要在洗脱剂中加入适量的碱性溶剂,如常用二乙胺或氨水,以提高分离效果。实验室常用的吸附色谱操作形式有柱色谱、加压柱色谱、制备薄层色谱等。如用加压硅胶吸附柱色谱分离汉防己甲素和汉防己乙素,以环己烷-乙酸乙酯-乙二胺(6:2:1)洗脱,汉防己甲素(—OCH$_3$)比汉防己乙素(—OH)极性小,先被洗脱出柱,汉防己乙素后被洗脱下来。以氧化铝柱色谱分离长春碱与长春新碱,以苯-三氯甲烷(1:2)洗脱,极性小的长春碱(—CH$_3$)先于长春新碱(—CHO)洗脱下来。另外,东贝母总生物碱也可以通过硅胶吸附柱色谱进行分离以二氯甲烷-甲醇(50:1~20:1)梯度洗脱得到浙贝双酮、浙贝乙素、异浙贝甲素和浙贝甲素,见图 9-37。

3. 分配色谱法　当吸附色谱分离生物碱效果不佳时,可采用分配色谱法分离。如抗肿瘤药物三尖杉酯碱和高三尖杉酯碱(homoharringtonine)属同系物(图 9-38),结构中只差一个亚甲基,用吸附色谱法难以分离,采用分配色谱法分离,获得了理想的分离效果。具体方法是以硅胶(100~160 目)为支持剂,预先加入等量的 pH 5.0 缓冲液,混合均匀,再加三氯甲烷适量,充分研匀后湿法装柱,以 pH 5.0 缓冲液饱和的三氯甲烷为洗脱液,收集组分,经 TLC 验证,最先洗下的

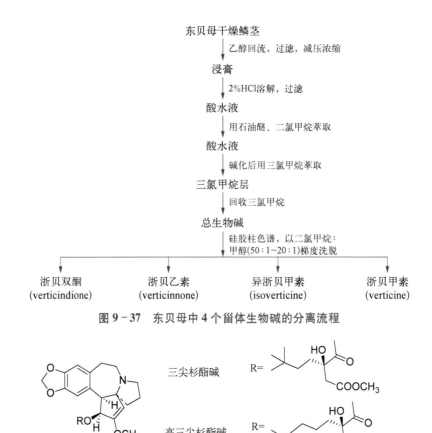

图 9-37　东贝母中 4 个甾体生物碱的分离流程

图 9-38　三尖杉酯碱和高三尖杉酯碱

是亲脂性稍强的高三尖杉酯碱,中间是两者混合物,而三尖杉酯碱最后被洗下来。

　　对于分子量大小有明显差异的生物碱可采用凝胶色谱法分离,而对于苷类生物碱或极性较大的生物碱可选用大孔吸附树脂、反相色谱材料 RP-8、RP-18 等分离;对极性比较相似且难以分离的混合生物碱粗样,要适当降低吸附剂的粒度,采用加压或减压柱色谱方法分离,往往要反复进行色谱分离,才能达到分离完全的目的。高效液相色谱法具有高效、快速、微量的特点,能够使其他色谱法难以分离的混合生物碱得以分离。一般待分离的样品量较大时可以采用制备型 HPLC 分离生物碱。

第六节　生物碱的结构鉴定

　　生物碱的结构测定一般采用化学方法与波谱学方法。20 世纪 60 年代以前,主要依靠化学方法将复杂的结构降解为几个稳定的片断,按降解规律,通过归纳,推定可能的结构式,或用脱氢方法使转化为易于鉴别的芳香化合物,再推测结构。化学方法步骤烦琐周期长,副产物多,样品用量大且难以回收,目前已经很少应用。光谱法测定结构快速、准确,样品用量少且保证原结构的完整性,大多可以回收,所以随着光谱学的快速发展,UV、IR、NMR、MS、ORD、CD 及 X 单晶衍射等现代波谱分析技术的应用已经取代了经典的化学方法,使化合物的结构分析快速、微量、准确,成为生物碱结构测定的主要方法。

一、生物碱的薄层色谱检识

　　常用硅胶或氧化铝薄层色谱法通过吸附作用进行分离。应用硅胶作吸附剂时,要注意硅胶所固有的性质,由于硅胶显弱酸性,有的生物碱在硅胶色谱板上能形成离子和游离的动态平衡,造成拖尾或复斑,导致分离效果不好。一般采取优化措施:① 常在展开剂中加入少量的二乙胺,既可以抑制硅胶本身酸性带来的拖尾,又可以增加展开剂的极性;② 用 0.1~0.5 mol/L 的氢氧化钠溶液代替水来制硅胶板,使生物碱在色谱过程中始终保持游离的状态。应用氧化铝薄层色谱法时,由于氧化铝显弱碱性,吸附能力不及硅胶,故适合分离亲脂性较强的生物碱。氧化铝色谱法中通常用中性展开剂,不需要加碱性有机溶剂。

对于结构相近的生物碱,如果采用硅胶或氧化铝等吸附薄层色谱法分离效果不理想,可采用分配薄层色谱法。以硅胶或纤维素板为支持剂,甲酰胺为固定相,以甲酰胺饱和的亲脂性有机溶剂为展开剂。具体操作是将固定相先溶于丙酮中,然后将有支持剂的薄板插入溶液中,或将薄层板在此溶液中展开 1 次,取出后于空气中放置,将丙酮挥干后点样。展开剂展开后置空气中挥干,加热至 100℃ ,除去甲酰胺后用适当显色剂显色。极性大的季铵碱的分离,可用含水量较高的展开剂,常用的是 BAW 系统(正丁醇-乙酸-水 = 4∶1∶5,上层)。

薄层色谱后的显色,一般用改良碘化铋钾试剂显色。但有部分生物碱不显色,如咖啡碱;也有一些非氮杂环化合物可显色,如 α -吡酮衍生物或内酯类成分等。现在,采用碘化铂钾、碘铂酸、三氯化锑、硫酸铈硫酸(或磷酸)等试剂为显色剂的逐渐增多,因这些试剂对不同生物碱常显不同颜色,而改良碘化铋钾对生物碱一般只显橙红色。

二、紫外光谱

生物碱的紫外光谱能够反映其基本骨架或分子中发色团的结构特点,结构中助色团的种类数量、位置对紫外光谱也产生明显的影响。因此,紫外光谱对鉴定生物碱基本骨架或部分结构有一定的意义。此外,测试溶液的 pH 也影响其紫外光谱特征。

（一）生物碱的紫外光谱与结构骨架的关系

1. 发色团为生物碱母体的整体结构部分 这类生物碱的发色团组成了分子的基本骨架与结构类型。如吡啶吲哚喹啉、异喹啉、氧化阿朴菲类等,其紫外光谱受取代基影响较小,对确定生物碱的骨架有重要作用。

2. 发色团为生物碱母体的主要结构部分 如莨菪烷类、二氢吲哚类、苄基异喹啉类、四氢原小檗碱类等。此类生物碱紫外光谱的特点是,不同类型或种类的生物碱具有相同或相似的紫外光谱,所以不能通过紫外光谱推断该生物碱的骨架和母核类型,紫外光谱只有辅助推断作用。

3. 发色团为生物碱母体的非主体部分 如吡咯里西啶、喹诺里西啶、萜类和甾体生物碱类等。此类生物碱的紫外光谱不能反映分子的骨架和母核特征,故不能由紫外光谱推断该生物碱的骨架和母核类型,对推断结构作用较小。

（二）生物碱的紫外光谱与测试溶液 pH 的关系

1. 生物碱的碱性氮原子参与发色团或直接相连 这种类型生物碱的紫外光谱数据在中性与酸性液中不同。如喹啉在中性溶液中测试其紫外吸收为 nm(lg ε)227(4.56)、280(3.56)、314(3.56);在酸性溶液中其紫外吸收为 UV nm(lg ε)233(4.50)、236(4.45)、307(3.76)、313(3.79)。

2. 生物碱的非碱性氮原子与发色团直接相连 这种类型生物碱因其不能与酸成盐,故于中性或酸性液中测得的紫外光谱基本不变。如 2 -喹啉酮生物碱,因发色团中含酰胺氮,甚至于在 0.2 mol/L HCl -甲醇液中测得的紫外光谱也几乎未发生变化。

3. 生物碱的氮原子处于发色团之外的结构部分 这种类型生物碱无论成盐与否,其 UV 光谱基本不变。

4. 生物碱分子中有酚羟基处于发色团中 该类生物碱由于发色团中酚羟基在碱性下生成酚氧负离子,其 UV 光谱数据发生红移。

三、红外光谱

生物碱由于结构类型多而且复杂,在红外光谱上共性特征很少。所以,IR 光谱主要用于分子在功能基种类的判断和与已知结构的生物碱进行对照鉴定。对于个别生物碱骨架的立体构型、功能基的位置以及构型有一定意义。

（一）氨基吸收

含有 NH 结构的生物碱，ν_{N-H} 吸收在 $3\,750\sim3\,000\ cm^{-1}$ 处呈现较弱的、尖锐的峰带。第一胺（伯胺、伯酰胺）因为有对称和不对称伸缩显双峰，且两峰强度近似相等；第二胺（仲胺、仲酰胺和亚胺）只出现一个吸收峰；第三胺（叔胺、叔酰胺）在此区域没有吸收峰。

（二）羰基吸收

生物碱中羰基具有跨环效应时，$\nu_{c=o}$ 在 $1\,660\sim1\,690\ cm^{-1}$ 区域有吸收，比正常酮羰基吸收向低波数移动，例如，普罗托品（protopine）中的酮基吸收 $\nu_{c=o}$ 为 $1\,661\sim1\,658\ cm^{-1}$。酰胺羰基位于 $1\,680\sim1\,700\ cm^{-1}$ 区域内，当形成氢键时，该吸收向低波数位移。当形成内酰胺环时，随着环张力增强，吸收峰向高频方向位移。

（三）Bohlmann 吸收带

喹诺里西啶环类生物碱的两个六元环具有顺式和反式两种稠合方式（图 9-39），反式稠合者在 $2\,800\sim2\,700\ cm^{-1}$ 区域有两个以上明显的 ν_{C-H} 吸收峰，而顺式则没有，此峰称为 Bohlmann 吸收峰。这是因为在反式喹诺里西啶环中，氮原子的邻位至少有两个直立 C—H 键与氮的孤电子对成反式，且氮原子孤对电子不参与共轭。而顺式喹诺里西啶环氮原子的邻位只有一个直立 C—H 键与氮的孤电子对成反式，则无 Bohlmann 吸收峰。如苦参碱（matrine）的 IR 光谱显示 $2\,790$、$2\,750\ cm^{-1}$ 两个峰，说明其喹诺里西啶环为反式结构。

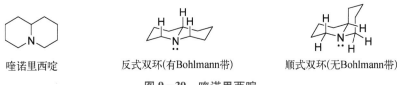

喹诺里西啶　　　　反式双环(有Bohlmann带)　　　　顺式双环(无Bohlmann带)

图 9-39　喹诺里西啶

具有 Bohlmann 吸收峰的除喹诺里西啶外，还有吐根碱类、四氢原小檗碱类以及某些吲哚和甾体生物碱类。而反式喹诺里西啶的盐、季铵盐、N-氧化物和内酰胺等，因氮原子上没有孤对电子，故无 Bohlmann 吸收峰。

四、核磁共振波谱

核磁共振波谱是化合物结构测定最强有力的工具之一，其中 ^{1}H-NMR 谱能提供有关功能基（如 NCH_3、NCH_2CH_3、NH、CH_3O、烯氢、芳氢等）及立体结构的信息。^{13}C-NMR 谱能够提供生物碱中碳原子的数量和类型，对生物碱结构确定具有重要意义。

（一）^{1}H-NMR

大部分生物碱的氢谱解析规律与其他类型的化合物区别不大。本小节将受氮原子影响的质子化学位移范围及 ^{1}H-NMR 谱在生物碱结构解析中的某些应用予以介绍。

1. 不同类型氮原子上氢与甲基的化学位移　　生物碱中 N—H 氢核的化学位移受温度、所选溶剂以及其浓度的影响较大，并可因为加入重水进行交换而消失。不同类型 N—H、N—CH$_3$ 上氢核化学位移值范围见表 9-3。

表 9-3　不同类型 N—H、N—CH$_3$ 的化学位移值（δ）

N 原子类型	N—H	N—CH$_3$
叔胺	—	1.97~2.90[#]
伯、仲胺	0.3~2.2	2.3~3.1[#]
芳叔胺和芳仲胺	3.5~6.0	2.6~3.5[#]
芳杂环	7~13	2.7~4.0[#]

N 原子类型	N—H	N—CH₃
酰胺	5.2~10	2.6~3.1#
季铵	—	2.7~3.5##

#: 溶剂为 CDCl₃;##:溶剂为 DMSO-d_6,C₅D₅N 或 CD₃OD。

2. **氮原子电负性对邻近碳上氢原子化学位移的影响**　生物碱结构中 N 原子电负性产生的吸电诱导效应使邻近碳上的氢原子向低场位移。一般规律为 α-碳>β-碳,如 S-反式-轮环藤酚碱(图 9-40)中位于 N 原子 α 位的 C-6、C-8 位的 CH₂ 化学位移值分别为 δ4.43、4.57 和 δ5.24、5.52,明显向低场位移,而处于 N 原子 β 位的 C-5、C-13 位的 CH₂ 化学位移值分别为 δ3.15、3.13 和 δ3.01、3.94。

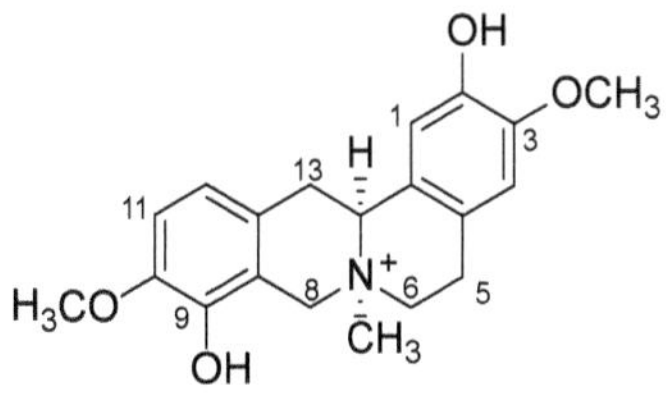

图 9-40　轮环藤酚碱

3. **季铵氮对甲基中氢化学位移的影响**　季铵氮能降低氮甲基的电子云密度,使其甲基信号向低场移动,如 S-反式-轮环藤酚碱中的 N-甲基的化学位移值为 3.13(3H,s,C₅D₆N),高于一般仲胺、叔胺氮甲基的化学位移值。

4. **位于苯环正屏蔽区域氢的化学位移向高场移动**　一些生物碱结构中存在芳香苯环,而在立体结构中处于苯环上下方的氢,由于苯的正屏蔽效应其化学位移向高场移动,由此可以判断生物碱结构式构象和取代基的取向。以 N,O,O-三甲基乌药碱及其衍生物为例,a 式中 A 环上 7-OCH₃,位于 C 环(A 环下方)的正屏蔽区,受其屏蔽效应影响比 6-OCH₃ 在高场;而 b 式中 7-OCH₃ 则不受此影响。同理,N-CH₃ 也是如此,在 b 式中,受 C 环影响,N-CH₃ 中的质子处于 C 环的正屏蔽区,比 a 式的 N-CH₃ 质子在高场。由上可推断 a、b 两式的结构如图 9-41 所示。

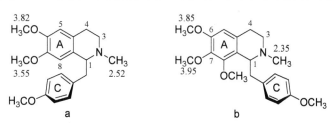

图 9-41　含芳香环生物碱

(二) ¹³C-NMR 谱

¹³C-NMR 谱也是确定生物碱结构最重要的手段之一。其他类型化合物的碳谱规律和应用同样适用于生物碱,因此对和生物碱结构有关的¹³C-NMR 谱的某些特殊规律进行介绍。

1. **氮原子对邻近碳原子化学位移的影响**　生物碱结构中氮原子电负性产生的吸电诱导效应使邻近碳原子向低场位移。α-碳的位移最大,但是在脂肪环与芳香环中,N 原子对 C 原子化学位移的影响不同,脂肪环中的一般规律为 α-碳>β-碳>γ-碳,在芳环中的影响为 α-碳>γ-碳>β-碳。如哌啶、吡啶和烟碱。同样,在 N-氧化物、季铵以及 N-甲基季铵盐中的氮原子使 α-碳向低场位移幅度更大。N-CH₃ 的化学位移值一般在 δ30~50,酰胺的羰基碳同酯羰基的化学位移一般在 δ160~170(图 9-42)。

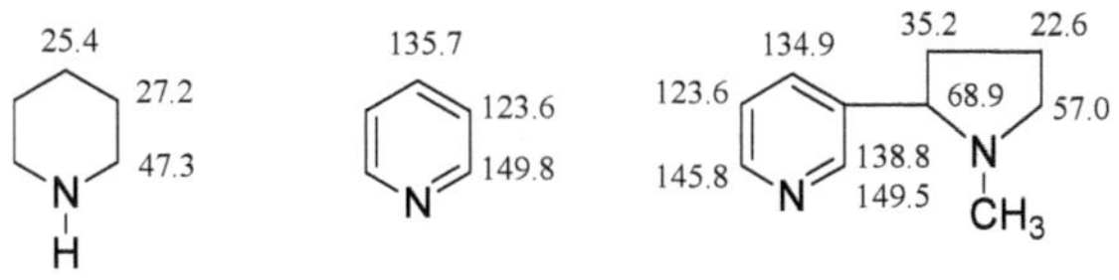

哌啶　　　　吡咯　　　　烟碱(nicotine)

图 9-42　化学位移示意图

2. 氮原子成盐后对邻近碳原子化学位移的影响　　生物碱中的 N-甲基成盐后,由于质子化作用,使邻近碳原子的化学位移发生变化。如罂粟碱中的亚胺氮生成 N-甲基盐后的 α-碳,即 C-1、C-3 向高场位移约 5 个化学位移单位,而 β-碳、γ-碳的 C-4、C-8a、C-4a 向低场有不同程度位移;属于叔胺氮的 N-甲基四氢罂粟碱(laudanosine)成盐后 α-碳,即 C-1、C-3、N-甲基向低场位移 8~10 个化学位移单位,而 β-碳、γ-碳的 C-4、C-8a、C-4a 则向高场有不同程度的位移(图 9-43)。

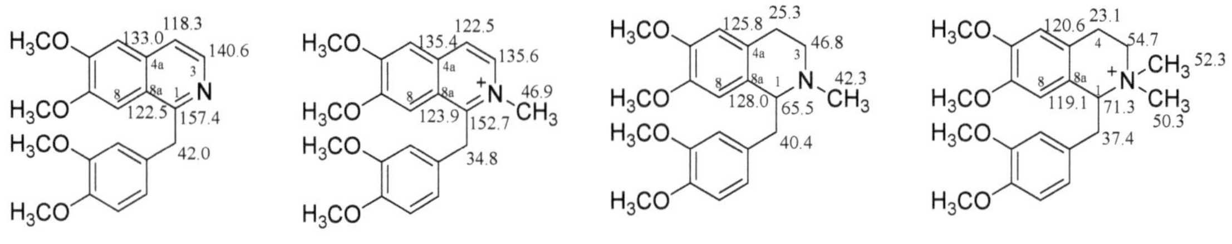

图 9-43　化学位移示意图

(三)超导核磁共振技术的应用

一般生物碱化合物分子大,结构复杂,利用 DEPT 谱确定伯、仲、叔、季碳是最理想的方法。另外,二维 ^{13}C $-^1H$ COSY 谱也是目前归属碳最重要的方法。HMBC 谱则可以高灵敏度地检测出 ^{13}C $-^1H$ 远程偶合($^2J_{CH}$,$^3J_{CH}$)的相关信号,同时提供有关季碳的信息和与杂原子相连的 ^1H 的信息。

五、质谱

在生物碱结构确定中,MS 不仅可确定分子量分子式,还可利用生物碱碎片裂解规律推定结构。在判断生物碱的分子离子峰时,要注意该离子峰是否符合氮律,其规则为:当化合物含有奇数氮时,该化合物分子量为奇数;当化合物不含有氮或含有偶数氮时,该化合物分子量为偶数。对于质谱裂解过程中形成的碎片离子规律为:含有奇数氮原子的离子,如果带有奇数个电子,其质量数为奇数,带有偶数个电子,其质量数为偶数;相反,如果不含有氮或含有偶数氮原子的离子,如带有奇数个电子,其质量数为偶数,如带有偶数个电子,其质量数为奇数。

下列是生物碱 MS 中一些常见的裂解规律。

(一)难于裂解或由取代基及侧链裂解产生的离子

当生物碱母体较稳定时,骨架的裂解较为困难,一般裂解主要发生在取代基或侧链上。此种裂解的 M⁺ 或[M-1]⁺峰多为基峰或强峰。这种裂解主要有下列两种结构特点:

芳香体系组成分子的整体或主体结构如喹啉类、吖啶酮类 β 卡波林类、阿朴啡类以及苯丙胺类生物碱等。

环系多、分子结构紧密的生物碱,如苦参碱类、吗啡碱类(如苦参碱与吗啡碱[M]⁺为基峰)、秋水仙碱、马钱子碱、萜类生物碱及某些取代氨基的甾体生物碱等大多在侧链上裂解。

(二)以氮原子为中心的 α-裂解

这种裂解方式主要发生在氮原子的 α-碳和 β-碳之间的键,即 α-键上,大多涉及骨架的裂解,故对生物碱的骨架测定有重要意义。其特征是分子离子峰很低,裂解后含氮的基团或部分是基峰或强峰。另外,当氮原子的 α-碳连接的基团不同时,则所连接的大基团易于发生 α-裂解。容易发生这种裂解的,如氮杂环己烷及其衍生物、四氢异喹啉类、双苄基四氢异喹啉类、四氢 β-卡波林环以及莨菪烷类、甾体类生物碱等。

金鸡宁碱类的 α-裂解金鸡宁碱的 α-裂解是在 C-2 与 C-3 键断裂,形成一对互补离子 a 与 b,基峰离子 b 还可以继续通过 α-裂解产生其他的离子(图 9-44)。

甾体生物碱类的 α-裂解甾体生物碱的母核无特征性裂解,几乎所有的主要裂解均涉及氮原子,呈现典型的受氮原子支配的 α-裂解规律,且裂解后含氮原子部分均是基峰。如浙贝母甲素(peimine,verticine)的 α-裂解后又发生麦氏重排,见图 9-45。

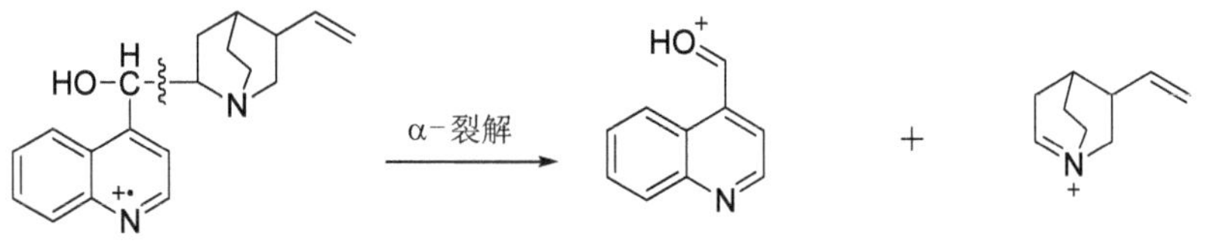

金鸡宁 M⁺ *m/z* 294   a, *m/z* 158   b, *m/z* 136(100)

图 9-44 金鸡宁碱的 α-裂解

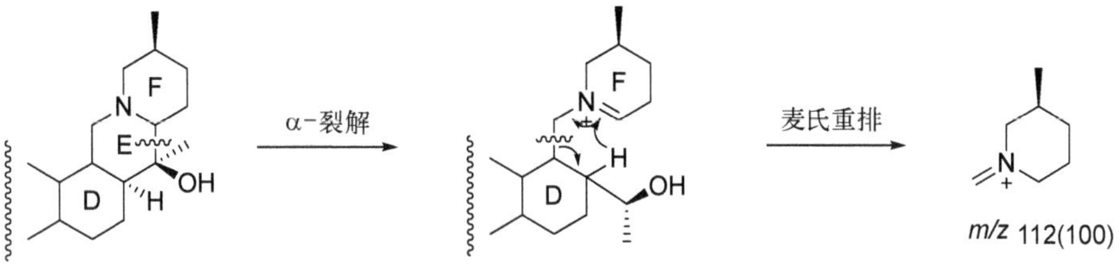

m/z 112(100)

图 9-45 浙贝母甲素的 α-裂解与麦氏重排

(三) RDA 裂解

当生物碱存在相当于环己烯结构时,在双键的 α-碳和 β-碳之间的键发生 RDA 裂解,这种裂解产生一对互补离子。如原小檗碱与四氢原小檗碱型生物碱从 C 环发生的 RDA 裂解,产生保留 A、B 环和 D 环的一对互补离子,不但可以证实该生物碱的类型,还可以由相应的碎片峰 *m/z* 值推断 A 环和 D 环上的取代基类型和数目。该类型生物碱裂解产生 a、b、c、d 四个主要离子碎片,具有诊断价值。

需要注意的是,有些生物碱在发生 RDA 裂解后产生的不是一对互补离子,可进一步发生 α-裂解,此时产生的含氮环部分离子峰的 *m/z* 也为基峰(图 9-46)。

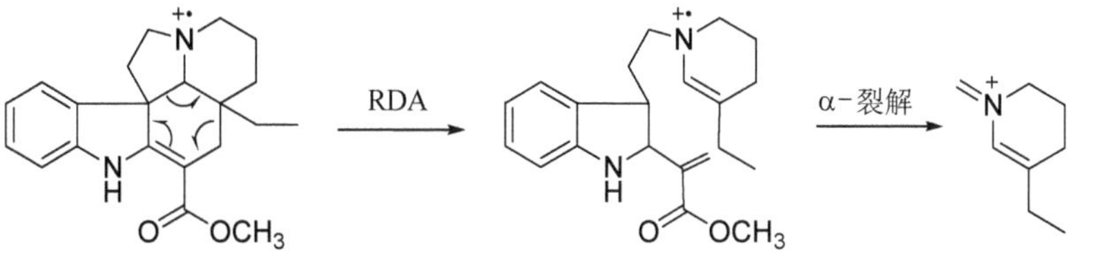

右旋异形蔓长春花胺 *m/z* 338(M⁺)   *m/z* 124(100)

图 9-46 右旋异形蔓长春花胺的 RDA 裂解

第七节 生物碱的生物活性

生物碱结构类型繁多,可分为有机胺类、吡咯类、哌啶衍生物类、托品烷衍生物类、喹啉类、异喹啉衍生物类、吲哚衍生物类等,因此具有广泛而显著的生物活性,其主要的生物活性有如下几个方面。

一、抗肿瘤作用

夹竹桃科植物长春花(*Catharanthns roseus*)中总生物碱部分具有抗肿瘤活性,经过研究发现长春碱和长春新碱这类二聚吲哚生物碱具有十分显著的抗癌活性,主要用于造血系统恶性肿瘤的治疗,例如急性白血病、恶性淋巴瘤等。研究表明,长春碱类化合物能够与微管蛋白的 β 亚基结合,抑制微管蛋白的组装,抑制纺锤丝的形成,从而使细胞有丝分裂停留在中期。在此基础上,设计开发出系列高效低毒的抗肿瘤药物,如新一代半合成长春碱类抗肿瘤药 vinflunine 比其他长春碱类抗肿瘤药具有更好的疗效和更低的神经毒性。

从喜树属植物喜树(*Camptotheca acuminata*)的树皮中分离得到的喜树碱具有显著的抗肿瘤活性,对白血病和一些实体瘤有很好的治疗作用,但喜树碱的水溶性差、毒副作用较强及容易代谢失活等缺点限制了其作为临床抗肿瘤药物的应用。喜树中具有抗肿瘤活性的成分除喜树碱外,还有 10-羟基、10-甲氧基、11-羟基和 11-甲氧基喜树碱。其中 10-羟基喜树碱的毒性较喜树碱小,抗瘤谱较广,临床上可用于胃癌、肝癌、头颈部癌、白血病等的治疗。

二、抗细菌作用

防己科崖藤属植物柔毛崖藤(*Albertisia villosa* Forman)的根皮可用来治疗很多传染性疾病,从该植物中得到的双苄基异喹啉类生物碱轮环藤碱具有广谱的抗菌活性。体外抑菌试验结果显示,轮环藤碱对枯草芽孢杆菌、白喉杆菌、肺炎克雷伯菌、铜绿假单胞菌、伤寒沙门菌以及化脓链球菌等细菌有不同程度的抑制效果,临床上用于治疗急性呼吸道传染病。另外,小檗碱型生物碱化合物对多种细菌均有明显的抑制作用,体外实验显示对葡萄球菌、链球菌、肺炎双球菌、炭疽杆菌、痢疾杆菌、表皮葡萄球菌、乙型链球菌、大便产碱杆菌有很强的抑制作用。常用药物盐酸小檗碱片主要用于治疗细菌性痢疾等肠道感染。

三、抗炎作用

黄连为毛茛科植物黄连(*Coptis chinensis* Franch)、三角叶黄连(*Coptis deltoidei* C. Y. Cheng et Hsiao)或云南黄连(*Coptis teeta* Wall.)的干燥根茎。生物碱是黄连的主要成分之一,其中又以小檗碱型生物碱为主,代表化合物小檗碱具有抗炎活性,能抑制急慢性炎症,对迟发型超敏反应、试验性溃疡性结肠炎及试验性自身免疫性肾小管间质肾炎有明显抑制作用。另外,小檗碱盐酸盐已广泛用于治疗胃肠炎,对肺结核、猩红热、急性扁桃腺炎和呼吸道感染也有一定疗效。中医常用黄连、黄柏、三颗针及十大功劳等作清热解毒药物,其中主要有效成分即为小檗碱。

黄藤碱(Palmatine)具有显著的抗炎活性,可治疗肠炎、胃炎、慢性子宫内膜炎等各种炎症。研究表明,黄藤碱可抑制肿瘤坏死因子(TNF-α),白细胞介素(IL-1β,IL-6),一氧化氮(NO)等细胞因子的释放,同时黄藤碱能促进前列腺素 E2(PGE2)和 IL-10 的分泌,且显著下调 LPS 诱导 EECs 中 Toll 样受体 4(TLR4)、核因子-κB(NF-κB)等的表达。在临床上,黄藤素主要用于治疗念珠菌性外阴阴道炎。

四、抗真菌作用

从罂粟科海罂粟属植物尖裂海罂粟(*Glaucium oxylobum* Boiss et Buhse)中分离的荷包牡丹碱、海罂粟碱、前鸦片碱和 α-别隐品碱等,对石膏样小孢子菌、大小孢子菌、须毛癣菌以及絮状麦皮癣菌等真菌有不同程度的抑菌效果。临床上用于治疗真菌感染性皮肤病。苦参碱是豆科槐属植物苦参(*Sophora flavescens* Alt.)的活性成分,其对白色念珠菌有一定的抑菌活性,文献报道苦参碱对白念珠菌的抑菌活性主要在于对其生物膜的形成有较强的抑制作用,因此影响白色念珠菌的早期黏膜黏附能力。另外,苦参碱也对羊毛状小孢子菌等常见的浅部皮肤真菌菌株有很好的抑制作用,在临床中主要用于治疗皮炎、湿疹等皮肤疾病。

五、抗心律失常作用

苦参碱型生物碱具有明显的抗心律失常作用。有研究表明,苦参碱对心脏具有正性肌力和负性频率作用,在低浓度时可降低心肌自律性、高浓度时可提高其自律性,可防治心力衰竭、心肌缺血、电刺激和各种化学品引起的心律失常的治疗。常用抗心律失常复方中药心速宁、心律宁片中主要成分为苦参碱、槐果碱、槐定碱等苦参碱型生物碱,这类药物对心室性早搏及各种原因引起的心律失常都具有很好的疗效。

六、抗疟作用

奎宁(quinine)是从金鸡纳(*Cinchona ledgeriana*)树皮中提取得到的一种生物碱,其对各种疟原虫的红细胞内期滋养体阶段有杀灭作用,能控制临床症状,但疗效不及氯喹而且毒性较大,主要用于耐氯喹或耐多药的恶性疟,尤其是严重的脑型疟。但奎宁在肝内会迅速氧化失活并由肾排出,而且具有毒性较大等副作用。

七、镇痛作用

吗啡(Morphine)为阿片类生物碱,在鸦片中的含量为10%左右,是临床上常用的麻醉剂,有极强的镇痛作用,而且它的镇痛作用有较好的选择性。另外,延胡索也具有良好的镇痛效果,被称为中药中的吗啡,其主要活性物质为生物碱,其中以延胡索乙素作用最强,紫堇碱、左旋四氢非洲防己胺次之。有文献报道,延胡索生物碱对中枢和外周疼痛具有明显的抑制作用。

八、止咳平喘作用

麻黄科麻黄属植物麻黄(*Ephedra sinica* Stapf)是一味常用的发汗解表、宣肺平喘中药,其中有效成分为麻黄碱,具有显著的止咳平喘作用。有研究表明,麻黄碱对支气管平滑肌细胞的形态没有明显影响,但能抑制平滑肌细胞的增殖,证明了麻黄碱治疗哮喘等呼吸系统疾病的作用机制。麻黄碱也在临床上常被用于治疗风寒感冒,胸闷喘咳等疾病。

九、其他作用

生物碱类化合物还具有其他生物活性,常见药用生物碱如烟碱(nicotine)、莨菪碱、博落回碱(bocconine)、马钱子碱(brucine)、雷公藤碱(tripterygine)、百部碱(stemonine)、甾醇生物碱等多种生物碱对不同种类害虫表现出较强的麻醉、忌避、拒食、触杀、抑制生长发育等活性。triptonine A 和 hypoglaunine B 具有抗艾滋病活性。另外,在保健方面应用较多的肉碱(carnitine)是产生能量和脂肪代谢必需的生理物质,可加速脂肪的消耗,从而达到减肥、降脂的目的。

第八节　含生物碱类化合物的中药实例

一、黄连

黄连为毛茛科植物黄连、三角叶黄连或云连的干燥根茎,为临床常用的重要中药。黄连性寒,味苦,具有清热燥湿,泻火解毒的功效。

黄连中的有效成分主要是生物碱,已经分离出来的生物碱有小檗碱、巴马汀、黄连碱、甲基黄连碱、药根碱和术兰碱等(图9-47),其中以小檗碱含量最高(可达10%),而且以盐酸盐形式存在于黄连中。小檗碱具有明显的抗菌作用,对痢疾杆菌、葡萄球菌和链球菌有明显的抑制作用。《中国药典》(2020版)以盐酸小檗碱为指标成分进行定性鉴定和含量测定。黄连中生物碱提取分离方法见图9-48。

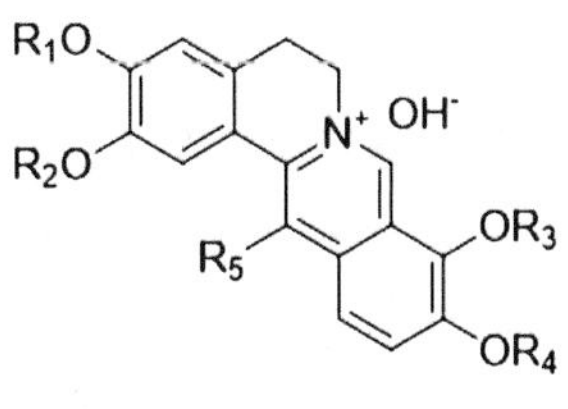

	R₁	R₂	R₃	R₄	R₅
	R_1	R_2	R_3	R_4	R_5
小檗碱	-CH₂	—	CH₃	CH₃	H
巴马汀	CH₃	CH₃	CH₃	CH₃	H
黄连碱	-CH₂	—	-CH₂	—	H
甲基黄连碱	-CH₂	—	-CH₂	—	CH₃
药根碱	H	CH₃	CH₃	CH₃	H
表黄连碱	CH₃	CH₃	-CH₂	—	H

图9-47　黄连中的生物碱

—•笔记栏•—

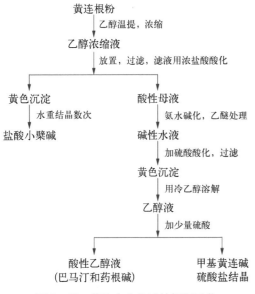

黄连根粉
乙醇温提，浓缩
乙醇浓缩液
放置，过滤，滤液用浓盐酸酸化
黄色沉淀
水重结晶数次
盐酸小檗碱
酸性母液
氨水碱化，乙醚处理
碱性水液
加硫酸酸化，过滤
黄色沉淀
用冷乙醇溶解
乙醇液
加少量硫酸
酸性乙醇液
(巴马汀和药根碱)
甲基黄连碱
硫酸盐结晶

图 9-48　黄连中生物碱的提取工艺

1. 溶解性　游离小檗碱能缓慢溶于水，易溶于热水或热乙醇，在冷乙醇中溶解度不大，难溶于苯、三氯甲烷、丙酮等有机试剂。小檗碱盐酸盐在水中溶解度较小，易溶于沸水，难溶于乙醇；其硫酸盐和磷酸盐在水中溶解度较大。小檗碱与大分子有机酸性物质结合的盐在水中的溶解度都很小。例如，黄连与甘草、黄芩、大黄等中药配伍时，在煎煮过程中，小檗碱能与甘草酸、黄芩苷、大黄鞣质等酸性物质形成溶解度较小的盐，这在中药制剂和临床配伍用药过程中时常出现。

2. 性状　水中或乙醇中析出的小檗碱为黄色针状晶体，含有 5.5 个结晶水，加热至 110℃ 变为黄棕色，160℃ 分解。盐酸小檗碱为黄色针状结晶，加热至 220℃ 左右分解，生成红棕色小檗红碱，继续加热至 285℃ 左右完全熔融。

互变异构　小檗碱水溶液加入强碱可转变为醛式或醇式（图 9-49）。

OH⁻
N⁺
OCH3
OCH3
N:
OH
OCH3
OCH3
NH
CHO
OCH3
OCH3

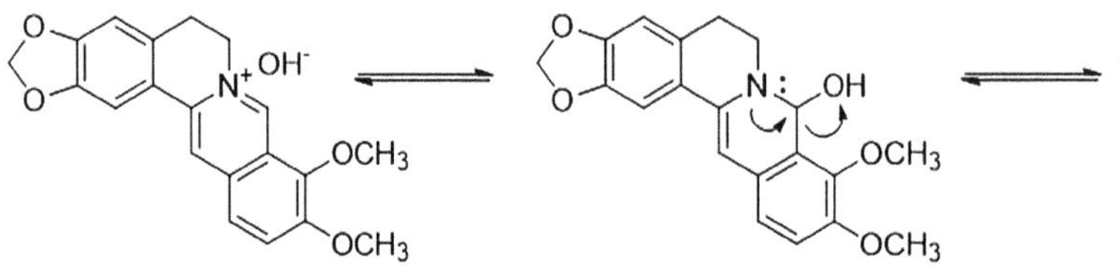

季胺式　　醇式　　醛式

图 9-49　互变异构示意图

3. 鉴别反应　小檗碱除了能与一般生物碱沉淀试剂产生沉淀外，还具有丙酮加成反应和漂白粉显色反应的特征反应，可用于小檗碱与其他生物碱的鉴别。

小檗红碱反应：小檗碱加热至 220℃ 左右，产生红棕色小檗红碱；小檗碱具有亚甲二氧基结构，可与变色酸和浓硫酸反应呈红色。可用于小檗碱鉴别。

丙酮加成反应：在盐酸小檗碱水溶液中，加入氢氧化钠使其变为强碱性，然后加丙酮数滴，就可生成黄色结晶性小檗碱丙酮加成物，可用于小檗碱鉴别。

漂白粉显色反应：在小檗碱的酸性水溶液中加入适量的漂白粉（或通入氯气），小檗碱水溶液就会由黄色变为樱红色。

4. 临床应用问题　临床上，黄连粉或小檗碱外用或口服偶引起过敏性皮疹；小檗碱静注或肌注有毒性反应，引起药疹、皮疹、血小板减少以致过敏性休克，静脉给予大剂量的小檗碱会引起循环、呼吸骤停以及急性心源性脑缺血氧综合征，甚至死亡，临床应用时应注意。

二、延胡索

延胡索为罂粟科植物延胡索（*Corydalis yanhusuo* W. T. Wang）的干燥块茎，又称元胡，具有活血、行气、止痛的功效。

延胡索含有多种生物碱，分为小檗碱型（主要为季胺碱）和原小檗碱型（主要为叔胺碱），常见的有延胡索甲素（又名紫堇碱）、延胡索乙素（*dl*-四氧巴马汀）和去氢延胡索甲素等 20 多种生物碱，都属异喹啉衍生物（图 9-50）。延胡索生物总碱具有活血散瘀，理气止痛的功效，其常用于肋，脘腹疼痛。经闭痛经，产后淤阻、跌打肿痛等，其中延胡索乙素具有较强的镇痛作用，对慢性持续性疼痛及内脏钝痛的效果较好。延胡索乙素在延胡索中含量甚微，约占总生物碱的

0.6%,延胡索经醋制后生物碱转化为可溶的盐,可使生物碱的总溶出量比生品的溶出量高近一倍,从而增加镇痛的作用。《中国药典》(2020版)以延胡索乙素为指标成分进行定性鉴别和含量测定。延胡索中叔胺碱提取分离方法见图9-51。

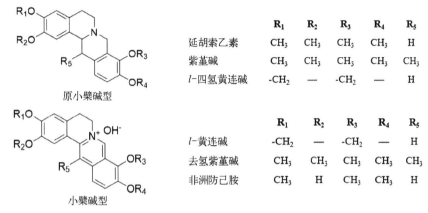

	R₁	R₂	R₃	R₄	R₅
延胡索乙素	CH₃	CH₃	CH₃	CH₃	H
紫堇碱	CH₃	CH₃	CH₃	CH₃	CH₃
l-四氢黄连碱	-CH₂	—	-CH₂	—	H

原小檗碱型

	R₁	R₂	R₃	R₄	R₅
l-黄连碱	-CH₂	—	-CH₂	—	H
去氢紫堇碱	CH₃	CH₃	CH₃	CH₃	CH₃
非洲防己胺	CH₃	H	CH₃	CH₃	H

小檗碱型

图 9-50 延胡索中的生物碱

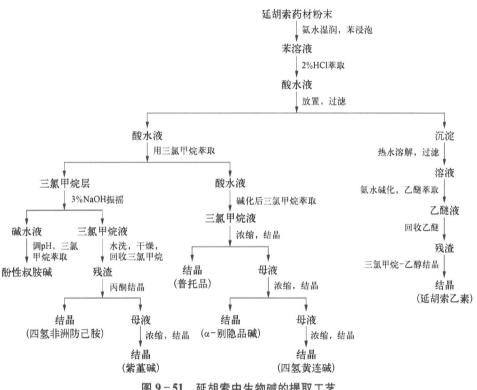

图 9-51 延胡索中生物碱的提取工艺

1. 性状 叔胺碱中,延胡索乙素的游离碱为淡黄色结晶,熔点148~149℃,难溶于水,易溶于三氯甲烷、苯、乙醚及热乙醇。其酸性硫酸盐为无色针状结晶,熔点245~246℃。其盐酸盐熔点210℃,难溶于水。

2. 临床应用问题 临床上使用延胡索乙素,毒副作用较小,一般用量对心率、血压及肝肾功能无明显影响。在治疗使用时,可能会有眩晕、乏力、偶有恶心,过量使用会出现呼吸抑制、帕金森综合征等表现。硫酸延胡索乙素片已用于临床,使用时应注意。另外,去氢延胡索甲素副作用也较低,少数病例有发疹、腹部胀满、腹痛、恶心等反应。

【小结】
生物碱类化合物是一类具有氮杂环结构且显碱性的化合物,以结构特征分类法进行分类,可分为吡啶类、莨菪烷类、喹啉类、异喹啉类以及吲哚类等生物碱。生物碱都具有碱性,这是因

含生物碱类化合物的中药实例——麻黄碱

含生物碱类化合物的中药实例——洋金花

•笔记栏•

为其分子结构中都含有氮原子,而氮原子上的孤对电子能接受质子而显碱性。生物碱的碱性与氮原子的杂化程度、诱导效应、诱导-场效应、共轭效应及分子内氢键等有关。根据生物碱的碱度差异可以对不同类型生物碱进行分离纯化,通过 pH 梯度萃取法进行纯化;而生物碱盐在水中可解离出生物碱阳离子,能和阳离子交换树脂发生离子交换反应,即利用离子交换树脂法进行纯化。实验室一般利用沉淀反应和显色反应检识生物碱类化合物,其中常用碘化铋钾试剂与生物碱发生沉淀反应显橘红色检识生物碱。可以利用紫外光谱特征鉴别生物碱类化合物的基本骨架以及分子中发色团的结构特点;质谱不仅能确定生物碱分子量和分子式,还可利用碎片裂解规律推定结构;核磁共振分析也可用于确定生物碱类化合物的结构类型及取代基位置。

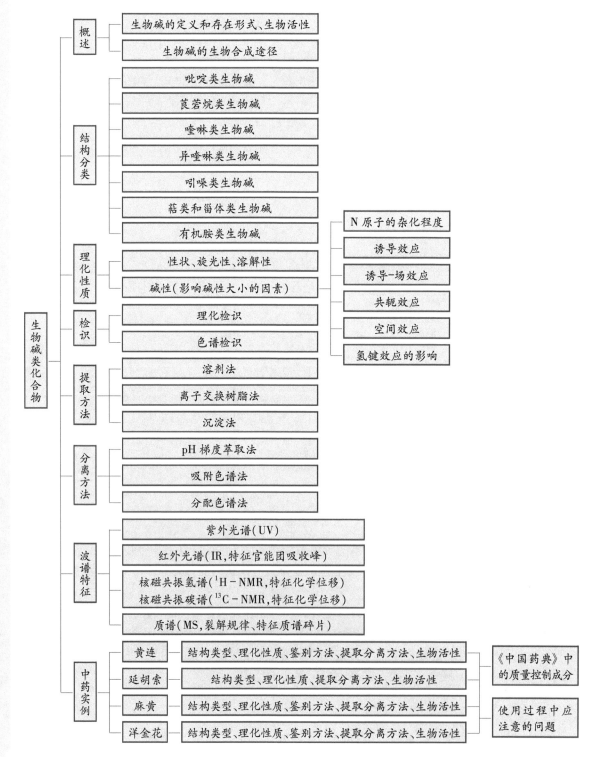

第十章 鞣 质

第一节 概 述

鞣质又称为单宁(tannins)或鞣酸(tannic acid),是存在于植物中的一类分子量较大,可与蛋白质结合生成不溶于水的多元酚类化合物。鞣质是一种植物鞣剂,可使生皮鞣制成革而被称为鞣质。除苔藓植物外,这类化合物广泛分布于植物界特别是种子植物中,如蔷薇科、蓼科、大戟科、茜草科和桃金娘科等。中药地榆、仙鹤草、大黄、虎杖、老鹳草等均含有大量的鞣质。某些植物由于昆虫寄生而产生的虫瘿中鞣质含量也较多,如五倍子中鞣质含量大于 50%。

鞣质类化合物的系统研究从 20 世纪 80 年代开始,含鞣质类的中药具有止血、收敛等作用,内服可用于治疗胃肠道出血、溃疡和水泻等症,外用可止血、治烧伤等。现代药理研究发现鞣质类化合物还具有抗肿瘤、抗过氧化、抗病毒等作用。

第二节 鞣质的结构与分类

鞣质的分类最早是依据鞣质加热到 180~200℃时的分解产物而进行分类,产物为焦性没食子酚的称为焦性没食子酚鞣质类;产生儿茶酚的称为儿茶酚鞣质类,现代则依据鞣质的结构特征和理化性质进行分类,分为可水解鞣质、缩合鞣质和复合鞣质三大类。

一、可水解鞣质

可水解鞣质(hydrolysable tannins)分子中具有酯键或苷键,在稀酸、碱或酶(如鞣酶或苦杏仁酶)的作用下,能发生水解而失去鞣质的特性。根据主要水解产物的不同,可水解鞣质又分为没食子鞣质、逆没食子鞣质、C-苷鞣质和咖啡鞣质四类。

(一)没食子鞣质

没食子鞣质(gallotannins)水解后可生成没食子酸(gallic acid,图 10-1)、糖或多元醇。此类鞣质的糖或多元醇的羟基全部或部分被酚酸或缩酚酸酯化,而具有酯键或酯苷键。如五倍子鞣质(Chinese gallotannin,图 10-2)、金缕梅鞣质(hamamelitannin,图 10-3)等。五倍子鞣质是 5~12 个没食子酰基葡萄糖的混合物,即葡萄糖上的羟基与没食子酸所形成的酯类化合物的混合

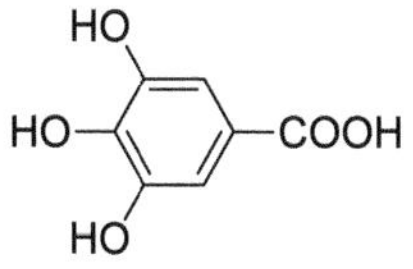

图 10-1 没食子酸 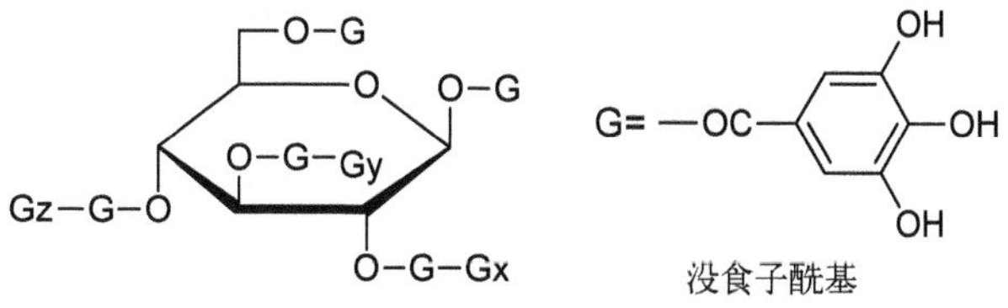   图 10-2 五倍子鞣质

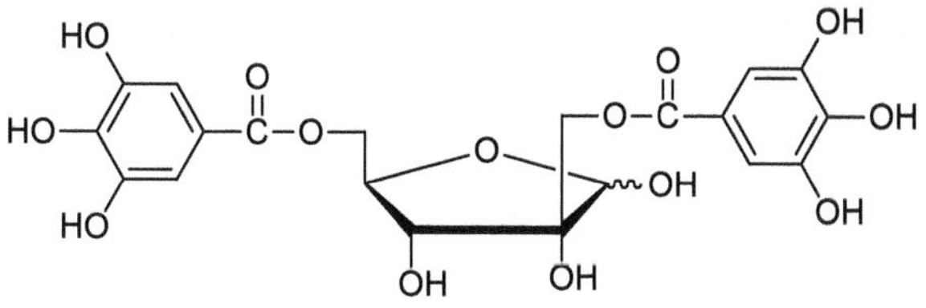

图 10-3 金缕梅鞣质

物,其基本骨架为 $1,2,3,4,6-O-\beta-D-$ 葡萄糖,没食子酰基以缩酚酸的形式不规则地分布在葡萄糖的 2、3、4 位上。

（二）逆没食子鞣质

逆没食子鞣质(ellagitannins,图 10-4)又称为鞣花鞣质,水解后可产生逆没食子酸(又称鞣花酸,ellagic acid),其结构为六羟基联苯二甲酸(hexahydroxydiphthalic acid,图 10-5)或与其有生源关系的酚羧酸与多元醇(多数是葡萄糖)形成的酯。如地榆素 H-2(sanguiin H-2,图 10-6)仙鹤草因(agrimoniin,图 10-7)和老鹳草素(geraniin,图 10-8)。

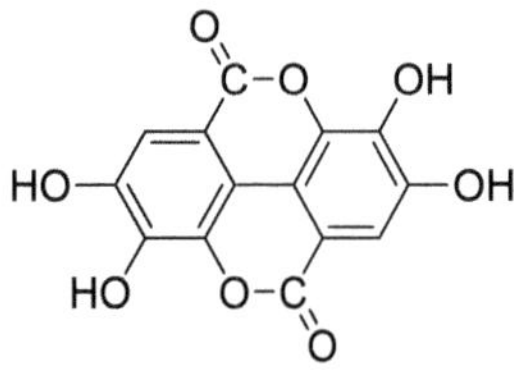

图 10-4 逆没食子鞣质

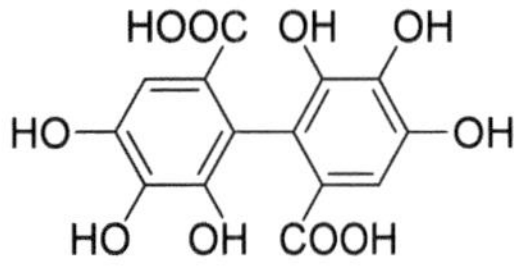

图 10-5 六羟基联苯二甲酸

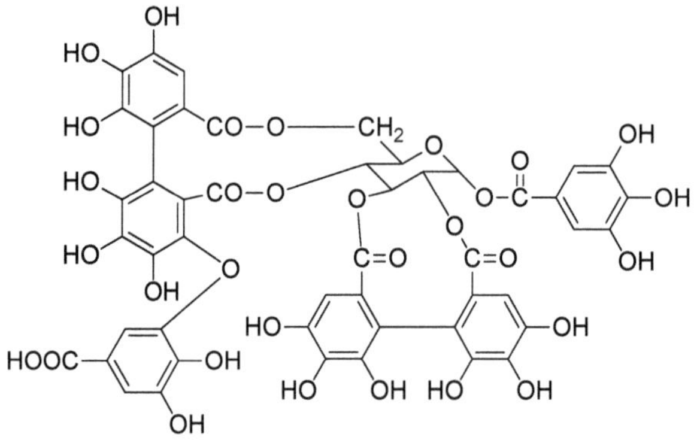

图 10-6 地榆素 H-2

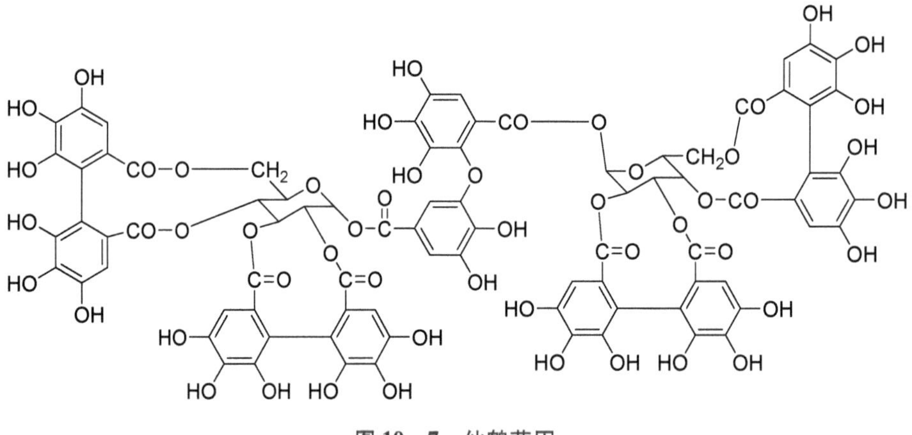

图 10-7 仙鹤草因

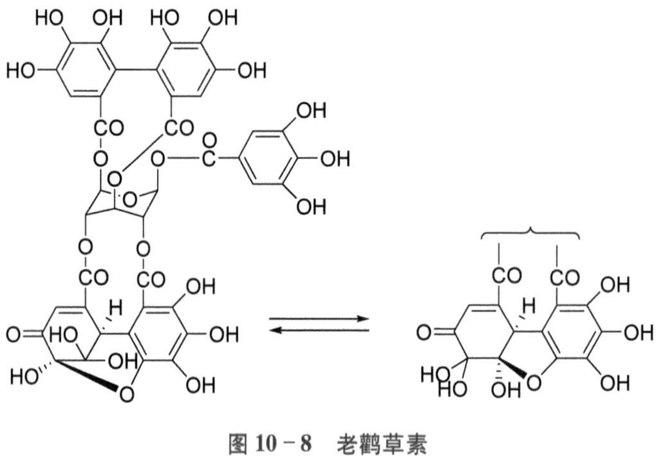

图 10-8 老鹳草素

（三）C-苷鞣质

C-苷鞣质(C-glycosidic tannins)是鞣质分子中的葡萄糖开环后端基以 C—C 键与其他部分

相连形成的一类化合物,如木麻黄宁(casuarinin,图
10-9)和旌节花素(stachyurin,图10-9)。

(四)咖啡鞣质

咖啡鞣质(caffcctannins)是由奎宁酸(quinic
acid,图10-10)和两个及以上咖啡酸(caffeic acid,图
10-11)通过酯化反应缩合而成的一类化合物,如3,
4-二-O-咖啡酰奎宁酸(3,4-di-O-caffeoylquinic
acid,图10-12)、3,5-二-O-咖啡酰奎宁酸(3,5-
di-O-caffeoylquinic acid,图10-12)等。

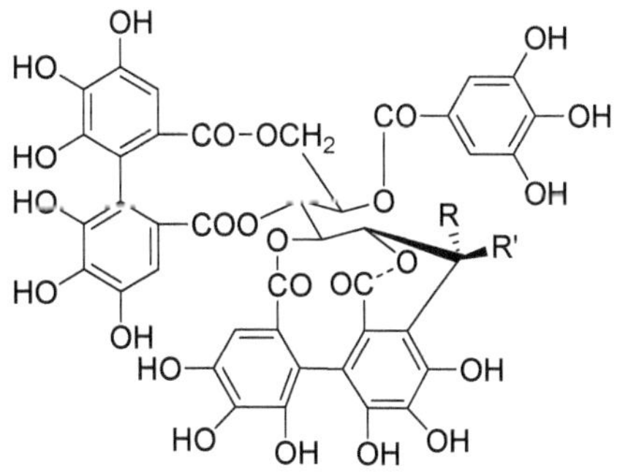

木麻黄宁 R=OH R'=H
旌节花素 R=H R'=OH

图10-9 C-苷鞣质类化合物

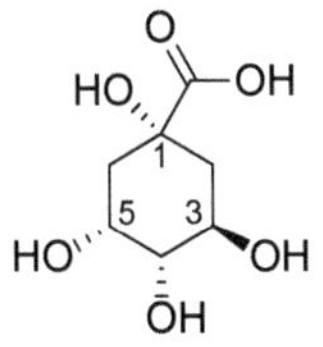

图10-10 D-(-)-奎宁酸

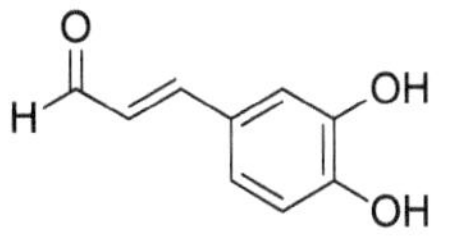

图10-11 咖啡酸

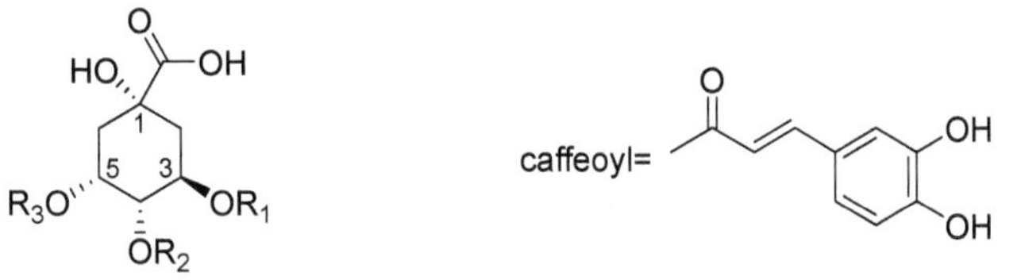

caffeoyl=

3,4-二-O-咖啡酰奎宁酸 R_1=caffeoyl R_2=caffeoyl R_3=H
3,5-二-O-咖啡酰奎宁酸 R_1=caffeoyl R_2=H R_3=caffeoyl

图10-12 咖啡鞣质类化合物

二、缩合鞣质

缩合鞣质(condensed tannins)是由黄烷醇类通过碳-碳键缩合而成,用酸、碱、酶处理或久置
均不能水解,但可缩合为高分子、不溶于水的产物"鞣红"(亦称鞣酐),故缩合鞣质又称为鞣红
鞣质(phlobatannins)。天然鞣质大多属于缩合鞣质,如儿茶、茶叶、虎杖等所含的鞣质,主要存在
于植物的果实、种子及树皮中。某些植物如地榆等,所含鞣质为可水解鞣质与缩合鞣质的混
合物。

缩合鞣质与空气接触或在酶的影响下,易氧化、脱水缩合为暗棕色或红棕色的鞣红沉淀,切
开的苹果、梨、桃和茶的水溶液放置一定时间后变成棕色或红棕色就是由于缩合鞣质的氧化缩
合而产生的。

缩合鞣质的基本结构是由(+)儿茶素[(+)-catechin,图10-13]、(-)表儿茶素[(-)-
epicatechin,图10-14]等黄烷-3-醇或黄烷-3,4-二醇类,多通过4,8或4,6位以C-C缩合而
成的,因此又常被称为黄烷类鞣质(flavonoid tannin)。根据组成单元的种类,缩合鞣质可分为多
种类型,其中分布最广、数量最多的是组成单元为儿茶素的原花青定类(procyanidins)。依据儿
茶素间的连接位置分为原花色素A型和原花色素B型。原花色素A型(proanthocyanidin A-type,
图10-15)指儿茶素间通过两个键(C—C键和醚键)连接而成,一般是一个结构单元的C-2和C-
4位连接在另一个结构单元的C-7和C-6或C-8上,如(+)-原花青定A_2[(+)-procyanidin A_2,
图10-15]。原花色素B型(proanthocyanidin B-type)是单连接(C—C键),多为一个结构单元的
C-4位连接在另一个结构单元的C-6或C-8位,如原花青定B_4(procyanidin B_4,图10-16)。很
多中药都含有缩合鞣质,主要以二聚体到六聚体形式存在,大多数为原花色素B型。

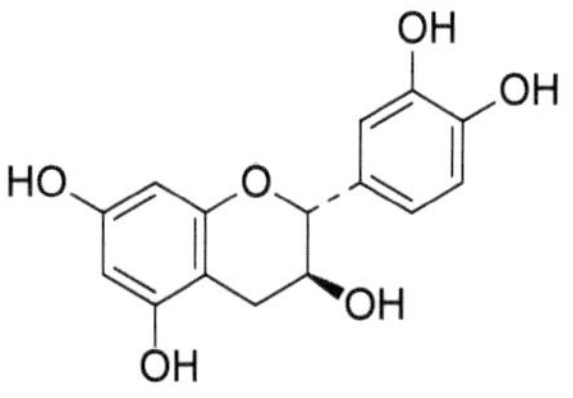

图 10-13 （+）儿茶素

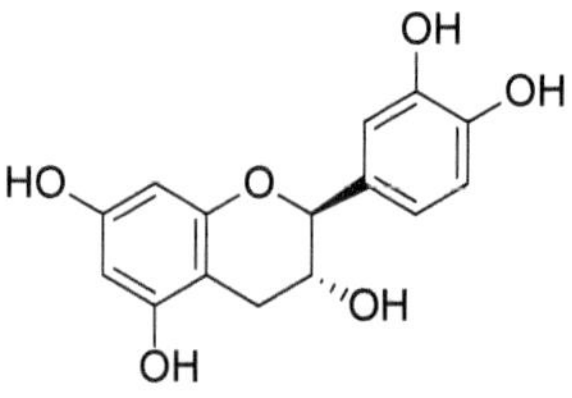

图 10-14 （-）表儿茶素

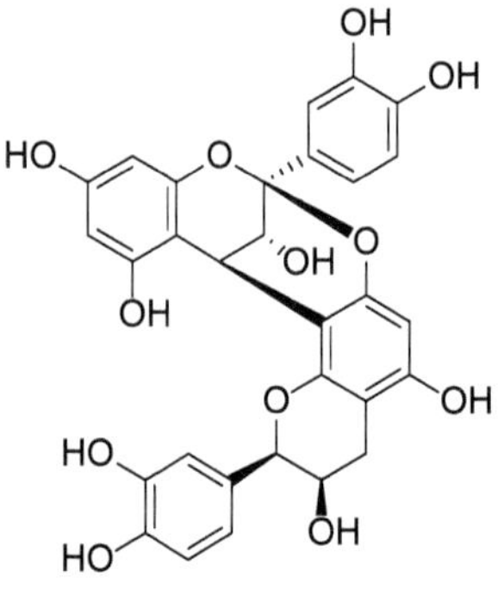

图 10-15 （+）-原花青定 A_2

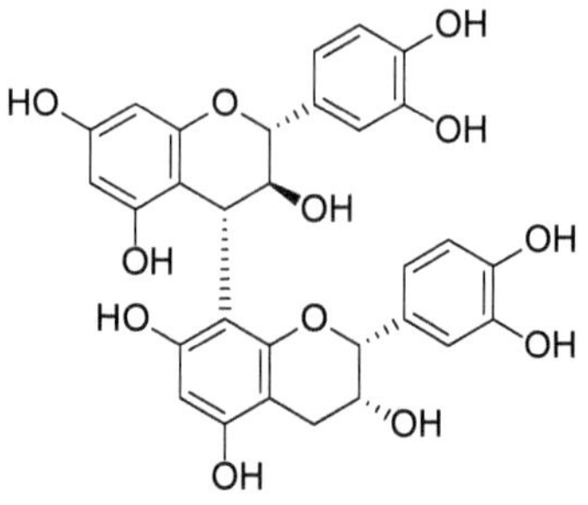

图 10-16 原花青定 B_4

三、复合鞣质

复合鞣质（complex tannins）是由可水解鞣质部分与黄烷醇缩合而成的一类鞣质。因其结构具有逆没食子鞣质和黄烷醇两部分而具有可水解鞣质与缩合鞣质的性质。代表化合物如山茶素 B 和 D（cameliatannin B/D，图 10-17/图 10-18）、番石榴素 A 和 C（guavin A/C，图 10-19）。

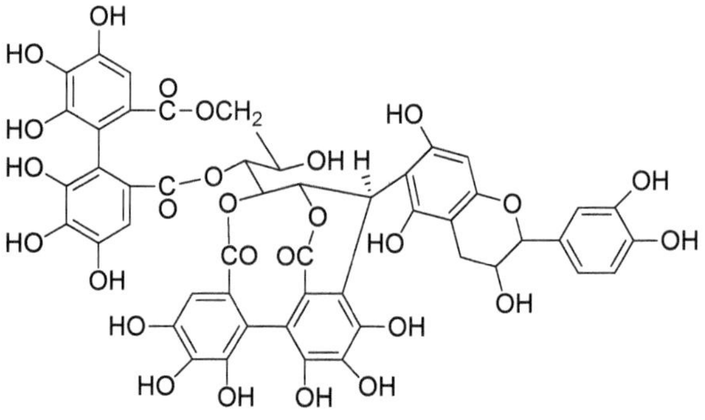

图 10-17 山茶素 B

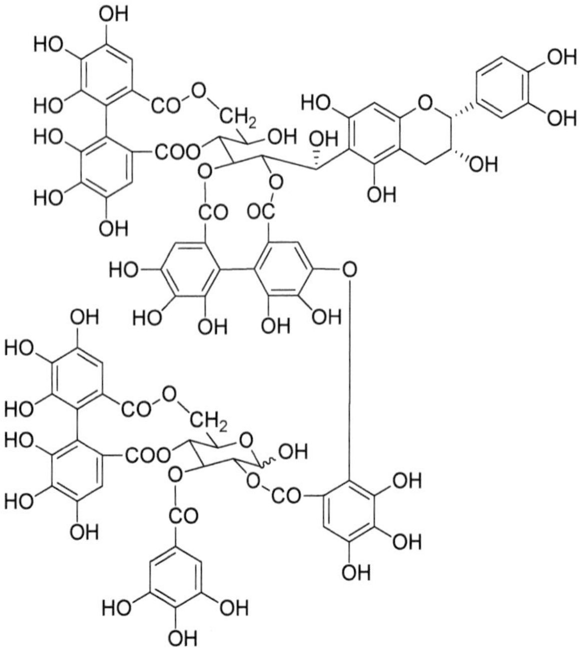

图 10-18 山茶素 D

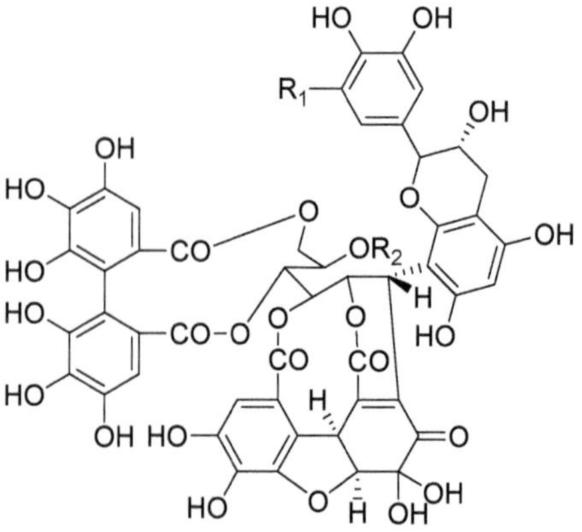

番石榴素A R₁=H   R₂=galloyl
番石榴素C R₁=OH   R₂=galloyl

图 10-19 番石榴素 A 和 C

第三节 鞣质的理化性质

一、物理性质

鞣质除少数为结晶状外,大多为灰白色、米黄色、棕色的无定形粉末,有收敛性,并多具有吸湿性。

鞣质极性较强,溶于水、甲醇、乙醇、丙酮,可溶于乙酸乙酯、丙酮和乙醇的混合液,难溶于乙醚、苯、三氯甲烷、石油醚及二硫化碳等极性小的溶剂。少量水的存在能够增加鞣质在有机溶剂中的溶解度。

二、化学性质

1. 还原性　鞣质含有很多酚羟基,为强还原剂,易被氧化,尤其在碱性条件下氧化更快。另外,还可还原斐林试剂,使高锰酸钾溶液褪色。

2. 与蛋白质沉淀　鞣质能与蛋白质结合生成不溶于水的沉淀,能使明胶从水溶液中生皮成革,这种性质可作为提纯、鉴别鞣质的一种方法。

3. 与重金属盐沉淀　鞣质的水溶液能与重金属盐,如醋酸铅、醋酸铜和碱土金属的氢氧化物溶液等作用,生成沉淀。在提取分离及除去鞣质时均可利用这一性质。

4. 与生物碱沉淀　鞣质的水溶液可与生物碱生成难溶或不溶的沉淀,故可用作生物碱沉淀试剂。在提取分离及除去鞣质时亦常利用这一性质。

5. 与三氯化铁的作用　鞣质的水溶液与 $FeCl_3$ 作用,产生蓝黑色或绿黑色反应或产生沉淀。蓝黑墨水的制造就以鞣质为原料。

6. 与铁氰化钾氨溶液的作用　鞣质与铁氰化钾氨溶液反应呈深红色,并很快变成棕色。

案例 10-1

肛泰软膏为常用中成药,用于治疗湿热瘀阻所引起的内痔、外痔、混合痔所出现的便血、肿胀和疼痛等症。2020 年版中国药典收载其处方为地榆炭、盐酸小檗碱、五倍子、盐酸罂粟碱和冰片五味;其含量测定要求每 1 g 制剂含地榆炭、五倍子以没食子酸($C_7H_6O_5$)计,不得少于 3.5 mg。

问题:

1. 结合中医药理论解析处方中地榆炭、五倍子的药效物质基础。

2. 地榆炭、五倍子的含量测定为什么以没食子酸计?如何进行供试品溶液(含量测定用)的制备?

第四节 鞣质类化合物的检识

一、化学检识

鞣质最基本的检识反应是使明胶溶液变浑浊或产生沉淀,在药材提取液中滴加 4% ~ 5% 的明胶水溶液,若滤液出现沉淀,则证明含有鞣质。此外,一些化学反应也可对可水解鞣质和缩合鞣质进行初步的鉴别。以三氯化铁反应为例,若三氯化铁显色无变化,提示无鞣质或有单取代酚羟基的缩合鞣质;三氯化铁显深绿色,为具有邻二酚羟基的缩合型鞣质;若三氯化铁显蓝色,为具有邻三酚羟基的可水解鞣质。此外,香草醛-浓硫酸反应与对二甲氨基苯甲醛反应呈红色,说明存在儿茶素类缩合鞣质。甲醛浓盐酸-硫酸铁铵反应是鉴别可水解鞣质和缩合鞣质的著名反应,此法可将缩合鞣质和可水解鞣质分离,甲醛盐酸煮沸将缩合鞣质沉淀滤去,可水解鞣质不被沉淀而留在溶液中进而用铁盐进行检识,具有较高的灵敏度。常用的检识方法和结果见表 10 - 1。

表 10 - 1　两类鞣质的鉴别反应

试　剂	可水解鞣质	缩合鞣质
三氯化铁	蓝色或蓝黑色(或沉淀)	绿或绿黑色(或沉淀)
香草醛-浓硫酸或二甲氨基苯甲醛	无沉淀	红色(或沉淀)
甲醛浓盐酸-硫酸铁铵	无沉淀	沉淀
稀酸(共沸)	无沉淀	暗红色鞣红沉淀
溴水	无沉淀	黄色或橙红色沉淀
石灰水	青灰色沉淀	棕或棕红色沉淀
醋酸铅	沉淀	沉淀(可溶于稀醋酸)

二、色谱检识

硅胶薄层色谱是鞣质进行定性检识最常用的色谱方法。由于鞣质的分子量大且含有较多的酚羟基,在进行薄层色谱检识时一般需在展开剂中加入微量的酸,以提高极性,从而增加酚羟基的游离度。常用的薄层展开系统有甲苯-乙酸乙酯-甲酸(1∶5∶1)、乙酸乙酯-甲醇-乙酸-水(12∶3∶3∶2)、乙酸乙酯-甲酸(4∶1)等。常用的显色剂有三氯化铁、茴香醛-浓硫酸或三氯化铁-铁氰化钾(1∶1)溶液等,根据薄层上的斑点颜色可初步判断化合物的类型。

另外,亚硝酸钠-乙酸显色剂可以区别可水解鞣质的类型,没食子酸鞣质显黄色斑点,而逆没食子酸鞣质显灰色。

三、含量测定

鞣质的经典含量测定方法有很多种,如重量法、容量法、比色法和分光光度法等,这些方法至今仍被广泛用于鞣质的含量测定,具有操作简单等特点,常用于饮料和工业废水中鞣质的测定。目前最常用的有皮粉法、高锰酸钾法、干酪素法、络合滴定法、比色法和分光光度法。

皮粉法是国际公认的鞣质含量测定方法。皮粉中的主要成分是蛋白质,鞣质可通过分子中的酚羟基与蛋白质中的酰胺键形成氢键而结合形成不溶于水的沉淀,因此通过重量分析可测定鞣质含量。皮粉法的适用范围非常广,缺点是耗用样品多,测定时间长,且没有选择性,故一般只适用于测定鞣质含量高的药材。干酪素法的特点在于干酪素能选择性地结合有生理活性的鞣质,因此测定出的是有生理活性的鞣质,而无生理活性的鞣质如鞣酐不被测定,选择性比皮粉法要高,一般适用于测定鞣质含量较低的药材。高锰酸钾法利用鞣质有较多酚羟基易被氧化的性质,用高锰酸钾滴定法检测样品液中的鞣质含量。同皮粉法一样,高锰酸钾法选择性较小,易受样品中还原性物质干扰,误差较大,最大的特点是操作简单。

络合滴定法是利用鞣质分子内的多个邻位酚羟基与铜、锌、铅、汞、铁等金属离子络合,形成环状的螯合物,从而在不同的 pH 下形成沉淀的这一性质,通过用 EDTA 返滴定过量金属离子来确定鞣质的含量。比色法和分光光度法是利用鞣质可与某些试剂发生颜色反应,通过测定其吸光度来确定样品中的鞣质含量,具有较高的准确度和精密度,已被广泛用于工业饮料及药材中鞣质的含量测定。

近年来,在鞣质含量测定方面也出现了一些新的方法,包括高效液相色谱法、高效液相色谱-质谱法、原子吸收分光光谱法、薄层扫描、热透镜光谱法、高灵敏示波电位动力学分析法、电化学传感器法等。它们具有高灵敏度、高准确度和不易受干扰的共同特点,目前已成为鞣质含量测定的主要手段。

第五节　鞣质的提取与分离

> **案例 10-2**
>
> 中药诃子为使君子科植物 *Terminalia chebula* Retz. 或绒毛诃子 *Terminalia chebula* Retz, var. tomentella Kurt. 的干燥成熟果实,在我国云南、广东、广西、西藏等地均有分布,别名诃黎勒、诃黎,藏医、蒙医称"阿如拉",具有涩肠止泻、敛肺止咳、降火利咽等功效。诃子在很多藏药处方中应用广泛,被称为"藏药之王"。诃子主要含有鞣质类等化学成分,其中诃子酸是诃子中的特征性鞣质类成分,可作为控制药材质量和成药质量的重要指标,目前国内外围绕诃子中的特征性成分诃子酸,开展了一系列相关的提取、分离、制备工艺研究。
>
> 问题:
> 查阅文献熟悉诃子酸的化学结构,并设计一种从诃子中提取分离诃子酸的方法。

一、鞣质的提取

鞣质类化合物含有多个酚羟基,极易发生氧化、聚合,遇金属离子如铁、锡、铝等易生成缩合物而不易提取,故提取鞣质时,所用容器应为玻璃或不锈钢材质。鞣质遇酸碱均不稳定,故提取时还应注意避免使用酸、碱。另外,温度对鞣质也有很大的影响,对于极不稳定的可水解鞣质,提取温度应控制在50℃以下。鞣质的提取最好选用新鲜原料通过冷浸、低温提取或超声等方式进行快速提取。另外,对于采集的新鲜原料可采用快速干燥或水蒸气加热等方式杀死植物中的多酚氧化酶,避免在长时间存放时鞣质在水分、日光、氧气和酶的作用下发生变性。

组织破碎提取法是目前提取鞣质类化合物最常用的提取方法。通常将经过粉碎的干燥原料或新鲜原料(茎叶类)在高速破碎机内加溶剂进行组织破碎提取,然后过滤得到浸提液。

目前常用提取鞣质的溶剂为50%~80%含水丙酮,其对鞣质的溶解能力最强,使鞣质的提取率提高,且丙酮沸点低,易回收。一般新鲜药材常含有大量的水分,故常用70%~80%的丙酮进行提取,而干燥药材则需用50%~60%的丙酮提取。提取液的浓缩多采用低温减压浓缩或冷冻干燥法,以避免温度过高引起鞣质缩合。

二、鞣质的分离

鞣质类化合物由于分子量较大且极性较强,同时稳定性较差,分离纯化较为困难,导致其研究进展较为缓慢。近年来,随着各种色谱技术的广泛应用,使鞣质的研究有了迅速的发展。根据鞣质的极性、溶解性差异及分子量大小,常用的分离方法有溶剂法、沉淀法、透析法及结晶法等,进一步的分离纯化还需要借助于柱色谱法及高速逆流色谱等技术。

1. 溶剂法　通常采用乙醚等极性小的溶剂将含鞣质的水溶液先进行萃取,除去亲脂性的杂质,然后用乙酸乙酯萃取,可得到精制的总鞣质。亦可将鞣质粗品溶于少量乙醇和乙酸乙酯中,逐渐加入乙醚,鞣质可沉淀析出。

2. 沉淀法　鞣质可与蛋白质结合形成不溶于水的沉淀。利用这一性质,向含有鞣质的水溶液中加入明胶溶液,滤取沉淀,用丙酮回流,鞣质溶于丙酮而与蛋白质分开,这也是鞣质与其他成分分离的常用方法。

3. 柱色谱　柱色谱是目前分离鞣质最常用的方法。由于鞣质类成分极性较大,容易和硅胶等极性吸附剂产生死吸附,分离效果不理想。目前常用的吸附剂或载体有大孔吸附树脂、葡聚糖凝胶、反相硅胶等,如 Diaion HP-20、MCI Gel CHP-20、Toyopearl HW-40、Sephadex LH-20、ODS 等。常用含水系统为流动相,如水-甲醇、水-乙醇、水-丙酮等。

在分离鞣质时,常采用多种柱色谱相结合的方法,其使用的顺序一般为 Diaion HP – 20→Toyopearl HW – 40→MCI Gel CHP – 20。一般先用水冲洗,洗脱出一些多糖、多肽及蛋白质等水溶性杂质。然后依次用 10%、20%、30%、40% 等含水甲醇洗脱,最后用 70% 含水丙酮洗脱。各洗脱流分经 TLC 或 HPLC 检测为单一组分者合并后回收溶剂,即可得到单体化合物,如诃子 *Terminalia chebula* Retz. 中诃子酸(chebulinic acid)和诃黎勒酸(chebulagic acid)的分离,如图 10 – 20 所示。

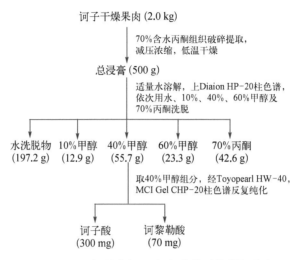

图 10 – 20　诃子中诃子酸、诃黎勒酸的提取分离

对于常规柱色谱难以分离的鞣质,还可以采用制备型 HPLC 色谱、高速逆流色谱进行有效地分离。

第六节　鞣质的结构鉴定

一、紫外光谱

鞣质类化合物紫外光谱一般在 205~240 nm 和 261~283 nm 范围内显示两个中强的特征吸收峰。

二、红外光谱

鞣质类化合物一般在 3 500~3 300 cm^{-1} 范围内出现酚羟基的强吸收峰,在 1 620~1 420 cm^{-1} 范围内显示苯环的吸收峰。对于可水解鞣质,在 1 740~1 710 cm^{-1} 范围内还会出现酯羰基的特征吸收峰,若为含有共轭双键的酯羰基,将会在更低波数处出现,如咖啡酰基在 1 680 cm^{-1} 处出现吸收峰。

三、质谱

鞣质类化合物由于极性强,难以汽化,同时分子量较大,因此多采用快原子轰击电离质谱(FAB – MS)进行结构研究。此外,电喷雾质谱(ESI – MS)和大气压电离质谱(API – MS)也常用于鞣质的分子量测定,常能获得[M+Na]$^{+}$、[M+H]$^{+}$ 和 [M – H]$^{-}$ 等准分子离子峰。

近年来,基体辅助激光解吸-电离飞行时间质谱(MALDI – TOF – MS)也成功地用于可水解鞣质和缩合鞣质的结构研究,如采用 MALDI – TOF – MS 技术测定葡萄子提取物中原花色素类化合物,可获得从二聚体(*m/z* 601)到九聚体(*m/z* 2618)的准分子离子峰。

四、核磁共振谱特征

(一) ^{1}H – NMR

1. 可水解鞣质　　可水解鞣质是由糖、没食子酸、逆没食子酸或其多聚体形成的,早期多通过酸水解、酶水解等方法研究其结构,目前常用 NMR 法进行结构鉴定,其 ^{1}H – NMR 主要由芳基部分和糖基部分的质子信号组成。可水解鞣质中的没食子酰基多以二聚体或三聚体的形式存在,组成六羟基联苯二甲酰基、橡烷酰基、地榆酰基及脱氢二没食了酰基等不同的基团。识别上述基团对于可水解鞣质的结构鉴定具有重要作用。由于可水解鞣质的多数位置均有羟基取代,因此,可通过 ^{1}H – NMR 谱中芳香区氢的个数及峰型识别上述基团的类型。

（1）芳基部分

1）没食子酰基(G,图 10 – 21）：在 $\delta_H 6.9 \sim 7.2$ 出现一个双氢单峰,根据此范围内出现的双氢单峰的个数,可推断分子中没食子酰基的数目。

2）六羟基联苯二甲酰基(HHDP,图 10 – 21）：在 $\delta_H 6.3 \sim 6.8$ 出现分别归属于 H_A 和 H_B 的两个单峰信号。但 H_A 与 H_B 的确定,一般较难进行。

3）橡烷酰基(Val,图 10 – 21）：在 $\delta_H 6.3 \sim 6.8$ 分别出现两个氢的单峰信号,在 $\delta_H 6.9 \sim 7.2$ 出现一个氢的单峰信号,它们分别归属于 H_A、H_B 及 H_C。

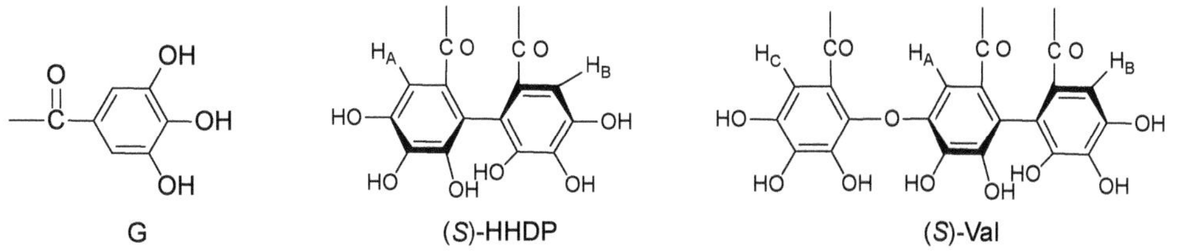

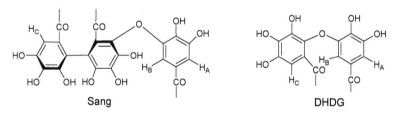

图 10 – 21 没食子酰基、六羟基联苯二甲酰基及橡烷酰基的基本结构

4）地榆酰基(Sang)及脱氢二没食子酰基(DHDG,图 10 – 22）：两者在 $\delta_H 6.8 \sim 7.4$ 均可出现来源于没食子酰基 H_A 和 H_B 的两个双峰信号,偶合常数约 2.0 Hz；另外,在 $\delta_H 7.0 \sim 7.20$ 还可见一个氢的单峰信号(H_C）。

图 10 – 22 地榆酰基、脱氢二没食子酰基的基本结构

（2）糖基部分 可水解鞣质中的糖基部分主要为葡萄糖,主要以 $^4C_1$ 型或 $^1C_4$ 型两种优势构象形式存在。其中 $^4C_1$ 型最为多见。$^1C_4$ 型因羟基均为直立键,不稳定,若被酰化后,羟基被固定可存在于中药中,如老鹳草素等。上述两种构象的葡萄糖中,端基碳有 α、β 两种构型,一般 β 型多见($J \approx 7.0 \sim 8.0$ Hz）。对完全未取代的葡萄糖来讲,其糖基上的各个氢较难区分。但对鞣质类来讲,因糖上各个羟基被酰化,所以各个氢均可分开,并显著向低场位移($\delta_H \approx 4.0 \sim 6.5$）。其中,H – 1 的化学位移向低场位移最为明显,约在 $\delta_H 6.0 \sim 6.5$ 之间；对于 C_1 – OH 未被酰化的鞣质,如 C – 苷鞣质,其糖上 H – 1 化学位移约在 $\delta_H 4.0 \sim 5.9$ 之间。进一步可通过 ^{1}H – ^{1}H COSY 或自旋去偶实验将糖基上其余位置的氢信号进行归属。

2. 缩合鞣质 缩合鞣质结构单元黄烷醇上的 A 环和 B 环上的氢信号均在芳香区,C 环上的氢信号在饱和区,可通过其 ^{1}H – NMR 谱中氢的个数、化学位移及偶合常数判断黄烷醇的 A 环、B 环羟基的取代类型及 C 环的构型。因此,对于缩合鞣质而言,需要掌握黄烷醇的 NMR 谱学特征,进一步通过 2D NMR 确定黄烷醇之间的连接位置。

（二）^{13}C – NMR 谱

1. 可水解鞣质 通过 ^{13}C – NMR 谱中羰基、芳香碳的化学位移可初步判断可水解鞣质中没食酰基(G)、六羟基联苯二甲酰基(HHDP)、脱氢六羟基联苯二甲酰基(DHHDP)等基团的数

目、酰化位置。大多数可水解鞣质^{13}C－NMR谱中在δ_C 165~169之间出现若干没食子酰基上的典型碳信号,据此可与缩合鞣质有效区分。另外,DHHDP中C－4为α,β－不饱和羰基,其化学位移向低场位移至δ_C 190~193之间,如老鹳草素。δ_C 60~100之间为葡萄糖上的碳信号,其α、β构型可通过端基碳的化学位移判断,β构型的端基碳偏低场,约在δ_C 95附近,而α构型的端基碳约在δ_C 91附近。对于C－苷鞣质,由于其端基碳开环而通过碳碳键与苯环相连,其端基碳约在δ_C 40附近。此外,对于$^4C_1$的葡萄糖基,某两个碳原子上的羟基被酰化时,该两个碳原子的化学位移增加0.2~1.2,而相邻碳原子的化学位移降低1.4~2.8。例如4,6位被酰化时,C－4和C－6的δ_C值增加,C－3和C－5的δ_C值降低。

2. 缩合鞣质　　通过^{13}C－NMR谱亦能够判断缩合鞣质结构单元黄烷醇上A、B环羟基取代情况、C环的构型及各单元间的连接位置。一般来说^{13}C－NMR谱中高场区δ_C 25~40附近碳的个数可以直接判断缩合鞣质的聚合个数。高场区C－2、C－3、C－4的δ_C值可以判断黄烷醇的连接方式(A－型或B－型)和2,3位的相对构型。B－型连接时,若2,3位为顺式结构,C－2的化学位移一般在δ_C 76.5~80.5,2,3位为反式结构时,C－2的化学位移向低场移动至δ_C 82.0~83.5。A－型连接时,C－2的化学位移则向低场移动至δ_C 100.0左右。

第七节　鞣质的生物活性

鞣质在过去常作为无效成分而除去,现代药理研究表明鞣质具有多种多样的生物活性。除传统的涩肠止泻、止血、驱虫等功效外,在抗氧化、抗肿瘤、抗病原微生物、降血压、降血脂、降血糖、抗炎、免疫调节等方面均具有显著的生物活性。此外,在功能性印染业、保健食品、制药、3D打印等领域亦具有广泛的应用。

1－氧－没食子酰基－2,3－六羟基联苯二甲酰基－α－D－吡喃葡萄糖的结构测定

一、抗氧化作用

鞣质中的酚羟基很容易被氧化成醌类结构,同时对活性氧等自由基具有很强的捕捉能力,这使得鞣质能清除体内产生的氧自由基从而阻止对脂质的氧化作用,是天然抗氧化剂的重要组成成分。脂质过氧化的发生,易导致组织细胞的损害,同时与衰老、癌症、炎症、动脉粥样硬化、多发性硬化症等多种疾病的发生与发展有密切关系,而抗氧化剂可通过清除体内多余的自由基从而维持机体的氧化平衡。有人认为,鞣质类成分的清除超氧阴离子能力远远超过已知的抗氧化剂如维生素E、维生素C和类胡萝卜素类。

通常通过测定对羟自由基(HO·)和超氧阴离子自由基的清除率来评价抗氧化作用,如翻白草中的可水解鞣质在0.50 mg/mL时对羟自由基和超氧阴离子自由基的清除率分别为81.7%和85.4%,0.75 mg/mL时对二苯代苦味酰基(DPPH·)的清除率达到91.6%。天山堇菜可水解鞣质对HO·和DPPH·均有清除作用,其中对DPPH·自由基的清除作用强于茶多酚,在低浓度时优于维生素C。山竹果皮中的缩合鞣质是其抗氧化活性的主要物质基础。

二、抗肿瘤作用

鞣质的抗肿瘤作用以缩合鞣质研究报道最为多见,如从金荞麦 *Fagopyrum dibotrys* (D. Don) Hara 中得到的缩合鞣质制成的复方制剂—威麦宁胶囊,是用于治疗肺癌的国家中药二类新药,可有效抑制肿瘤细胞DNA逆转录酶。绿茶中的EGCG可通过抑制酶活性和多种与肿瘤有关的信号传导通路及与其直接作用的蛋白靶点,抑制肿瘤发生的各个阶段。此外,EGCG还可提高目前用于肿瘤化疗的他莫昔芬、多柔比星、阿霉素等化疗药物的敏感性,逆转肿瘤多药耐药的效果,参与肿瘤的辅助化疗。苹果中的缩合鞣质在体外对B16小鼠黑色素瘤细胞和BALB－MC.E12小鼠乳腺癌细胞的增殖具有显著的抑制作用,其IC_{50}分别为201.0 μg/mL、15.3 μg/mL。大血藤中的缩合鞣质五聚体对小鼠乳腺癌tsFT210细胞表现出显著的周期抑制作用。

此外,文献报道一些可水解鞣质也具有一定的抗肿瘤作用,如仙鹤草鞣质提取物作用于肿瘤细胞 72 h 后,细胞的生长增殖被抑制,IC_{50} 为 89.2 g/mL。

三、抗病原微生物作用

缩合鞣质对病毒、真菌、细菌等均有不同程度的抑制作用。绿茶中的茶多酚如 EGCG 对于流感病毒、乙肝病毒(HBV)及人类免疫缺陷病毒(HIV)等均有不同程度的抑制作用。2006 年 10 月茶多酚被美国食品和药物管理局(FDA)批准作为新的处方药,用于局部(外部)治疗由人类乳头瘤病毒引起的生殖器疣,成为 FDA 首个批准上市的植物(草本)药。从荔枝种子中分离得到的缩合鞣质 litchitannin A2 体外可抑制柯萨奇病毒 B3(CVB3)的活性,aesculitannin A 和 proanthocyanidin A2 则显示出了抗疱疹病毒(HSV-1)活性。

此外,青蒿中的可水解鞣质对单纯疱疹病毒具有明显的直接杀灭作用。石榴皮中的可水解鞣质对金黄色葡萄球菌、大肠杆菌、绿脓杆菌等均有不同程度的抑制作用,其中对绿脓杆菌的最小抑制浓度(MIC)为 31.20 μg/mL。诃子鞣质可导致白假丝酵母细胞变形,最终导致其死亡,同时会抑制细胞牙管、假菌丝的形成。五倍子鞣质具有很强的抗龋齿作用,对致龋齿菌生长的 MIC 值为 8.0 g/L。

四、降血压、降血脂和降血糖作用

鞣质在降血压、降血脂和降血糖方面具有显著的作用。可可粉中富含原花青素类成分的有效部位 CocoanOX 对自发性高血压大鼠表现出显著的降血压活性。含有缩合鞣质的苹果总多酚能够抑制大鼠体内甘油三酯的吸收,具有显著的降血脂作用。葡萄籽中的原花青素类成分可通过减少血浆中的氧化物质、提高抗氧化能力来使人体的氧化性应激降到最低,从而加强对低密度脂蛋白氧化修饰的抑制,改善饭后高脂血症。桂皮中的原花青素低聚体对糖尿病的治疗具有显著的作用,可显著降低实验大鼠的血糖浓度,体外亦能改善胰岛素的敏感性。虎杖鞣质可通过抑制 α-糖苷酶的活性,从而调控机体对葡萄糖等成分的吸收。石榴叶鞣质可以明显促进 HepG2 细胞对葡萄糖的利用,增加胞内糖原含量。

五、收敛、止血作用

五倍子鞣质与皮肤黏膜、溃疡接触后,组织蛋白即凝固,形成一层被膜而具有收敛和止血作用。地榆中的可水解鞣质是其止血作用的主要活性成分,其止血作用以炮制适中的地榆炭为最佳。大黄中的鞣质能提高血小板的黏附度、血小板的聚集功能以及减少血小板形成和纤维蛋白的形成时间,并能使抗凝血酶的活性降低,缩短凝血的时间,从而促进血液凝固,发挥止血的作用。蒲黄鞣质与壳聚糖混合后冷冻干燥制成的复合膜能明显缩短体外和在体的血液凝固时间,并且具有较好的促进伤口愈合的作用。丹皮炭鞣质部位为丹皮炭饮片止血的主要活性部位,其止血作用可能是通过调节血栓素 B_2(TXB$_2$)、6-酮-前列腺素 $F_{1\alpha}$(6-keto-PGF$_{1\alpha}$)的量来增强血小板的聚集能力,发挥止血、凝血作用。

六、抗炎作用

红葡萄种子中的鞣质能明显抑制特应性皮炎的炎症、瘙痒行为及 IL-8 生成量。在巴豆油致小鼠耳部急性肿胀实验中,刺玫果鞣质可明显抑制小鼠耳肿胀,具有显著的抗炎作用。乌药中以缩合鞣质为主的 LEF 组分能有效地抑制继发性肿胀、风寒湿痹证肿胀以及炎性组织中 PGE2 的生成,对风寒湿痹证有一定的治疗作用。花生衣中的原花色素低聚体具有抗炎和抑制黑色素生成的作用。可可中原花青素 B2 可通过抑制环氧化酶-2(COX-2)的表达来发挥抗炎作用。

七、增强对脏器功能的保护作用

现代研究表明许多含鞣质类中药能降低甲基胍、肌酐、尿毒素、β2-微球蛋白值,对肾脏具有保护作用。石榴皮鞣质对阿霉素肾病大鼠的尿蛋白、总蛋白(TP)、白蛋白(ALB)等水平均有不同程度的改善,提示其对阿霉素肾病大鼠有一定的保护作用,此外,对腺嘌呤性慢性肾衰大鼠亦具有保护作用。大黄及其复方可有效延缓肾功能衰竭,其作用机制是多方面的,包括对肾组织的影响,对代谢产生一定作用,还可对免疫功能及凝血功能产生影响。石榴皮鞣质对实验性胃溃疡具有良好的防治作用,这种作用可能与促进胃黏液分泌,维护黏膜屏障的完整性,进而减少自由基生成、降低抗脂质过氧化反应酶的消耗和调控 NO 水平有关。

八、免疫调节作用

没食子鞣质对正常小鼠免疫功能有一定的增强作用,对小鼠淋巴细胞增殖具有明显的促进作用,可增强小鼠腹腔巨噬细胞吞噬中性红的能力。老鹳草总鞣质对 2,4-二硝基氯代苯所致的小鼠耳郭皮肤迟发性超敏反应有抑制作用,并可抑制小鼠网状内皮系统对印度墨汁的吞噬功能,表明其对免疫系统的某些环节具有抑制作用。

九、其他作用

鞣质类除具有以上活性外,还有其他许多生物活性。原花青素具有通过舒张血管和抑制低密度脂蛋白氧化治疗心血管疾病的作用。余甘子中的鞣质可抑制血管内皮细胞黏附,减轻动脉内皮的氧化损伤,抑制人源氧化低密度脂蛋白导致的血管平滑肌细胞的增殖。老鹳草中的 A 型原花色素缩合鞣质具有抗原生动物活性。此外,缩合鞣质还具有驱虫作用,富含鞣质的牧草能减少反刍动物体内的线虫、胃肠道寄生虫等。薯莨鞣质和五倍子鞣质可提高 $8.0G_y60C_{0_y}$ 射线照射小鼠 30 天存活率,对 γ 射线辐射损伤具有防护作用。

第八节 鞣质类化合物的中药实例

地榆为蔷薇科植物地榆 *Sanguisorba officinalis* L. 或长叶地榆 *Sanguisorba officinalis* L. *var. longifolia* (Bert.) Yu et Li 的干燥根,后者习称"绵地榆"。味苦、酸、涩,性微寒。归肝、大肠经。具有凉血止血、解毒敛疮的功效,临床上用于便血、痔血、水火烫伤等的治疗。化学成分研究表明,地榆中主要含有鞣质、三萜皂苷、黄酮等多种成分,而鞣质类成分含量最高(约 17%)。地榆中的鞣质主要为可水解鞣质和缩合鞣质,其中可水解鞣质主要为没食子鞣质和逆没食子鞣质,包括 1,2,3,6-四-*O*-没食子酰基葡萄糖、1,2,3,4,6-五-*O*-没食子酰基葡萄糖、3,4′-*O*-二甲基逆没食子酸、地榆素 H-1、H-2、H-3、H-6 等。从地榆中发现的缩合鞣质主要为原花青素类,如(+)-儿茶素、原花青定 B、原花青定 C 等。地榆中的鞣质具有抗氧化、止血、抗菌、抗炎、抗肿瘤、升白、抗骨髓抑制等作用。由地榆制成的制剂地榆升白片临床上用于治疗白细胞减少症,导致地榆的升白作用受到外界的广泛关注,目前为止,鞣质和皂苷类成分被认为是地榆发挥其升白效果的主要活性成分。2020 年版《中国药典》以没食子酸为对照品鉴别地榆,供试品溶液、对照药材溶液及没食子酸对照品共同点于同一硅胶 G 薄层板上,以甲苯(用水饱和)-乙酸乙酯-甲酸(6:3:1)为展开剂,在硅胶 G 薄层板上展开,取出,晾干,喷以 1%三氯化铁乙醇溶液,待乙醇挥干后,置紫外光灯(254 nm)下检视。供试品色谱中,在与对照药材色谱和对照品色谱相应的位置上,显相同颜色的斑点。以没食子酸含量对地榆进行质量控制,地榆中没食子酸含量不得少于 1%。

地榆中总鞣质的富集常用 50%~80%含水丙酮或 70%乙醇作为提取溶剂。地榆粗粉或新鲜地榆地上部分经超声或组织破碎提取后,减压浓缩得总提取物。可采用大孔吸附树脂进一步分离,采用不同浓度的乙醇水梯度洗脱,在 30%乙醇洗脱部位,可得到没食子酸、原儿茶酸等总鞣质富集部位(图 10-23)。也可采用明胶沉淀法或乙酸乙酯萃取法从总提取物中富集总鞣质。

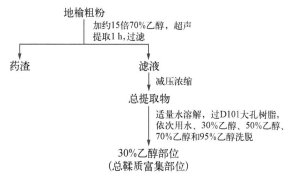

图 10-23　大孔吸附树脂法富集地榆中总鞣质流程图

【小结】

鞣质是广泛存在于植物体内的一类结构比较复杂的、极性较强的多元酚类化合物。易溶于水、乙醇、丙酮等溶剂。鞣质按结构特征和理化性质分为可水解鞣质、缩合鞣质和复合鞣质三大类。现代研究表明鞣质类化合物具有抑菌、抗氧化、抗肿瘤、抗病毒、降血糖等药理作用，具有广阔的应用前景。由于鞣质的结构复杂且不稳定，其分离纯化较困难，一般采用水、乙醇、丙酮提取，大孔吸附树脂和凝胶柱色谱法分离纯化。结构鉴定一般采用核磁共振波谱法（NMR）、快原子轰击质谱（FAB-MS）、圆二色谱（CD）等现代分析技术。

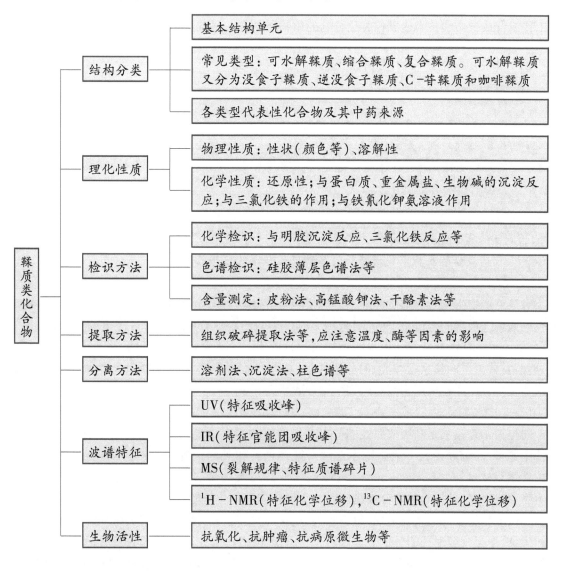

第十一章 中药成分的生物合成

第一节 概　　述

一、中药成分生物合成研究的意义

我国共有 1 万 2 千余种中药材,其中 1 万 1 千余种来源于植物。因此,本章仅介绍药用植物药效成分生物合成的研究情况。随着中药产业的快速发展,对中药资源的需求越来越大,导致许多药用植物供给紧缺。同时,随着中药化学研究的不断深入,越来越多的中药的药效成分被不断阐明。其中许多低含量、高活性的成分被发现。这些化合物在中药药效中发挥了重要的作用。如从天麻中发现的微量成分 N^6 -(4-羟基苄基)-腺苷具有很强的镇静催眠作用,是天麻素(之前认为是天麻的主要镇静催眠活性成分)的 1 000 倍。然而,由于含量低,中药中的这些强活性微量成分的深入开发受到严重制约。近年来,生物技术成为解决中药资源短缺以及强活性微量成分规模化获取的重要手段。阐明中药药效成分的生物合成途径对于定向育种以及采用基因工程或合成生物学技术建立相关化合物的生物制备方法具有重要的意义。

二、中药成分生物合成研究的主要技术手段

> **案例 11-1**
>
> 　　根据全国中药资源普查显示,我国中药野生资源正在逐年减少,近百种常用中药材资源如野生甘草、麝香、冬虫夏草、霍山石斛、人参等已经短缺,约 2 000 种具有药用价值的植物资源受到不同程度的威胁或处于濒临绝灭的,例如《中国植物红皮书》所收载的 398 种濒危植物中药用濒危植物就达 168 种。
>
> 　问题:
> 　1. 可以采取哪些措施来保护中药资源?
> 　2. 中药成分的生物合成研究如何推动中药资源的可持续发展?

对天然产物生物合成的研究最早起源于科学家通过比较分析类似化合物的结构特点提出的生源假说。最早的报道是 19 世纪末到 20 世纪初瓦拉赫(Otta Wallach)提出的"异戊二烯规则"(isoprene rule)(1887 年)和 John Norman Collie 提出的"聚酮理论"(1893 年,1907 年)。之后,逐渐发展出了同位素示踪、酶的分离纯化、基因克隆和表征、基因编辑以及各种组学技术,并且这些技术被广泛地应用于天然产物生物合成研究当中。

(一) 同位素示踪技术

同位素示踪技术是利用放射性同位素或经富集的稀有稳定同位素标记目标分子(示踪剂)的特定原子(示踪原子),并且追踪示踪原子在体内或体外的位置、数量及其转变的分析方法。同位素示踪技术是由 George Charles de Hevesy 于 1912 年发明,之后被广泛地用于天然产物代谢和生物合成研究,是揭示生物合成途径以及生物合成酶催化机制的重要手段。利用放射性同位素示踪技术获得了许多重要发现,包括胆固醇生物合成途径的阐明、卡尔文循环的发现、聚酮理论的确证、甲羟戊酸途径的揭示等。1970 s 后,随着核磁技术和质谱的发展,稳定同位素示踪技术得到广泛的应用,如甲基-D-赤藓糖醇 4-磷酸(MEP)途径的发现(1993 年)。至今,同

位素示踪技术仍然在生物合成途径和生物合成酶机制研究中发挥着重要作用。

(二) 天然酶的分离纯化技术

1. **硫酸铵分级沉淀法** 蛋白质在溶液稳定存在的两大因素是：① 蛋白质表面富含亲水基团，通过吸引水分子形成一层水化膜，从而阻断蛋白质颗粒的聚集，防止蛋白质沉淀析出；② 蛋白质颗粒表面带有相同电荷，因此相互排斥不易聚集沉淀。硫酸铵分级沉淀法是运用硫酸铵破坏蛋白质在溶液中稳定存在的两大因素，使蛋白质沉淀析出。不同的蛋白质颗粒大小不同、亲水程度不同，需要的硫酸铵浓度不同，通过依次改变硫酸铵浓度可使不同的蛋白依次析出，从而达到分离的目的。

2. **密度梯度超速离心** 在用离心法处理蛋白时，不同的蛋白表现出不同的沉降速度。蛋白的沉降系数就是其沉降速度的量度，指每单位重力的沉降时间，用下列公式表示：

$$s = v/(\omega^2 \cdot r)$$

式中，s 指沉降系数(单位为 s，即 10^{-13} 秒)，ω 是离心的角速度(单位为弧度/秒)，r 是旋转半径。

密度梯度超速离心法是指蛋白质在密度梯度分布的介质中离心时，由于不同蛋白的沉降系数不同而得到分离的方法。其中密度大的蛋白比密度小的蛋白沉降得快，并且每种蛋白质沉降到与其密度相等的介质密度梯度时，停止沉降，这样各种蛋白质在离心管中被分离成独立的区带，其中最常使用的介质是蔗糖。

3. **疏水作用色谱法** 疏水作用色谱法是利用蛋白分子与固定相之间疏水力作用的差异，在流动相洗脱时，各组分迁移速度不同而达到分离目的的方法。疏水作用色谱采用非极性比较弱的固定相，以缓冲液为流动相进行浓度梯度洗脱。在洗脱过程中，蛋白分子通过其暴露在外的疏水基团与固定相表面的疏水基团之间的相互作用而被保留。当流动相的离子强度逐渐降低时，其洗脱能力逐渐提高，蛋白分子依次按照疏水作用由弱到强的顺序被洗脱下来。

疏水作用色谱法的填料必须满足三个条件：① 良好的生物相容性，即不引起蛋白变性等；② 良好的稳定性，即填料本身不易在环境中或蛋白作用下发生降解等变化；③ 兼顾疏水性和亲水性，即填料的疏水基团和亲水基团的数目和比例要合适，既能保证填料能在水介质中充分浸润，也要保证填料与蛋白之间有足够的结合力。疏水作用色谱法的填料是通过在载体表面结合弱疏水性配基制备而成的。填料的载体包括有机载体和无机载体两种。常用的有机载体包括：多聚糖(如琼脂糖)、半刚性凝胶和半刚性纤维素载体 granocel 等。其中多聚糖优点包括：① 表面具有丰富的活性基团，易于配基偶联；② pH 使用范围宽；③ 具有良好的生物相容性。但是，多聚糖的机械强度低，限制了其应用，如不能用于高压色谱。针对这一问题，通过多糖交联制备半刚性凝胶。半刚性纤维素载体 granocel 是一种将乙酰基纤维素皂化并与表氯醇交联得到的具有高机械强度的凝胶，也被广泛用于疏水作用色谱填料的制备。无机载体包括硅胶和可控孔径玻璃等。常用的配基有烷基(如丙基、异丙基、戊基、辛基等)、芳香基团(如苯基和苄基)以及聚合高分子配基(如聚氧乙烯醚和聚乙烯醇)。

4. **离子交换色谱法** 离子交换色谱以离子交换剂为固定相，以缓冲盐溶液为流动相，用于分离可电离的化合物。离子交换剂由聚合物(或硅胶)以及与之相连接的离子交换基团组成，如 SO_3^-、COO^-、NH^{3+} 等。由于组成蛋白质的氨基酸有的带弱酸性基团(羧基)，有的带弱碱性基团(氨基)，因此蛋白质是两性分子，仅在等电点时其净电荷为零，在其他 pH 下均以离子形式存在，因此可用离子交换色谱分离。采用离子交换色谱技术分离纯化蛋白，需要考察以下四个条件：① 离子交换剂的种类；② 流动相的 pH；③ 流动相的离子强度；④ 流动相中配对离子的类型。

5. **凝胶过滤分子筛色谱法** 凝胶过滤分子筛色谱法是根据蛋白质分子量和分子形状的差异进行分离。较大的蛋白分子不能进入凝胶颗粒因而先被洗脱下来；较小的蛋白分子进入凝胶颗粒中，因此保留时间更长，后被洗脱下来。

通过从原植物中分离纯化天然生物合成酶，阐明了许多重要天然药物的关键生物合成步骤。例如,在吗啡的生物合成研究中,通过运用各种蛋白分离纯化技术,从不同植物组织或其悬浮细胞中分离纯化天然酶,鉴定了从多巴胺和4-羟基苯乙醛到萨卢它定醇和可待因的所有酶,为揭示吗啡完整的生物合成路径奠定了重要基础。

(三) 基因克隆和表征

基因克隆是将外源 DNA 片段与载体结合,构建人工重组 DNA。常用的技术包括聚合酶链式反应(PCR)和反转录 PCR 等。PCR 是利用 DNA 分子在高温(90~95℃)下变性为单链、在低温(60℃左右)时又可与单链引物通过碱基互补配对相结合的特性,通过循环变换温度,在 Taq 聚合酶的催化下迅速扩增模板 DNA 片段的技术(图 11-1)。PCR 过程分为 3 个步骤:① DNA 变性:即在 90~96℃下,双链 DNA 模板氢键断裂,形成单链 DNA;② 退火:即把温度降到 60℃左右,引物与 DNA 模板结合,形成局部双链;③ 延伸:即在 72℃左右,Taq 酶催化从引物的 5′端→3′端延伸,合成与模板互补的 DNA 链。通过重复以上三步,实现目标 DNA 片段的快速扩增。反转录 PCR 是在反转录酶的作用下,以 RNA 为模板合成 DNA 的技术(图 11-2)。反转录 PCR 的基本过程是:首先以 RNA 为模板,运用单引物,在反转录酶的催化下合成 RNA 的互补链 cDNA;然后,通过加热解离 cDNA 与 RNA 链;最后,通过与另一引物退火,在 DNA 聚合酶催化下引物延伸生成双链 DNA。从植物中克隆基因的步骤,通常包括:① 提取植物的 RNA,然后采用反转录 PCR 得到 cDNA;② 以 cDNA 为模板,通过 PCR 扩增出目标基因片段。通过将植物生物合成酶表达在异源宿主中表征其功能。常用的异源宿主包括大肠杆菌、酿酒酵母和本氏烟草等。或采用特定游离型质粒进行表达,或将目标基因整合到宿主的染色体中进行表达。

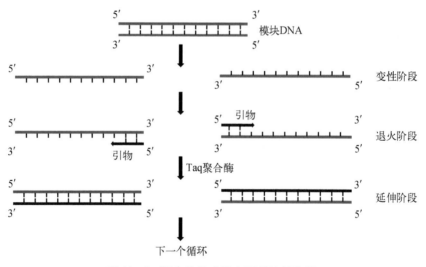

图 11-1 聚合酶链式反应(PCR)示意图

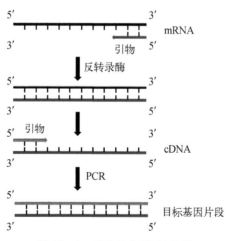

图 11-2 反转录 PCR 示意图

(四) 基因编辑技术

1. **锌指蛋白核酸内切酶介导的敲除技术**　锌指蛋白核酸内切酶(zinc-finger nuclease, ZFN)并非为天然酶,而是一种工程酶。ZFN 由具有 DNA 结合功能的锌指蛋白 ZFP 和具有非特异性 DNA 切割功能的核酸酶 Fok Ⅰ融合而成。其中,每个 ZFP 可特异性识别 3 个连续的碱基,通过串联多个锌指单位,可以识别不同长度的 DNA 序列,从而达到敲除目标基因的目的(图 11 - 3)。

2. **类转录激活因子效应物核酸酶(TALEN)介导的敲除技术**　与 ZFN 类似,类转录激活因子效应物核酸酶(TALEN)也由 DNA 结合功能蛋白和 DNA 切割功能的核酸酶 Fok Ⅰ融合而成。所不同的是,TALEN 的 DNA 结合功能蛋白为转录激活子样效应物。转录激活子样效应物通常由 12 到 30 个重复单元构成。不同重复单元的第 12 和 13 位的残基不同,可以识别不同的单碱基,因此转录激活子样效应物可以识别不同的 DNA 序列,从而靶向地结合目标基因(图 11 - 3)。

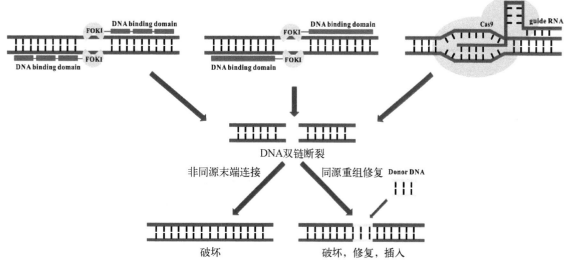

图 11 - 3　基因编辑技术示意图

3. **CRISPR/Cas9 系统**　与 ZFN 和 TALEN 介导的基因编辑技术不同,CRISPR/Cas9 技术是 RNA 介导的基因编辑技术。天然的 CRISPR/Cas 系统中,CRISPR - derived RNA(crRNA)与 trans-activating RNA(tracrRNA)通过碱基互补配对相结合形成 tracrRNA/crRNA 复合物。tracrRNA/crRNA 复合物能与核酸酶 Cas9 结合,再将其引导至与 crRNA 互补的目标 DNA 序列,进行双链剪切。目前使用的 CRISPR/Cas9 系统是将 tracrRNA 和 crRNA 设计改造成具有引导作用的 single-guide RNA(sgRNA),引导 Cas9 对目标 DNA 序列进行剪切(图 11 - 3)。

> **案例 11 - 2**
>
> 　　基因编辑技术使人们可以按照自己的意愿改变生物的遗传信息,对人类生活和生产有革命性的影响。世界各国科学家争相开展基因编辑工具的研发、改造以及应用方面的研究,而随着更加精准、安全、高效和简单易行的 CRISPR - Cas 基因编辑技术的问世,立即引发了基因编辑的研究热潮。目前该项技术已经在疾病的治疗和预防、生物医药、农业与环境科学等领域展现出了巨大的应用前景。
>
> 　　**问题:**
>
> 　　1. 如何应用基因编辑技术促进中药成分的生物合成研究?
>
> 　　2. 应该如何正确使用基因编辑技术?

（五）组学技术

多组学技术的联合运用是鉴定植物代谢产物生物合成基因的重要策略。在相关研究中,常用到的组学技术包括:基因组、转录组、蛋白质组和代谢组。基因组指:生物体所有遗传物质的总和,对于高等植物来说,既包括染色体 DNA 也包括线粒体 DNA 和叶绿体 DNA。转录组有广义和狭义的概念,广义上指某一生理条件下,细胞内所有转录产物的集合,包括信使 RNA、核糖体 RNA、转运 RNA 以及非编码 RNA;狭义上指所有信使 RNA 的集合。蛋白质组指:某一生理条件下,细胞内所表达的所有蛋白的总和。代谢组是研究生物系统中所有代谢产物的化学过程。运用组学技术发现植物天然产物生物合成基因的方法包括:① 通过基因组分析,发现与目标化合物生物合成相关的基因簇(基因簇是指:功能相关的基因在染色体特定部位相邻排列);② 通过综合运用转录组、蛋白质组和代谢组,分析基因表达与化合物含量相对于不同组织或处理方法的相关性。

第二节　常见的中药成分生物合成反应

生物合成反应是利用整个细胞、组织、器官或生物体将简单底物合成为复杂产物的一系列生物反应,其中绝大多数属于酶催化过程。酶催化反应所涉及的中药中化学成分类型很多,如生物碱、黄酮、萜类、氨基酸等。生物合成中的催化酶系统属于高效且具选择性的温和催化体系。生物体中的酶也能在生物体外催化天然的和人工合成的化学反应,显示出优良的化学选择性、区域选择性和立体选择性。

一、糖苷化

糖基化反应是自然界较广泛的一类化学反应,糖基化是将糖基从活化的糖基供体转移到糖基受体上,植物中常见的糖基供体分子有尿苷二磷酸(Uridine diphosphate,UDP)-葡萄糖,UDP-半乳糖、UDP-鼠李糖、UDP-木糖和 UDP-葡萄糖醛酸等,而受体分子主要包括糖类和非碳水化合物,如蛋白质、脂质、萜烯类物质、酚类物质、黄酮类、皂苷、生物碱、氰醇等。糖基化可以增加受体分子亲水性,增加受体分子在植物细胞内的稳定性,有助于受体分子在细胞内和生物体内的运输和贮藏;同时糖基化能影响生物活性,如中药罗汉果含有的三萜甜味成分罗汉果苷类,具有共同的苷元罗汉果醇,在 C-3、C-24 位连接葡萄糖基数目、方式不同影响其甜度。糖基化反应主要有两种:一种是在羧酸和糖片段之间发生酯化反应,另一种是羟基和糖片段之间的糖基化反应。在生命代谢过程中,糖基化的发生往往连同着羟基化、甲基化以及酰基化等反应,最终形成多种复杂天然产物。

糖基转移酶(Glycosyltransferase,GTs)催化糖基基团的转移,即将活化的糖单元转移到糖基受体如蛋白质、脂质、核酸、抗生素以及小分子化合物上,最终形成相应的糖基化产物。GTs 是存在于有机体中能催化特定的糖基与受体之间形成糖苷键的一个多成员的转移酶家族。糖供体分子在其催化下,将糖基转移到特定的受体分子位点上。GTs 最常见的糖基供体是经过活化的核苷酸糖,还有较少见的磷酸酯连接的糖。其中 GT1 是含有糖基转移酶数量最多的,其中家族 1 (GT1)包含的成员数量最多,与植物中的关系最密切。GT1 在 C-末端含一段由 44 个氨基酸组成的高度保守序列,即 PSPG box (Plant Secondary Product Glycosyltransferse box),在糖基化反应中以尿苷二磷酸活化的糖作为糖基供体,亦为尿苷二磷酸糖基转移酶(UGT)超家族。UGT 家族中,1~50 家族为动物源、51~70 家族为酵母源、71~100 家族为植物源、101~200 家族为细菌源。GTs 的糖基受体分子有糖类(单糖、寡糖、多糖等)、脂类、蛋白质、甾醇、萜类和酚酸类等。通常糖基分子结合在受体分子的羟基和羧基的氧原子上,也可以结合在生物碱、蛋白质等氨基的氮原子上,还可以结合在巯基的硫原子以及有机碳原子上。GTs 的糖基化类型主要为 O-连接类型。

次生代谢产物是植物生长过程中产生的非必需的小分子类化合物。其种类多样,结构各异。GTs 参与植物体内次生物质代谢的合成、修饰以及运输,如黄酮、生物碱、三萜类物质是植物体内重要的次生代谢产物,通常以糖苷化形式存在(表 11-1)。

表 11-1　参与植物次生代谢产物糖基化修饰的糖基转移酶

植　物	结　构	糖苷化结构	GTs
红景天 *Rhodiola rosea*	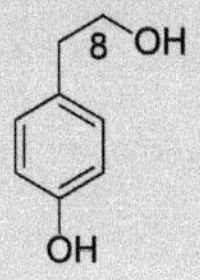	对羟基苯乙醇-8-*O*-葡萄糖苷	*Rr*UGT73B6
红花 *Carthamus tinctorius* L.	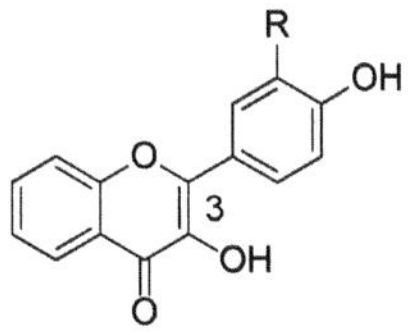	黄酮醇-3-*O*-糖苷	*Ct*UGT3 *Ct*UGT16 *Ct*UGT25
人参 *Panax ginseng* C. A. Mey.	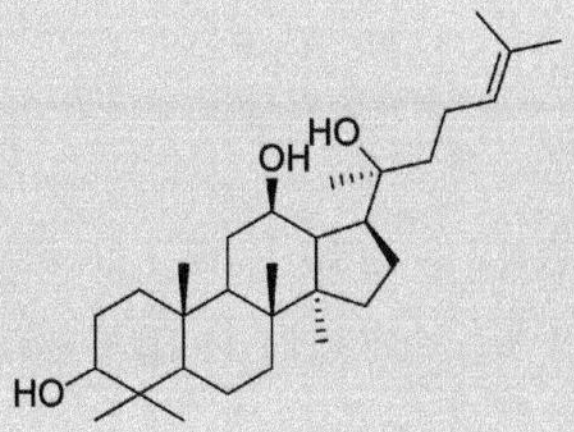	人参皂苷 Rg₃-3-*O*-糖苷	*Pg*UGT74AE2 *Pg*UGT94Q2
甜菜 *Beta vulgaris* L.	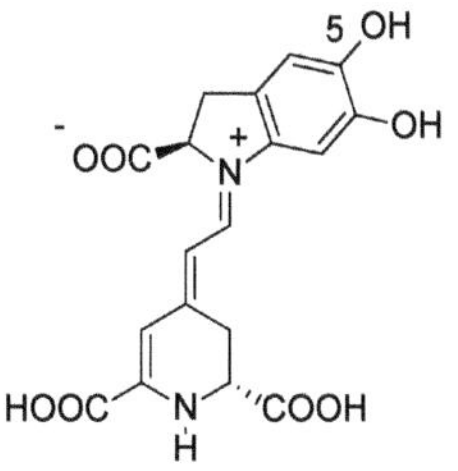	甜菜-5-*O*-葡萄糖苷	*At*UGT73C5

例如,甘草次酸(glycyrrhetinic acid, GA)是一种疏水性五环三萜化合物,应用来自植物 *Barbarea vulgaris* 的糖基转移酶 UGT73C11 在大肠杆菌中重组表达,纯化的 UGT73C11 体外催化 UDP-葡萄糖和 GA 的 C-3 位羟基经 β-糖苷键连接生成新化合物甘草次酸-3-*O*-单葡萄糖(GA-3-*O*-monoglucose),糖基化修饰后的产物显著提高了 GA 的水溶性和生物活性。鼠李苷是芦荟大黄素蒽酮-*O*-苷化和 C-苷化反应的产物,尿苷二磷酸葡萄糖(UDPglucose)为葡萄糖供体(图 11-4)。

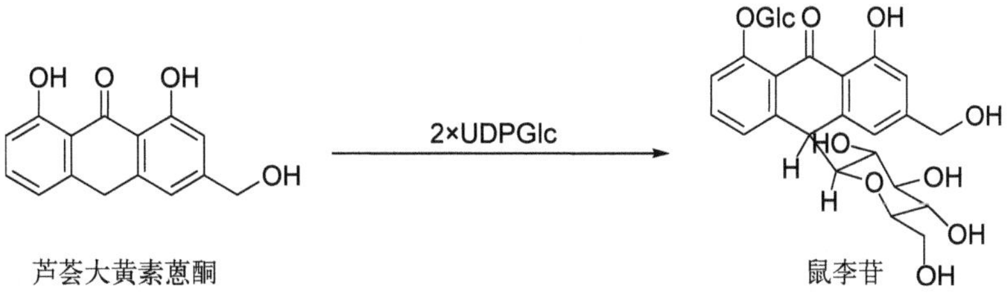

图 11-4　芦荟大黄素蒽酮-*O* 苷化和 C-苷化

二、羟基化反应

羟基化反应是向分子中引入羟基的反应。细胞色素 P450 酶系作为自然界中最具有催化作用的生物催化剂,参与最典型的催化反应是羟基化反应。

细胞色素 P450 酶(cytochrome P450 enzymes,简称 cyt P450s)是一种血红蛋白,广泛存在于细菌、真菌、动植物等各种生物体中。最初是由 Klingenberg 和 Garfinkel 在哺乳动物的肝脏微粒体中发现,当将 CO 气体通入还原的鼠肝微粒体悬浮液时,该溶液在 450 nm 处有一个强的吸收峰,即 cyt P450s。Cyt P450s 在生物体中以膜结合和可溶性两种形态存在,主要位于肝脏、肠道等代谢器官的内质网薄膜上。Cyt P450s 以各种大分子、小分子作为底物进行酶反应,其催化的目的是增加代谢物的水溶性,促进代谢物进入生命体的排泄系统,减少代谢物对生命体的伤害。

大多数 P450 酶是单加氧酶,其能够催化氧气中分子氧的断裂,随后将氧原子插入到底物中。P450 酶催化遵循氧气回弹机理(oxygen rebound mechanism):在静止状态下,P450 活性中心上血红素铁是低自旋态的,在其远端位置有松散配位的水分子。结合底物(RH)后,血红素铁转变为高自旋形式,血红素结合一个电子,其上的铁被还原为亚铁状态。随后血红素中间体经历 O_2 的结合、第二电子的转移、质子化、水分子的释放等一系列步骤,形成高活性的铁-氧卟啉阳离子中间体。中间体结合底物上的一个质子,形成新中间体,再依据自由基回弹机制使底物羟基化。

Cyt P450s 通过其结构中心的血红素接收和传递电子,对底物进行催化氧化代谢。Cyt P450s 催化的单氧化反应可以用方程式表示如下:

$$RH + O_2 \xrightarrow[\text{P450}]{2e^-,2H^+} ROH + H_2O$$

绝大多数单萜是环状化合物,其生物合成在牻牛儿焦磷酸(geranylpyrophos-phate,GPP)的基础上经过环合酶催化生成环合产物,除此之外更多的是在环化产物的基础上经过 P450 等结构修饰酶的催化生成结构多样的产物。P450 参与的氧化反应通过增加化合物的极性、调节其化学性能提升其应用空间,现今发现的柠檬烯、薄荷醇等环状单萜化合物生物合成中的 P450 酶均属于 CYP71D 亚家族,并且多具有底物杂泛性。例如,紫苏(*Perilla frutescens*)中的细胞色素 P450 酶 CYP71D174 能够催化(-)-柠檬烯的 C3、C6 和 C7 位发生羟基化,并且 C-3 位可以被其进一步氧化生成异薄荷二烯酮(isopiperitenone)。CYP76AK1 是丹参酮类化合物生物合成途径中的关键酶之一,对多个底物具有特异性的 C-20 羟基化功能;细胞色素 P450 酶 CYP76 家族:包括 CYP76B、CYP76C、CYP76F 等亚家族的多个 P450 酶,也能够催化香叶醇在 C8 位羟基化形成 8-羟基香叶醇,参与单萜吲哚类生物碱和环烯醚萜类的生物合成。

从山楂(*Crataegus pinnatifida*)的悬浮细胞转录组中筛选到 62 个 P450 基因,通过转化酵母工程菌株筛选功能,发现 CYP716C49 对达玛烷型四环三萜骨架无催化功能,但能够催化齐墩果酸、桦木酸(betulinic acid)和熊果酸(ursolic acid)等 3 种化合物 C-2α 的羟基化。

灯盏花(*Erigeron breviscapus*)中 F6H 的编码基因可能是菊科特异性基因。通过工程菌株表达鉴定 F6H(CYP706X)可以转化芹菜素的碳 6 位羟基化生成黄芩素,同时也可催化芹菜素-7-*O*-葡萄糖醛酸苷的 C6 位羟基化生成灯盏乙素。

莨菪碱-6β-羟化酶(hyoscyamine 6β-hydroxylase)是莨菪烷生物碱生物合成途径中催化莨菪碱(Hyoscyamine)合成 6β-OH 莨菪碱,再经环氧化作用合成东莨菪碱(scopolamine)的关键酶(图 11-5)。

丹参酮的生物合成研究

桦木酸生物合成研究实例

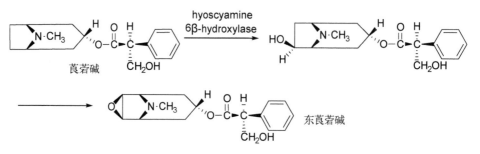

图 11-5 莨菪碱-6β-羟化酶催化莨菪碱合成东莨菪碱

新疆紫草(*Arnebia euchroma*)根部富含紫草素衍生物,通过转录组差异谱分析筛选得到 21 条与紫草素生物合成相关的候选 P450 基因,将候选基因进行酵母表达,以香叶基氢醌(geranylhydroquinone,GHQ)为底物进行酶促活性筛选,CYP76B74 具有催化 GHQ 的 3′位羟基化的功能,CYP76B74 是紫草素生物合成途径发现的第一个 P450 修饰酶。

案例 11-3

银杏内酯 A 的生物合成途径

银杏内酯属萜类化合物,其前体生物合成主要有 2 条途径(如图 11-6),包括胞质中的甲羟戊酸(MVA)途径和质体中的 2-C-甲基-D-赤藓糖醇-4-磷酸(MEP)途径。目前认为银杏二萜内酯前体的生物合成以 MEP 途径为主,这两条途径分别以乙酰 CoA、丙酮酸和 3-磷酸甘油醛(G3P)为原料经过多步酶的催化反应合成异戊烯基焦磷酸(IPP)和二甲基烯丙基焦磷酸(DMAPP)。之后,IPP 和 DMAPP 通过牻牛儿基牻牛儿基焦磷酸合酶(GGPPS)的催化生成重要的二萜共同前体牻牛儿基牻牛儿基焦磷酸(GGPP)。GGPP 在左旋海松二烯合酶(LPS)的作用下发生关键环化,生成左旋海松二烯(Levopimaradiene)。左旋海松二烯经过氧化脱氢反应生成脱氢松香烷(Dehydroabietane),脱氢松香烷是银杏二萜内酯生物合成的重要中间体。银杏内酯生物合成途径前体脱氢松香烷也可能发生加氧反应产生铁锈醇,而银杏二萜内酯的形成分化过程中,CYP450 应发挥重要催化作用。

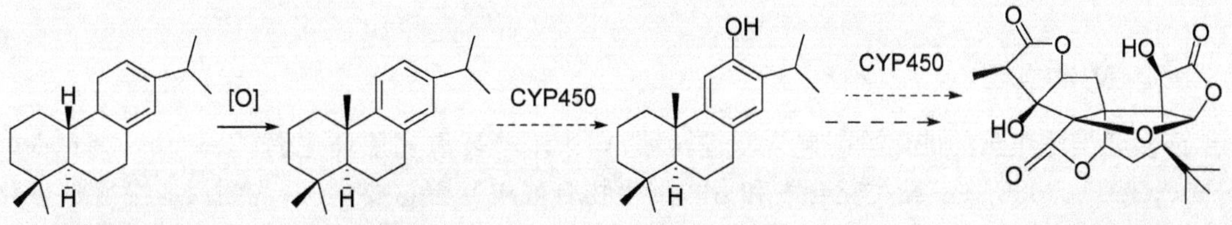

图 11-6 银杏内酯 A 下游结构修饰途径

（左旋海松二烯　脱氢松香烷（阿松香三烯）　铁锈醇　银杏内酯A）

三、环合反应

萜类化合物的合成过程可分为 4 个阶段,即萜类化合物共同前体的生成(IPP 和 DMAPP 生成)、C_{5n} 异戊烯焦磷酸链的延长(香叶基焦磷酸、法尼烯焦磷酸、香叶基香叶基焦磷酸的合成)、萜类化合物骨架的合成(各种环状和线性骨架的形成)和最后的修饰(对萜类骨架进行复杂的结构修饰)。对于环状萜类化合物,其骨架主要由萜类环化酶负责合成。

环烯醚萜作为特殊的单萜类成分,其骨架的形成有别于其他类型萜类化合物,烯醚萜合酶(IS)在其中发挥了关键作用。IS 是孕酮 5β-还原酶(P5βR)家族的成员,属于短链脱氢酶/还原酶(SDR)超基因家族成员。其底物为链状单萜 10-oxogeranial,经过关键的一步环化,而成环烯醚萜的骨架琉蚁二醛(iridodial);该酶与已知的利用香叶二磷酸作为底物并产生一种阳离子中间产物的单萜环化酶相反,新的环烯醚萜苷合成酶使单萜在两个主要步骤中环化,10-氧香叶醛(10-oxogeranial)经过还原反应形成一种烯醇中间体,然后通过一个 Diels-Alder 环加成反应或迈克尔(Michael)加成反应进行环化。

聚酮合成酶(polyketide synthase,PKS)在细菌、真菌以及植物中广泛存在,是一类催化重要的次生代谢产物——聚酮化合物(Polyketide,PK)合成酶系的统称,是该类反应中的关键酶。聚酮化合物是各种微生物和植物中广泛存在的次级代谢产物,或称多酮类化合物。聚酮化合物种类繁多,如常见的大环内酯、四环素、聚烯聚醚、蒽环、酚类以及类黄酮化合物等。

根据聚酮合成酶的结构和作用机制的不同,聚酮合成酶可大致分为 PKS Ⅰ 模块型聚酮合成酶(modular type PKS)、PKS Ⅱ迭代型聚酮合成酶(iterative type PKS)和以查尔酮合成酶(chalcone synthase,CHS)超家族为主的 PKS Ⅲ 三类。

虽然从细菌和真菌等微生物中也发现了Ⅲ型 PKS,但是该类酶主要存在于植物中。Ⅲ型 PKS 能催化生成一系列结构各异、具有不同生理活性、含 CHS 基本骨架的植物次生代谢产物(如查耳酮、二苯乙烯、苯甲酮、吖啶酮、吡喃酮、苯骈-γ-吡喃酮等);目前已发现的植物Ⅲ型 PKS,如 CHS、芪合酶(stilbene synthase,STS)、吡喃酮合酶(2-pyrone synthase,2-PS)、苯甲酮合酶(benzalacetone synthase,BAS)、芦荟松合酶(aloesone synthase,ALS)、吖啶酮合酶(acridone synthase,ACS)、聚五酮色原酮合酶(pentaketide chromone synthase,PCS)、聚八酮合酶(oetaketide synthase,OKS)等。

ALS(aloesone synthase)是一种植物特异性Ⅲ型 PKS,可催化 1 分子乙酰辅酶 A 和 6 分子丙二酰辅酶 A 缩合,并经 aldol-型环化以及羧基端脱羧,而形成芦荟松(aloesone,2-acetonyl-7-hydroxy-5-methylchromone)。催化反应见图 11-7:

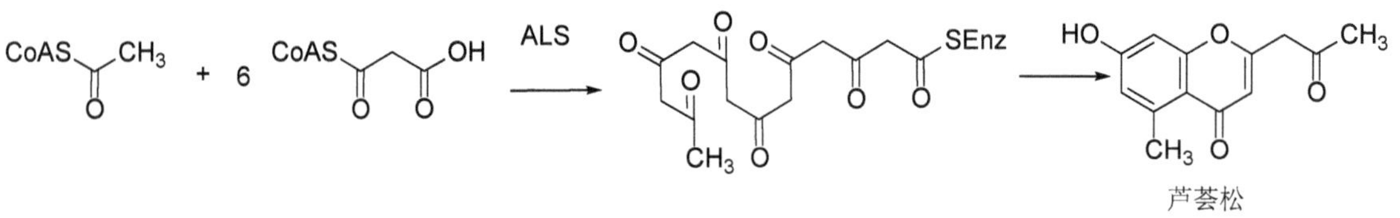

图 11-7　ALS 催化反应

四、双键转移

许多萜类环化酶的催化机制包含双键转移,如:2,3-环氧鲨烯环化酶(2,3-oxidosqualene cyclase,OSC)。OSC 在三萜类化合物和甾醇类生物合成中起着重要作用,代谢反应中能够催化 2,3-环氧鲨烯的环化,是产生三萜类产物多样性的关键步骤。OSC 可催化 2,3-氧化鲨烯环化生成 100 多种不同碳骨架的三萜化合物,其催化的环化作用是经质子化、环化、重排和去质子化作用完成的。2,3-氧化鲨烯在环化过程中分别会产生"椅-椅-椅"和"椅-船-椅"这两种构象,甾醇类物质主要通过"椅-船-椅"构象形成,而三萜化合物主要通过"椅-椅-椅"构象形成。

例如:人参中的β-香树素合成酶(β-amyrin synthase,β-AS),其催化作用于三萜皂苷生物合成途径的下游,使 2,3-氧化鲨烯环化为β-香树素;达玛烷二醇合成酶(DS)可催化 2,3-氧化鲨烯发生环化作用生成达玛烷二醇,进一步反应生成达玛烷型皂苷;环阿屯醇合成酶(CAS)可催化 2,3-氧化鲨烯环化生成环阿屯醇,该催化过程中 2,3-氧化鲨烯经历了"椅-船-椅"构象,产生 C-20 原甾醇阳离子中间体,并进行骨架重组,最终生成环阿屯醇;羽扇豆醇合成酶(LUS)可催化 2,3-氧化鲨烯环化生成羽扇豆醇,通过催化 2,3-氧化鲨烯"椅-椅-椅"构象的排列.产生四环素达玛正离子中间体,进一步生成羽扇豆阳离子,最终生成羽扇豆醇;羊毛甾醇合成酶(LS)可催化 2,3-氧化鲨烯环化生成羊毛甾醇,是甾醇合成途径中的重要调控元件。通过催化 2,3-氧化鲨烯"椅-船-椅"构象的排列。产生 C-20 原甾醇阳离子中间体,并进行骨架重组,进一步催化形成羊毛甾醇。环氧角鲨烯环化酶 OSC 在三萜类成分的生物合成中能催化 2,3-氧化鲨烯环化形成不同类型的碳骨架,是三萜类成分多样性的基础,为三萜类成分的生物合成提供重要的先导化合物。

五、甲基化反应

甲基化反应是在底物分子上添加一个甲基基团,从而使底物分子的性质发生改变。甲基化反应种类繁多,自然界中的甲基转移酶(methyltransferase)根据其催化反应是否依赖甲基供体 S-腺苷-甲硫氨酸(SAM),可以将甲基转移酶分为非 SAM 依赖的甲基转移酶和 SAM 依赖的甲基转移酶两大类。

非 SAM 依赖的甲基转移酶使用的甲基供体为未激活的甲基供体,包括:甲醇、甲胺、二甲胺、三甲胺、甲氧四氢甲烷等。除甲基供体外,这类酶催化甲基转移反应还需要中间甲基载体的协助。一般来说,这类酶的底物结合口袋由三部分构成:甲基受体结合部位、中间甲基载体结合部位和未激活的甲基供体结合部位。其中,中间甲基载体提供了一种超亲核的状态,以吸引未激活甲基供体上的甲基基团形成中间体,最后该中间体将甲基基团转移给甲基受体完成反应。这类转移酶主要负责甲硫氨酸合成、甲烷合成、产乙酸作用等过程。

SAM 依赖的甲基转移酶使用 SAM 作为甲基供体。大多数甲基转移酶均属于 SAM 依赖的甲基转移酶,根据甲基转移酶催化的底物分子,分为四种类型:O-甲基转移酶、N-甲基转移酶、C-甲基转移酶和 S-甲基转移酶。O-甲基转移酶(O-methyltransferase,OMT)是催化甲基供体上一个甲基基团转移到甲基受体氧原子上的一类酶。N-甲基转移酶是催化甲基供体上一个甲基基团转移到甲基受体氮原子上的一类酶,如:组蛋白甲基转移酶和蛋白质 N-端甲基转移酶。C-甲基转移酶是催化甲基供体上一个甲基基团转移到甲基受体碳原子上的一类酶,该类甲基转移酶种类相对较少,主要负责各种小分子化合物的合成。S-甲基转移酶是催化甲基供体上一个甲基基团转移到甲基受体硫原子上的一类酶。

邻苯二酚氧甲基转移酶(catechol O-methyltransferase,COMT)属于 O-甲基转移酶类。主要负责从甲基供体 SAM 分子转移一个甲基基团到含有邻苯二酚基团的化合物。存在于植物中的邻苯二酚氧甲基转移酶类大多依据其催化的底物直接命名,例如,以咖啡酰辅酶 A(caffeoyl-coenzyme A)为底物的该类酶被命名为咖啡酰辅酶 A 氧甲基转移酶(caffeoyl-coenzyme A O-methyltransferase;CCoAOMT);以咖啡酸为底物的该类酶被命名为咖啡酸氧甲基转移酶(caffeic acid O-methyltransferase),二者本质都是催化邻苯二酚基团上一个羟基的甲基化。CCoAOMT 被认为是木质素生物合成中的关键酶;咖啡酸氧甲基转移酶还可以催化黄酮类化合物槲皮素(quercetin)生成异鼠李素(isohamnetin)。

黄酮中的氧甲基化反应研究较多,由黄酮类化合物氧甲基化主要发生在 A 环的 6 位、7 位和 8 位以及 B 环的 3′位和 4′位羟基上。如冰叶日中花(*Mesembryanthemum crystallinum*)中发现了一个 Mg^{2+} 依赖的氧甲基转移酶基因 McPFOMT 对黄酮醇类化合物 6、7 位以及 3-O 葡萄糖苷均具有催化作用,生成相应的甲醚,但对于槲皮素 4′-甲醚、山奈酚和芹菜素这些结构中无邻二酚基团的物质不具备催化活性。

中药中内源性小分子参与了自身重要生理活动,例如,调控植物自身的生长发育以及抵御病虫害,同时也是治疗人类重大疾病的创新药物分子的主要来源。因此,解析中药活性成分的生物合成途径对于植物生物学、生态学研究,以及开发创新药物治疗人类重大疾病都具有重要意义。活性成分一般含量低,提取分离效率低、成本高,对植物的大量砍伐还会造成生态破坏。阐明具有活性成分的生物合成途径为中药活性成分的合成生物学发展奠定了基础。

第三节　中药有效成分生物合成研究的实例

一、青蒿素的生物合成研究

疟疾是由疟原虫感染引起的疾病,几千年来一直威胁着人类的生命健康。20 世纪 70 年代,我国科学家从青蒿(*Artemisia annua* L.)中分离纯化了抗疟疾有效单体青蒿素。青蒿素是一种拥有"过氧桥环"的倍半萜内酯化合物,但是到目前为止其下游生物合成途径还未完全解析。

在青蒿中,萜类化合物生物合成前体 5 碳单元异戊烯基焦磷酸(Isopentenyl diphosphate,IPP)可通过细胞质中的甲羟戊酸(mevalonate pathway,MVA)途径和质体中的甲基赤藓糖醇磷酸(Methyl-D-erythritol 4-phosphate,MEP)途径合成(图 11-8)。在质体中,由 1-脱氧木酮糖-5-磷酸合成酶(DXS)催化丙酮酸(pyruvate)和甘油醛-3-磷酸(glyceraldehyde-3-phosphate,G3P)缩合生成 1-脱氧木酮糖-5-磷酸(1-deoxy-D-xylulose-5-phosphate,DXP)。随后脱

氧木酮糖磷酸盐还原异构酶(DXR)催化 DXP 还原生成甲基赤藓醇磷酸。MEP 依次在甲基赤藓醇磷酸胞苷酰转移酶(MCT)、4-(5′-焦磷酸胞苷)-甲基赤藓醇激酶(CMK)、甲基赤藓醇-2,4-环焦磷酸合成酶(MCS)、1-羟基-2-甲基-2-(E)-丁烯基-4-焦磷酸合酶(HDS)催化下顺序生成4-(5′-焦磷酸胞苷)-甲基赤藓醇、4-(5′-焦磷酸胞苷)-甲基赤藓醇-2-磷酸、甲基赤藓醇-2,4-环焦磷酸和1-羟基-2-甲基-2-(E)-丁烯基-4-焦磷酸。1-羟基-2-甲基-2-(E)-丁烯基-4-焦磷酸进一步由1-羟基-2-甲基-2-(E)-丁烯基-4-焦磷酸还原酶催化生成萜类化合物的重要前体 IPP 和二甲基烯丙基焦磷酸(Dimethylallyl diphosphate,DMAPP)。IPP 异构酶可以催化 IPP 和 DMAPP 之间的相互转换。其中 IPP 可以穿过质体膜参与细胞质中倍半萜和三萜的合成。

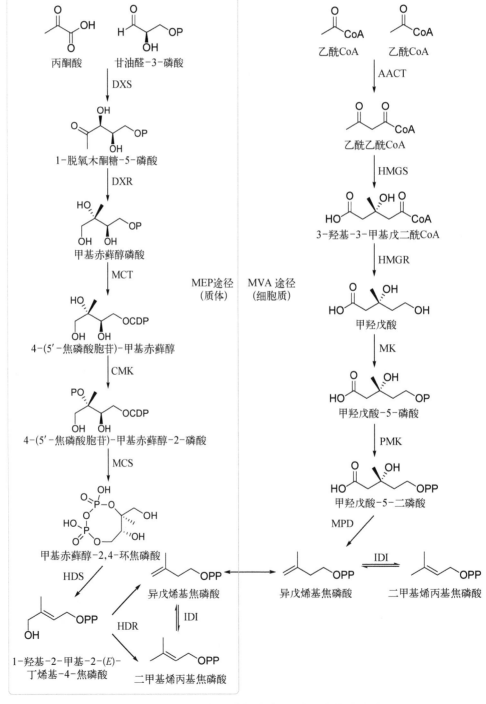

图 11-8 植物中的甲基赤藓糖醇磷酸途径和甲羟戊酸途径

在细胞质中 IPP 的合成来源于 MVA 途径。两分子乙酰 CoA(acetyl coenzyme A,Ac - CoA)在乙酰乙酰 CoA 硫解酶(AACT)的催化下缩合形成乙酰乙酰 CoA(acetoacetyl - CoA,AACoA),乙酰乙酰 CoA 经过 3 -羟基-3 -甲基戊二酰 CoA 合酶(HMGS)的催化形成 3 -羟基-3 -甲基戊二酰 CoA(3 - hydroxy - 3 - methylglutaryl - CoA,HMG - CoA),进一步在 3 -羟基-3 -甲基戊二酰 CoA 还原酶(HMGR)的催化下还原生成甲羟戊酸(mevalonate,MVA),MVA 经过甲羟戊酸激酶(MK)和磷酸甲羟戊酸激酶(PMK)催化下依次生成甲羟戊酸 - 5 -磷酸(mevalonate - 5 - phosphate,MVAP)、甲羟戊酸-5 -二磷酸(mevalonate - 5 - diphosphate,MVAPP),最后在甲羟戊酸焦磷酸脱羧酶(MPD)催化形成 IPP。IPP 和 DMAPP 同样可以在 IDI 催化下相互转化。

在细胞质中,两分子 IPP 和一分子 DMAPP 在法尼基焦磷酸合成酶(FDS)催化下生成倍半萜类化合物的前体法尼基焦磷酸(farnesyl diphosphate,FPP)。FPP 在紫穗槐-4,11 -二烯合成酶(ADS)的催化下环化生成紫穗槐-4,11 -二烯(图 11 -9)。紫穗槐-4,11 -二烯在紫穗槐-4,11 -二烯氧化酶(AMO)的催化下经过三步氧化依次形成青蒿醇、青蒿醛和青蒿酸(图 11 -9)。另外,从菊芋等植物中发现了两个细胞色素 P450 酶 DBR1 和 DBR2,这两个酶可催化青蒿醛还原生成二氢青蒿醛(图 11 -9)。后者在青蒿醛脱氢酶 1(ALDH1)催化下氧化成二氢青蒿酸(图 11 -9)。目前关于青蒿素的前体是青蒿酸还是二氢青蒿酸还未有定论,也有推论认为青蒿中同时存在以青蒿酸和二氢青蒿酸为前体的两条青蒿素生物合成途径。青蒿酸或二氢青蒿酸再经过一系列未知的酶催化反应和/或非酶反应生成青蒿素(图 11 -9)。

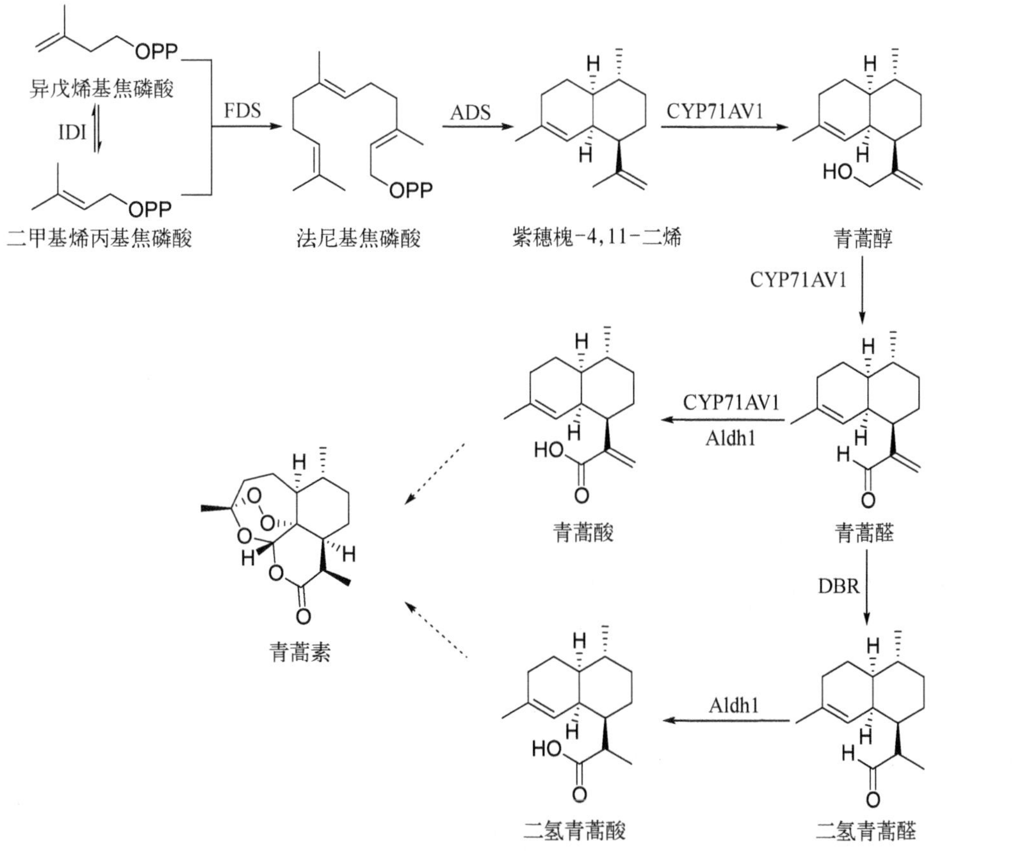

图 11 - 9 青蒿素生物合成途径

目前已经可以通过合成生物学技术获得青蒿素的生物合成前体。通过在大肠杆菌中重构 MVA 途径,提高前体化合物 FPP 的合成量,再导入 ADS,从而构建高产紫穗槐-4,11 -二烯的大肠杆菌工程菌株。从紫穗槐-4,11 -二烯到青蒿酸或者二氢青蒿酸的氧化反应是由细胞色素 P450 酶(CYP71AV1、DBR1 和 DBR2)催化的,这些细胞色素 P450 酶表达在植物细胞的内质网上。由于大肠杆菌等原核生物没有内质网等细胞器,因此细胞色素 P450 酶在大肠杆菌中表达效率低。所以,以酿酒酵母为宿主,实现了青蒿酸的高效生物制备。通过优化酿酒酵母的 MVA 途径以及在酿酒酵母中表达 ADS、CYP71AV1、细胞色素 P450 还原酶(CPR)、细胞色素 b5(Cyb5)、青蒿醇脱氢酶(ADH1)和青蒿醛脱氢酶(ALDH1),构建了高产青蒿酸的工程酵母菌,产量达到了 25 g/L;进一步通过化学合成方法将青蒿酸转化为青蒿素,整个转化过程的收率达到了 40%~45%,已经具备工业化生产能力。此外,通过在烟草中导入二氢青蒿酸的生物合成途径,可以在烟草中生产青蒿素,尽管产量较低,但该项研究也证明了通过异源宿主生产青蒿素的可行性。

案例 11-4

青蒿素是应用广泛的治疗疟疾特效药,有着巨大的市场需求量,目前市售的青蒿素主要是从植物中提取出来的,然而青蒿中青蒿素含量稀少,仅占干质量的 0.01%~1%,导致青蒿素供不应求。通过合成生物学方法建立一种绿色、环境友好、廉价的青蒿素制备方法将是未来解决青蒿素来源问题的有效手段,然而受限于其完整的生物合成途径尚未被解析,因此目前工业上只能采用半合成方法制备青蒿素。

问题:

1. 青蒿素的生物合成途径解析存在哪些难点?

2. 请结合生物合成研究主要技术手段,谈一谈如何对青蒿素生物合成途径进一步解析?

二、檀香精油生物合成研究

檀香精油具有多种药理活性,例如神经保护作用,抗菌抗病毒,抗氧化和抗癌活性,此外,它还用于食品,化妆品和香水行业。檀香精油主要是通过水蒸气蒸馏法从成熟檀香树(*Santalum album*,*S. austrocaledonicum* 和 *S. spicatum*)的心材中获得的,其主要成分为倍半萜类化合物,主要包括:α-檀香醇、β-檀香醇、*epi*-β-檀香醇、*exo*-α-香柠檬醇、α-檀香烯、β-檀香烯、*epi*-β-檀香烯和 *exo*-α-香柠檬烯。

檀香精油主要成分的生物合成途径已经阐明。在细胞质中,两分子 IPP 和一分子 DMAPP 在法尼基焦磷酸合成酶的催化下生成倍半萜类化合物直接前体 FPP,FPP 在檀香烯合成酶(STS)的催化下可以生成 α-檀香烯、β-檀香烯、*epi*-β-檀香烯、*exo*-α-香柠檬烯等倍半萜烯化合物。目前,已经从多种檀香、黄皮树和樟树等植物中发现了多个 STS 酶。其中大部分 STS 都是以 (*E*,*E*)-FPP 为底物催化生成 α-檀香烯、β-檀香烯、*epi*-β-檀香烯、*exo*-α-香柠檬烯等多种化合物;而黄皮树中 SanSyn 则可以特异性催化 (*E*,*E*)-FPP 环化形成主产物 α-檀香烯以及微量的 *exo*-α-香柠檬烯;而野生西红柿中的 SBS 能够以 (*Z*,*Z*)-FPP 为底物生成 α-檀香烯、*epi*-β-檀香烯、*endo*-α-香柠檬烯、*exo*-α-香柠檬烯和 *endo*-β-香柠檬烯;*S. album* 中的 SaSSy 不仅可以环化 (*E*,*E*)-FPP 生成 α-檀香烯、β-檀香烯、*epi*-β-檀香烯和 *exo*-α-香柠檬烯,还可以环化 (*Z*,*Z*)-FPP 生成 α-檀香烯、β-檀香烯、*epi*-β-檀香烯、*endo*-α-香柠檬烯和 (*Z*)-β-法尼烯。

檀香精油最重要的成分是 α-檀香醇和 β-檀香醇等倍半萜烯醇类化合物。这些化合物由细胞色素 P450 酶氧化各种檀香烯而生成(图 11-10)。目前已经从 *S. album* 中表征了 10 个可以氧化檀香烯生成檀香醇的细胞色素 P450 酶(CYP)。其中,CYP76F41、CYP76F42、CYP76F39v1、CYP76F39v2 和 CYP76F40 能够产生全部或部分 *Z* 型和 *E* 型的 α-檀香醇、β-檀香醇、*exo*-α-香柠檬醇和 *epi*-β-檀香醇;CYP76F37v1、CYP76F37v2、CYP76F38v1 和 CYP76F38v2 只产生 *E* 型的 α-檀香醇、β-檀香醇和 *exo*-α-香柠檬醇;而 CYP736A167 可以特异性地生成 *Z* 型 α-檀香醇、β-檀香醇、*exo*-α-香柠檬醇和 *epi*-β-檀香醇。

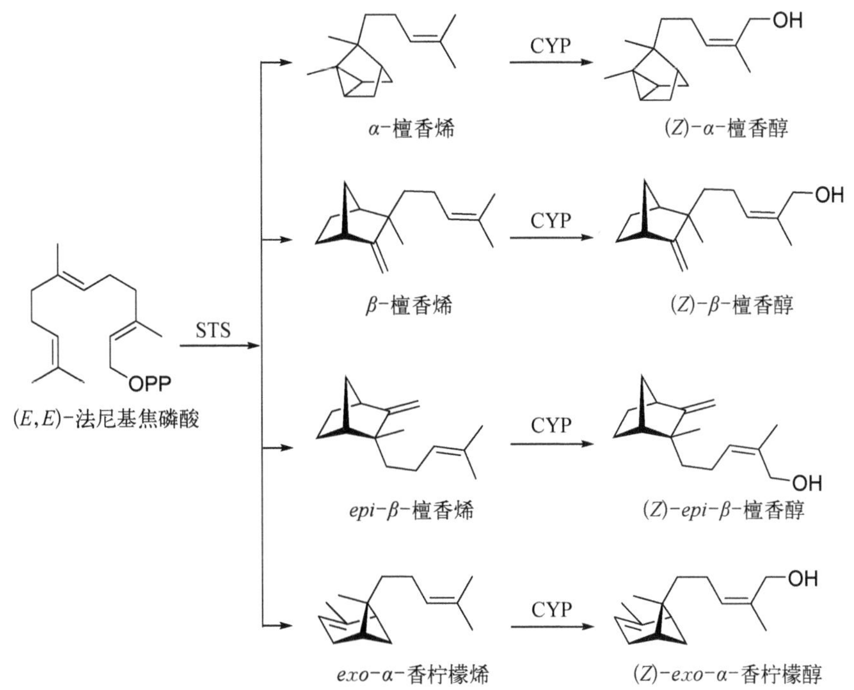

图 11-10　檀香精油主要成分生物合成途径（CYP：细胞色素 P450 酶）

目前已经报道了可以生产檀香精油 8 种主要成分的酵母工程菌，产量达到 1.6 g/L。在该研究中，将酿酒酵母的 MVA 途径、半乳糖的摄取和代谢途径以及檀香烯/檀香醇的生物合成模块与半乳糖调控体系进行偶联；同时，通过采用葡萄糖诱导型启动子 P_{HXTI} 替换酿酒酵母 *ERG9* 原本的启动子，抑制 FPP 进入三萜和甾体类化合物的生物合成途径，促使更多的 FPP 进入檀香烯/檀香醇的生物合成途径，从而显著提高檀香烯/檀香醇的产量。

案例 11-5

天然的酶在进行异源表达时由于酶自身的催化活性或者表达环境的差异可能会出现催化效率低，产生较多副产物等现象，从而影响最终产物的产量，增加了化合物的提取纯化难度。例如，将犁头霉菌（*Absidia orchidis*）中的细胞色素 P450 酶 CYP5311B2 导入酿酒酵母内异源表达催化脱氧可的松生成氢化可的松时往往会产生副产物 *epi*-氢化可的松，而来自人的 CYP11B1 虽然不会产物副产物，但催化效率较低。

问题：
能够采用哪些技术方法来提高酶的催化效率和专一性？

【小结】

随着中药化学的快速发展，从中药材及其基原植物中发现了数目众多的活性天然分子。许多成药性很好的分子由于药材资源稀缺、含量低、难合成等原因，导致无法开展深入的开发和研究。中药成分生物合成研究的目的是在解析中药药效成分生物合成途径并阐明生物合成酶催化机制的基础上，通过合成生物学技术规模化生产相关化合物，供给系统的新药研发。解析中药药效成分生物合成途径的技术和策略包括：同位素示踪、天然生物合成酶的纯化和表征、生物合成基因的敲除和沉默、重组生物合成酶的表达和表征等。现代分子生物学技术、基因编辑技术以及组学技术的出现和应用大大促进了中药药效成分生物合成研究，发现并表征了大量具有优良化学选择性、区域选择性和立体选择性的生物合成酶。中药成分生物合成涉及的主要酶反应类型包括：糖基化反应、羟基化等氧化反应、环合反应、双键转移等重排反应、甲基化反应等。

人参皂苷生物
合成研究实例

鬼臼毒素生物
合成研究实例

目前已在青蒿素、檀香精油、丹参酮、人参皂苷、鬼臼毒素、水飞蓟素、吗啡等重要萜类、苯丙素类、黄酮类和生物碱类中药药效成分的生物合成研究中取得了突破性进展。未来,随着分子克隆技术、基因编辑技术以及组学技术的进一步发展,许多重要中药药效成分的生物合成途径将被完整揭示,为构建这些化合物的高效生物制备方法奠定基础。

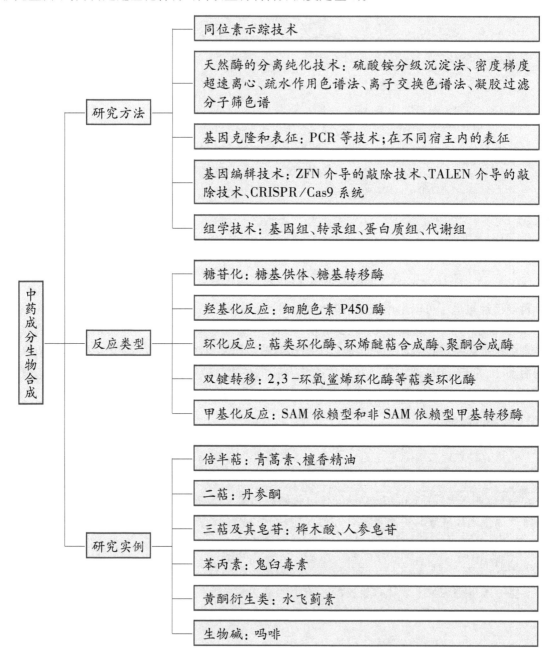

第十二章　中药成分的结构修饰和改造

第一节　中药化学成分结构修饰和改造的目的和意义

　　19 世纪中期人类已开始从天然植物中发现用于治疗疾病的各种药效成分,如吗啡、士的宁、阿托品等。19 世纪末至 20 世纪初,人们开始合成一些简单的化学药物,如水杨酸、阿司匹林、非那西汀等。随着天然药物和合成药物数量的增加,人们开始有目的地对有效成分进行结构修饰和改造,并开始探索药物的药效基团,以及作用机制、受体结构等与药物结构之间的关系。

　　最早的结构修饰与改造实例是吗啡,在吗啡的基础上学者们通过结构修饰与改造开发出了多种镇痛药。在接下来的几十年时间里,天然药物的结构修饰与改造取得了迅速的发展,并成为新药创制的重要途径之一。

　　由于中药临床疗效明确,以中药成分为先导化合物研制新药,成功的可能性更大,如青蒿素、五味子丙素、石杉碱甲、喜树碱等的成功研发。

第二节　中药有效成分结构修饰和改造的方法

　　中药有效成分的结构修饰与改造需要借助各种化学反应来实现。常见的化学反应有氧化反应、还原反应以及各种碳-碳键构建的反应以及重排反应等。

一、氧化反应

　　有机化学反应中有各种不同的氧化剂和氧化催化剂,可以制备不同氧化程度的产物。

(一)烃类的氧化

　　烃类的氧化包括苄位、羰基 α 位和烯丙位上烃基的氧化等。

　　苄位烃基的氧化生成相应的芳香醇、醛、酮和羧酸,氧化反应的产率较高。苄基位置对氧化是敏感的、活泼的,易形成自由基或碳正离子的氧化中间体,这与苯基的存在,通过共轭效应使中间体稳定有关。芳香环对 Mn 和 Cr 等氧化剂的作用不敏感,仅侧链易于被氧化。故产物不复杂,收率高。过氧化氢、醋酸铅、醋酸汞等均是常用的氧化剂。如异烟肼中间体异烟酸的合成(图 12-1):

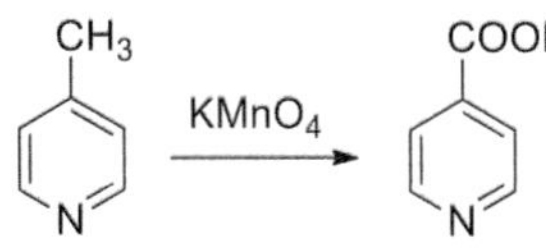

图 12-1　异烟肼中间体异烟酸的　　　　图 12-2　Collins 试剂(三氧化铬-吡啶配合物)
　　　　　　合成路线　　　　　　　　　　　　　　　　氧化不饱和烃的反应

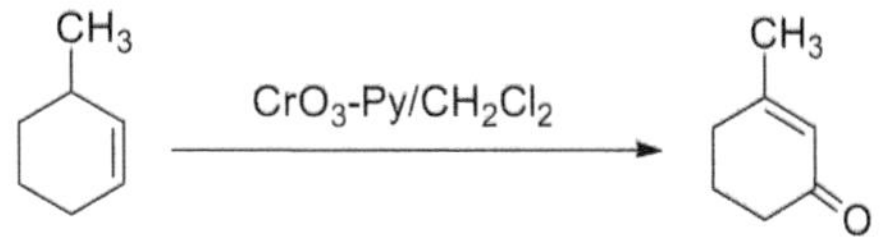

　　烯丙位烃基的氧化反应可以使用 SeO_2、Collins 试剂(三氧化铬-吡啶配合物)等作为氧化剂,通常氧化产物为醇、酯、醛或酮,且不影响分子内双键(如图 12-2)。

(二)醇类的氧化

　　醇类的氧化通常使用铬酸、Jones 试剂氧化、重铬酸钾、活性 MnO_2、DMSO-DCC、Oppennauer 氧化等。Oppennauer 氧化有良好的选择性,将醇氧化成酮或醛,而对双键、卤素等基团没有影响。如黄体酮的制备(图 12-3):

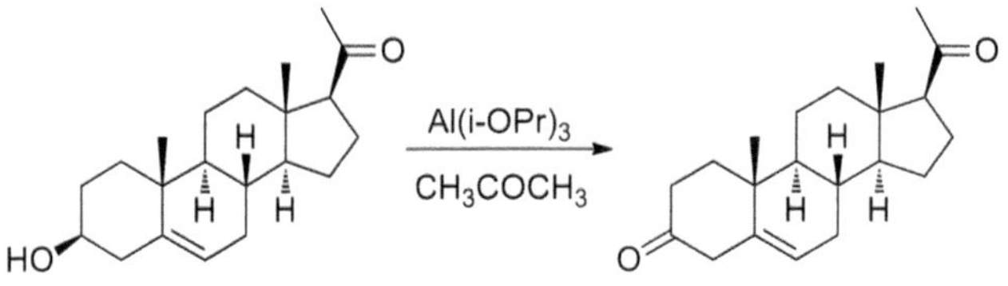

图 12-3 黄体酮的制备路线

案例 12-1

黄体酮属于甾体激素,甾体激素具有极重要的医药价值。在维持生命、调节性功能,对机体发展、免疫调节、皮肤疾病治疗及生育控制方面有明确的作用。

问题:

1. 甾体激素的药理作用包括哪些方面?

2. 抗炎作用是甾体激素的作用之一,如皮质酮、氢化可的松等是常用的激素类药物,那么有哪些非甾体类的抗炎药物? 可举例说明。

(三)醛的氧化

醛的氧化通常采取重铬酸钾、铬酸氧化等。如胡椒醛的氧化(图 12-4):

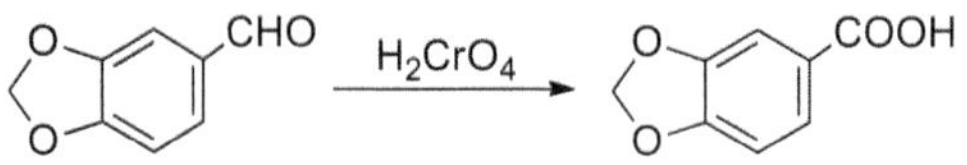

图 12-4 胡椒醛的氧化反应

(四)烯键的氧化

烯键可被一些试剂氧化生成环氧化物,所用试剂随烯键邻近结构不同而异。过氧化氢在碱性条件下,可氧化共轭双键;有机过氧酸或酸性条件下的过氧化氢可以氧化共轭双键成环氧化物。如甾体类抗炎药泼尼卡酯的主要中间体的制备(图 12-5):

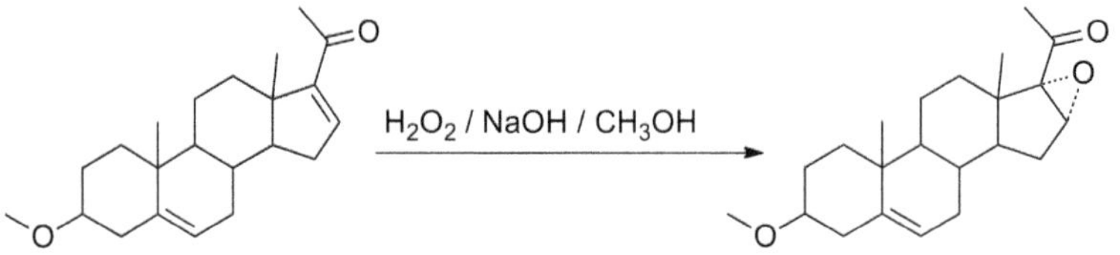

图 12-5 泼尼卡酯中间体的制备

高锰酸钾的碱性溶液通常把双键氧化成邻二醇,而 pH 的降低会使氧化发生双键断裂而生成醛或羧酸。

二、还原反应

(一)不饱和烃的还原

不饱和烃可以用催化氢化的方法还原,如选用金属镍、钯、铂等为催化剂。如甾体化合物可以用 Pd-C 作为催化剂,将双键加氢还原。如盐皮质激素脱氧皮质酮中间体的合成(图 12-6):

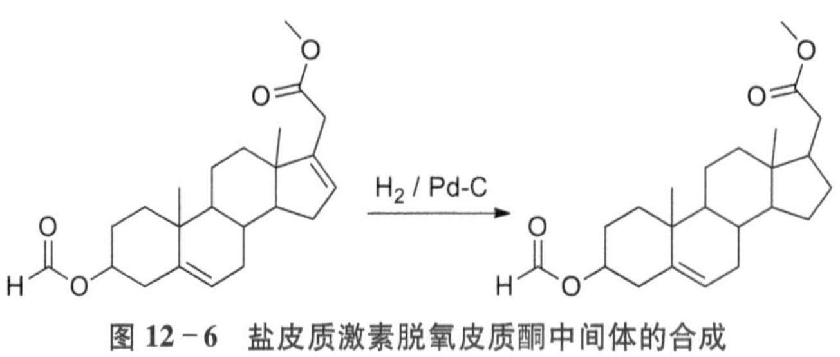

图 12-6 盐皮质激素脱氧皮质酮中间体的合成

（二）芳烃的还原

伯奇还原通常使用金属钠（锂或钾）和液氨，可以把芳烃还原为非共轭二烯。如罗美昔布中间体的合成（图 12－7）：

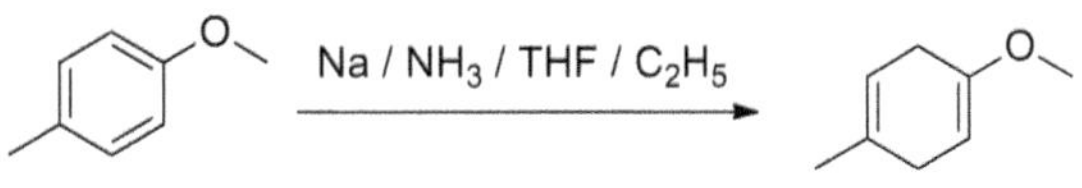

图 12－7 罗美昔布中间体的合成

（三）醛和酮的还原

醛和酮可以用克莱门森还原（酸性介质中）或黄鸣龙还原（碱性介质中）得到相应的烃类；也可以用金属氢化物（LiAlH$_4$，DIBAL）还原成醇。如抗心律失常药物胺碘酮的中间体合成（图 12－8）：

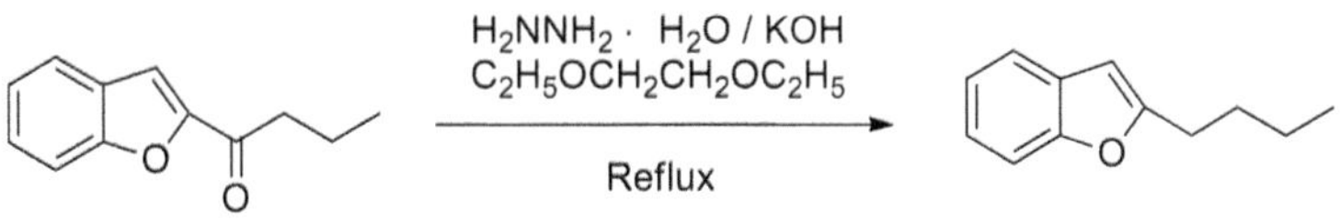

图 12－8 抗心律失常药物胺碘酮的中间体合成

（四）羧酸及其衍生物的还原

一般羧酸的衍生物（如羧酸酯）比羧酸更易于还原，常常将羧酸转换成羧酸衍生物，再进行还原。

罗森蒙德还原可以将酰卤用催化氢化或金属氢化物选择性地还原为醛，羧酸酯及酰胺可用金属氢化物还原成醛（图 12－9）。

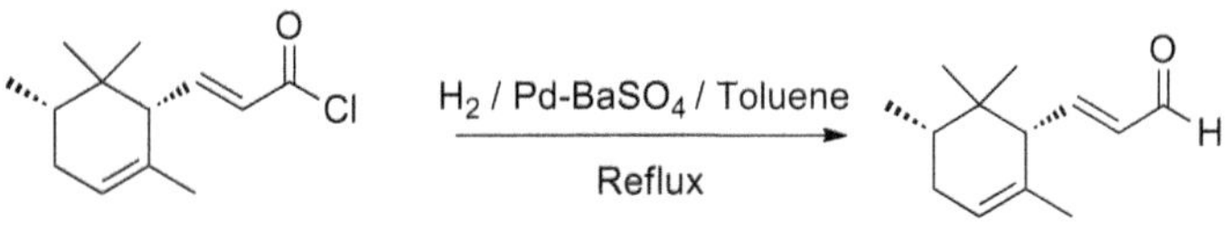

图 12－9 酰氯的罗森蒙德还原

三、碳链连接反应

（一）缩合反应

缩合反应是指两个或两个以上的有机化合物分子，通过新形成共价键而构成一个新的较大分子，并常伴有失去小分子（如水、卤化氢、醇等）的反应，如羟醛缩合、曼尼希反应、克莱森酯缩合、维蒂希反应等。

如甾体化合物或萜类化合物的合成，常用到罗宾逊（Robinson）环化反应（即 Michael 加成和分子内羟醛缩合的结合，如图 12－10）。

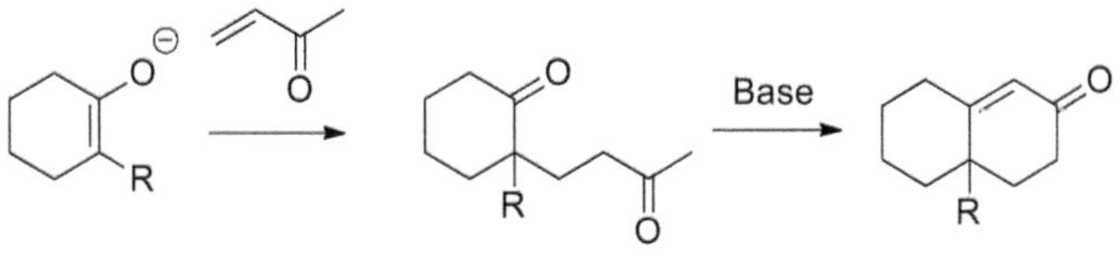

图 12－10 罗宾逊（Robinson）环化反应

（二）烃化反应

烃化反应包括 O－烃化、C－烃化和 N－烃化反应，如丹皮酚（paeonol）的合成（图 12－11）利用了 O－烃化反应在弱碱的作用下乙酰基的对位羟基与碘甲烷反应而被甲基化，而邻位的羟基由于分子内氢键的原因而不被甲基化。

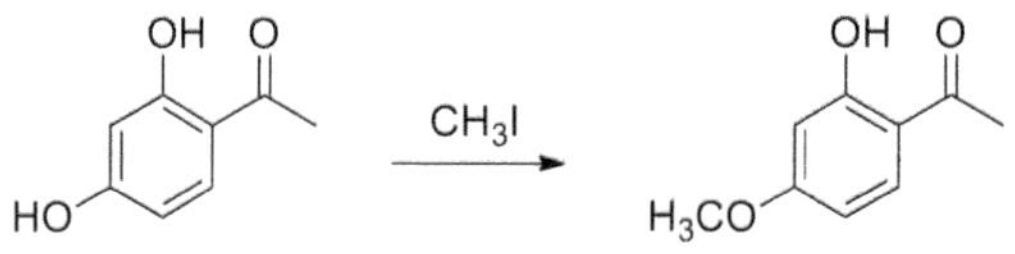

图 12 - 11　丹皮酚（Paeonol）的合成

C -烃化反应包括苯环上发生傅克反应（Friedel - Crafts 反应）、活泼亚甲基化合物 *C* -烃化等。如喷托维林的中间体是由苯乙腈和 1,4 -二溴丁烷在氢氧化钠的作用下反应得到（图 12 - 12）：

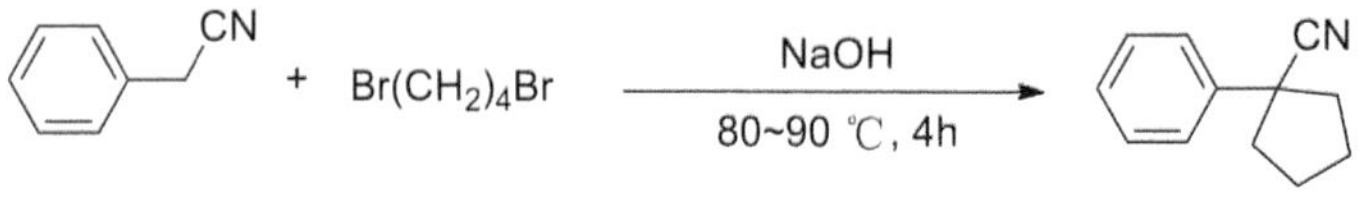

图 12 - 12　喷托维林的中间体的合成

抗疟疾药伯氨喹的合成即采用了 *N* -烃化法（图 12 - 13）：

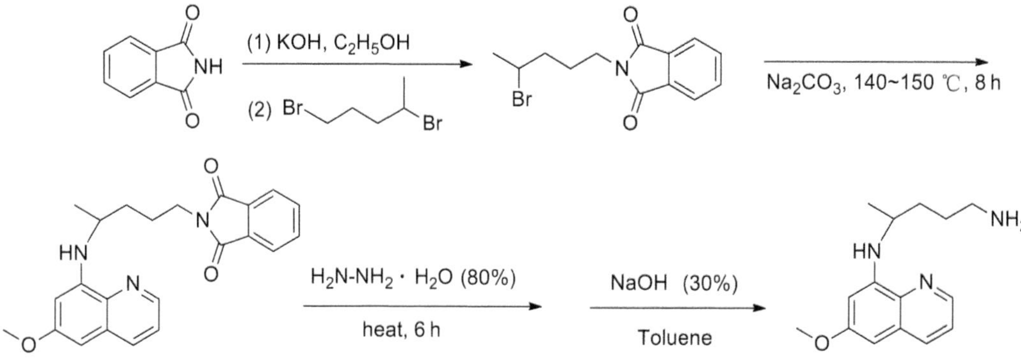

图 12 - 13　伯氨喹的合成路线

四、重排反应

醇在酸的作用下生成碳正离子,然后邻位碳原子上的芳基、烷基向碳正离子迁移的反应称为瓦格纳-麦尔外因（Wagner - Meerwein）重排（图 12 - 14）,该反应可以合成自然界广泛存在的具有生物活性的化合物,如合成樟脑中间体的反应,下列反应路线中最后一步即是该重排反应：

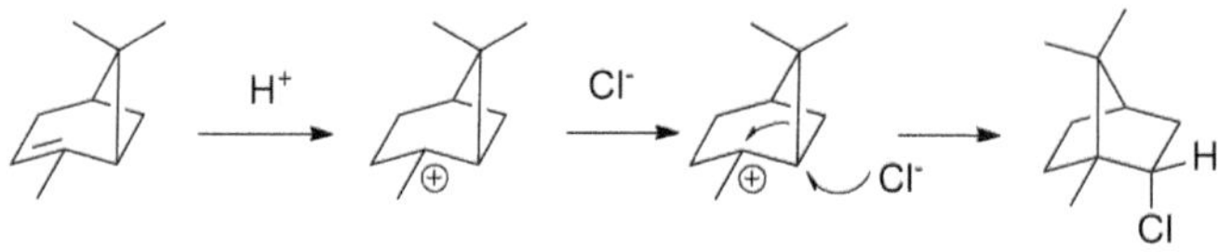

图 12 - 14　瓦格纳-麦尔外因（Wagner - Meerwein）重排

邻二醇在酸的作用下生成碳正离子,继而发生芳基、烷基或者氢原子的迁移,生成酮的反应称为频哪醇（pinacol）重排,如巴西苏木素中间体的合成（H -原子迁移,如图 12 - 15）：

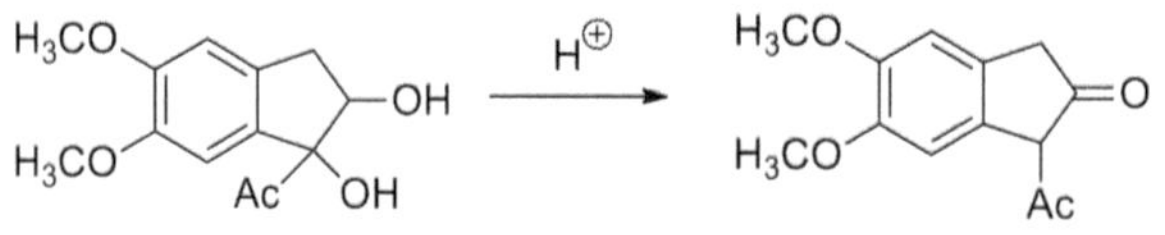

图 12 - 15　巴西苏木素中间体的合成

该反应也可以认为是羟基消除了 *β* -位的氢原子,生成了烯醇,并进一步异构化为酮。

各种酮或醛与羟胺形成肟,在酸性条件下都可以发生贝克曼（Beckmann）重排反应生成酰胺,如抗癫痫药加巴喷丁螺环中间体的合成（图 12 - 16）：

N 原子上没有取代基的酰胺,在次卤酸的作用下,重排成比原来酰胺少一个碳原子的胺的反应称为霍夫曼（Hofmann）重排,如大黄素受体 CB$_1$ 抑制剂的合成（图 12 - 17）：

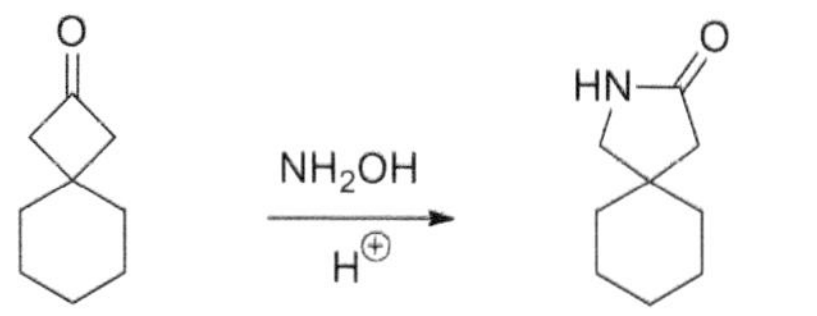

图 12 - 16　加巴喷丁螺环中间体的合成

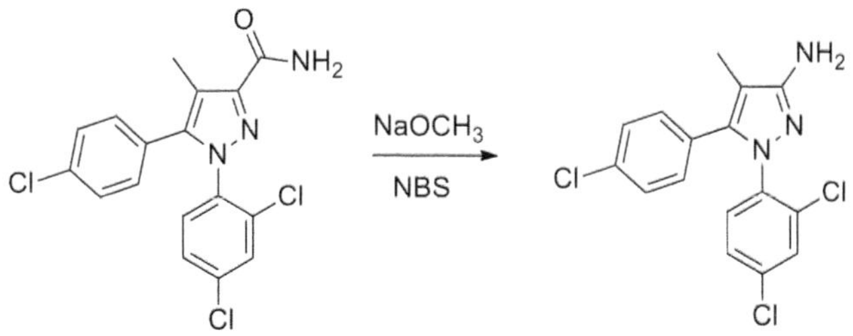

图 12 - 17　大黄素受体 CB₁ 抑制剂的合成

烯醇或酚的烯丙基醚在加热条件下,经过[3,3]σ -迁移重排成 γ,δ -不饱和醛酮或者邻烯丙基酚的反应,称为克莱森(Claisen)重排,利用该反应可以合成香草醛(图 12 - 18):

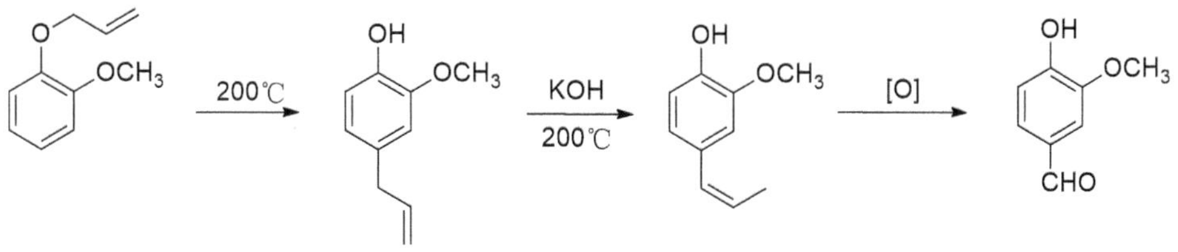

图 12 - 18　香草醛的合成路线

第三节　中药有效成分结构修饰和改造的策略

中药是中华民族得天独厚的遗产,是一个伟大的医药宝库。据统计,目前上市的药物分子中,未经任何修饰改造的天然分子占比 4%;天然分子衍生物占比 21%;类天然产物的分子占比 37%。对中药有效成分进行结构修饰和改造,增强药效,减轻毒副作用,改善药代动力学特性,延长在体内的作用时间,增强代谢稳定性,提高生物利用度,具有重要的意义。不仅可以大大加速新药的研发速度,缩短新药研发周期,而且可以极大地降低新药研发成本。

一、生物电子等排策略

生物电子等排是由早期的电子等排发展和延伸来的。早在 1919 年,Langmuir 提出了电子等排体的概念,即凡是具有相同数目的原子和电子,并且电子排列状况也相同的分子、原子或基团(离子)称为电子等排体。1932 年,Erlenmeyer 将电子等排体的概念扩大:凡外围电子数目相等者均是电子等排体,并首次将电子等排概念与生物活性联系起来,用其解释电子等排体生物活性的相似性。1947 年,Hansch 提出,凡在同一标准的实验系统中能引起相似生化或药理作用的化合物均是电子等排体。1951 年,Friedman 考虑到电子等排概念在分子药理学中的广泛应用,把有关物质的理化性质与生物活性联系起来,提出了生物电子等排新概念。1971 年 Ariens 指出:生物电子等排体应是在许多类型化合物中可以相互替换的基团。1979 年,Thornber 总结了电子等排体的概念,认为凡具有相似理化性质且由其产生广泛的相似生物活性的分子或基团都应是生物电子等排体。

近年来,生物电子等排策略在药物先导化合物优化中得以广泛应用,在新药的研究与开发中起着十分重要的作用。实践证明,运用生物电子等排原理进行药物先导化合物优化可大大加快药物先导物到药物候选物的转化。

经典的生物电子等排体一般可分为：一价、二价、三价、四价及环系等价五类。

一价生物电子等排体在药物先导化合物优化中应用较为广泛,主要包括 F 替代 H,NH_2 替代 OH,SH 替代 OH,F、OH、NH_2、CH_3 之间的相互替换和 Cl、Br、SH、OH 之间的相互替换等。F 元素电负性最强,C—F 键的键能($487\ kJ\cdot mol^{-1}$)比 C—H 键的键能($420\ kJ\cdot mol^{-1}$)高很多,因此,在药物设计中,通常在化合物分子中引入适当的氟原子,可以选择性地阻断氧化代谢,进而提高化合物的代谢稳定性,延长药物在体内的作用时间。

二价原子或基团相互替换经典的代表系列为 O、S、NH 及 CH_2。局麻药普鲁卡因酯基中的—O—被其电子等排体—S—取代,得到硫卡因,局麻作用可以提高 2 倍(图 12-19)。

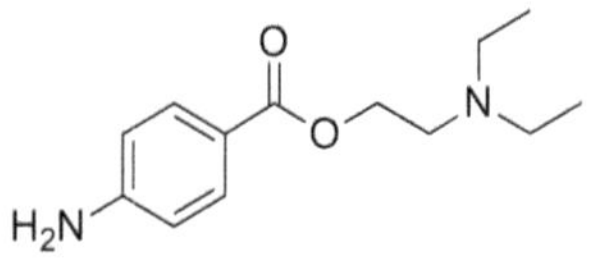

普鲁卡因 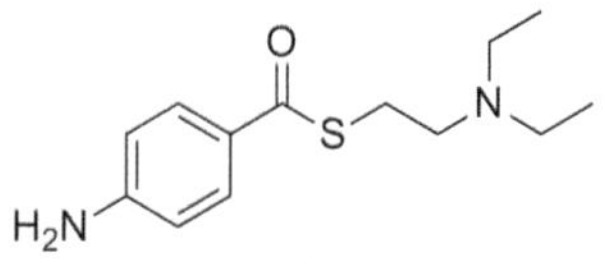 硫卡因

图 12-19　两种局麻药的结构

三价原子或基团可以将芳环中—CH＝用—NH＝替代,以及酯环 CH 用 N 代替。毛果芸香碱是胆碱神经 M 受体激动剂,局部给药可以控制青光眼患者的眼压。但由于它是内酯化合物,很容易水解,因而药物的持效仅约 3 小时,每天必须频繁给药多次。将环上的 CH 改换成电子等排体 N,便变成氨基甲酸内酯结构更为稳定,改变后药物的稳定性便获增强(图 12-20)。

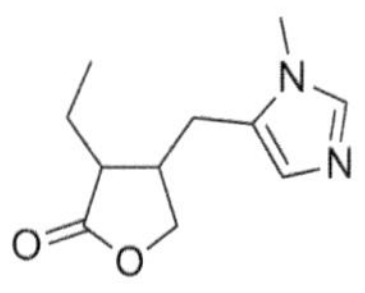

毛果芸香碱 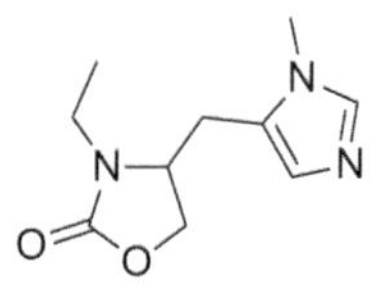 毛果芸香碱
生物电子等排体

**图 12-20　毛果芸香碱及电子等排体的结构四价原子或基团中最常用的
为季胺盐中氮原子与季碳原子相互替换。**

环系等价可以将苯环用吡啶环、嘧啶环或者噻吩环代替。环等价体的取代是十分常见的,而且成功率较高。在非甾体消炎镇痛药 2-芳基丙酸类药物的合成中,利用噻吩基取代苯基,可获得酮洛芬的生物电子等排体——舒洛芬(图 12-21),其镇痛效果强于酮洛芬。

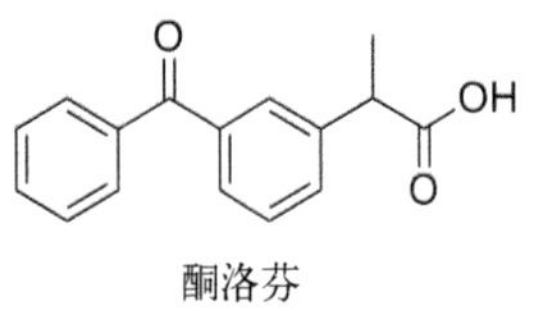

酮洛芬 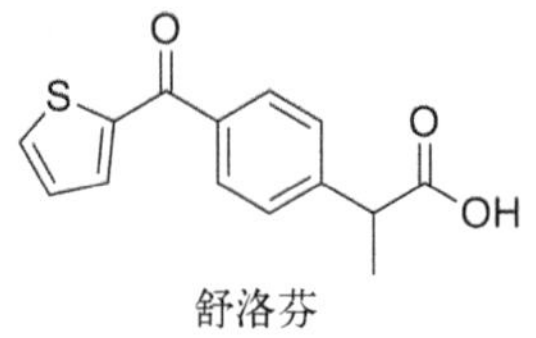 舒洛芬

图 12-21　两种非甾体消炎镇痛药的结构

二、简化分子结构策略

(1) 删减非必要基团　　天然产物分离的有效化学成分结构往往非常复杂,无论是从天然产物分离还是人工合成方式,对药物的可及性来讲都是一个巨大挑战。对药物分子结构进行简化,删除非必要的部分,不仅可以大大减小化合物分子量,改善分子的透膜性,而且可以降低合成难度。软海绵素 B 是日本科学家在 1986 年从海绵中分离获得一种只含有碳、氢、氧三种原子的聚醚大环内酯化合物,生物活性评价实验结果显示其具有广谱的抗肿瘤活性,对多达 60 余种癌细胞均有较强的抑制活性,但其结构非常庞大且复杂。对其构效关系仔细研究发现该分子左半部分连续多醚部分对活性没有影响,可以删除,由此衍生的艾日布林药物于 2010 年被 FDA 批准上市(图 12-22)。

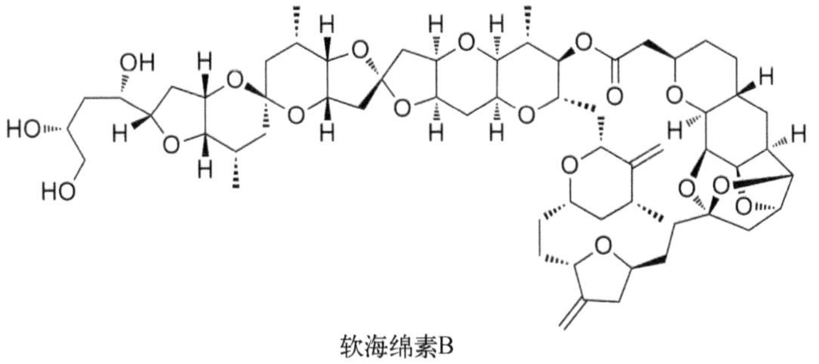

软海绵素B

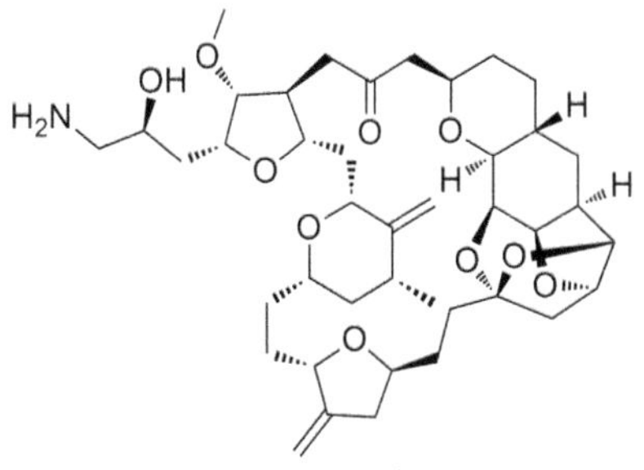

艾日布林

图 12-22 软海绵素 B 及其衍生物艾日布林的结构

（2）减少手性中心　　天然产物一般含有较多的手性中心，这对人工合成而言，精准构建每个手性中心往往是一个巨大的挑战。但实际上对于药物分子而言，并非手性中心越多越好，不同的绝对构型的一对对映异构体，往往具有不同的药效，甚至截然相反，一个是治病的良药，另一个则可能是有害的毒药。例如沙利度胺事件即给人类深深的上了一课。所以在研发新药时，会尽力减少非必需的手性中心，可以大大加速新药研发和获批进程。洛伐他汀是从糙皮侧耳中分离得到的一种降胆固醇药物，1987 年被 FDA 批准上市。洛伐他汀含有 8 个手性中心，经过构效关系研究发现，主要的药效团是 6 元内酯环，在体内会迅速水解为羟基庚酸，其他位置的手性中心对药物活性影响有限。基于此实验结果，将洛伐他汀结构中多个手性中心进行删减，开发了阿伐他汀药物，只保留 2 个必需的手性中心（图 12-23）。阿伐他汀上市至今，销售额累计破千亿美金，是历史上首个突破千亿大关的重磅药物，也成为最成功的药物之一。

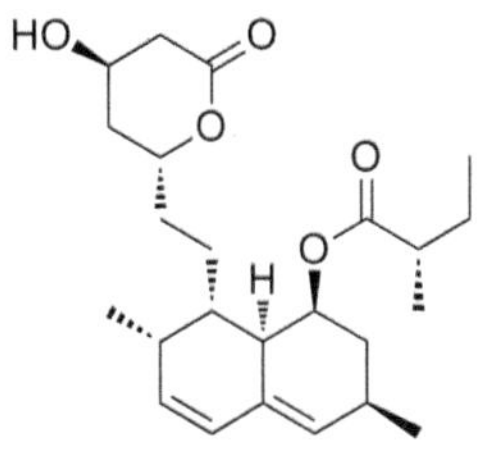

洛伐他汀

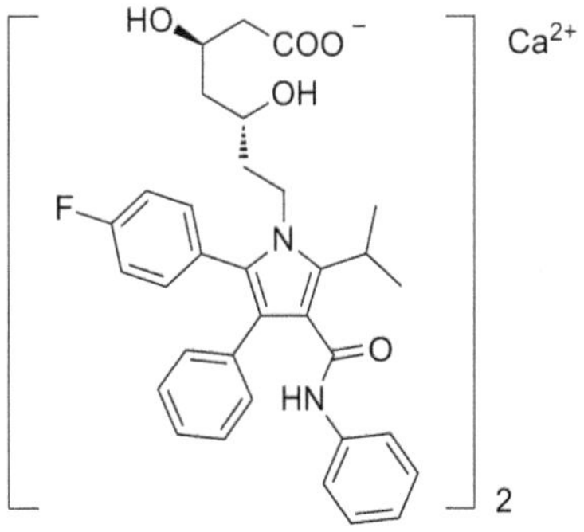

阿伐他汀

图 12-23 两种他汀类药物的结构

第四节　中药有效成分结构修饰和改造以及全合成实例

一、青蒿素及其衍生物

中国科学家屠呦呦研究员因发现新型抗疟疾特效药物青蒿素，而获得 2015 年度诺贝尔生理学或医学奖。青蒿素治疗疟疾的成功，不仅是继承和发扬中华传统医药学宝库的一项重大科研成果，同时是中西医结合科研领域的又一重大成就，将我国传统中医药研究推向一个新的世界高峰。

青蒿素为无色针状结晶，属倍半萜内脂化合物，化学分子式 $C_{15}H_{22}O_5$，分子量 282.33，熔点为 156～157℃。青蒿素的平面结构和立体结构如图 12-24 所示，包含一个特殊的过氧桥环，是重要活性的药效团，但其对热不稳定。青蒿素的过氧基团可产生自由基，干扰疟原虫细胞膜-线粒体功能，对红细胞内期滋养体有杀灭作用。青蒿素抗疟作用机制不同于氯喹和磺胺等传统抗疟药，因此不仅可以用于治疗间日疟、恶性疟，而且对脑型疟和耐氯喹虫株感染仍具有良好疗

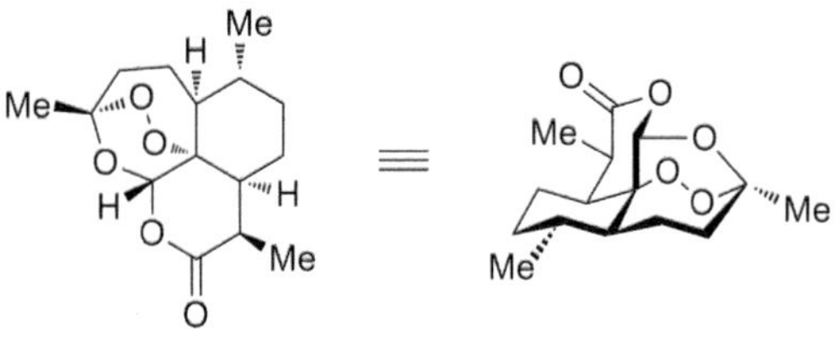

图 12-24 青蒿素平面结构和立体结构

效。屠呦呦研究员创造性地发展乙醚低温冷萃取新方法,完整保留了敏感的过氧桥活性官能团,最大程度提高了青蒿提取物的抗疟活性。

尽管青蒿素具有起效快,毒性低的优点,但是由于其水溶性差,难以制成合适的剂型,生物利用度较低,半衰期短,复发率高,限制了其在临床上的广泛应用。后续众多药物化学家们对其结构进行修饰和改造,引入亲水或亲脂基团,合成了数以百计的各种类型衍生物,以期在保持青蒿素优良药理作用基础上开发性能更好的新药。典型的人工合成青蒿素衍生物包括:双氢青蒿素,蒿甲醚,蒿乙醚,青蒿琥酯等。

由于青蒿素结构的特殊性,对其后期结构修饰主要集中在对 10 号位的酯基官能团进行改造(图 12-25)。使用硼氢化钠或硼氢化钾还原酯基,获得双氢青蒿素,药效提高 2 倍。进一步将双氢青蒿素结构中半缩醛的羟基在三氟化硼乙醚催化下和甲醇或者乙醇脱水醚化,即可制备蒿甲醚和蒿乙醚。其中蒿甲醚活性优于蒿乙醚,并且蒿甲醚还具有广谱抗肿瘤活性。蒿甲醚继 1987 年被 CFDA 批准为抗疟疾药上市后,1996 年又被批准为预防血吸虫病的药物。以双氢青蒿素的羟基作为亲核试剂和琥珀酸酐进行开环反应,合成水溶性更好青蒿琥酯及其钠盐,开发成为第一个水溶性青蒿素衍生物静脉注射针剂,其作用速度大幅提升,药效提高 5 倍。

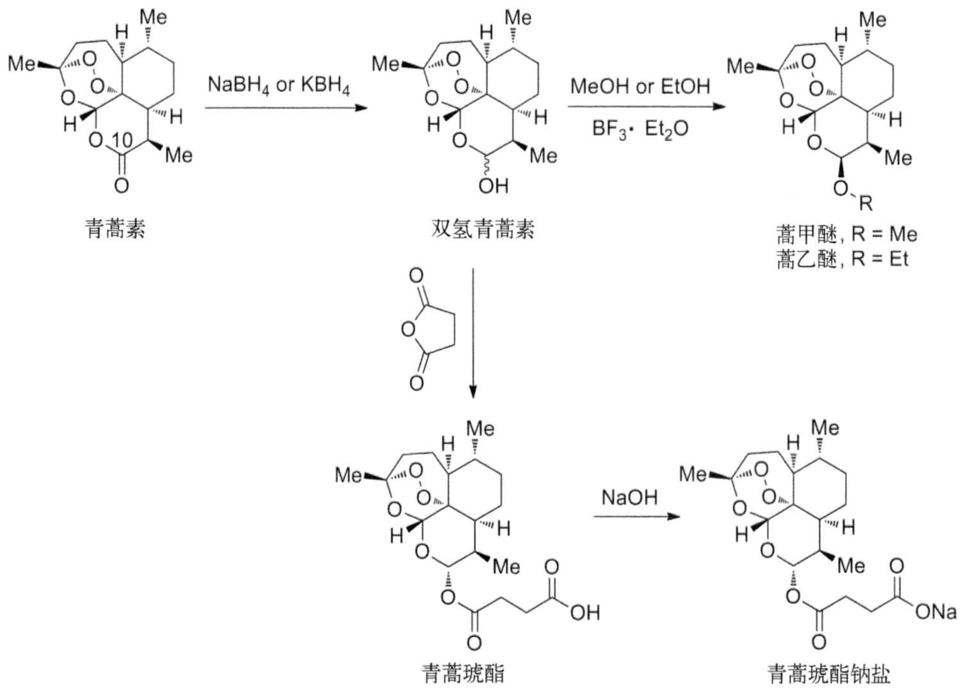

图 12-25 青蒿素结构修饰改造

案例 12-2

据说屠呦呦研究员对青蒿素提取的灵感来源于东晋葛洪的中医古籍《肘后备急方》,书中记述用青蒿抗疟是通过"绞汁"而不是传统中药"水煎"的方法来用药,由此悟及"高温可能破坏药物效果"。

问题:

1. 为何高温会破坏药效? 是如何破坏的?

2. 这个故事说明我们在阅读文献时候该怎样深入思考,以达到学以致用?

二、紫杉醇全合成和半合成

紫杉醇是从红豆杉属植物树皮中分离纯化得到的天然抗肿瘤药物,属于四环二萜类化合物,具有特殊的[6,8,6,4]四环骨架和桥头双键以及众多的含氧取代基,分子式 $C_{47}H_{51}NO_{14}$,分子量853.90,熔点为213~215℃。1963 年美国化学家 M. C. Wani 和 M. E. Wall 首次分离得到,1971 年,美国杜克大学的化学教授 A. T. McPhail 等人,通过 X-射线分析确定了其绝对构型。1992 年12 月美国FDA 正式批准紫杉醇用于治疗转移性卵巢癌,后又陆续批准用于转移性乳腺癌、肺癌、结肠癌等,成为一个具有广谱抗癌活性的抗肿瘤药物。紫杉醇被美国国家癌症研究所(NCI)称为过去 15 年中开发得最好的抗癌药物,其研究也获得汤姆森科技桂冠奖。紫杉醇具有和其他抗癌药物截然不同的独特作用机制,其通过和微管紧密结合,破坏微管蛋白和组成微管的微管蛋白二聚体的动态平衡,诱导和促进微管蛋白聚合和装配,抑制微管解聚,保持微管蛋白稳定,从而抑制癌细胞有丝分裂和阻止癌细胞增殖。在紫杉醇的构效关系研究中,还发现了一个比紫杉醇溶解性更佳,药物活性更好的化合物,多西紫杉醇,药效提高了 2.7 倍,于 1995 年被批准上市。另一个紫杉醇主要的衍生物是卡巴他赛,于 2010 年被美国 FDA 批准上市,用于治疗激素抵抗性前列腺癌(图 12-26)。此外还有一系列紫杉醇衍生物在临床试验阶段,预期不久可以上市,造福患者。

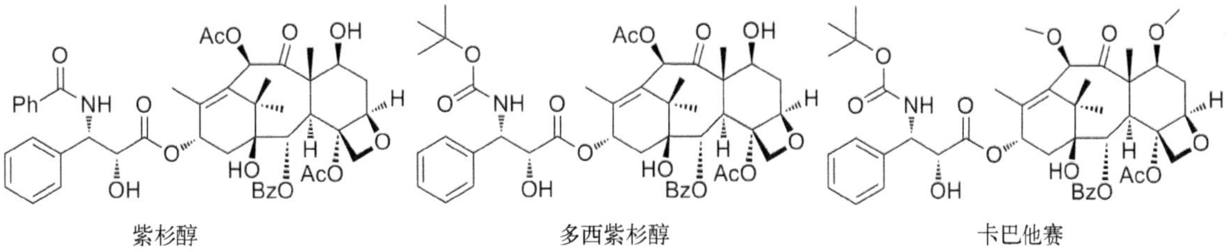

紫杉醇 多西紫杉醇 卡巴他赛

图 12-26 紫杉醇及其重要的衍生物结构

紫杉醇分子复杂的结构,独特的抗肿瘤作用机制,以及严重不足的自然资源限制,其全合成引起国内外许多有机化学家的广泛兴趣,先后共有约来自 13 个国家的 50 多个研究组参与其中。经多年努力,1994 年由美国 R. A. Holton 与 K. C. Nicolaou 两个研究组几乎同时完成紫杉醇的全合成。后来,S. T. Danishefsky(1996 年)、P. A. Wender(1997 年)、I. Kuwajima(1998 年)、T. Mukaiyama(1998 年)和 T. Takahashi(2006 年)等 5 个研究组也完成这一挑战性工作(图 12-27)。7 条合成

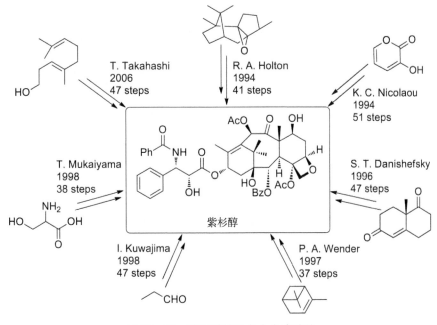

T. Takahashi 2006 47 steps

R. A. Holton 1994 41 steps

K. C. Nicolaou 1994 51 steps

T. Mukaiyama 1998 38 steps

S. T. Danishefsky 1996 47 steps

紫杉醇

I. Kuwajima 1998 47 steps

P. A. Wender 1997 37 steps

图 12-27 紫杉醇的 7 条全合成路线

路线虽然各异,但都具有明显的特色和有点。在其研究过程中已经超越了分子本身,产生了众多行之有效的新合成策略和新方法,开发了大量的新反应和新试剂,把天然产物全合成化学提高到一个新水平。

虽然紫杉醇全合成已经发展了多条路线,但是由上图可见,步骤均较长,导致产率非常之低,商业化生产难度非常大。但是天然红豆杉树生长缓慢,而且也是濒危仔细保护物种,树皮属于不可再生资源,并且含量极低,需要消耗大量红豆杉树树皮才能获得有限的紫杉醇。所幸后续研究发现,在观赏性植物英国红豆杉的树叶中发现含量丰富的紫杉醇的前体化合物 10 - deacetyl-baccatin Ⅲ,和紫杉醇具有相同的母核。该发现直接产生了紫杉醇的半合成工作,只需要在母核上引入简单的侧链,即可获得紫杉醇,大大缩短反应步骤,极大提高了合成效率(图 12 - 28)。目前市场上紫杉醇都采用半合成方法制备。

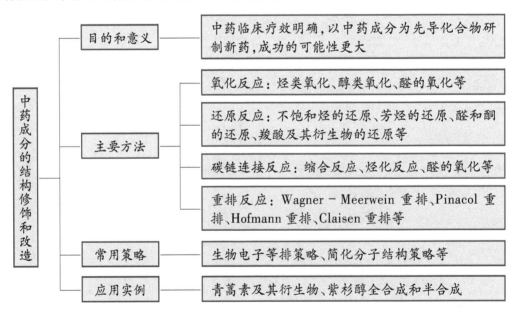

图 12 - 28 紫杉醇半合成路线

【小结】

本章介绍了中药成分的结构修饰与改造的目的、意义;结构改造常用的方法(氧化还原、碳键的连接反应、重排反应等)与策略(生物电子等排策略、简化分子结构策略等),并结合青蒿素及其衍生物、紫杉醇的合成等实例进行了具体说明。

(-) - Chaeto-
minine 全合成

穿心莲内酯的
结构衍生化

千金二萜烷型
化合物的结构
衍生化

第十三章　中药成分靶点鉴定及虚拟筛选

数千年来以来,中药作为中华民族与疾病斗争的主要武器,是中华民族不断实践创新的药物结晶。从神农尝百草和葛洪炼丹到《沈氏良方》记载秋石的提取,再到《本草纲目》记载樟脑的制备纯化,无疑都为药学和化学的发展奠定坚实的基础。现代科学技术的突飞猛进,越来越多的科学家认识到中药现代化必须采用现代科学技术方法对中药的有效成分进行阐释。科研人员利用物理、化学和生命科学等技术手段,深入阐释中药的药效物质与作用机制,对于中药现代化发挥重要作用。

> **案例 13-1**
>
> 千百年来,科学家们不断努力寻找中药治疗疾病的靶点以及开发新的寻找药物靶点的方法。随着分子生物学的发展,高通量筛选、计算机虚拟筛选、中药成分靶点鉴定等技术的应用,显著提高活性天然产物成分的研究水平,越来越多的中药成分的作用靶点得以确定。
>
> 问题:
> 1. 计算机虚拟筛选的原理是什么?
> 2. 中药成分靶点鉴定方法有哪些?

第一节　中药化学生物学的内涵、研究内容、目的和意义

中药和天然药物是药物发现的宝库,许多天然产物具有药理或生物活性,对治疗疾病有一定的疗效,是开发潜在新药的重要来源。近年来,人们对天然产物进行广泛的研究,在药物化学、分子生物学和药物科学等领域具有广阔的应用前景。截至 2013 年,美国食品药品监督管理局(Food and Drug Administration,FDA)批准 1 453 种新的化学实体(New chemical entities,NCEs),约 40% NCEs 与天然产物相关。在过去的 30 年里,天然产物或其衍生物的 NCEs 比例已升至 50%,而在抗肿瘤领域更是喜人,其占比已达到 74%。在创新药物研究花费大、时间长、难度越来越大的背景下,从中药和天然药物中寻找先导化合物在近年来又重新成为新药研究的热点。从中药和天然药物中能够分离得到结构类型丰富多样的新化合物,但通常这些新化合物的作用靶点难于确定,而且由于其收率较低,限制了进一步的药理学机制研究。现代科学技术的突飞猛进,越来越多的科学家认识到中药现代化必须采用现代科学技术方法对中药的有效成分进行阐释。近年,科研人员利用物理、化学和生命科学等技术手段,深入阐释中药的药效物质与作用机制,对于中药现代化发挥了重要作用。

一、中药化学生物学的研究内容

中药化学生物学是指在中医药理论指导下,以中药活性或药效成分为工具,研究中药活性分子的作用靶点和治疗疾病的调控作用,如果没有中医药理论指导的"中药化学生物学"与"化学生物学"是不存在任何差别的。因此,该学科已成为中药化学与生物学交叉的一门学科,主要研究:中药活性成分的作用靶点和分子机制,阐明中药药效物质及其作用机制;以中医药理论为

指导,以药性明确的中药活性成分为工具,探讨中药药性和中医证候的生物学本质;阐明中药活性成分的药效和分子机制,发现结构新颖的创新药物和药物作用靶点;以中药活性分子为工具,探讨生命过程的科学本质和疾病的发生发展机制。

"中药化学生物学"的主要任务是以中医药理论为指导,以临床药效确切的单味中药、中药复方制剂或已知的活性小分子化合物为工具,借鉴"化学生物学"的研究方法与手段,从分子、细胞及整体动物等水平探究中药或活性小分子化合物的作用靶标和作用靶标群、信号通路及生物学功能,进而揭示中医药理论的生物学基础,诠释中医药理论的科学内涵(图13-1)。

1. 以药效确切的单味中药、中药复方制剂或已知的活性小分子化合物为探针,探究信号通路和作用靶点,则靶点蛋白、信号通路和疾病具有对应关系。

2. 以中医"证候"为研究对象,以相对应的中药和复方为工具,研究其靶点与信号通路,则其靶点蛋白及其下游信号通路就有可能与疾病的"证候"相关。

在中医药传统中,有很多类似的研究方法。例如,中医里的"桂枝汤证"主要表现为中风、发热、有汗、恶风、头痛、鼻塞、脉浮而缓,桂枝汤主之,可通过辛温解表的作用有效治疗上述症状;"麻黄汤证"主要表现为头痛发热、身疼腰痛、恶风、无汗而喘者,患者服用麻黄汤后可通过发汗解表,宣肺平喘等作用有效治疗上述症状。

以传统中医药理论为指导始终作为"中药化学生物学"的研究思路,借助分析化学、有机化学、分子生物学、分子药理学、生物信息学等多学科交叉方法,将中药活性成分当作一种化学工具干预生命系统,研究其作用靶标、分子机制及其疾病发生发展的基本规律,最终诠释传统中医药治病救人的机制。

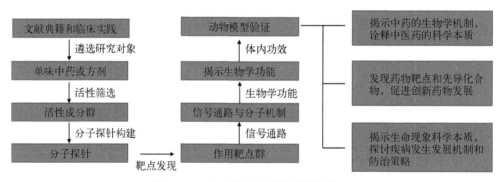

图13-1 中药化学生物学的研究思路

二、中药化学生物学的内涵、目的和意义

1. 阐明中药药效物质的作用靶点和分子机制,为中药作用机制的阐释提供科学依据,促进中药现代化和国际化。

中药药效物质的作用靶点和分子机制研究,能够诠释中药功能主治的重要内容,是实现中药现代化和国际化的关键科学问题之一。目前,中药提取物在细胞或动物层面的转录组学、蛋白组学和代谢组学等药理机制分析,结合 LC-MS 的化学成分分析,或中药成分的计算机虚拟筛选,仅仅是"潜在"的作用靶点或分子机制。中药成分复杂,作用靶点和机制更加难以发掘,如果以中药成分为分子探针,通过靶点垂钓技术有望找到其真正的作用靶点,阐明分子机制。因此,"中药化学生物学"研究,将有效促进中药药效物质和作用机制的阐释,对促进中医临床合理用药和推进中药现代化、国际化具有重要意义。

2. 发现活性先导结构和药物作用靶点,促进创新药物发展。

中药具有确切的临床疗效,是我国现代原创药物发现的重要源泉,如青蒿素、石杉碱甲、三氧化二砷等。以药效明确的中药活性成分为分子探针,发现其作用靶点,阐明其分子机制,为发现靶点明确的活性先导化合物和创新药物提供科学依据。

3. 探讨生命现象的科学本质和疾病发生发展机制,促进生命科学和现代医学的发展。

在中医药理论指导下,以中药活性成分作为分子探针,研究其作用靶点、信号通路及其生物学功能,探讨生命现象的科学本质和疾病的发生发展机制。因此,该研究将能促进生命科学和现代医学的发展,发挥中医药学对生命科学和现代医学的贡献。

第二节　中药活性成分靶点鉴定的方法

中药或天然药物活性成分在现代新药的研究与开发中具有不可忽视的作用和无法替代的地位,是新药创制的重要源泉。应用现代化学方法,结合生物学内容,揭示中药治疗疾病的现代科学基础,是现代中药研究的重要内容,其中中药活性成分靶点蛋白的研究是重要环节。明确中药活性成分在体内作用的靶点,有助于药理机制的阐明及毒副作用的尽早发现,进而指导药物化学工作者在分子结构上进行针对性的优化改造,这有利于提高药物的安全性及有效性,推动中药的国际化与现代化。中药或天然药物活性成分靶点鉴定的策略可以分为两大类:一是运用化学蛋白质组学的方法筛选靶点蛋白;二是基于生物物理学方法鉴定活性成分的靶点蛋白。

一、化学蛋白质组学

化学蛋白质组学(chemical proteomics)是利用能够与靶点蛋白发生特异性相互作用的化学小分子来干扰和探测蛋白质组,在分子水平上揭示特定蛋白质与小分子的相互作用以及蛋白质的功能,从而准确找到小分子作用靶点的研究方法。化学蛋白质组学是新一代基于功能的蛋白质组学技术,被广泛应用于中药活性成分靶点鉴定中。

(一)基于中药活性成分的亲和蛋白质组分析

亲和蛋白质组分析(affinity-based protein profiling)技术的核心要素是设计以中药或天然药物活性成分为基础的亲和性探针(affinity-based probe),然后在蛋白质组中富集与之特异性结合的蛋白。亲和分子探针的实质是利用连接链(烷烃、聚乙二醇等)将中药活性成分(结合基团)与报告基团(固相介质、生物素或荧光基团等)相连,进而合成的中药活性分子衍生物(图 13 - 2a)。

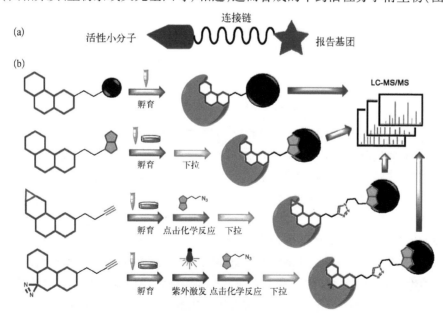

图 13 - 2　中药活性成分的亲和蛋白质组分析策略

(a) 亲和活性分子探针结构示意图;(b) 基于亲和蛋白质组分析技术鉴定中药活性成分靶点蛋白策略:固定化中药活性成分策略;生物素标记的中药活性成分探针策略;基于反应活性的中药活性成分带有生物正交反应基团的探针策略;基于修饰光亲和基团的中药活性成分带有生物正交反应基团的探针策略

其中,中药活性小分子可与靶标蛋白特异性结合,报告基团则能够标记或富集靶点蛋白。富集得到的靶点蛋白经洗脱和酶解后,即可通过质谱进行鉴定。根据活性分子探针的设计不同,亲和蛋白质组分析策略主要有以下四种(图 13-2b):

1. 固定化中药活性成分策略　　选择适合长度的连接链,将中药活性分子共价固定化于惰性载体如琼脂糖凝胶或磁珠上,制得固相吸附剂。再用这种吸附剂与细胞裂解液等共孵育,使得中药活性分子与靶点蛋白结合,然后用缓冲液充分洗涤,去除非特异性结合的蛋白。最后用蛋白变性试剂或用特异的竞争结合剂,解吸附固相吸附剂上结合的靶点蛋白。富集的靶点蛋白可用液质(LC-MS/MS)分析,也可进行免疫分析,最终鉴定出靶点蛋白。

通过该策略鉴定中药活性成分靶点蛋白的案例很多(图 13-3)。早在 20 世纪 90 年代,利用固载化学小分子的亲和蛋白质组分析方法就证明了来源于微生物的环肽类天然产物 Trapoxin,可特异性作用于核蛋白中的组蛋白去乙酰化酶,进而导致细胞周期阻滞。基于该策略,来自海洋海绵(*Cacospongia mollior*)的天然萜类成分 scalaradial,发挥抗炎作用的靶点为抗氧化蛋白、14-3-3 蛋白以及蛋白酶体。再如,固定化青蒿素(artemisinin),鉴定出其作用靶点为桥尾蛋白(gephyrin),青蒿素能使胰岛 α 细胞转变为 β 细胞,为开发 I 型糖尿病的全新疗法奠定基础。来自中药匙羹藤(*Gymnema sylvestre*)的匙羹藤酸 I(gymnemic acid I)为三萜皂苷类成分。通过固定化亲和蛋白质组分析,最终确定核糖体蛋白为匙羹藤酸 I 的可能靶点。

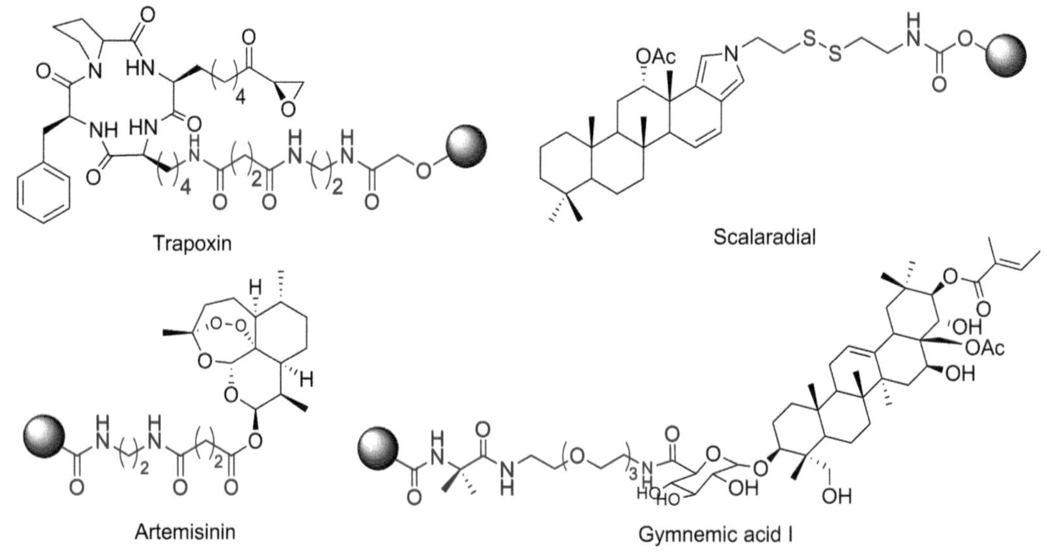

图 13-3　固定化中药活性成分用于靶点蛋白鉴定

该策略是最经典的靶点鉴定方法,被广泛应用于中药或天然药物活性成分靶点蛋白的鉴定,具有操作简单的优点。然而,该策略也有局限性:被固定化的中药活性分子需含有可修饰基团如羧基、羟基等;结构修饰后的中药活性分子需保持原有活性;固定化后由于空间位阻的影响,可能会阻碍中药活性成分与靶点的结合等。

2. 生物素标记的中药活性成分探针策略　　生物素(biotin)是一种含有咪唑酮环和噻吩环结构的小分子化合物。人们常利用生物素与亲和素(avidin)之间的稳定结合能力,对蛋白质进行标记、富集等操作(图 13-4)。生物素中咪唑酮环是与亲和素结合的主要部位,每个亲和素能结合四分子的生物素,两者之间的亲和力极强,结合特异性高、稳定性好。目前已经发展出了一套十分成熟的 BAS(biotin-avidin system)系统应用于中药活性分子的靶点蛋白识别。

该策略首先将生物素与中药活性分子进行共价键连接,进而构建生物素修饰的中药活性分子探针。将该探针与细胞裂解液等孵育,通过中药活性分子与靶点蛋白特异性结合,得到生物素标记的靶点蛋白。然后利用亲和素包被的琼脂糖凝胶或微球固相载体与生物素化的靶点蛋白进行反应。利用生物素与亲和素的相互作用将生物素化的靶点蛋白固定到载体上,富集靶点

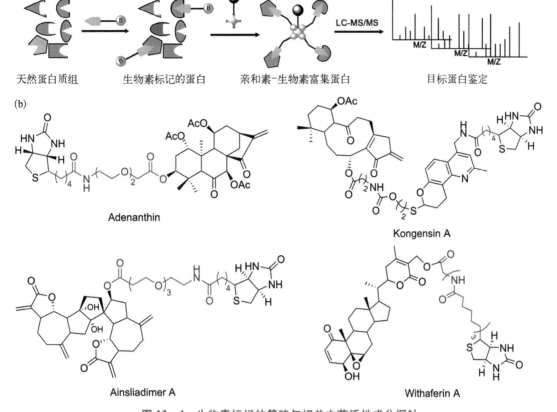

图 13-4　生物素标记的策略与相关中药活性成分探针

（a）生物素标记的中药活性成分探针策略；（b）生物素标记的中药或天然活性分子探针

蛋白。最后利用蛋白变性剂等，解吸附靶点蛋白，通过 LC－MS/MS 鉴定蛋白。

近几年来，BAS 系统越来越多地运用到中药或天然药物活性分子靶点蛋白的鉴定中。从腺花香茶菜中分到的腺花素（adenanthin）是对映贝壳杉烷类成分，可治疗急性髓细胞性白血病。利用腺花素中的羟基作为修饰基团，通过共价键连接长链的生物素，构建连接生物素的腺花素探针分子。利用该探针从白血病细胞中捕获到了腺花素的靶点蛋白为过氧化物酶（peroxiredoxin I/II）。从毛茛科兔儿风属植物杏香兔儿风（*Ainsliaea fragrans*）中分到的愈创木烷型倍半萜类二聚体成分 ainsliadimer A，具有抗炎活性。通过对该分子进行结构修饰，构建生物素化的分子探针，鉴定了其抗炎靶点蛋白为 IκB 激酶（IKKα/β）。此外，利用该策略，发现二萜类天然活性分子 kongensin A 通过直接作用于热休克蛋白 HSP90，而发挥抗肿瘤作用。天然甾体类成分醉茄素 A（withaferin A）可以特异性结合中间丝状体蛋白，并共价结合到其半胱氨酸残基，进而抑制细胞微管生长，发挥抗肿瘤作用。

生物素标记探针策略也被称为鉴定小分子靶点的"钩钓"技术，与固定化中药活性成分策略相比，该策略中生物素修饰的中药活性成分探针可以透过细胞膜，与靶点蛋白在活细胞或者组织的原生环境中充分作用；同一亲和素载体可以结合多种不同的生物素化的中药活性成分，而不需要将活性分子直接固定在固相载体上。

3. **基于点击化学反应的中药活性成分靶点鉴定**　尽管固定化中药活性成分和生物素标记探针策略在靶点蛋白鉴定中被广泛应用，但在活性成分中引入空间位阻较大的亲和标签时，很容易导致活性成分的活性降低甚至丧失。随着生物正交化学反应的发展，点击化学反应（click reaction）技术可以很大程度地缓解以上问题。点击化学旨在通过小片段的拼接，来快速地完成化学合成。

目前，在靶点鉴定领域中使用最为广泛，最具代表的点击化学反应是一价铜离子催化的末端炔基和叠氮之间的环加成反应（copper catalyzed azide-alkyne cycloaddition）。该反应在一价铜离子催化下，叠氮基团与端基炔键反应形成 1,2,3-三氮唑结构（图 13-5）。该反应的优点明显：反应条件温和，对氧气、水等环境不敏感，可在生理环境（如细胞）中进行；反应操作简单，快速，产率高，

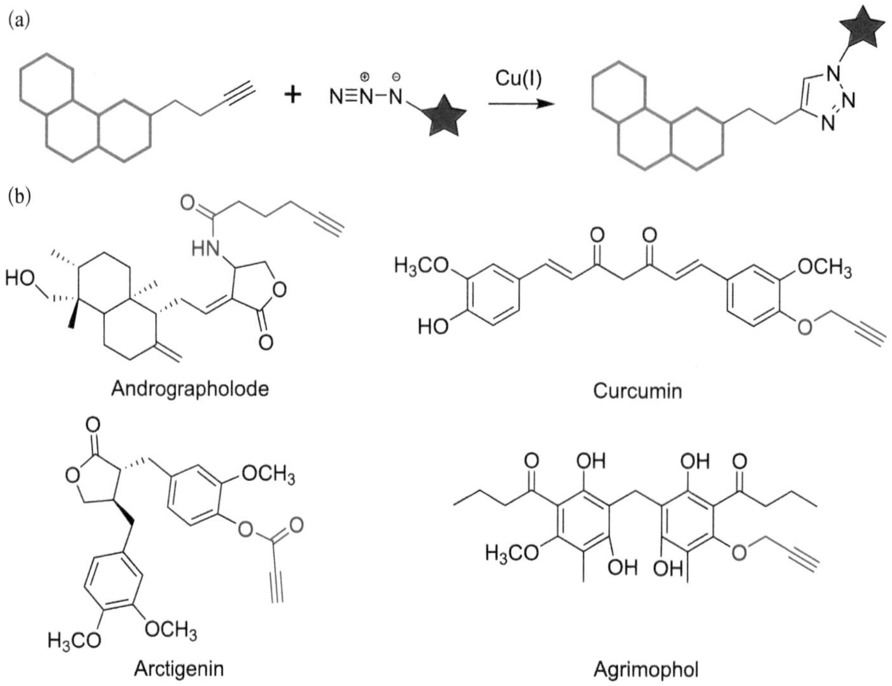

图 13 - 5　点击化学反应策略与相关中药活性成分探针

（a）基于铜催化的点击化学反应策略；（b）端基炔键标记的中药或天然活性分子探针

副产物对细胞无毒害。因此,该点击化学反应极大地促进了中药活性成分探针技术的发展。

该策略首先在中药活性成分中引入末端炔基等生物正交基团,在不影响其活性的前提下合成得到炔基标记的分子探针,然后将该探针与细胞裂解液等共孵育,使其与靶点蛋白充分结合。随后在 Cu(I)催化下,将叠氮修饰的报告基团(生物素或荧光基团)连接到中药活性成分探针-靶点蛋白复合物上,最后对靶点蛋白富集和鉴定。该策略对中药活性成分修饰的基团较小,对其化学性质干扰相对较小,可以在活细胞或细胞裂解液中与靶点蛋白结合,能够更真实地反映出活细胞或组织中蛋白质的功能状态,提高了靶点蛋白鉴定的可靠性。

穿心莲内酯(andrographolide)是药用植物穿心莲的主要活性成分。具有祛热解毒,消炎止痛之功效。在穿心莲内酯结构中引入端基炔键,得到分子探针。采用点击化学反应,确定了其靶点为核因子 κB 蛋白(NF - κB)以及肌动蛋白 β - Actin。姜黄素(curcumin)为多种中药的有效成分,如郁金(*Curcuma rcenyujin* Y. H. Chen et C. Ling)、姜黄(*Curcuma longa* L.)、莪术(*Curcuma phaeocaulis* Val.)等,具有抗炎和抗癌的作用。采用点击化学反应,制备姜黄素炔基化探针,最终得到 197 个靶点蛋白为目标蛋白。此方法与体积庞大的生物素标签标记的姜黄素探针相比,体积较小的炔基并不影响姜黄素探针分子进入细胞与靶标蛋白结合,因此得到的靶点蛋白数量显著增加。牛蒡苷元(arctigenin)来源于中药牛蒡子(*Arctium lappa* L.),具有疏散风热、宣肺祛痰、解毒消肿的功效。在牛蒡苷元活性酚羟基修饰炔基基团,制备牛蒡子苷元探针。针对人支气管上皮细胞捕获到其抗炎靶点为 3 -磷酸肌醇依赖性蛋白激酶 1(PDPK1)。利用该策略,同样研究了天然多酚类成分鹤草酚(agrimophol)的作用靶点,鹤草酚能与 Rv3852 膜蛋白特异性结合,为鹤草酚抗结核杆菌的研究奠定基础。

末端炔基和叠氮之间点击化学反应需要一价铜离子催化,但是一价铜离子还是具有一定的细胞毒性。因此,人们又开发了一些新型的点击反应。如环张力诱导的叠氮-炔基环加成反应,以环辛炔替代了端炔与叠氮反应,该反应无需催化剂就能发生反应,也被称为无铜点击化学反应,解决了一价铜带来的细胞毒性问题。此外,光催化的四氮唑-烯烃环加成光点击化学反应也被用于靶点鉴定研究中。在紫外光照射下,四氮唑会迅速产生 1,3 -偶极子活泼中间体,进而与烯烃进行环加成反应,生成稳定的连接产物。

4. 光亲和基团修饰的中药活性成分探针　　在基于末端炔键-叠氮点击化学反应的中药活性成分靶点鉴定中,需要中药活性成分与靶点蛋白形成共价不可逆的结合。在该策略中,中药活性成分应含有可共价修饰靶点蛋白中氨基酸残基的活性基团。但是,对于有些中药活性成分,其与靶点蛋白的结合通常是非共价可逆的结合或者结合力较弱的结合。为了解决这一问题,人们建立了光亲和标记(photoaffinity labeling)技术。该技术在中药活性成分中引入光敏基团。在没有特定波长的光线激发下,该光敏基团十分稳定。将带有光敏基团的活性成分探针与蛋白质组孵育后,未激活的探针分子可与靶点蛋白非共价可逆结合。然后在特定波长光线照射下,探针分子中的光敏基团可分解产生高活性的自由基中间体,该中间体能与靶点蛋白中的氨基酸残基形成不可逆的共价结合。以此将中药活性成分"锚定"在靶点蛋白上。随后的过程与点击化学反应策略过程相同,即利用点击化学反应将生物素标记到探针-靶点蛋白复合物上。在对靶点蛋白进行富集与酶解后,最后利用 LC - MS/MS 对靶点进行鉴定。

最常用的修饰中药活性成分的三种光敏基团分别为:芳基叠氮、二苯甲酮以及双吖丙啶(图 13 - 6)。二苯甲酮由于性质稳定且易于合成在早期被广泛应用。抗生素环孢菌素(cyclosporine A)是从真菌多孔木霉(*Tolypocladium inflatum*)中分离出来的环肽。通过合成带有二苯甲酮光敏基团的分子探针,成功鉴定了环孢菌素抑制器官移植排斥的免疫反应的靶点蛋白为亲环蛋白 A(cyclophilin A)。苦参碱(matrine)是中药苦参(*Sophora flavescens* Ait)的主要活性成分,具有清热燥湿的功效。在其酰胺羰基 β 位引入苯叠氮光交联基团,并在人肝癌细胞中,靶向

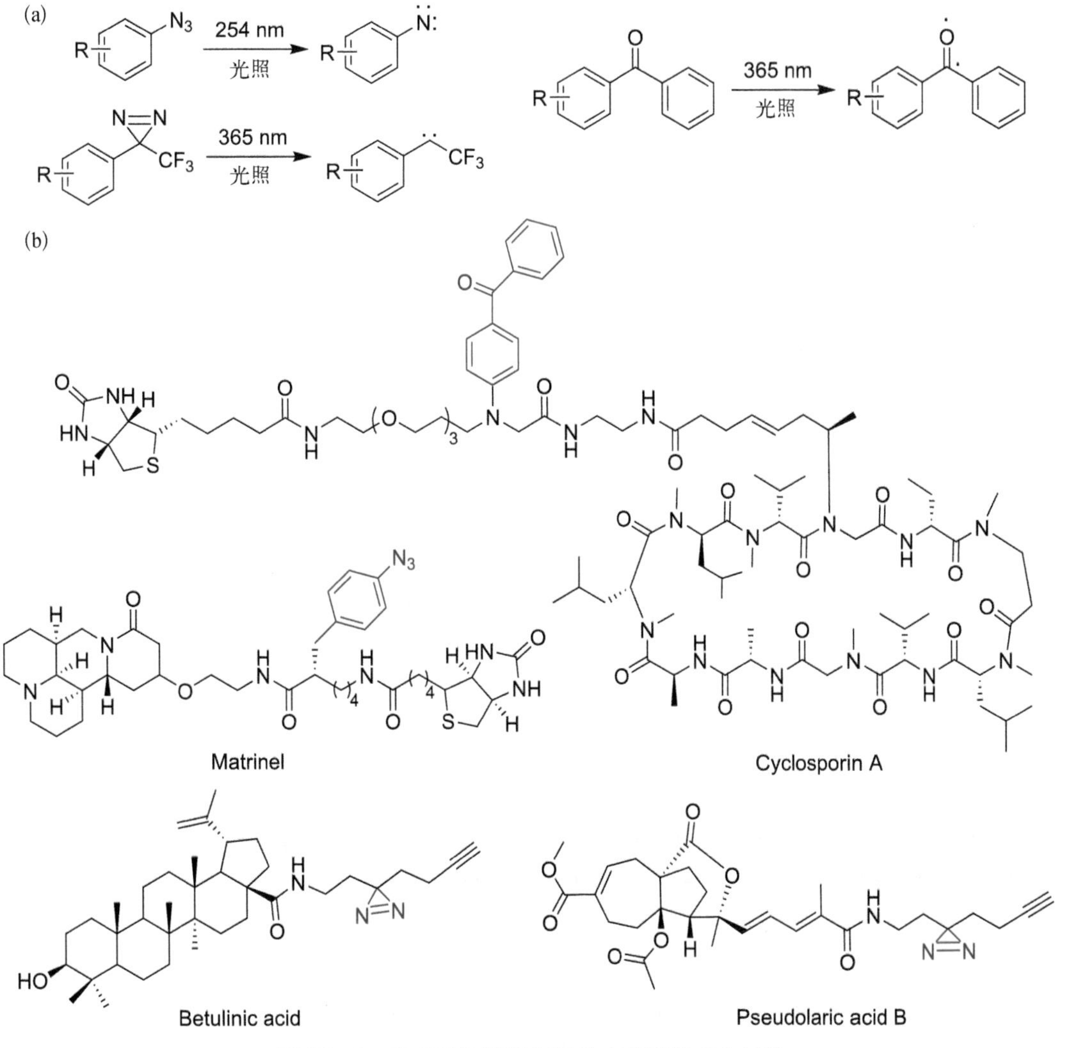

图 13 - 6　常见光敏基团与相关中药活性成分探针

(a)修饰活性成分的三种光敏基团;(b)光交联点击化学生物正交分子探针

钓钓到苦参碱抗肿瘤的靶点蛋白为膜联蛋白 A2(annexin A2)。白桦脂酸(betulinic acid)存在于多种药物植物中,为天然五环三萜类活性成分。在其 28 位羧酸基团引入双吖丙啶光敏基团和端基炔键,制备光交联点击化学生物正交探针分子。利用该探针,白桦脂酸可与乳腺癌细胞中磷酸果糖激酶、C3 蛋白、线粒体凋亡诱导因子 1、磷酸甘油酸激酶 1、载脂蛋白 L2 等五种与疾病相关的蛋白特异性结合。同样地,利用含有双吖丙啶和末端炔基修饰的探针,发现从金钱松 [*Pseudolarix amabilis*(Nelson) Rehd.]根皮中分离得到的天然活性成分土荆皮乙酸(pseudolaric acid B),可与跨膜蛋白 CD147 的胞外 IgC2 结构域结合。

(二) 基于活性蛋白质组分析的竞争性策略

基于亲和蛋白质组分析技术核心是合成以中药活性成分的亲和探针。但对于结构复杂的活性成分进行修饰时,可能会降低或者失去其原有的活性。此外,在亲和纯化中,即使利用对照实验加以甄别,但是一些高丰度和高黏附性的非特异结合蛋白的干扰依然比较突出。

活性蛋白质组分析(activity-based protein profiling)技术是用来研究蛋白质功能的技术。它运用活性探针(activity-based probe)在蛋白质组中特异性地标记处于功能状态下的蛋白质,能反映该蛋白质在生命体中的功能状态。因此,该技术被更多地应用于蛋白活性位点的发现以及相关小分子抑制剂的筛选。活性探针可以大致分为两类:① 靶向水解酶、蛋白激酶和金属蛋白酶等蛋白家族的探针;② 靶向蛋白中活泼氨基酸残基,如半胱氨酸、赖氨酸、甲硫氨酸等的探针。由于很多中药活性成分可通过共价修饰靶点蛋白中氨基酸位点产生活性效应,因此可以利用靶向氨基酸残基的活性探针通过竞争性活性蛋白质组分析策略反向鉴定靶点蛋白。如图 13-7 所示,蛋白质组中的活性氨基酸残基被中药活性成分共价修饰后,无法再被相应的活性探针标记。因此,通过比较中药活性成分处理前后活性探针对蛋白的标记差异,筛选出靶点蛋白。

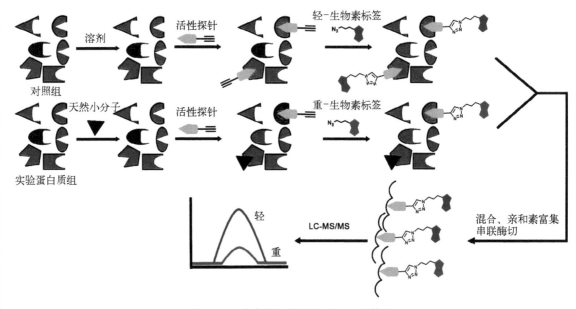

图 13-7　竞争性活性蛋白质组分析策略

藤黄酸(gambogic acid)为中药藤黄(*Garcinia hanburyi* Hook. f.)的活性成分,具有攻毒蚀疮、破血散结的功效。利用半胱氨酸活性探针,通过多通道活性巯基筛选方法,建立竞争性活性蛋白质组分析策略,藤黄酸可共价结合细胞凋亡易感蛋白(XPO2)的两个半胱氨酸(C842 和 C939)残基,为研发藤黄酸抗肿瘤打下基础。雷公藤红素(celastrol)来源于中药雷公藤(*Tripterygium wilfordii* Hook. f.),具有活血通络、消肿止疼的功效。利用该策略,明确其靶点蛋白为蛋白质二硫键异构酶(PDI)和谷胱甘肽 S-转移酶(GSTO1)。

相比于亲和蛋白质组分析策略,竞争性活性蛋白质组分析策略最大的优势在于无需对活性分子进行探针合成,特别适用于天然丰度低,难于进行化学修饰的复杂中药活性成分。同时也能避免因化学修饰对活性成分的活性造成影响。但是,其局限性同样不可回避,现有的活性探针仅局限于半胱氨酸、赖氨酸等少数几种氨基酸残基,因此该策略仅对能和这些氨基酸残基反应的中药活性成分适用。

(三) 蛋白质芯片技术

蛋白质芯片技术是一种高通量、微型化和自动化的蛋白质分析技术,是指在固相载体(如玻璃片、金属片、云母片等)表面上高密度有序的排列蛋白微阵列,用于检测复杂样品中能与之发生特异性结合的成分。其具有快速、简便、高通量的特点。近年来,蛋白质芯片技术也应用于中药活性成分靶点蛋白的鉴定方面。其基本过程是通过将标记的中药活性分子探针(如荧光标签、生物素标签、放射性同位素等)与蛋白质芯片进行孵育,然后通过荧光扫描/放射自显影技术对芯片进行检测,寻找与探针分子特异性结合的靶点蛋白。较为经典的案例就是关于三氧化二砷(As_2O_3)抗白血病靶点的研究。三氧化二砷是中药砒霜的主要成分,外用可攻毒杀虫、蚀疮去腐,现代药理研究表明其可治疗急性早幼粒细胞白血病。构建生物素标记的砷探针与人体全蛋白质组芯片孵育,发现砷治疗白血病最为关键的靶点蛋白是己糖激酶2(hexokinase 2)。

蛋白质芯片技术具有快速和高通量的优点,可以在一个芯片中分析中药活性分子与整个蛋白质组的结合情况,且芯片荷载的蛋白质的量不受细胞或组织中蛋白丰度的影响,可有效避免某种低丰度蛋白由于低于检测限而无法被检测的问题。但是,由于蛋白质被固定于芯片上,某些中药活性成分因为空间位阻的影响不能与靶点蛋白较好地结合,从而影响实验结果的可靠性。

(四) 噬菌体展示技术

噬菌体展示技术是以噬菌体为载体,将外源蛋白的基因序列片段克隆至噬菌体外壳蛋白基因的适当位置中,使外源蛋白以融合蛋白的形式"展示"在噬菌体的外壳。噬菌体本身的黏附、侵入及整合功能并不会因外源基因片段的插入而受到影响,同时外源基因在噬菌体外壳的表达也保持了该蛋白原有的三维空间构象和生物活性。大量表达有外源蛋白的噬菌体就组成了噬菌体展示文库。因此,噬菌体展示文库提供了大量的蛋白质结构信息,可实现高通量筛选。近几年来,噬菌体展示技术被运用到中药活性成分靶点蛋白的鉴定中。

基于噬菌体展示技术的靶点蛋白筛选又称为"生物淘洗",该技术首先将中药活性成分通过共价键固定在载体上,然后加入噬菌体展示文库,使其充分相互作用。在此过程中,可与活性分子特异性结合的噬菌体将保留到载体上,未结合的游离噬菌体被直接洗去。接着,用缓冲液将结合的噬菌体洗脱下来。将富集的噬菌体感染宿主进行繁殖扩增,扩增的噬菌体再次重复上述的结合筛选过程。如此经过"吸附-洗脱-扩增"循环式的3~5轮筛选,最终与中药活性成分特异性结合的噬菌体被多次富集。获得的噬菌体挑取单个克隆进行基因序列分析,根据测序结果分析得到其对应的基本氨基酸序列。最后,分析生物体内含有上述氨基酸序列的蛋白质,这些蛋白质即为活性分子的靶点蛋白。

三水白虎汤(sanshui baihu decoction)是临床经验方,应用于热痹为主的关节炎。对三水白虎汤进行噬菌体十二肽库生物淘选,得到特异性噬菌体小分子活性肽,随后进行 DNA 序列分析,得出该汤剂抗类风湿关节炎的靶点。人参皂苷 Rh2(ginsenoside Rh2)来源于中药人参(*Panax ginseng* C. A. Mey),通过噬菌体展示技术分析,人参皂苷 Rh2 抑制癌细胞生长的靶点为膜联蛋白 A2(annexin A2)。

噬菌体展示技术可提供大量的蛋白质或多肽的结构信息,实现了高通量和高效率筛选的可能性,也能克服低丰度靶蛋白的问题。但是该技术中蛋白质是基因重组蛋白,这些蛋白的功能活性可能与天然蛋白不同,比如蛋白的翻译后修饰可能不同,也可能无法形成蛋白复合体,这些都会影响靶点蛋白的筛选结果。

二、生物物理学方法

(一) 基于药物亲和反应的靶点稳定性筛选技术

基于药物亲和反应的靶点稳定性筛选技术(drug affinity responsive target stability,DARTS)是

一种重要的鉴定中药活性成分靶点蛋白的非标记方法。该技术的基本原理是当中药活性分子结合靶点蛋白后,靶点蛋白空间构象变得更加稳定,这种增加的稳定性可能是源于蛋白质为了适应配体结合而发生了热动力学的转变,从而限制了蛋白自身的灵活性和运动能力。而这种增加的稳定性在一定程度上能阻碍蛋白酶降解该靶点蛋白,与游离的非结合蛋白相比降解速度更慢。因此可通过比较中药活性成分处理组与非药物处理对照组的全蛋白谱变化,甄别出中药活性分子处理前后表达量发生显著变化的蛋白,即为靶点蛋白(图 13-8)。

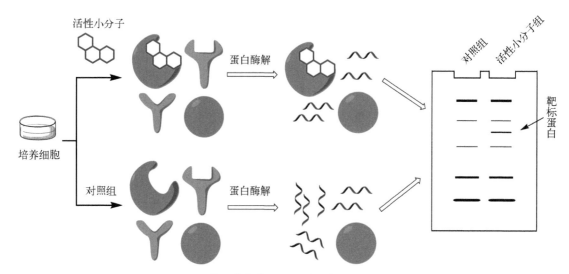

图 13-8 基于药物亲和反应的靶点稳定性筛选技术

中药汤剂四逆汤可治疗心肌梗死,使用 DARTS 方案可筛选出 11 个对四逆汤起作用的直接心肌靶标,得出四逆汤治疗心肌梗死主要是通过影响琥珀酸合成反应来实现。柚皮素(naringenin)是来源于中药材骨碎补[*Drynaria fortunei* (Kunza) J. Sm]的黄酮类成分。联合运用 DARTS 技术与免疫沉淀/质谱分析,发现其可特异性结合脑衰蛋白反应调节蛋白-2 (collapsin response mediator protein 2),进而促进神经元的生长,改善阿尔兹海默病的症状。

DARTS 与亲和蛋白质组分析技术有一定差异性,亲和蛋白质组利用的是通过选择性富集靶蛋白并去除非靶蛋白的方式,而 DARTS 则利用的是降解掉非靶蛋白而留下靶蛋白的方式。DARTS 不需要将中药活性分子进行化学修饰,从而避免了烦琐的有机合成以及因活性分子空间结构改变带来的生物活性丢失问题。DARTS 可将具有生物活性的中药提取物在分离之前就用于靶点发现,因此,非常适合于用来研究中药活性成分的靶点。

(二)细胞热迁移分析技术

细胞热迁移分析(cellular thermal shift assay,CETSA)技术是研究蛋白质与活性分子结合的另一种生物物理技术。该技术的主要原理及操作过程如下:中药活性分子与细胞或组织匀浆液中的靶点蛋白结合后,可以稳定靶点蛋白的空间构象,增加该蛋白质的热稳定性,从而使得该蛋白质具有一定的抵抗热变性的能力。然后进行热变性反应,变性的蛋白质通过离心去除,而与活性分子结合的靶蛋白可耐受热变性被保留。

在具体操作上(图 13-9),同时准备若干个等份(通常 10 个)的中药活性成分处理的细胞样品和非药处理的对照组细胞样品。将各组中的每个等份样品进行热处理,然后离心除去每个样品中变性的蛋白质。剩余的蛋白通过凝胶电泳分离后,进行肽段稳定同位素标记。再将样品混合后,利用定量质谱分析,得到每个蛋白在活性分子处理组和对照组的熔化曲线并计算熔点值 T_m(即某蛋白绝对量减少一半时的温度)。根据熔点变化值 ΔT_m 来判断中药活性分子和蛋白有无直接作用。CETSA 与 DARTS 相似,不需要对活性分子进行化学标记以及构建分子探针,直接可以在细胞、组织甚至整体动物水平鉴定和确认药物分子的作用靶点,因此具有广泛的应用潜力。

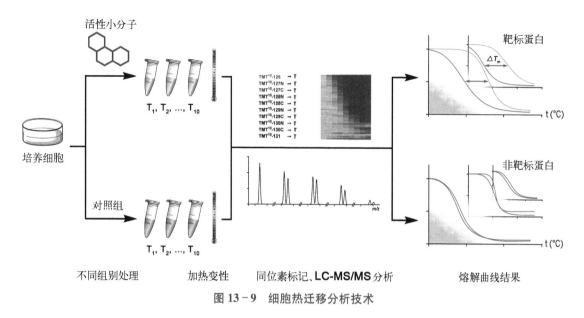

图 13 – 9　细胞热迁移分析技术

（三）基于氧化速率的蛋白稳定性测试技术

基于氧化速率的蛋白稳定性测试(stability of proteins from rates of oxidation,SPROX)技术与 DARTS 类似,也是一种基于活性分子诱导蛋白稳定性的靶点识别方法。不同的是,SPROX 并不检测蛋白质的酶解水平,而是通过测定蛋白质中被氧化的蛋氨酸残基水平确定靶点蛋白。其中的原理为,活性分子与靶点蛋白结合后,会改变该蛋白的折叠状态,进而改变该蛋白中蛋氨酸的特异性氧化进程。具体操作上,活性分子和对照组分别处理细胞后,在化学变性剂盐酸胍存在下,通过控制其浓度来调节蛋白中蛋氨酸的氧化速率,最后对蛋氨酸的选择性氧化速率进行定量研究,绘制活性分子组和无药对照组与盐酸胍浓度的关系曲线,通过对比这两种曲线来判断该蛋白是否为活性分子的靶蛋白。该方法无需大量地纯化蛋白质,但其不足之处在于,无法检测不含蛋氨酸的蛋白质与活性分子的结合。

第三节　中药成分的虚拟筛选

中药和天然药物是药物发现的宝库,如青蒿素和最新发现的能够抵抗埃博拉病毒的汉防己碱皆来源于中药;而像青霉素、链霉素、紫杉醇等也都是来源于微生物或植物的天然产物。因此,从中药和天然药物中寻找先导化合物在近年来又重新成为研究热点。从中药和天然药物中能够获得结构类型丰富多样的新化合物,通常这些新化合物由于收率较低、作用靶点难于确定,限制其药理学机制研究。随着分子生物学的发展,高通量筛选、计算机虚拟筛选和基因工程等技术的应用,显著提高了活性天然产物成分的研究水平。应用计算机虚拟筛选的方法,来寻找天然化合物可能的作用靶点和机制,进而用蛋白质生物化学和药理学方法进行验证,则能够大大缩短研究时间,并降低对化合物产量的需求。

虚拟筛选也称计算机筛选,即在进行生物活性筛选之前,预先用计算机对化合物进行筛选,以降低实际化合物筛选数目,进而提高先导化合物的发现效率。虚拟筛选包括基于靶点蛋白质结构的筛选和基于配基药效团的筛选,因此本章主要讨论基于靶点蛋白质结构的筛选,即基于分子对接的虚拟筛选。通常分子对接包括以下 4 个步骤:受体(靶点蛋白)模型的建立;小分子库的选择和产生;高通量分子对接;命中化合物的后处理。经过上述四步的处理,高通量地对化合物数据库中的化合物和靶点蛋白质的相互作用进行评价,然后把大部分分子从化合物库中剔除,形成一个大小合理的化合物库,最后对中标化合物进行实际的生物学测试。除此以外,分子对接不仅能够对小分子和靶点蛋白质的结合模式进行更高精确度的研究,又可以指导药物的合理设计。

一、分子对接的基本原理

分子对接就是两个或多个分子之间通过几何匹配和能量匹配而相互识别的过程。分子对接在酶学研究以及药物设计中具有十分重要的意义。在酶激活剂或酶抑制剂与酶相互作用及药物分子产生药理反应的过程中,小分子(ligand)与受体(receptor)相互结合,首先需要两个分子充分接近,采取合适的取向,使两者在必要的部位相互契合,发生相互作用,继而通过适当的构象调整,寻找配体小分子与靶酶相互作用的最佳构象。通过分子对接确定复合物中两个分子正确的相对位置和取向,研究两个分子的构象,特别是底物构象在形成复合物过程中的变化,是确定酶激活剂、抑制剂作用机制以及药物作用机制和设计新药的基础。通过研究配体与受体的相互作用,预测其亲和力,是基于蛋白质结构的药物设计的一个重要手段。

分子对接计算是把配体分子放在受体活性位点的位置,然后按照几何互补、能量互补化学环境互补的原则来实时评价配体与受体相互作用的好坏,并找到两个分子之间最佳的结合模式。分子对接最初思想起源于 Fisher E. 的"锁和钥匙"模型,认为"锁"和"钥匙"的相识别的首要条件是在空间形状上进行互相匹配。然而,配体和受体分子之间的识别要比"锁和钥匙"模型复杂得多。首先,配体和受体分子的构象是变化的,不是刚性的,配体和受体在对接过程中互相适应对方,从而达到更完美的匹配。其次,分子对接不仅要满足空间形状的匹配,还要满足能量的匹配。配体和受体之间通过底物分子与靶蛋白能否结合以及结合的强度最终是由形成此复合物过程的结合自由能变化 ΔGbind 所决定的。

互补性(complementarity)和预组织(pre-organization)是决定分子对接过程的两个重要原则,前者决定识别过程的选择性,而后者决定识别过程的结合能力。互补性包括空间结构的互补性和电学性质的互补性。1958 年 Koshland 提出了分子识别过程中的诱导契合(induced fit)概念,指出配体与受体相互结合时,受体将采取一个能同底物达到最佳结合的构象(图 13 - 10)。而受体与配体分子在识别之前将受体中容纳配体的环境组织得越好,其溶剂化能力越低,则它们的识别效果越佳,形成的复合物则越稳定。

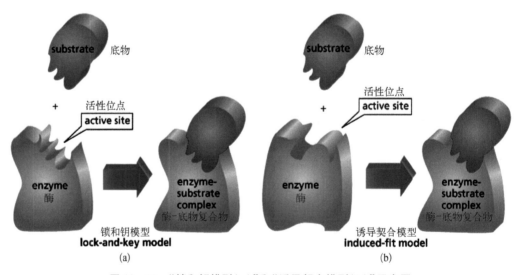

图 13 - 10 "锁和钥模型(a)"和"诱导契合模型(b)"示意图

根据简化程度的不同,分子对接方法可分为三类:① 刚性对接;② 半柔性对接;③ 柔性对接。刚性对接是指在对接的过程中,研究体系的构象不发生变化;半柔性对接是指在对接过程中,研究体系尤其是配体的构象允许在一定的范围内变化;柔性对接则是指在对接过程中,研究体系的构象基本上是可以自由变化的。当然,这只是一种简单的分类方法,而在很多分子对接程序中,实际上采取多种处理方法。在这些分子对接方法中,刚性对接适合考察比较大的体系,比如蛋白质和蛋白质以及蛋白质和核酸之间的相互作用,刚性对接的原理较为简单,主要是考

—•笔记栏•—

虑构象之间的契合程度。半柔性对接适合于处理小分子和大分子之间的对接。在对接过程中，小分子的构象一般是可以变化的，但大分子则是刚性的。由于小分子相对较小，因此在一定程度考察柔性的基础上，还可以保持较高的计算效率，在药物设计尤其在基于分子数据库的虚拟筛选过程中，一般采用半柔性的分子对接方法。柔性对接方法一般用于精确考察分子之间的识别情况，由于在计算过程中体系的构象是可以变化的，因此柔性对接在提高对接准确性的同时却需要耗费较长的计算时间。

上述各种几何优化方法可以获得分子对应与初始态的优势构象，但实际上这样的构象可以有很多，一般认为自由能最小的构象存在的概率高，全局极小可能是比较重要的构象。同时，配体和受体活性部位结合时的构象不一定是全局极小构象，而可能是某一低能构象（药效构象）。不管是寻找分子的全局极小构象还是药效构象，均要使用构象搜索方法。

分子对接的目的是寻找底物分子和受体的最佳结合位置以及潜在作用关系。因此，分子对接面临的最重要的问题是：① 如何找到最佳的结合位置；② 如何评价对接分子之间的结合强度。上述两个问题是相互关联的。如何找到最佳的结合位置涉及构象搜索方法。常用的构象搜索方法有系统搜索法和非系统搜索法。系统搜索法通过系统地改变每一个扭转角产生所有可能的构象，从中挑选出能量较低的构象，但计算量非常大。所以通常使用非系统搜索法来寻找能量较低构象，常用方法有：① 分子动力学方法（molecular dynamics，MD）；② 随机搜索（random search）；③ 遗传算法（genetic algorithm，GA）；④ 距离几何算法（distance geometry，DG）等。随机搜索又包括三种算法：① 完全随机算法；② 蒙特卡罗法（Monte Carlo，MC）；③ 模拟退火法（simulated annealing，SA）。目前，分子对接的方法很多，表 13-1 中列出了针对不同对接体系的常用对接方法：

表 13-1　常用的分子对接方法

对 接 类 型	对接方法类型	对 接 方 法
Flexible - Ligand Docking 柔性配体对接	Systematic 系统方法	Conformational 构象
		Fragmentation 片段生长
		Database 数据库
	Random/stochastic 随机方法	Monte Carlo（MC）蒙特卡罗
		Genetic algorithm（GA）遗传算法
		Tabu Search 禁忌搜索
	Simulation methods 模拟方法	Molecular dynamics（MD）分子动力学
		Energy minimization 能量最小化
Flexible - Protein Docking 柔性蛋白对接		Molecular dynamics（MD）分子动力学
		Monte Carlo（MC）蒙特卡罗
		Rotamer libraries 旋转异构体库
		Protein-ensemble grids 蛋白集合栅格
		Soft-receptor modeling 软受体建模

近年来，分子对接的计算软件发展迅速。目前，有超过 60 种的分子对接工具或程序，包括免费软件和收费的商业软件，如商业软件 Schrodinger - Glide、ICM - Pro、Gold 和 MOE - Dock 等，免费软件 AutoDOCK Vina、LeDock 和 AutoDock 等。

二、PDB 数据库介绍

蛋白的晶体结构作为虚拟筛选的重要组成部。1971 年，美国 Brookhaven 实验室建立了一个开源的大分子结构数据库——蛋白质结构数据库（protein data bank，PDB），该蛋白质数据库收集了蛋白质、核酸等大型生物分子三维结构数据。世界各地的生物学家、生化学家和药学化学

—•笔记栏•—

家通过 X 射线衍射、核磁共振或低温电子显微技术获得蛋白的晶体数据,并提交至 PDB 数据库。因此,PDB 数据库已成为结构生物学领域最重要的数据库。多数科学期刊在投稿时,均要求科学家向 PDB 数据库提交他们获得的蛋白晶体结构数据。PDB 中的每条记录都有显示序列信息和隐式序列信息两条信息,SEQRES 打头的即为显示序列信息。隐式序列信息即为立体化学结构,包含原子的名字和三维坐标信息等。

每一个 PDB 的数据都有其唯一的身份 ID 号,包含四个字符,由字母 A~Z 和数字 1~9 组成。检索时,输入 PDB ID 号、作者、生物大分子、序列或配体进行搜索。每一个数据都有其详细的物种来源、蛋白表达系统、氨基序列、配基的结构等信息,并可以下载 pdb 格式的数据,若文章已发表,结果中还会给出 PubMed 相应的文章链接。蛋白的三维立体结构可通过 PyMol、RasMol、VMD 和 Swiss – PdbViewer 等查看或编辑。

表 13-2　靶标蛋白的获得方法统计表

方　法	蛋　白	核苷酸	蛋白/核酸复合物	其　他	总　数
X 射线衍射蛋白质晶体学	121 935	1 963	6 289	4	130 191
NMR	10 872	1 260	251	8	12 391
冷冻电镜三维重构技术	1 810	31	652	0	2 493

三、分子对接常用软件

(一) AutoDock 软件

AutoDock 是 The Scripps Research Institute 的 OIson 科研小组使用 C 语言开发的分子对接软件包,目前最新的版本为 AutoDock 4.2。AutoDock 其实是一个软件包,其中主要包含 AutoGrid 和 AutoDock 两个程序。其中 AutoGrid 主要负责格点中相关能量的计算,而 AutoDock 则负责构象搜索及评价。

在早期版本中,AutoDock 使用模拟退火算法(simulated annealing,SA)来寻找配体与受体最佳的结合位置状态;AutoDock 从 3.0 版本开始使用效率更高的拉马克遗传算法(Lamarckian genetic algorithm,LGA)。在 LGA 方法中,作者把遗传算法和局部搜索(local search)结合在一起,遗传算法用于全局搜索,局部搜索用于能量优化。

同时,在 AutoDock 中配体和受体之间结合能力采用能量匹配来评价。在 1.0 和 2.0 版本中,能量匹配得分采用简单的基于 AMBER 力场的非键相互作用能。非键相互作用来自三部分的贡献:范德华相互作用,氢键相互作用以及静电相互作用。而在 3.0 之后的版本中 AutoDock 提供半经验的自由能计算方法来评价受体和配体之间的能量匹配。

为加快计算速度,AutoDock 采用格点对接的方法,该方法与 DOCK 中格点对接的处理方法有着明显区别。在 DOCK 中,格点上保存的不是能量,而是仅与受体有关的特征量。而在 AutoDock 中,格点上保存的是探针原子和受体之间的相互作用能。

对于范德瓦尔斯相互作用的计算,每个格点上保存的范德瓦尔斯能量的值的数目与要对接的配体上的原子类型的数目一样。如果一个配件中含有 C、O 和 H 三种原子类型,那么在每个格点上就需要用三个探针原子来计算探针原子与受体之间的范德瓦尔斯相互作用值。当配体和受体进行分子对接时,配体中某个原子和受体之间的相互作用能通过周围 8 个格点上的这种原子类型为探针的格点值用内插法得到。

静电相互作用的计算采用静电势格点,在格点上储存受体分子的静电势。当配体和受体分子对接时,某个原子和受体之间的静电相互作用能通过周围格点上静电势以及原子上的部分电荷就可以计算得到。

计算氢键相互作用时,格点的处理和范德华相互作用有点类似,每个格点上需要保存配体分子中所有氢键给体与氢键受体之间的相互作用能量,而且这些能量都是在氢键在最佳情况下的氢键能量值。

以上格点能量的计算都是由 AutoDock 中的 AutoGrid 程序计算得出。AutoDock 格点对接的基本流程如下:首先,用围绕受体活性位点的氨基酸残基形成一个范围更大的 Box,然后用不同类型的原子作为探针(probe)进行扫描,计算格点能量,此部分任务由 AutoGrid 程序完成。然后 AutoDock 程序对配体在 Box 范围内进行构象搜索(conformational search),最后根据配体的不同构象(conformation)、方向(orientation)、位置(position)及能量(energy)进行评分(scoring),最后对结果进行排序(ranking)。

AutoDock 目前的版本只能实现单个配体和受体分子之间的对接,程序本身还没有提供虚拟筛选功能(virtual screening),但可以使用 Linux/Unix 中的 Shell 以及 Python 语言实现此功能。同时,AutoDock 本身所包含的 AutoDock 以及 AutoGrid 程序是完全在命令附下操作的软件,没有图形界面,但使用 AutoDock Tools 程序,可以在几乎完全图形化的界面中完成分子对接以及结果分析等工作。

(二) ICM - Pro 软件

ICM - Pro 软件与 AutoDock 有着明显不同,前者的用户可以快速访问高品质互动式 3D 视图的结构数据库,用户能够在几秒钟内完成自己感兴趣的数据的浏览和加载,还可以分析序列的结构,识别出保守区和突变区,并可以构建三维结构;同时,能够将药物与蛋白或蛋白与蛋白进行虚拟对接,研究表面的静电或疏水性。

ICM - Pro 的 ICM - Docking 模块是快速精确的分子对接工具,能够支持蛋白与小分子、配体或蛋白的对接。通过计算受体与配体之间的氢键作用、静电作用、立体结构以及构象自由,用来揭示配体和受体的作用模式和作用关系。分子对接遵循的协议是,配基是连续有弹性地和以网格相互作用势能表示的受体进行对接,根据内在坐标力学(internal coordinate mechanics,ICM)对复合物的质量进行评分。内在坐标可以自然反映分子共价键的几何形状,其变量由共价键的键长、键角、扭转角和分子对象的六个位置坐标构成。与其他非商业化软件和大部分其他商业软件相比,ICM - Pro 具有更优的算法、准确和快速的势能以及经验性调节的评分函数,从而能够快速而准确地筛选大量的化合物。因此,ICM - Pro 是目前最佳的分子对接和虚拟筛选软件之一。ICM - Pro 筛选的总体偏好是设定选择松弛的共价键几何构型,化合物数据库的选择偏好可以根据 Lipinski"类药 5 规则":① 相对分子量不大于 500;② 氢键给体(H - bond donor)数目小于 5;③ 氢键受体(H - bond acceptor)数目小于 10;④ 脂水分配系数(Log P)小于 5;⑤ 可旋转键(rotatable bond)的数量不超过 10 个。评分的阈值一般为默认的-32 分,分子对接的完全度有 0.1 至 10 可选,分别侧重速度和准确度。

该软件也支持快速精确的对接优化,支持分子构象 2D 与 3D 之间的相互转换。人性化的交互图像显示画面和渐进式的使用说明使得软件的操作更加简单快捷。ICM - Docking 在进行柔性对接之前,可以对小分子配体分配 MMFF 原子类型、分配电荷、识别分子中的可旋转键并且为配体加氢。在柔性对接位点的确认时采用可视化的格点电势,使得对受体对接位点的确认更加方便快捷。

(三) Schrodinger - Glide

Schrodinger(薛定谔)是美国 Schrodinger 公司设计的应用于药物发现的完整计算机软件包。它能够完成基于配体结构的药物设计、基于受体和配体结构的诱导契合和柔性对接,进行 ADME 性质预测等多种功能,是一个全能型的药物设计软件。

Glide 是 Schrodinger 软件包中的对接工具,能够完成精确的配体和受体分子对接。Glide 提供标准精度和额外精度两种方式进行分子对接,分别侧重筛选化合物的速度和精度。一般来说,额外精度模式的对接可以进一步对标准精度模式的结果进行更精确的再评价,以获得更加准确的结果,降低假阳性。Glide 的打分函数能够充分考虑疏水性、金属配位、氢键、空间位阻和不利的键旋转等,有效提高化合物的富集率并减少假阳性。因此,Glide 是目前综合评价最高的虚拟筛选软件,既适合高精度的分子对接,也适合高通量的虚拟筛选。

四、中药成分的虚拟筛选的应用

(一)抗肿瘤中药成分及天然产物的发现

1. 肿瘤代谢靶点肾型谷氨酰胺酶抑制剂　　肾型谷氨酰胺酶(kidney-type glutaminase, KGA)能够催化谷氨酰胺水解为谷氨酸和氨,进而产生 α-酮戊二酸进入三羧酸循环,为癌细胞的生长和增殖提供能量。已经证实,KGA 在肺癌、乳腺癌、结肠癌、前列腺癌、黑色素瘤、白血病等多种癌症中过表达,其已成为肿瘤治疗及预后判断的新靶点,对 KGA 活性的抑制可以达到抗肿的效果。目前已有化学合成的 KGA 抑制剂,如 CB-839、DON、BPTES 等,其中 CB-839 已进入 I 期临床研究,但天然靶向 KGA 的抑制剂则较少。有研究通过虚拟筛选、MST 测定亲和力、酶抑制及细胞水平的实验,证实茄科酸浆属植物中含有的 withanolide 类甾体内酯类成分具有抑制 KGA 的作用,其中毛酸浆(*Physalis pubescens*)中含有的主要成分 physapubescin (**1**)和 physapubescin K (**2**,图 13-11)对 KGA 具有极为显著的抑制作用,是一个天然的 KGA 抑制剂,其对于埃罗替尼(erlotinib)耐药的人非小细胞肺癌细胞 HCC827-ER 具有很明显的抑制作用,显示 withanolide 类成分在肺癌治疗方面的潜在应用价值。

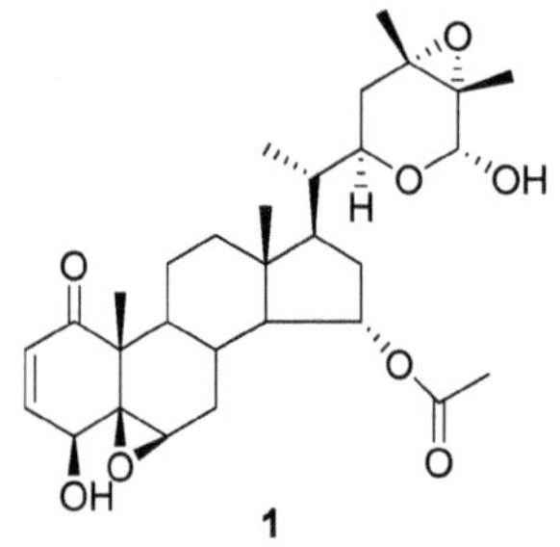

图 13-11　化合物 physapubescin (**1**)和 physapubescin K (**2**)的结构

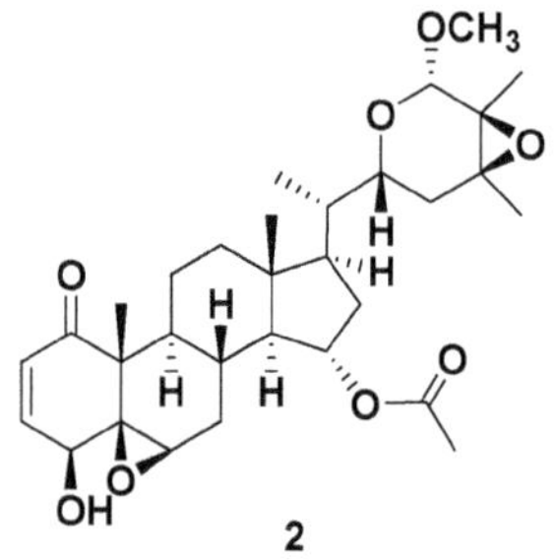

2. 肿瘤相关靶点核苷焦磷酸激酶抑制剂　　核苷焦磷酸激酶(MTH1)是 MutT 同源酶的一种,广泛地分布在肿瘤细胞的线粒体和细胞核中,可以将氧化的三磷酸核苷酸水解成对应的单磷酸核苷酸(8-oxo-dGMP 和 2-OH-dAMP),从而阻止错误的核苷酸整合到 DNA 链中,避免 DNA 的错配。MTH1 可促进肿瘤细胞的增殖,对于肿瘤细胞尤为重要,MTH1 的抑制或干扰会降低肿瘤细胞氧化应激的应对能力,而正常细胞增殖并不需要 MTH1。因此,寻找 MTH1 抑制剂可成为抗肿瘤药物开发的重要方向。目前,已经从中药灵芝,包括紫芝(*Ganoderma sinense* Zhao. Xu et Zhang)和赤芝[*Ganoderma lucidum*(Leyss. ex Fr.)Karst.]的干燥子实体中,分离得到三萜、甾体、杂萜、法尼基苯酚类化合物。有研究通过虚拟筛选(图 13-12)、MST、酶活性测试实

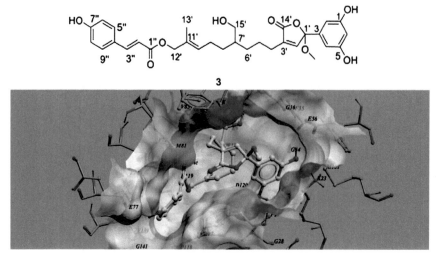

图 13-12　采用分子对接的方法模拟 ganosinensol E (**3**)和 MTH1 的低能量结合构象

验,发现紫芝中香豆酰基取代的法尼基苯酚类化合物 ganosinensols E (**3**)与 MTH1 具有较强的结合作用,并显著抑制 MTH1 对于 8-oxo-dGTP 的催化活性;细胞水平实验表明法尼基苯酚类化合物对多种肿瘤细胞,如人骨肉瘤细胞(U2OS)、结肠癌细胞(SW620)、卵巢癌细胞(ES-2)的生长具有抑制作用,而对人正常细胞未表现出明显细胞毒性作用。因此,香豆酰基取代的法尼基苯酚类化合物为一类天然 MTH1 抑制剂。

(二) 抗炎天然产物的发现

可溶性环氧化物水解酶(soluble epoxide hydrolase,sEH;基因名,*Ephx2*)是一种 α/β 水解酶折叠蛋白,也是一种双功能酶,C 端具有水解酶功能、N 端具有磷酸酶活性,主要分布在肝、肾、肺、肠、心和脑等组织的胞浆中。sEH 可以水解环氧二十碳三烯酸(EETs)和其他环氧脂肪酸(EpFAs)并产生相应的二醇,如二羟基二十碳三烯酸(DHETs),从而降低和消除 EETs 的抗炎和降血压等作用。抑制 sEH 稳定 EETs 水平,可调控抑制负责炎症的核转录因子 κB(NF-κB)的基因转录,进一步抑制其介导的炎症因子的基因转录,从而发挥抗炎作用。Sun 等从中药泽泻中分离得到多种原萜烷型三萜类成分,酶抑制动力学揭示化合物 3β-hydroxy-25-anhydro-alisol F (**4**,图 13-13)对 sEH 具有显著的抑制作用,同时分子对接和分子动力学揭示化合物 3β-hydroxy-25-anhydro-alisol F(**4**)与 sEH 的潜在相互作用。

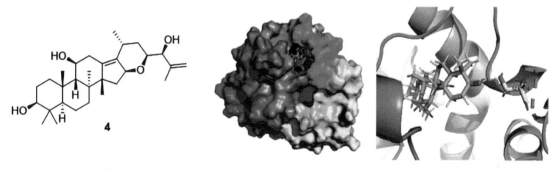

图 13-13 化合物 3β-hydroxy-25-anhydro-alisol F (4)的结构及其与 sEH 的相互作用关系

(三) 抗糖尿病天然产物的发现

11β 羟基类固醇脱氢酶 1(11β-HSD1)是调节人体代谢的关键酶,其在还原型烟酰胺腺嘌呤二核苷酸磷酸(NADPH)辅助下可催化无活性可的松还原成有活性氢化可的松,提高局部活性糖皮质激素水平。而抑制 11β-HSD1 可恢复外周组织对胰岛素的敏感性,因此,11β-HSD1 成为当今治疗糖尿病研究热点。Sun 等应用计算机虚拟筛选技术发现的一种来源于海洋普通青霉菌培养物的新天然环四肽——青霉环肽 A(penicophenone A,**5**),以及 Cao 等发现的一个来源于辣椒炭疽菌(*Colletotrichum capsici*)的天然产物 citrinal B(**6**),对 11β-HSD1 具有显著的抑制活性,可有效占据 11β-HSD1 的活性位点(图 13-14),是极具潜力的抗糖尿病先导化合物,可为 11β-HSD1 抑制剂的研发提供理论和实验基础。

图 13-14 化合物 penicophenone A(5) 和 citrinal B(6)的结构

第四节 中药有效成分靶点鉴定及虚拟筛选的实例

一、苏木中抗炎活性成分苏木酮 A 的作用靶点研究

苏木为豆科植物苏木(*Caesalpinia sappan* L.)的干燥芯材,为传统活血化瘀类中药。具有活血疗伤、祛瘀通经、活血散结、止痛的功效。苏木酮 A(sappanone A)是苏木中高异黄酮类成分,具有显著的抗氧化作用。苏木酮 A 可下调各种神经炎症因子的表达和释放,能显著抑制神经小

胶质细胞的激活。但是其分子作用靶点和药理机制均不清楚。

我国科学家首先构建了生物素标记的苏木酮A探针(图13-15),然后将细胞裂解液与苏木酮A微球或对照微球共同孵育,用聚丙烯酰胺凝胶电泳法对与其结合的蛋白质进行分析。研究发现苏木酮A的直接作用靶标蛋白为肌苷5′-磷酸脱氢酶2(IMPDH2)。IMPDH2是一个重要的免疫调节蛋白,苏木酮A可通过共价键作用于IMPDH2的140位半胱氨酸上的巯基,诱导其发生变构失活,该位点为药物的全新作用位点。研究还发现苏木酮A通过抑制IMPDH2活性进而抑制下游NF-κB等炎症相关信号通路,发挥抗神经炎症作用。

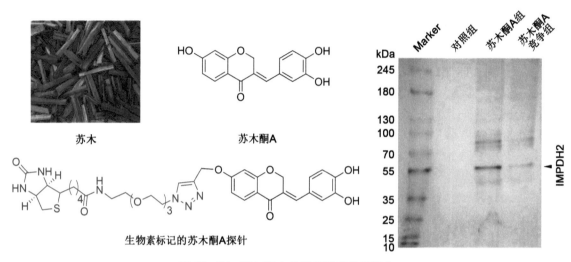

图13-15 苏木酮A抗神经炎症作用靶点

将苏木酮A改造成为小分子化学探针,利用反向药物寻靶策略从细胞中"钩钓"相应的药物靶点,进而针对所发现的靶点开展深入的生物学功能和分子药理机制的经典案例,对后续炎症相关神经系统疾病的治疗及药物的发现具有重要的意义。对基于中药或天然活性成分创新药物研究具有重要的指导意义,同时也为进一步中药国际化推广与现代化发展奠定了理论基础。

二、青蒿素抗疟疾作用靶点的研究

青蒿素是从菊科植物黄花蒿叶中分离得到的一种倍半萜类成分,具有显著的抗疟疾的作用,除此之外,现代药理研究表明其还具有抗肿瘤、抗炎等多种药理作用。2015年诺贝尔生理学或医学奖一半授予屠呦呦教授,以表彰她在发现青蒿素及治疗疟疾方面的贡献。这是我国科学家因为在中国本土进行的科学研究而首次获诺贝尔科学奖,是中国医药学界为中国赢得了这一崇高荣誉,表明中医药为世界做出的伟大贡献。

青蒿素在过去几十年中对治疗全球疟疾做出了重大贡献。青蒿素抗疟的机理,一种是人们认为二价铁离子或者亚铁血红素能裂解青蒿素的过氧桥基团,这种裂解过程会产生氧自由基,而氧自由基会烷基化修饰寄生虫的关键蛋白质,进而导致疟原虫的死亡。另有研究认为青蒿素可能与黄素腺嘌呤核苷酸作用产生活性氧,进而打破疟原虫体内的氧化还原平衡。这些机制需要进一步的验证,但是青蒿素的作用靶点需要进一步探究。科学家设计了一组基于青蒿素的分子探针以识别疟原虫中药物靶标蛋白。合成了炔基化的青蒿素探针和叠氮化的青蒿素探针以及它们对应的非活性对照探针分子(图13-16)。用该探针分子以及对照组别处理疟原虫后,得到探针分子结合的靶标蛋白。然后用生物素报告基团进行点击化学反应,得到生物素标记的靶标蛋白。再用链霉亲和素琼脂糖微球进行靶标蛋白的亲和纯化,最后富集得到的蛋白经酶切后,用三级串联四级杆液质联用仪进行鉴定。最终得到了一个青蒿素作用的蛋白质组,该蛋白质组显示青蒿素作用靶标位于血红蛋白降解、糖酵解、抗氧化防御以及蛋白质合成过程中,而这些过程也正是疟原虫生存所必需的。

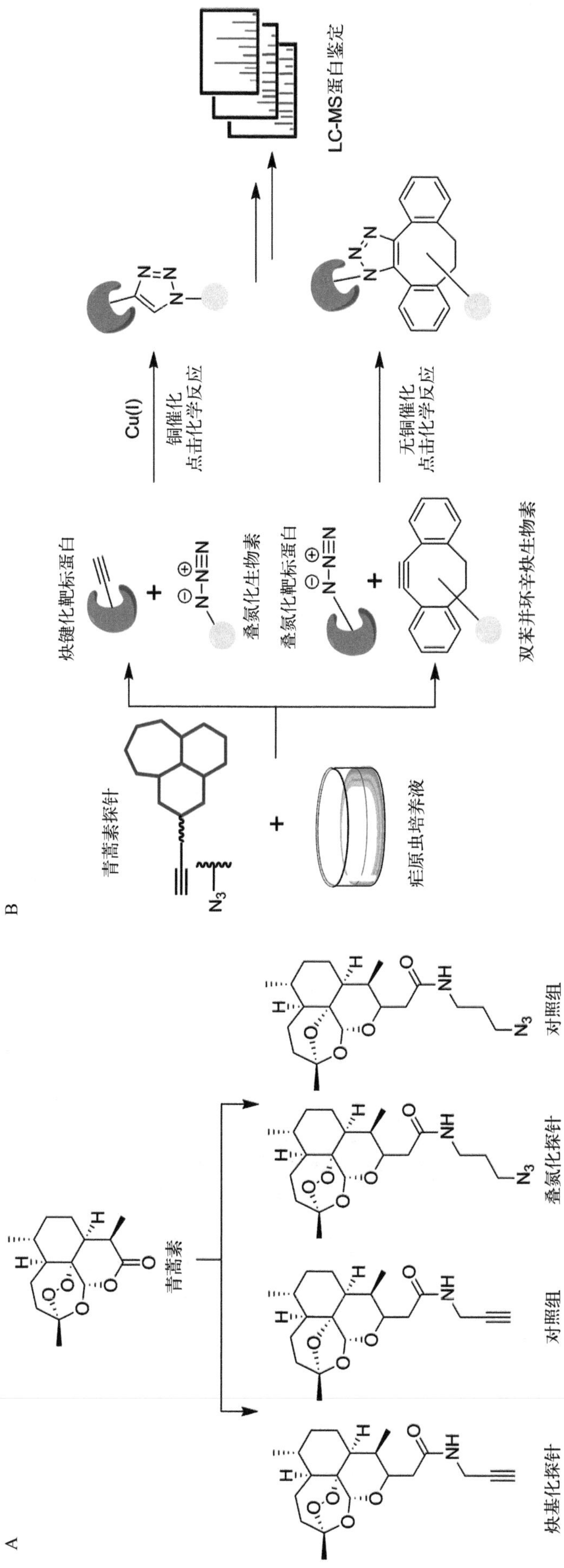

图 13 - 16　青蒿素靶标蛋白鉴定

（A）青蒿素探针；（B）靶点蛋白鉴定流程

利用化学蛋白质组学的方法得出的青蒿素作用蛋白靶标一方面可解释前述其作用机制,另一方面也表明青蒿素以其他的疟原虫代谢途径为靶点,包括 DNA 合成、蛋白质合成和脂质合成等。这为阐明青蒿素发挥抗疟作用的机理打下了坚实基础。同时也为阐明重要中药活性成分的作用靶标提供了方法依据。

【小结】

中药化学生物学是一门中药化学与生物学的交叉学科,主要研究:中药活性成分的作用靶点和分子机制;以中医药理论为指导,以药性明确的中药活性成分为工具,探讨中药药性和中医证候的生物学本质;阐明中药活性成分的药效和分子机制,发现结构新颖的创新药物和药物作用靶点;以中药活性分子为工具,探讨生命过程的科学本质和疾病的发生发展机制。中药或天然药物活性成分靶点鉴定的策略可以分为两大类:一是运用化学蛋白质组学的方法筛选靶点蛋白;二是基于生物物理学方法鉴定活性成分的靶点蛋白。随着分子生物学的发展,高通量筛选、计算机虚拟筛选和基因工程等技术的应用,提高先导化合物的发现效率。虚拟筛选包括基于靶点蛋白质结构的筛选和基于配基药效团的筛选。常用的计算软件有 Schrodinger – Glide、ICM – Pro 和 AutoDock 等。

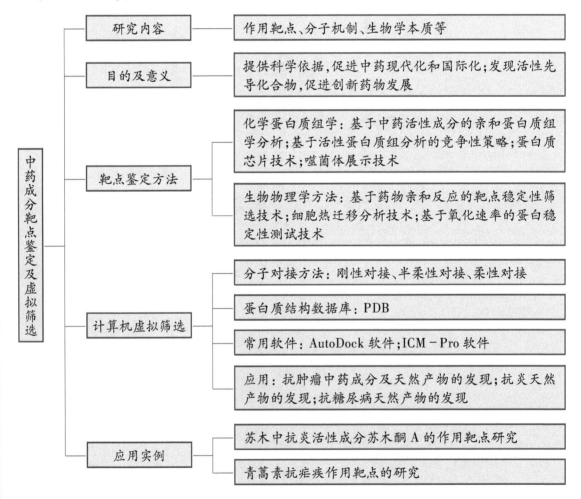

第十四章 中药代谢和代谢组学

第一节 中药代谢和代谢组学研究内容、目的和意义

一、中药代谢研究

（一）中药代谢研究内容

药物无论以何种形式给药,其进入体内后要经过吸收(absorption)、分布(distribution)、代谢(metabolism)、排泄(excretion)等过程,在此过程中还可能产生毒性(toxicity)物质,因此,药物的体内过程简称为 ADMET,如图 14-1 所示。

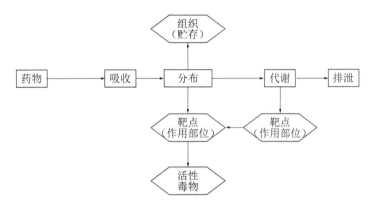

图 14-1 药物体内过程示意图

中药代谢是指中药成分在体内吸收、分布的同时,在各种酶、肠道微生物以及体液环境作用下发生化学结构的改变,该过程又称为生物转化(biotransformation),经过生物转化的产物即为代谢产物(metabolites)。中药经过代谢后,多数中药成分活(毒)性降低或转变为无活(毒)性代谢产物,部分中药成分在体内可以形成活性大于原型物的代谢产物,有些本身没有药理活性的成分在代谢后可以产生活性代谢产物,还有些中药成分在体内经过代谢后会产生毒性物质。药物在体内的处置过程较为复杂,且受到体内外多种因素影响,而中药所含化学成分众多,不同成分在体内可能产生相互作用,因此中药的体内代谢相对于西药而言更为复杂。

中药代谢研究是探讨生物机体对中药成分生物转化的规律,其主要内容包括中药成分的代谢特征、代谢途径、代谢产物化学结构鉴定、代谢产物的活(毒)性及影响中药成分代谢的因素等,主要涉及单体成分、有效部位、单味中药及中药复方。通过对中药代谢的研究,可了解中药化学成分在体内的量变和质变、毒效成分的体内过程及疗效和毒性的变化规律,有助于阐明中药发挥药效的物质基础及保证临床安全合理用药。

（二）中药代谢研究目的和意义

1. 阐述中药药效物质基础　　中药及复方在长期的临床实践中被证实具有疗效确切、安全性较高的优势,但由于中药成分复杂,导致大多数中药及复方发挥药效作用的成分仍不明确。中药发挥药理作用的效应物质包括中药原型成分及其在体内经过生物转化形成的代谢产物,通过中药代谢研究了解有效成分在体内过程动态变化的规律,对诠释中药药效物质基础具有重要作用。例如,常用中药淫羊藿中含有的黄酮类化合物为其主要活性成分,其中三糖苷朝藿定 A、B、C,二糖苷淫羊藿苷及单糖苷宝藿苷 I 是其主要的黄酮类成分。在体内代谢过程中,5 种黄酮

类化合物的主要代谢形式是逐步脱糖形成次糖苷,并可进一步脱糖成单糖苷或苷元,如朝藿定A 的主要代谢产物为宝藿苷Ⅰ,淫羊藿苷主要代谢为宝藿苷Ⅰ和淫羊藿素。大量的研究表明,淫羊藿苷元及次糖苷类黄酮具有很好的抗骨质疏松活性,是淫羊藿总黄酮抗骨质疏松的重要效应物质,淫羊藿黄酮类成分的体内代谢研究为诠释其抗骨质疏松的药效物质基础提供了重要依据。

2. 阐明中药配伍的科学内涵 中药配伍是中医用药的一大特色,合理的中药配伍可以达到充分发挥药效和确保用药安全的目的。延胡索和白芷均有止痛功效,二者配对后的镇痛作用强于单味药。延胡索乙素是延胡索发挥止痛作用的主要效应成分,采用肠道菌群法及体外肝微粒体温孵法研究延胡索与白芷配伍对延胡索乙素代谢影响的实验结果显示,二味药配伍使用可明显减缓延胡索乙素的降解速度和在肝内的清除,从中药成分代谢角度证实了中药配伍增效的作用。附子-甘草作为经典药对,已广泛应用于临床。研究发现,双酯型乌头类生物碱是肝脏药物代谢酶 CYP3A 的底物,而甘草对 CYP3A 酶活性及 mRNA 表达具有诱导作用,表明甘草配伍附子可促进附子中双酯型生物碱如乌头碱、次乌头碱、新乌头碱在肝脏的代谢达到减毒效果,也从中药成分代谢角度证实了附子、甘草配伍的合理性。

案例 14 - 1

中医药学包含着中华民族几千年的健康养生理念及其实践经验,是中华文明的一个瑰宝,凝聚着中国人民和中华民族的博大智慧。中药具有独特的理论体系和应用形式,其中中药配伍是其用药一大特色,可达到增效减毒作用。

问题:
1. 中药复方中起到配伍减毒作用最常用的是哪味药?
2. 中药配伍减毒与中药成分代谢有何关系?

3. 优化中药临床给药方案 影响中药体内过程的因素有很多,最主要的有种属差异、年龄差异、性别差异、遗传变异性、病理状态、成分相互作用及制剂因素等,在体内过程的各个环节(ADMET)均会受到诸多因素的影响,因此中药的使用存在较大的个体差异。中药在临床上使用人群广泛,"辨证用药"灵活性强且效果好,体现了中医临床治疗疾病的特点,但多属于个人经验用药。通过对中药体内代谢研究,可以了解中药成分进入体内后的动态变化规律、成分间的相互作用及与机体的相互作用,从而制定合理的给药方案,以保证临床用药安全、有效。

4. 促进新药发现和开发 中药化学成分代谢研究不仅可以诠释中药药效物质基础,还有助于发现新活性化合物以开发新药,从中药(复方)生物转化产物中筛选新药更有利于新药的源头创新。中药吴茱萸中所含的主要化学成分为生物碱类化合物,有研究发现大鼠口服吴茱萸粉末及甲醇提取物后,给药组大鼠尿液中出现了新的成分,停药后这种成分消失。进一步将分离纯化后各组分给大鼠口服,结果显示使尿液成分发生变化的主要物质存在于喹诺酮生物碱部分。通过成分分离和活性研究证实,尿液中出现的新的生理活性物质是吴茱萸成分的代谢物。

中药成分在药物代谢酶作用下发生结构转化导致的活性降低、代谢产物的毒性以及不良药代动力学参数,可导致新药开发失败。因此,合理的药物设计除了要考虑先导化合物的药理、毒理特性,还应充分考虑药物的代谢特性。例如,中药海风藤中的海风藤酮体外活性实验显示具有显著的抗血小板凝聚作用,是一个有开发前途的候选药物,但体内代谢研究结果表明,海风藤酮体内代谢速率快,半衰期短,原型化合物失去了开发价值。因此需通过结构修饰或选择适当剂型达到改善其药代动力学参数的目的。

安全性评价是中药新药研发的一项重要内容,一般在实验动物身上进行毒性试验。中药成分所产生的毒性有种属依赖性,而许多中药成分的毒性是由其毒性代谢物产生,因此在新药开发早期可进行体外代谢研究,获得中药成分在不同种属实验动物与人之间代谢特征的差异信息,为安全性评价实验动物的选择提供依据。

总之,中药的代谢影响有效成分体内过程的各个环节,因此进行中药代谢研究以掌握药物代谢规律,对诠释中药药效物质基础、阐明和揭示中药作用机制及其科学内涵、中药新药研制、指导中医临床用药等方面均具有重要的意义。

二、中药代谢组学研究

代谢组学(metabolomics/metabonomics)是 20 世纪 90 年代发展起来的一门组学技术,是系统生物学的一个重要分支。代谢组学采用现代分析技术考察生物体受刺激或扰动后,体内化学分子随新陈代谢、遗传变异、环境变化、药物干预等因素的变化规律和特征,从而整体反映生物体的终点状态。代谢组学的研究对象多为相对分子质量在 1 000 以内的小分子化合物。

中药具有多成分协同、多靶点起效的特点,虽然为新药研发提供了广阔的前景,但是由于中药成分复杂且作用机制、药效物质仍未完全明确等,阻碍了中药现代化研究。代谢组学从整体上反映了生物体不同状态的特点,这与中药整体调节、协同作用具有异曲同工之处。因此,应用代谢组学技术对中药进行研究是实现中药现代化的关键手段之一,其研究内容主要包括中药质量评价、作用机制研究以及毒性评价等方面。

(一) 中药质量评价

中药材中所含化学成分的种类、含量与临床药效密切相关。中药材及饮片的质量受到产地、采收期等影响,还与后期的炮制工艺、饮片加工技术等因素相关。使用单一指标成分难以从整体上反映中药质量,市售中药材的质量标准还有待完善。应用代谢组学的思路和方法,对中药材的化学组成进行高通量、无偏差的系统分析,也称中药物质组学,可以全面快速地检测药材内在品质,用于鉴定药材的真伪、反映药材质量的优劣。

(二) 中药作用机制研究

中医临床常使用方剂预防与治疗疾病,多味药材的配伍使用增加了方剂的复杂性。采用代谢组学研究思路,发掘疾病动物与健康动物之间的差异代谢物,锁定与致病因素关联密切的代谢标志物。把方剂当成一个整体,通过检测中药治疗后代谢标志物的变化,反映中药对体内代谢通路及其生物学功能的调节作用,揭示中药作用靶点和机制。

(三) 中药毒性评价

在保证中药具有药效的前提下,其毒性与安全性也是中药现代化研究的重点。运用代谢组学的研究手段,对中毒生物在不同时间点收集到的生物体液进行分析,得到内源性代谢物的动态变化规律,评价中药毒性效应。毒性代谢标志物可以用于早期诊断或预测毒性的出现,监测尚未引起组织病理学变化的毒性,减少中药不良反应的发生率。应用代谢组学整体分析的方法评价中药的毒性与安全性,对建立中药现代化毒理评价标准、指导临床合理用药具有指导性意义。

案例 14 - 2

中药的毒性属于中药药性的范畴,是按中医理论和经验对饮片性能的概括。《神农本草经》根据药性和使用目的将中药分为上、中、下三品,即言:"上药一百二十种为君,主养命以应天,无毒,久服不伤人。"如人参、甘草、地黄、黄连、大枣等;"中药一百二十种为臣,主养性以应人,无毒有毒,斟酌其宜。"需判别药性来使用,如百合、当归、龙眼、麻黄、白芷、黄芩等;"下药一百二十五种为佐使,主治病以应地,多毒,不可久服。"如乌头、甘遂、巴豆等。

问题:

1. 《中华人民共和国药典》2020 年版收录了哪些有大毒、有毒、有小毒的中药?

2. 代谢组学研究如何从现代科学的角度解读中药的毒性?

第二节　中药代谢和代谢组学研究方法

一、中药代谢研究方法

中药多以口服给药方式为主,因此肝脏和胃肠道为其主要代谢部位,此外肾、肺、脑、皮肤、血液和其他组织也有代谢反应的发生。

（一）介导中药成分代谢的酶及微生物

1. 肝脏代谢涉及的代谢酶　　中药口服经消化道给药能被吸收进入血液的化学成分(原型及胃肠代谢产物),在尚未进入血液循环之前随着血液汇集到肝门静脉后进入肝脏,在肝脏药物代谢酶作用下发生生物转化,使进入血液循环的原型药量减少、药效降低,即为肝脏首过效应。肝脏是中药成分代谢的主要器官,富含Ⅰ相代谢(phase Ⅰ metabolism)和Ⅱ相代谢(phase Ⅱ metabolism)所需的各种酶,肝细胞内的滑面型内质网是药物代谢酶主要分布部位,线粒体、微体及细胞液中也有少量分布。当肝组织细胞匀浆破碎后,主要由内质网和高尔基体的膜组成的细胞内膜系统形成近似球形的膜囊泡状结构,被称为微粒体(microsomes),其所含酶常被总称为微粒体酶,目前微粒体已成为体外代谢研究最基本的工具之一。

（1）细胞色素 P450：参与Ⅰ相代谢反应的主要代谢酶为 CYP450,它可以影响药物代谢动力学特性,由其催化的Ⅰ相反应是体内代谢的关键步骤及药物消除的限速步骤。CYP450 是以铁卟啉为辅基的蛋白质,是由一系列同工酶组成的大家族,广泛分布于脊椎动物的肝、肾、脑、肺、胃肠道、胎盘、皮肤等部位,其中肝脏是含量最丰富的器官。CYP450 主要具有以下几方面的生物特性。

1）CYP450 是一个多功能酶系,可以作为单加氧酶、脱氢酶、还原酶、过氧化酶、酯酶等催化代谢反应,因此一种底物可能同时产生几种不同的代谢产物。

2）CYP450 没有明显的底物结构特异性,可催化各种类型化学结构的底物的代谢反应,对大分子底物和小分子底物均能催化代谢。

3）CYP450 存在明显种属、性别和年龄的差异,其中以种属依赖性表现最为明显,因此药物在不同种属的动物和人体内的代谢途径和代谢产物也可能不同。研究发现,CYP450 的性别差异在大鼠体内表现最为明显,有些药物在雌雄大鼠体内主要代谢途径和代谢物不同,导致药效或毒性也存在明显差异,这与雌雄大鼠体内 CYP450 同工酶的组成存在明显质和量的差异有关。CYP450 在年龄上的差异则体现在酶的含量和活性方面。

4）CYP450 具有多型性和多态性。每种哺乳动物至少有 30 种的 CYP450,每种又有多个亚型,如 CYP3A4、CYP3A5、CYP2D6、CYP2C9、CYP2C19 等。同一种属不同个体间某一 CYP450 的表达存在明显差异,即 CYP450 的多态性,因而导致在不同个体间其活性存在较大差异。个体按代谢速度的快慢可分为快代谢型和慢代谢型,人肝中以 CYP2B6、CYP2D6、CYP2C19 的基因多态性最为典型,临床意义也最为显著。

5）CYP450 具有可诱导和可抑制性,很多化学异物(包括药物)可对某些 CYP450 酶产生诱导或抑制作用,使酶活性显著增加或降低,导致这些酶参与的药物代谢加速或减缓。经典诱导剂有 3-甲基胆蒽、苯巴比妥、乙醇、地塞米松等,分别诱导 CYP1A2、CYP2B1/2B2、CYP2E1、CYP3A;典型的抑制剂有奎尼丁(CYP2D6),氟康唑(CYP2C9),反苯环丙胺(CYP2C19)及酮康唑(CYP3A4)等。许多中药或化学成分对肝脏药物代谢酶也有诱导或抑制作用,如藜芦对 CYP3A1/2、甘草及隐丹参酮对 CYP1A2、人参皂苷 Rc 对 CYP3A4 和 CYP2C11 的活性有诱导作用;欧前胡素、香柑素、双香豆素、葛根素等可选择性地抑制某些 CYP450 活性。

6）CYP450 的形式具有多样性,可分为固有性和诱导性。固有性 CYP450 主要介导内源性物质的代谢,它的存在不受外源性物质诱导。

在临床使用的药物中,70%~80%依赖于Ⅰ相代谢的药物是由细胞色素 P450 亚型酶 CYP1、

CYP2 和 CYP3 参与代谢的,发挥重要作用的是 CYP1A2、CYP2B6、CYP2C、CYP2D6、CYP2E1 及　——•笔记栏•——
CYP3A4/5(图 14-2),因此细胞色素 P450 被认为是最重要的药物代谢酶。

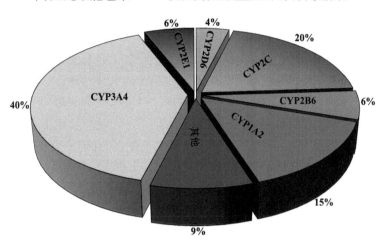

图 14-2　药物代谢中起重要作用的肝 CYP 含量

(2) 单胺氧化酶(monoamine oxidase,MAO):多存在于线粒体外膜上,分为 MAO-A 和 MAO-B 两种,主要催化胺类的氧化代谢反应。

(3) 黄素单加氧酶(flavin-containing monooxygenase,FMO): Ⅰ相代谢酶,常见的有 5 种,分别为 FMO1、FMO2、FMO3、FMO4 和 FMO5,主要催化含氮、硫、磷等杂原子化合物的氧化代谢,反应过程需要氧和还原性辅酶Ⅱ参与,生成过氧化物。

(4) FAD-单加氧酶(FAD monooxygenase):又称胺氧化酶(amine oxidase),为Ⅰ相代谢酶,主要催化含氮化合物的代谢,如仲胺的羟基化和叔胺、羟胺的氧化。

(5) 黄嘌呤氧化酶(xanthine oxidase):Ⅰ相代谢酶,为一种含钼的黄素蛋白,可以直接催化黄嘌呤生成尿酸,也能催化次黄嘌呤生成黄嘌呤,进而生成尿酸。此外,还可以催化醛类的氧化。

(6) 羧酸酯酶(carboxyledterase):Ⅰ相代谢酶,广泛分布在哺乳动物各组织的内质网,主要催化内源性或外源性酯、硫酸酯及酰胺类化合物的水解反应。

(7) 尿苷二磷酸葡萄糖醛酸转移酶(UDP-glucuronosyltransferase,UGT):是人体中最重要的Ⅱ相代谢酶,它广泛分布于机体的各种组织如肝脏、肾脏、脑、皮肤、肠、脾、胸腺、心脏等,其中以肝脏中该酶的活性最高。该酶能催化尿苷 5′-二磷酸葡萄糖醛酸与大量的内源性和外源性化学物质进行葡萄糖醛酸结合,形成的代谢产物多数无活性,在药物的脱毒中起重要作用。UGT 是一个超家族,其成员的多样性决定了其功能的多样性。人的 UGT 分为 4 个基因家族,即 UGT1、UGT2、UGT3 和 UGT8,在药物葡萄糖醛酸结合反应中起重要作用的是 UGT1、UGT2。

(8) 谷胱甘肽 S-转移酶(glutathione S-transferase,GST):为Ⅱ相代谢酶,主要分布在胞质、线粒体、微粒体内,其生物学活性极其复杂,性别、年龄、组织和肿瘤种类均会影响其表达。GST 主要催化谷胱甘肽与底物的结合反应,由于 GST 的底物通常为亲电体,对细胞具有破坏性,因此 GST 被认为是一种重要的解毒酶。

(9) 磺基转移酶(sulfotransferase):又称硫酸转移酶,存在于胞质中,由磺基转移酶介导的磺酸化代谢是Ⅱ相代谢的主要途径之一。磺基转移酶具有广泛的底物,硫酸基团在体内能够与羟基和氨基结合,故多羟基与多氨基化合物在体内可以进行磺酸化代谢。

此外,参与肝脏代谢的Ⅰ相代谢反应酶还有醛脱氢酶(aldehyde dehydrogenase)、酮还原酶(ketone reductase)、醛还原酶(aldehyde reductase)、环氧化物水合酶(epoxide hytratase)等;参与Ⅱ相代谢反应的酶还有 N-乙酰转移酶(N-acetyltransferase)、氨基酸转移酶等。

2. 胃肠道代谢涉及的代谢酶及微生物　　药物代谢过程十分复杂,最早的研究主要关注肝脏对药物的代谢。随着肝外代谢研究的深入,药物在胃肠道的代谢特别是肠道菌群对中药成分

——•笔记栏•——

的代谢作用已逐渐成为研究热点。

肠道是药物肝外代谢的主要部位,肠黏膜上皮细胞分布有多种药物代谢酶,许多中药可在肠道中进行Ⅰ相代谢和Ⅱ相代谢,成分进入肠上皮细胞后被细胞内代谢酶代谢的现象也被称肠首过效应。人的胃肠道内寄居着种类繁多的微生物,这些微生物称为肠道菌群。肠道菌群按一定的比例组合,各菌间互相制约,互相依存,在质和量上形成一种生态平衡。随着肠道菌群各种功能的逐步被揭示,其对中药成分在体内代谢中的作用也成为关注热点。肠道微生物不仅可以直接作用于药物进行生物转化,还可产生各种代谢酶参与不同类型的药物代谢。许多中药成分自身并无生理活性,可通过肠道菌群的转化作用产生活性而在中药治疗疾病中发挥重要作用;还有些中药成分经肠道菌群作用后生成的代谢产物具有更好的活性,如有研究证明人参皂苷在肠道菌群作用下的代谢产物 Compound K,比人参皂苷原型化合物具有更高的生物利用度及生物活性。

(1)胃肠内消化酶:主要有胃蛋白酶(pepsin)、脂肪分解酶(lipase)等。肠内主要有胰蛋白酶(trypsin)、羧基肽酶(carboxypeptidase)、糜蛋白酶(chymotrypsin)等。

(2)肠壁上皮细胞内代谢酶:主要有细胞色素 P450、羧酸酯酶、β-葡萄糖醛酸苷酶(β-glucuronidase)、尿苷二磷酸葡萄糖醛酸转移酶、磺基转移酶、乙酰转移酶(acetyltransferase)、儿茶酚氧位甲基转移酶(catechol-O-methyltransferase)等。

1)β-葡萄糖醛酸苷酶:为酸性水解酶,参与蛋白聚糖的水解,可使含有葡萄糖醛酸结构的成分水解下来葡萄糖醛酸。

2)乙酰转移酶:催化蛋白质的酰基化和去酰基化,还可催化某些分子中氨基与醋酸结合。

3)儿茶酚氧位甲基转移酶:儿茶酚胺类成分的儿茶酚可在该酶催化下发生氧位甲基化,导致成分失活。Mg^{2+}、Mn^{2+}等金属阳离子可激活该酶的活性,其活性也可被巯基抑制剂抑制。

(3)肠道微生物:肠道菌群可分为需氧菌、兼性厌氧菌和厌氧菌 3 大类。从小肠至大肠,需氧菌呈逐渐减少趋势,而厌氧菌则逐渐增多,同时菌群总量也逐渐增加。

1)小肠:小肠各肠段分别有各自的优势菌群,十二指肠主要是链球菌属、乳杆菌属和韦荣球菌属;空肠中总菌数 90% 的菌群为乳杆菌属和肠球菌属;回肠中的优势菌群除了与十二指肠和空肠中相同的链球菌属、乳杆菌属、肠球菌属及韦荣球菌属外,还有消化链球菌属、双歧杆菌属等。

2)大肠:从盲肠开始,菌群数量明显增加。大肠中的优势菌群为厌氧菌,包括双歧杆菌属、真杆菌属、梭菌属、拟杆菌科、消化球菌科。此外,还有韦荣球菌属、乳杆菌属、葡萄球菌属等菌群。

(4)人肠道菌群产生的代谢酶:人肠道中的多种酶系是由肠道菌群产生的,而不同菌所产生的酶种类各不相同,因此肠道菌群中酶的种类繁多且还在不断被发现中。目前已知肠道菌群产生的代谢酶主要包括 β-葡萄糖醛酸苷酶、β-半乳糖酶、硝基还原酶、β-鼠李糖苷酶、硫酸酯酶等。

(二)中药成分代谢研究方法

1. 肝脏代谢 中药成分在肝脏中的代谢研究分为离体和在体研究,主要有以下几种研究方法。

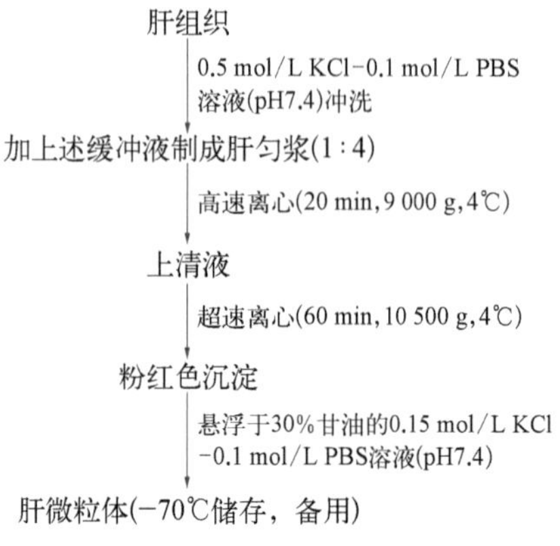

肝组织
↓ 0.5 mol/L KCl-0.1 mol/L PBS 溶液(pH7.4)冲洗
加上述缓冲液制成肝匀浆(1:4)
↓ 高速离心(20 min,9 000 g,4℃)
上清液
↓ 超速离心(60 min,10 500 g,4℃)
粉红色沉淀
↓ 悬浮于30%甘油的0.15 mol/L KCl -0.1 mol/L PBS溶液(pH7.4)
肝微粒体(-70℃储存,备用)

图 14-3 差速离心法制备肝微粒体流程

(1)肝微粒体体外温孵法:肝微粒体温孵法是目前进行中药体外代谢研究最常用的方法,是由制备的肝微粒体辅以氧化还原性辅酶,在模拟生理温度及生理环境条件下进行生化反应的体系。肝微粒体一般可采用差速离心法(图 14-3)或氯化钙沉淀法获得。

采用肝微粒体温孵法可以进行中药成分体外代谢特性及途径研究,即将药物加入肝微粒体中进行孵育,样品经过前处理后,采用高效液相色谱、液质联用等技术进行测定分析,可以获得药物代谢特性及代谢途径信息。运用肝微粒体孵育法可以预测药物在体内的清除,其步骤是先测定药物体外代谢的酶动力学参数 V_{max} 及 K_m,再运用合理的动力学模型来推测体内药物的代谢清除。通过选用特异性探针底物对制备的肝微粒体进行处理,然后与药物共同孵育,可初步判断参与药物代谢的细胞色素 P450 酶(cytochrome P450,CYP450)的亚型。此外,肝微粒体温孵法还可用于中药对肝药酶活性的影响研究,并且该法操作简单,代谢所需时间短,可以通过大量操作积累代谢样品供结构及活性研究。

与其他体外肝代谢方法相比,肝微粒体温孵法与药物体内代谢情况的一致性方面存在不足,因而其实验结果用于预测体内情况仍需进一步确证。

(2) 基因重组细胞色素 P450 酶系法:利用基因工程及细胞工程,将调控 CYP450 酶表达的基因整合到大肠杆菌或昆虫细胞,经细胞培养,表达出高水平的 CYP450,经过纯化后可获得较纯的单一 CYP450 同工酶。中药成分在明确了是经哪些特定酶代谢后,将其与单一的基因重组 CYP450 酶进行温孵,研究中药成分的代谢转化特征。采用基因重组 CYP450 酶研究中药成分代谢,可避免受其他酶共同参与此代谢途径的干扰,能更准确地观察代谢结果。

(3) 肝细胞体外温孵法:肝细胞体外温孵法同肝微粒体法相似,即以制备的肝细胞辅以氧化还原型辅酶,与中药成分在模拟生理温度及生理环境条件下温孵,进行中药成分代谢研究。由于原代肝细胞制备过程复杂,分离难度大,且在体外仅能维持 4 小时的生理活性,通常需要现取现用,因此在实际应用中还存在一些问题。随着肝细胞冷冻技术水平的不断提高,肝细胞在体外活性维持时间短的问题将得到改善,肝细胞体外温孵法也将会在体外药物代谢研究中广泛应用。

(4) 肝组织切片法:将肝脏切制成 $200 \sim 300 \ \mu m$ 的薄片,置于持续浸润培养系统中,与中药成分在模拟生理温度及生理环境条件下温孵,进行中药成分代谢研究。该方法完整保留了所有肝药酶和细胞活性,还保留了肝细胞间的相互联系以及与其他细胞间的细胞间质,更接近药物在体内生理情况下代谢的实际情况。

(5) 离体肝脏灌流法:该方法最突出的优点是保持了细胞完整的天然屏障和营养液的供给,也因离体性质排除了其他组织、脏器的干扰,可以考察药物在接近生理状况条件下的代谢情况,并能对受试物及其代谢产物进行动态定量分析。该方法的基本步骤是将通过手术取得的完整肝脏连接到灌流系统上,然后将中药成分模拟血液从肝门静脉进入肝脏的生理情况灌流入肝脏,进行中药成分代谢研究。离体肝脏灌流法兼有体外实验和整体动物实验的优点,更适合定量研究药物体外代谢行为和特点,但该方法对实验设备有一定要求,试验易受多种因素的干扰,而且操作技术较为复杂,因此该法的应用同样受到一定限制。

(6) 体内实验法:最常用的体内实验法是将中药给予动物灌胃后,在一定时间采集血液、尿液、粪便、胆汁,或者取出肝脏进行检测,通过分析代谢物的结构及含量的经时变化特性,发现中药成分体内代谢特征。此外,可利用微透析在体取样技术,将微透析针埋入肝脏内,在动物给药后直接对肝细胞外液中的中药成分及其代谢产物进行持续取样监测,能准确获得每个取样时间点中药成分在肝脏内的代谢信息,研究中药成分代谢的整个过程。

2. 胃肠代谢 中药在胃肠道代谢主要有以下几种研究方法。

(1) 肠微粒体温孵法:肠微粒体含有多种催化中药氧化、还原代谢的 I 相酶类,其混合氧化酶系的主要组成为细胞色素 P450 酶。采用肠微粒体进行中药成分代谢研究的方法与肝微粒体法相似,即在模拟生理环境的体外条件下,将中药与辅以了氧化还原型辅酶的肠微粒体一起温孵进行生化反应。目前,越来越多的中药肠道代谢采用该方法进行研究。

(2) 肠内容物温孵法:肠道菌群分为需氧菌类、兼性厌氧菌类和厌氧菌类,其分布特点是从小肠到大肠需氧菌逐渐减少而厌氧菌逐渐增多且菌群总量逐渐增加。将中药成分与肠内容物一起温孵一定时间后,分离原型成分和代谢产物并采用适当方法进行检测分析,可以了解中药成分在肠内多菌群体系下的变化情况,也可采用该方法进行代谢产物的大量制备以供结构及活性研究。

(3) 全粪便温孵法:许多中药成分代谢是在消化道菌群丛作用下进行的,而动物或人的粪便中几乎包含消化道菌群的全部类型,因此采用中药与粪便共同温孵的方法,是微生物对中药成分代谢研究的有效手段之一。该方法的基本步骤是取刚处死动物的肠内粪便在厌氧条件下进行处理制成肠菌培养液,加入中药成分在已灭菌的厌氧培养箱中37℃培养后,对原型成分及代谢产物进行定性定量检测,分析在肠道菌群作用下中药成分生物转化的变化规律。

(4) 单一菌株温孵法:从单一类型的菌群中提取菌群产生的酶,然后将中药成分与酶一起温孵,可研究单一类型菌群对中药成分的代谢转化特征。

(5) 肠组织细胞培养法:利用肠组织的切片、肠壁剥落细胞等获得肠壁上皮组织细胞并进行培养,再将其与中药一起温孵,研究中药成分肠壁代谢特征。

此外,中药胃肠道代谢研究还有 Caco-2 细胞模型法、离体外翻肠囊法、口服抗生素前后对比法、正常动物与无菌动物比较法以及胃内容物温孵法等方法。

3. 斑马鱼药物代谢模型　　斑马鱼(zebrafish)和人类基因有着87%的高度同源性,作为模式生物的优势很突出,实验结果大多数情况下适用于人体。

斑马鱼被广泛用于药效筛选及毒性评价的重要模式生物,而药物在生物体内的代谢转化与其活性及毒性的产生密切相关。采用斑马鱼模型研究其对外源物质的代谢虽然起步较晚,但正日益受到重视。现有研究发现,Ⅰ相代谢酶细胞色素P450以及Ⅱ相代谢酶尿苷二磷酸葡萄糖基转移酶和磺基转移酶等多种药物代谢酶在斑马鱼体内表达。此外,斑马鱼还具有肠道菌群。目前,以斑马鱼为模型进行中药成分代谢研究已有许多报道,如丹参酮ⅡA 经斑马鱼代谢产生了2个单羟基化和1个双羟基化的产物。

中药成分采用斑马鱼进行药物代谢研究,一般是将斑马鱼暴露于含供试药的溶液中,取24 h 的药液和鱼体,经处理后采用 LC-MS 分析代谢产物。

(三) 中药代谢研究应注意的问题

由于性别、年龄、种属、个体差异、疾病、服药时间等因素对药物代谢酶的种类及含量存在影响,因此在进行中药成分代谢研究时,为了获得全面完整的成分代谢信息,应根据研究目的制定合理的实验方案。

肝微粒体细胞色素 P450 酶活性存在性别差异,CYP3A4 在雌性体内的代谢活性高于雄性,而 CYP2D6、CYP2E1 和药物结合反应的活性则是男性体内较高,而新生儿体内细胞色素 P450 酶的量约为成年人的 1/3,老年人的体内代谢酶活性降低及功能性肝细胞减少,那么同一中药成分在雌性和雄性,幼年、成年和老年状态下的代谢特征就可能存在差异。因此,采用肝微粒体或肠微粒体温孵法进行中药成分代谢研究时,应考察在不同性别及年龄情况时的代谢状况。

在病理状态下特别是肝脏发生病变时,有些药物代谢酶的含量和活性会发生变化,此时中药成分的代谢特征与正常生理状态时也可能不同,故无论是采用离体方法还是在体方法,中药成分在疾病状态下的代谢研究结果对指导临床用药具有更重要的作用。

时辰节律(又称昼夜节律)是生命体以 24 小时左右为周期波动的现象。近年来人们发现,最重要的代谢器官肝、肠、肾内含有的多种代谢酶与生物钟紧密联系。例如,许多细胞色素 P450 酶的表达具有时辰节律性,小鼠肝脏中的 CYP1A2、CYP2A4、CYP2A5、CYP2B10、CYP2E1 等在夜间或昼夜交替时具有更高的 mRNA 表达,转录组学分析显示有约 10% 节律基因参与了药物代谢解毒的过程。因此,在进行中药成分代谢研究时应考虑有些药物代谢酶具有的时辰节律性问题。

二、中药代谢组学研究方法

中药代谢组学研究通常使用生物流体或细胞、组织的提取物作为代谢样本数据的主要来源。生物流体对于研究人类和动物的生理、病理过程非常重要,且相对容易获得,尤其是尿液、血清或血浆样本。此外,生物流体还包括脑脊液、精液、羊水、滑液、唾液和其他消化液、水疱和囊肿液、肺抽吸物和透析液等。

中药代谢组学研究方法主要涉及数据采集技术、数据统计分析方法、数据驱动的可视化设计三大部分。数据采集常用技术包括核磁共振波谱、液相色谱-质谱联用、气相色谱-质谱联用等经典分析方法,近年来还采用毛细管电泳法、超临界流体色谱等方法,但由于生物样本混合成分高度复杂的特性,目前尚无一种分析方法可以涵盖全部的代谢物。

(一) 数据采集技术

1. 核磁共振波谱技术　　核磁共振波谱数据为理解代谢物结构、代谢流、代谢平衡提供了丰富的信息来源。核磁共振波谱已成为高通量代谢表型研究中心常规使用的方法,广泛应用于人群规模化研究,包括生物流体和组织样本的分析。

质子是核磁共振波谱研究中最常用的核,因为它在有机分子中普遍存在,具有99.98%的天然丰度和最高的相对灵敏度。自动化核磁共振波谱仪每天能够采集100~120份尿液或60~80份血清/血浆样本的质子共振谱(^1H-NMR)。以尿液样本为例,它通常含有3 000多种代谢物,浓度范围涵盖了6个数量级,NMR波谱约能检测到其中的6.8%种代谢物。

原始样本采集后应立即置于-80℃的温度下淬灭。收集粪便和尿液样本时,可添加叠氮化钠作为防腐剂。组织样本使用干冰或液氮速冻,可直接抑制正在进行的生化反应。血清/血浆样本比尿液更易受储存条件的影响,一些不稳定的成分会随着时间的延长而被分解。微生物发酵也会引起样品分解,导致乙酸盐、甲酸盐浓度增加,严重时会导致乙醇浓度增加。样本即使在冷藏温度下排队也可能导致某些代谢物被降解,因此建议使用抗菌剂、随机或顺序分析多个小批次样本,以便缩短解冻和分析之间的时间。

由于聚集性成分和生物大分子(如白蛋白、脂蛋白等)的存在,血清/血浆明显比尿液、唾液和脑脊液更加黏稠。血清/血浆样本在冰上解冻、离心去除颗粒杂质后,通常会用去离子水、生理盐水或缓冲液(0.1 mol/L磷酸盐)进行稀释,再加入少量重水(D_2O)提供锁场信号,以控制磁场漂移。另外需要注意3-(三甲基硅基)氘代丙酸钠($TSP-d_4$)会与蛋白质结合,产生加宽的参考信号峰,不建议作为血清/血浆样品的内标使用。

处理组织样本时,尽可能保持较短的解冻时间以避免酶降解。在冷冻状态,可以用研钵、研杵或用液氮冷却的球磨机对组织样品进行研磨,也可以直接加入冰冷有机溶剂进行匀浆,提取组织内的代谢物。不同的有机溶剂提取方案将导致组织样本代谢谱的变化。

尿液样本中通常需要加入少量缓冲液(如含0.2 mol/L磷酸盐的D_2O缓冲液),以消除样品酸碱度差异引起的共振信号偏移。高盐浓度、高离子强度的尿液样本会影响探头的调谐和匹配,可以采用更长的脉冲长度、较小直径的核磁共振管减少其影响,结合自动调谐设备优化每个样品的调谐和匹配,从而确保最佳测试条件。

由于D_2O的存在,生物样本中某些质子信号可能会发生选择性氘化的现象,这是由于样品老化导致的(如在样品架中排队、制备后储存等)。这种效应在肌酐中表现最为明显,由于酮-烯醇互变异构的存在,δ 4.06处共振信号会大大减弱。

核磁共振数据采集的基本步骤包括:设置采样温度为300 K,对于某些等离子体,可将温度设置得更高;样品载入探头后留出足够的平衡时间;使用代表性样本(质控样本)调谐探头;根据H_2O质子共振频率设置射频场频率偏置,并确定水饱和功率;确定给定功率水平下的90°脉冲长度;如有必要,重新调整抑制H_2O质子信号的频率偏移;为样本选择合适的脉冲序列。水峰压制是核磁共振数据采集过程的关键环节,可以采用水峰预饱和与体积选择相结合的方法来消除水峰信号。前者一般是采用预饱和脉冲序列来优化共振偏置,即找到H_2O的准确^1H化学位移,完美的溶剂峰压制效果应该是谱图上水峰的相位良好,两侧基线平坦。后者主要指核磁管内液体的高度(管内液体的体积)要适宜,线圈区域之外的溶剂也会感受到不均匀的磁场,进而影响溶质信号的输出。此外,水信号对温度敏感,对数据再现性和最佳溶剂抑制的另一个要求是控制采样温度。

2. 超高效液相色谱-质谱联用技术　　超高效液相色谱-质谱(Ultra Performance Liquid Chromatography tandem Mass Spectrometry,UPLC-MS)是代谢组学研究中应用最广泛的分析平

台。UPLC－MS与NMR数据可以相互补充,既能发挥各自的特征优势又能打破单一模式的局限性,二者结合应用可以最大程度上检测到更丰富的代谢物。

UPLC－MS用于不同层面的代谢组学分析,包括靶向、半靶向和非靶向研究(表14－1)。靶向研究通常是对已知受到疾病或外源性暴露干扰的代谢物进行测定。一般来说,该方法可以测定一种到几十种代谢物,通过建立不同浓度标准品的校正曲线,并做相应的方法学验证以实现样本中目标代谢物的绝对定量。代谢物在数据收集之前是已知的,因此可用于解释代谢途径和生物过程。非靶向研究是对样本中尽可能多的代谢物进行相对定量分析,通常用于发现生物标记物和提出机制假说。该方法可以检测成百上千种代谢物,这取决于样本的类型、提取方法以及UPLC检测方法,且不需要建立校准曲线。此外,还有一种方法就是半靶向分析,它既有靶向分析的优点,也有非靶向分析的局限性。使用该方法测定代谢物可以从有限的校准曲线中实现绝对定量,每条校准曲线都用于对多种代谢物进行量化。代谢组学通常会同时使用(半)靶向和非靶向分析,以发挥每一种方法的优势。

表14－1　代谢表型不同研究策略的特点

实验特征	非 靶 向	半 靶 向	靶 向
代谢物数量	检测成百上千种代谢物,取决于样品类型、提取方法和UPLC检测方法	检测数十或数百种代谢物	检测一到几十种代谢物
量化水平	相对定量,无代谢物浓度报告,色谱峰面积作为浓度替代指标	使用同位素标记的内标或构建校正曲线测定代谢物的绝对浓度。通常使用单个特定类别的校准曲线对多种代谢物进行量化	使用同位素标记的内标测定代谢物的绝对浓度,并用化学标准品构建校正曲线。通常,为每种代谢物构建一条校准曲线
代谢物鉴定	许多代谢物的化学结构在检测前是未知的,需要进一步鉴定	在收集数据之前,待检测的代谢物是已知的	在收集数据之前,待检测的代谢物是已知的
生物学解释	需要对代谢物进行注释/识别。通常会选择对一些差异代谢物进行注释/识别,但不是所有代谢物,是一个耗时的过程	代谢物是已知的,可用于生物学解释	代谢物是已知的,可用于生物学解释
对检测代谢物的偏向性	采用两种互补的超高效液相色谱(UPLC)方法引起的偏向性最小。检测偏向性与代谢物浓度也相关,低浓度的代谢物不易被检测	检测偏向性由代谢物标准品的可用性引起	不选择分析所有的代谢物,因此引入了检测偏向性。但来自以往研究的有力证据,确保了选择性代谢物的生物学重要性
实验种类	发现/提出假设	提出假设/假设检验	假设检验/转化为临床实践

(1)代谢组学研究对超高效液相色谱的需求:超高效液相色谱(UPLC)是目前代谢组学研究中应用最频繁的色谱系统,与传统高效液相色谱相比,UPLC填料粒径更小、压力更高。在最佳分离条件下,UPLC谱图上可以获得较窄的色谱峰宽度和更高的理论塔板数,提升了检测的灵敏度、分辨率以及信噪比。选择不同固定相、柱长度和固定相颗粒大小的色谱柱,实现对不同类别代谢物的特征性色谱分离。目前,UPLC最常用的两种固定相为反相和亲水相互作用两种类型。

反相色谱柱通常适用于分析血清、血浆、尿液、细胞和组织提取物中的脂质以及水溶性半极性代谢。采用乙腈、水和异丙醇作为流动相,可以在15 min内实现脂质类代谢物的色谱分离,用于脂肪酸、甘油磷脂、酰基肉碱、酰基甘油酯和甾醇/甾体等的高通量分析。采用水-乙腈或水-甲醇作为流动相,可以检测多种中等极性代谢物,包括短链有机酸、嘌呤代谢物、糖、芳香族代谢物以及与氨基酸代谢相关的代谢物。在分析尿液里中等极性代谢物时,可选择C18柱或C8柱,它们有不同的碳覆盖和封端,两者都会影响固定相的保留性能。

尽管反相固定相经常应用于分析含水的生物流体,但对于分离水溶性极性和带电荷的代谢物并不是最佳选择,因为这些代谢物在反相色谱柱上不保留,而亲水相互作用液相色谱柱

（Hydrophilic interaction liquid chromatography, HILIC）却能增加极性和带电代谢物的保留。HILIC柱的固定相是二氧化硅或化学修饰的二氧化硅,所需流动相的溶剂组成范围较小,比如 HILIC柱水相为95%~50%,而反相柱的水相为95%~5%。HILIC柱初始流动相的平衡通常需要更长的时间,占为总进样时间的三分之一或而二分之一。两类固定相互为补充,适合人类和哺乳动物生物样本的分析。

（2）代谢组学研究对质谱仪的要求:质谱仪是代谢组学研究中最常用的分析检测器,能够在毫摩尔/升、微摩尔/升和纳摩尔/升的宽浓度范围内检测代谢物,通过超高效液相色谱的分离,实现对多种代谢物的检测。质谱具有高分辨率和高准确度的特点,能够解析和检测质荷比（m/z）非常相似的代谢物。

电喷雾（ESI）是 UPLC - MS 最常用的电离源,其离子化过程大致分为三个步骤:带电液滴的形成、溶剂蒸发和液滴碎裂、离子蒸发形成气态离子。当色谱柱流出物经毛细管顶端在高电场作用下发生电子转移和得失,形成含有溶剂和溶质离子的微滴。在干燥气的作用下,溶剂蒸发,液滴会非均匀破裂形成更小的液滴,以此重复,最终形成气相离子。在大气压条件下形成的离子,在强电位差的驱动下,经取样锥孔进入质谱真空区。

质量分析器是质谱仪的核心部分,不同类型的质量分析器构成了不同类型的质谱仪。最常用的是三重四极杆（QQQ）、飞行时间（TOF）、四极杆/飞行时间（Q - TOF）、离子阱/轨道阱（ion trap-orbitrap）或四极杆/轨道阱（quadrupole-orbitrap）质谱分析仪（表 14 - 2）。在代谢组学研究中,QQQ - MS 常用于靶向分析,其他质谱仪常用于非靶向或半靶向分析。

表 14 - 2　不同质量分析器在代谢表型检测中的比较

质谱仪性能	三重四极杆（QQQ）	飞行时间（TOF）	四极杆/飞行时间（Q - TOF）	离子阱/轨道阱（Ion Trap - Orbitrap）	四极杆/轨道阱（Q - Orbitrap）
质量分辨率	分辨率低	高分辨率（1 万~5 万）	高分辨率（1 万~5 万）	高分辨率（1.5 万~24 万）	高分辨率（1.5 万~28 万）
MS/MS 和 MS^n（$n>2$）功能	可以,有四种扫描类型	不可以	可以,碰撞池中的碰撞诱导解离（CID）	可以,线性离子阱中的高能碰撞解离（HCD,MS/MS）和碰撞诱导解离（CID）	可以,高能碰撞解离（HCD,MS/MS）
采集速度（Hz）	速度快,通常为 1~20 Hz	速度快,通常为 1~10 Hz	速度快,通常为 1~10 Hz	速度快,通常为 1~10 Hz	速度快,通常为 1~10 Hz
检测类型	靶向	非靶向	非靶向/半靶向	非靶向	非靶向/半靶向

TOF 质谱仪根据不同质荷比（m/z）的离子在 10^{-6} atm 真空压力下穿过飞行管的时间进行检测,低 m/z 离子比高 m/z 离子通过飞行管的速度更快。常用的 TOF 质谱仪分为单一 TOF 质谱仪和混合 Q - TOF 质谱仪。Q - TOF 可以使特定 m/z 的离子在四极杆分析器中分离,然后在四极杆和 TOF 之间运行的碰撞池中发生碎裂,以获取全扫描和 MS/MS 数据。

Orbitrap 质量分析器形状如同纺锤体,由纺锤形中心电极和两个外部电极组成,可以同时用作分析器和检测器。进入 Orbitrap 的离子通过电动挤压捕获,之后这些离子围绕中心电极及在两个外部电极之间振荡,不同的离子以不同的频率振荡,从而得到分离。Q Exactive 系列仪器是一种混合型 Orbitrap 质谱仪,它将四极杆分析器与 Orbitrap 结合起来进行全扫描和 MS/MS 数据收集。

QQQ 质谱仪分为四种不同的扫描类型:选择（或多个）反应监测（SRM 或 MRM）、子离子扫描、前体离子扫描,以及中性丢失扫描。与 Q - TOF 和混合 Orbitrap 质谱仪相比,QQQ 特异性更强,适用于高准确度、高精确度的绝对定量靶向代谢组学研究。

3. 气相色谱-质谱联用技术　　质谱与气相色谱的结合是代谢物分析中使用最古老、成熟的技术之一。

毛细管气相色谱的强大优势在于高分离效率和相对较少的与质谱接口连接问题,极大地增强了其在代谢组学检测中的应用。气相色谱-质谱（gas chromatography-mass spectrometry,GC -

MS)被认为是代谢表型分析的"金标准"。与其他分析技术相比,气相色谱-质谱仪器的获取、分析和维护成本较低,且公共光谱库和商业光谱库均可用于识别代谢物,便于数据处理。该技术最重要的特征是所分析代谢物的碎片模式可高度再现,并独立于使用的仪器。

样品制备的目的主要是改善代谢物的色谱行为和可检测性,从基质中分离代谢物,并将基质从分析系统中移除。GC-MS可直接检测非极性、挥发性/半挥发性、热稳定的代谢物,但不适用于整体分析,更适用于分析低分子量的代谢物(通常低于600 Da),如有机酸、脂肪酸、醇、甾醇,以及在实验条件下变得具有挥发性的其他类型的分子。非挥发性分子需要通过化学衍生化,转变成热稳定、挥发性的衍生物,再进入GC-MS分析。衍生化还可以降低代谢物中羟基、胺基、羧基和硫醇基的极性,减少了它们之间、它们与固定相之间的超分子相互作用,从而改善色谱分离。衍生化过程是GC-MS代谢表型技术的标志,在更大程度上决定了结果的质量。

样品前处理方法包括液-液萃取、固相萃取、蛋白质沉淀、均质化、离心、超声波处理等,样品的性质或类型决定了所应用的方法。生物样品中的复杂基质会干扰分析,降低代谢物检测的灵敏度和选择性,固相萃取法可以有效降低生物样本的基质效应,富集目标代谢物。对于生物体液样本,实验方案中更常使用液-液萃取法,并辅助以涡旋、均质化等其他方法。提取极性代谢物优选异丙醇、甲醇、乙腈、水或这些溶剂的混合物;而氯仿、乙酸乙酯等非极性溶剂对亲脂性代谢物的提取效率更高。酸碱度的调节对某些可电离分子在不同萃取相中的分配能产生显著影响,如果要采用这种提取步骤,建议调整、控制、监测样品的酸碱度。基于GC-MS技术的代谢组学研究使用血浆或血清样本,首先要在血液样本中添加有机溶剂(通常是乙腈或甲醇),沉淀蛋白质。尿液样本中通常不含有蛋白质,除非患者因尿失禁而出现蛋白尿等一些疾病。粪便样本需要先进行机械匀浆,再以样品重量与缓冲液体积1:2的比例提取粪便中的代谢物。

代谢物提取后进行衍生化反应。在大多数方案中,衍生化过程需要在完全无水的情况下进行,因此有机溶剂提取液需要在温和的氮气流保护下蒸发至干。用于GC-MS分析的生物样本通常需要进行两步衍生化过程:甲氧基胺化和酰化反应。例如,在28~37℃的无水吡啶环境中加入甲氧基胺盐酸盐,反应120分钟;然后在37℃下加入氮-甲基-氮-(三甲基甲硅烷基)-三氟乙酰胺(MSTFA),反应30分钟~1小时。其他衍生方法包括使用替代反应试剂,如氯甲酸乙酯(ECF)、氯甲酸甲酯(MCF)和氯甲酸七氟丁酯(HFBCF)衍生试剂,用于有机酸、胺和氨基酸的衍生化。与三甲基甲硅烷基类衍生试剂不同,氯甲酸酯试剂可以在水介质中反应,这为GC-MS直接在生物或食品样本中应用提供了一种便捷的衍生化方法。

质谱分析条件的设置应适应所有目标代谢物,并对灵敏度和效率进行检测。GC-MS有两种电离方法,即电子碰撞电离和化学电离,目前电子电离占主导地位。检测通常在电子电离后的单四极杆质谱分析器中进行,从20~600 Da采用全扫描模式。喷射发生在分流或无分流模式下,前者更有利于仪器保护,而后者为痕量代谢物提供了更高的检测灵敏度。GC-MS数据质量应符合建议的标准,如零值的数量应小于40%和峰面积变异系数应小于质控样本的30%等,这些措施保证了所得结果的质量和有效性。

4. 毛细管电泳质谱法　　毛细管电泳(capillary eletrophoresis,CE)是以毛细管为分离通道、以高压直流电场为驱动力的液相分离技术。

与传统的分离方法相比,毛细管电泳是一种不受复杂样品基质影响的技术,简单、高效、快速和微量是其显著的特点。CE适用于分离极性和离子化合物,为代谢组学分析提供了一种补充工具,以提高代谢物的覆盖率。对于那些通常在LC-MS分析中存在较多问题的化合物,如氨基酸、胺、肽、酰基肉碱、核苷、有机酸等,以及高盐含量的样品,如细胞培养基,可以考虑采用CE-MS分析。

毛细管电泳是一种电动分离方法,其中毛细管区带电泳(CZE)的特点是代谢物分子根据电泳淌度和电渗透迁移率的矢量和在相对低黏度的缓冲体系中移动。由于蛋白质能与毛细血管壁结合,干扰电渗透流,影响迁移时间,因此血液等样本首先需要除掉蛋白质。冰冷有机溶剂是最常用的脱蛋白方法,该方法虽然有效,但在电泳研究中的适用性有限,因为有机溶剂电导率低,影响电流稳定性。目前常使用超滤作为替代方法,使蛋白质和多肽从其他样品成分中分离出来。尿液、唾液或眼泪等无蛋白样品可以稀释后过滤(0.22 μm 滤膜)或离心,直接进行 CE 分析。

5. 超临界流体色谱法 超临界流体色谱(supercritical fluid chromatography,SFC)是以超临界流体作为流动相的一种色谱方法。

超临界流体,是指既不是气体也不是液体的一些物质,它们的物理性质介于气体和液体之间。SFC 的分离机制与其他吸附、分配色谱类似,根据化学成分在流动相和固定相上的吸附或分配系数不同而使混合物分离。在 SFC 中,二氧化碳(CO_2)通过温度和压力的组合来维持液态,确保条件高于"临界点"的压力,可以被用作流动相。等度洗脱或梯度洗脱均可采用,并运用极性溶剂(如甲醇等)对超临界 CO_2 进行改性,以洗脱强保留的极性代谢物。也可以在有机溶剂中添加弱酸或弱碱,有助于洗脱离子化合物和改善峰形状。SFC 在纯化方面的优点是大大减少了对昂贵、有毒有机溶剂的需求,易于从产物中去除 CO_2,以及分离对映体的技术效率。随着大规模、高通量分析流行病学或临床研究中产生的样本,溶剂成本的节省对代谢表型分析具有更重要的意义。

SFC 与正相 LC 具有相似性,适合分析非极性代谢物(如脂肪酸、甘油三酯等脂质)。当应用 SFC 分析复杂混合物时,可以采用极性调节剂增加溶剂梯度,随着甲醇、异丙醇比例的升高,SFC 能够分析更多的中极性和极性化合物,扩展其应用范围,并为 RPLC 和 HILIC 提供了一种替代方法。

(二)多变量统计方法

代谢组学研究或实验的目的通常分为三类:根据代谢表型数据,建立预测个体结局或个体之间差异的数学模型;通过研究变量之间的相关性,来描绘代谢表型的特征;以及两者的结合,既研究组间的差异,同时也关注哪些代谢物对区分不同组的样本是重要的。以下着重介绍针对质谱(MS)及核磁共振(NMR)技术平台中获得的多变量代谢表型数据的分析方法。

1. 数据转换

(1)均值中心化:多元方法中最基本的数据转换技术是将每个变量的均值设为 0,这个操作称为均值中心化(mean centering)。如果没有均值中心化,均值较大的变量可能会对整体变量的重要性产生影响,而不是平均值周围的偏离占据主导。在代谢表型研究中,所有数据在任何分析之前都是以均值为中心的。

(2)自动标度化:通常具有较大均值的变量也表现出较大的方差,导致这些变量被认为比其他方差较小的变量更重要或更有信息价值。当度量处在不同单位或不同范围的变量时,建议减小大方差的规模,以使它们的贡献相对相等。用每个变量的数值除以该变量的标准差,使每个变量在方差方面都同样重要,每个向量都缩放到单位方差,这个过程称为自动标度化(autoscaling)。

2. 无监督模式识别 数据挖掘是分析代谢表型数据的起始,为明确数据在多元空间中的分布和结构,采用不同技术以更容易理解的方式将高维数据可视化。

(1)无监督降维方法

1)主成分分析:当数据有三个以上的变量时,样本之间的相似性很难可视化。对于整个数据集的可视化,需要 p 维,每个代谢图谱是 p 维空间中的一个单点。为了能够可视化所有变量在低维空间的贡献,主成分分析(principal component analysis,PCA)定义了新变量,它是原变量的线性组合。当原始数据可以多重共线时,PCA 的新变量称为主成分(PCs)或潜变量(LVs)。每个 PC 是由所有变量定义的,每个变量在每个 PC 中具有不同的权重,因此每个 PC 是所有变量的线性组合,是相互正交的。PCs 根据它们能解释数据的方差量进行排序。

2)投影寻踪与独立成分分析:主成分分析假设数据是正态性的,而实际研究中也会关注偏离多元正态的数据。投影寻踪作为延展的 PCA 降维方法,适用于非正态高维数据的分析。其中独立成分分析(ICA)是从多元(多维)统计数据中寻找潜在因子或成分的一种方法。ICA 与其他方法的区别在于它寻找满足统计独立和非高斯的成分。

3)核主成分分析:通常情况下,主成分分析适用于数据的线性降维,而核主成分分析可实现数据的非线性降维。如果应用一个非线性函数,将数据矩阵非线性地变换成一个方阵,基于这个非线性映射得到的特征向量,被称为"核技巧",它通过将这些信息合并到核矩阵中,来避免用线性方法进行非线性的显式映射。对核矩阵执行特征值分解,得到与核映射相关的特征值和特征向量,称为核主成分分析。

4)稀疏主成分分析:当主成分中的变量较多时,需要一个阈值对变量的重要性进行筛选,因此将稀疏性引入加载向量实现稀疏主成分分析(SPCA)。

(2)孤立点检测　在主成分分析样本中总会存在与其他数据有所差异的"点",这些样本被称为"离群值(outliers)",因为它们在多元空间中的投影不在一般分布之中。

1)霍特林统计量(Hotelling's T^2):代谢表型分析中确定哪些样本可能被视为 PCA 异常值的常用方法是计算每个样本的 Hotelling T^2 统计量,并将其与假设大多数(通常为95%)样本的理论值(距离)进行比较。

2)质量控制样本:检查异常值的另一种方法是观察质量控制(QC)样本在 PCA 模型的投影是否聚集在原点附近。QC 样本是整个样本集合的平均值,正常情况下它们会聚集在数据中心附近。在运行顺序中可视化 QC 样本的轨迹能进一步可视化潜在的批次影响(线性或非线性)。

3. 监督模式识别与多元回归　代谢表型研究的目的之一是定义预测模型,预测未来数据的分类或分组。

(1)聚类判别分析

1)线性判别分析:样本中的类是基于训练数据形成的,这些数据定义了不同类之间可以通过每个组的特征进行区分,这种方法称为判别分析方法。判别分析的最简单形式是寻找一个分离的超平面作为两组之间的线性边界,这种判别函数称为线性判别分析(LDA)。

2)二次判别分析:与线性判别分析类似,二次判别分析是另外一种线性判别分析算法,二者拥有类似的算法特征,区别仅在于:当不同分类样本的协方差矩阵相同时,使用线性判别分析;当不同分类样本的协方差矩阵不同时,采用二次判别分析,其中,集合协方差矩阵被每组的单个协方差矩阵替换。

3)k-最近邻算法:在对新样本进行分类时,只需要计算新样本和已知类的训练对象之间的距离,选择与新样本距离最小的 k 个训练样本,并基于多数投票为新样本分类。

4)k-均值:k-均值(k-Means)是另一种基于距离的分类方法,技术上属于无监督类别,也可在不知道任何分类信息的情况下使用。k-均值属于迭代学习算法,其目标是从与所有对象距离最小的数据中找到 k 个聚类。从 k 个随机位置开始,计算所有样本到这些聚类中心(均值)的距离,将所有样本分配给它们距离最近的簇,更新聚类平均值。k-均值继续这个过程,直到簇的位置收敛。此外可以使用中值代替均值以获得更稳健的估计。

(2)多元回归

1)多元线性回归:通过对两个或两个以上的自变量与一个因变量的相关分析,建立预测模型。当自变量与因变量之间存在线性关系时,称为多元线性回归分析。

2)主成分回归:用主成分分析法对回归模型中的多重共线性进行消除后,将主成分变量作为自变量进行回归分析,然后根据得分系数矩阵将原变量代回得到新的模型。

3)偏最小二乘法:偏最小二乘法(PLS)用一种潜变量方法来模拟两个矩阵(X,Y)之间的协方差结构。主成分回归隐含的假设是 Y 可以用高方差的潜变量预测,而在实际问题中导致 Y 变异的变量不一定是那些表现出高方差的变量。相反,与 Y 有高协方差的 X 方向是值得关注的。PLS 模型的目的是最大化 X 和 Y 的协方差,与 Y 协方差最大的 X 方向对应的权重称为 PLS 分量或简单的潜变量。

4)核偏最小二乘:核偏最小二乘法(KPLS)首先将初始输入点映射到高维特征空间,然后在高维特征空间再进行 PLS 运算。KPLS 提高了 PLS 非线性性能。

5)正交信号校正滤波偏最小二乘法及对潜在结构的正交投影:改进 PLS 模型的目标是去

除 X 中与 Y 正交、无关的噪声、基线漂移等差异。第一种方法利用正交信号校正(OSC)迭代地从 X 中删除与 Y 正交的变异，校正后的 X 矩阵再进行 PLS 分析，称为正交信号校正滤波偏最小二乘法(OSC - PLS)。第二种方法使用 PLS 计算预测成分，然后去除与之正交的变异，这种方法被称为潜在结构的正交投影(O - PLS)。

(3) 惩罚回归

1) 岭回归：当一个矩阵有太多的方差存在，可以通过减少或缩小方差的方法进行解决。在岭回归中，通过对大的回归系数平方施加"惩罚"(λ)，也被称为回归系数的 $\ell2$ -正则化，从而减少方差。岭回归系数依赖于数据和惩罚参数，因此是有一定偏向性的。

2) 使用套索的惩罚回归：套索回归与岭回归有一点不同，它在惩罚部分使用的是绝对值($\ell1$ -正则化)，而不是平方值，这会使某些系数估计结果等于零。使用的惩罚值越大，估计值会越趋近于零。将特定系数设为 0 意味着要从给定的 n 个变量之外选择变量，因为乘以 0 的变量对 Y 的预测没有任何贡献。

3) 弹性网络：大多数代谢表型数据中都存在具有生物同源性的相关变量，在套索回归中只选择一个变量会导致模型不能提供所有的信息。弹性网络是套索回归和岭回归的加权平均值，理论上具备代谢表型数据集分析的所有重要特性，但是比较耗费计算时间。

(4) 非参数机器学习与递归划分方法：还有一些能够更有效地处理非参数数据的方法被设计成在核空间中工作，如支持向量机(SVM)，用于在核空间中寻找区分两组的最佳分离超平面；在处理非线性数据时，决策树能通过递归将数据划分成更小的部分，进而对数据分类；随机森林的变量随机子集则在每次分裂时进行评估。

(5) 预测误差率和模型拟合：评估预测模型的准确性有不同的方法，但都需要一个独立的验证集和已知的类标签。预测结果包括真阴性(TN)、真阳性(TP)、假阳性(FP)和假阴性(FN)。当没有清晰的决策边界时，则需要从判别分析中得到的预测作为回归预测，在一个连续的尺度上重新估计训练结果变量。一种方法是利用受试者工作曲线(receiver operator characteristic, ROC)计算不同阈值下的真阳性率和假阳性率，预测的真阳性率最高、假阳性率最低为最佳阈值。另一种方法是计算期望结果的平方偏差，度量训练数据的拟合优度和验证数据的预测优度。R_Y^2 和 Q_Y^2 之间的比值表示交叉验证的稳健性，两个值越接近，模型的稳健性越好。置换验证用来估计模型给出比计算模型更高 Q_Y^2 的可能性，方法是将 Y 进行多次置换，然后使用与原模型相同的参数重新计算模型和随后的误差，获得模型预测的经验 p 值。对于回归模型，可以用均方根误差(RMSE)和预测的 RMSE(RMSEP)量化模型预测响应的偏差。

4. 生物标志物识别的统计方法　在进行了模型计算和验证，获取对预测轴贡献最大的变量之后，下一步是对这些变量进行化学识别。多元统计方法可以用来识别两个变量属于同一分子的可能性。这个研究领域被称为统计波谱法(应用于 NMR 波谱数据)和统计光谱法(应用于 MS 数据)。使用已经获得数据的优点在于节约时间和成本，但要注意的是统计方法不能替代实际的分析实验，它们以有针对性的方式指导实际实验。

(1) 统计全相关谱法：识别可能属于同一分子的 ^{1}H - NMR 波谱变量，最常用的方法是统计全相关谱(statistical total correlation spectroscopy, STOCSY)，计算变量之间的相关性，并假定相关性高的变量属于同一代谢物。

(2) 生物协同调节相关网络：生物协同调节相关网络(correlation networks of biological coregulation)的目的在于发现分子之间的相关性，进一步揭示代谢物分子的化学特性以及代谢物-代谢物之间的生物学相关性。聚类分析统计光谱(CLASSY)法使用利用层次聚类的相关矩阵来聚类数据，特别是峰或多重谱线，然后以不同截断水平的树状图表示代谢物集群，集群中的代谢物是生物学相关的。

(3) 基于参考匹配和二维统计相关数据的子集优化：参考匹配子集优化(STORM)使用参考信号寻找在特定化学位移处具有相同峰形状(多峰)的波谱子集。原始 STOCSY 法的缺点之一是使用了 Pearson 相关分析,容易出现离群值;二是使用了整个数据集,每个图谱由数百个峰组成,部分峰存在的重叠现象会导致相关性降低。因此,开发了 STORM 法,它利用参考信号寻找特定化学位移下具有相同峰形(多重谱)的波谱子集,然后排除所有没有这个信号的波谱,保留有目标多重谱的子集。将子集数据中的变量之间的关联可视化,可以更清晰地描述数据的结构关联。

(4)统计异质光谱与数据融合:统计异质光谱(statistical hetero spectroscopY,SHY)假设来自同一代谢物的交叉相关性产生高相关性,以 STOCSY 为基础,用于分析 NMR 变量和 MS 变量之间的相关性/协方差。此外,也可以利用数据融合技术将两个或多个数据集集成,创建一个单独的数据集,然后再使用传统方法进行多元数据分析。一般来说,存在三种不同类型的数据融合技术。低级融合技术,也称为数据级融合,在对每个数据集进行数据分析之前,将两个有可能分别伸缩的数据矩阵连接起来。高级融合技术,或称为模型级融合,每个数据集被独立分析,每个模型的预测被组合成一个单一的加权模型。介于低级和高级融合之间的中间部分称为中级融合,也称为特征级融合,每个数据集都是独立分析的,然后将最重要的变量连接到一个新的数据矩阵中,然后再次分析该数据矩阵以创建最终的预测模型。融合的不同数据集可以是来自同一样本在不同分析平台(如核磁共振波谱和质谱)下测试的数据,也可以是来自不同生物样本(如尿液和血液)的数据,或者是来自不同组学分析(如代谢表型和微生物组学)的数据。

多元变量统计方法旨在概述代谢表型实验的统计设计和数据分析,特别关注如何避免在模型中引入偏差,描述了在代谢表型分析中使用的无监督和有监督算法,以及从数据中识别可变化学特性的统计方法。

(三) 数据驱动的可视化设计

1. 代谢表型数据的可视化分析　　代谢数据是生物液体或组织提取物中可检测代谢物的化学分析结果,以谱学技术获得的轮廓图为主要输出形式,例如,原始数据被可视化为一个简单的线图或二维等高线图。在色谱-质谱的情况下,代谢数据包括色谱保留时间以及在每个时间点下的质谱图和强度。对于组织样本,还可以通过质谱成像技术增加另一个维度,保留代谢物的空间分布。除了这些标准的可视化图谱,还可以利用其他形式可视化表示后续的数据预处理和分析步骤。

1)散点图、火山图和气泡图:散点图将两个连续变量之间的关系可视化为符号(通常使用点),指示趋势或相关关系。散点图可用于无监督聚类和监督分类,清晰的、隔离的聚类表明数据组之间的差异。与散点图类似,气泡图显示 2 个连续变量轴,可视化两个主要连续变量之间的关系,每个数据点表示一个类别,还能利用符号的大小表示第三个连续变量,即在 2D 图形中表示 4 个维度。在生物标志物检测中,常用火山图绘制以错误发现率修正的 p 值与倍数变化值两种条件之间的表达差异。虽然火山图不代表线性趋势或数据结构,但它将显著差异表达的实体表示为图中的“离群值”,为识别潜在的生物标志物提供了一种简单方法。

2)线形图:用直线或光滑的线段表示两个连续变量之间的关系,主要突出沿轴线趋势的重要性。在代谢表型中,线形图经常被用来可视化图谱轮廓,尽管当数据点的数量非常大时,数据点之间的插值会影响计算渲染性能。

3)箱线图:显示连续变量在不同类别中的分布和形状。这种表示法通过指示统计指标来表示分布的形状。

4)条形图和直方图:表示连续整数变量和类别变量之间的关系可使用条形图。集群条形图允许表示额外的类别维度。如果连续变量是归一化的,则可以使用堆叠条形图表示变量在另一个类别中的比例,并用不同颜色加以区分。直方图在视觉上类似于条形图,但它表示一系列有序值之间的事件分布,有序值可以是一个从连续值派生出的类别变量(称为“装箱”的过程)。直方图可以用于代谢谱的预处理,特别是在峰的选取过程中,将图谱的连续数据点转换为“离散”峰。

5)热图:半定量地表示两个类别维度相交之处的连续变量,广泛用于组学研究可视化代谢物、基因或蛋白表达水平的相似性和/或差异。在数据预处理阶段,可以使用热图可视化和评估谱峰的对齐。一种方法是对所有样本的峰强度进行归一化处理,并以颜色进行标度,将图谱上的每个峰强度绘制为列,将不同的图谱堆叠成行。通过垂直排列类似强度的峰(以相似颜色表示),可以观察到排列整齐的谱。第二种方法是计算每个图谱上每个峰之间的相关系数(取值范围在0到1之间),绘制样本间的相关系数。对角线总是等于最高的相关系数(等于1),因为一个样本的峰与自己完全相关,非对角线低相关系数提示较差的峰对齐。该方法可用于评价不同的对齐方法,不同样本的信号峰之间相关系数最高表示对齐良好。

6)可视化知识库:在代谢表型分析中,常见用于可视化的数据库包括人类代谢组数据库(The Human Metabolome Database,HMDB)、生物相关的化学实体(Chemical Entities of Biological Interest,ChEBI)、大肠杆菌代谢组数据库(*Escherichia coli* Metabolome Database,ECMDB)、食品数据库(Food Database,FooDB)、脂质结构数据库(LIPID MAPS Structure Database,LMSD)、质谱数据库(MassBank)、小分子途径数据库(Small Molecular Pathway Database,SMPDB)、酵母代谢组数据库(The Yeast Metabolome Database,YMDB)、生物途径数据库(Reactome)等。

2. 用于可视化的工具 数据分析常用编程语言提供了一些通用可视化库,如Python和R语言。一些网络可视化工具可以提高复杂数据结构的可见性,如Net-workX、graph-tool以及Cytoscape等。

到目前为止,我们与数据的交互是通过屏幕进行的,鼠标和键盘将我们的触角延伸到数字世界。随着虚拟现实解决方案和触觉设备的开发,包括但不限于云技术以及虚拟现实(VR)的发展,未来人们将能够以更自然、更引人入胜的方式与数据交互。

第三节　中药化学成分代谢反应类型

中药成分被吸收入血进入肝脏后发生的代谢反应一般分为Ⅰ相代谢和Ⅱ相代谢,这是二个相互衔接的过程。Ⅰ相代谢包括氧化、还原、水解等反应,是药物在以细胞色素P450酶为核心的混合功能氧化酶等催化下发生的,通常是脂溶性药物在分子中引入—OH、—NH$_2$、—COOH等活性基团,使药物水溶性增强,活性发生改变(灭活、激活或作用类型改变)。Ⅱ相代谢主要是结合反应,是指药物及经Ⅰ相反应形成的代谢物分子中的极性基团,在尿苷二磷酸葡萄糖醛酸转移酶等催化下,与体内的葡萄糖醛酸、甘氨酸、硫酸和醋酸结合或发生甲基化、乙酰化等反应,生成水溶性更大的复合物。经过Ⅰ相和Ⅱ相代谢反应生成的代谢产物都可以直接排泄,而Ⅱ相代谢产物则更易排出。

一、中药化学成分肝代谢常见反应类型

(一)氧化反应(Oxidation Reaction)

氧化反应是中药成分Ⅰ相代谢最常见、最重要的反应,主要由细胞色素P450酶催化发生,是通过电子传递系统将分子氧还原,并将其中的一个氧原子加到底物中,反应需还原型辅酶Ⅱ(NADPH)。细胞色素450酶与底物的总反应可以下式表示:

$$RH + O_2 \xrightarrow[CYP450]{2e^-,2H^+} ROH + H_2O$$

RH代表底物,在催化反应的过程中,血红素中心铁离子的化合价从Fe^{3+}变为Fe^{2+},再变回Fe^{3+}。分子氧(O$_2$)被转变为氧化物状态,一个氧原子被转移到底物上形成羟基化的代谢产物(ROH),另一个氧原子则通过接受质子还原为水。反应中需要两个电子和两个质子。细胞色素P450酶系的循环催化反应机制见图14-4。

某些氧化反应是由线粒体和细胞质中脱氢酶和氧化酶催化。氧化反应的途径多种多样,主要的反应类型有以下几种。

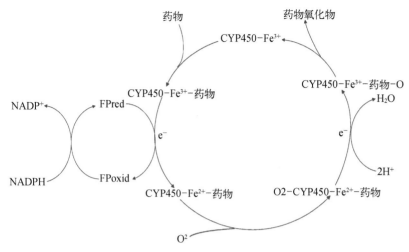

图 14 - 4　CYP450 循环作用机制图

1. O-脱烃基　　即碳氧键断裂后产生羟基而脱下烃基。许多中药成分在体内代谢过程中会发生 O-脱烃基反应,黄酮类化合物中尤为常见,如异黄酮类化合物大豆黄素在药物代谢酶催化下发生 O-脱烃基反应,代谢产生异黄烷类化合物雌马酚及开环化合物 O-去氧基安哥拉紫檀素和 4-羟基苄基-2,4-二羟基苄基酮,代谢机制是黄酮类化合物 C 环的 D 型开裂(图 14-5)。

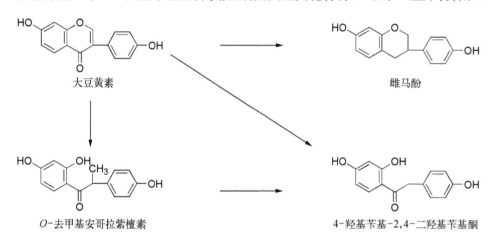

图 14 - 5　大豆黄素的体内转化机制

2. N-脱烃基　　即碳氮键断裂后脱下烃基产生亚氨基。大多数生物碱类化合物的代谢可发生 N-脱烃基反应,如二氢吗啡在 CYP3A4 及 CYP2C9 介导下代谢生成去甲二氢吗啡(图 14-6)。

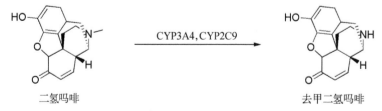

图 14 - 6　二氢吗啡的 N-脱烃反应

3. N-氧化　　此反应一般在 FAD -单加氧酶催化下发生。叔胺类化合物氧化导入氮氧键,伯胺、仲胺和酰胺则先发生 N-羟化反应生成不稳定氮羟,而后水解生成醛和一元羟胺。如吴茱萸碱在体内的代谢转化。

4. 脱氨基　　氧化脱氨基是一种常见的代谢方式,氨基经过羟化的中间产物,最终形成相应的酮。如甲基麻黄碱可以发生氧化脱氨基反应(图 14-7)。

5. S-脱烃　　此反应一般在 FAD -单加氧酶催化下碳硫键断裂,产生巯基而脱下烃基。

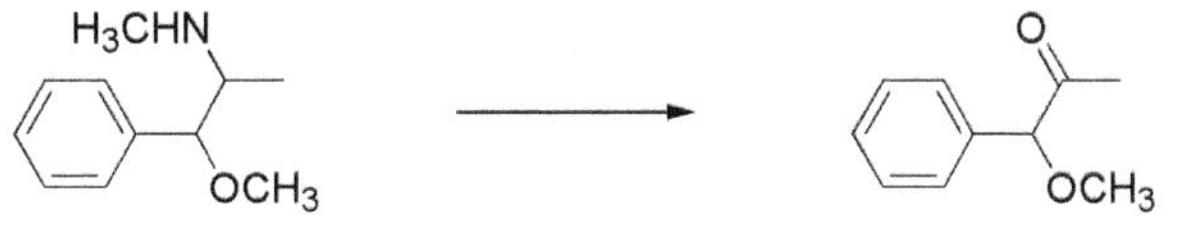

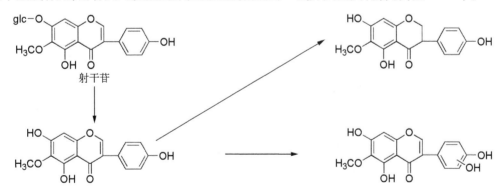

图 14-7　甲基麻黄碱的氧化脱氨基反应

6. *S*-氧化　　此反应通常由 FAD-单加氧酶催化,碳硫键断裂后产生羟基而脱下烃基,一般可导入硫氧键。

(二) 还原反应(Reduction Reaction)

在生物体内进行的还原反应远少于氧化代谢反应,但对中药成分的代谢转化仍有重要意义。常见的还原反应类型有以下几种。

1. 偶氮还原　　即偶氮化合物在肝微粒体细胞色素 P450 和 NADPH 细胞色素 c 酶、肝细胞胞液中的黄嘌呤氧化酶等偶氮还原酶催化下代谢转化为相应的胺。

2. 硝基还原　　即芳香硝基化合物在 NADPH 依赖的微粒体硝基还原酶催化下被还原成亚硝基化合物、羟胺,最终形成相应的胺。整个还原反应速度的决定性步骤为生物体将硝基还原为亚硝基。

3. 羰基还原　　即醛、酮化合物在醛、酮还原酶的作用下,分别被还原生成相应的伯醇和仲醇。如单吡啶类生物碱半边莲碱在肝微粒体中的还原反应(图 14-8)。酮还原酶既能催化酮类化合物还原为醇,还能将醛脱氢酶不能氧化的醛转化为酮。

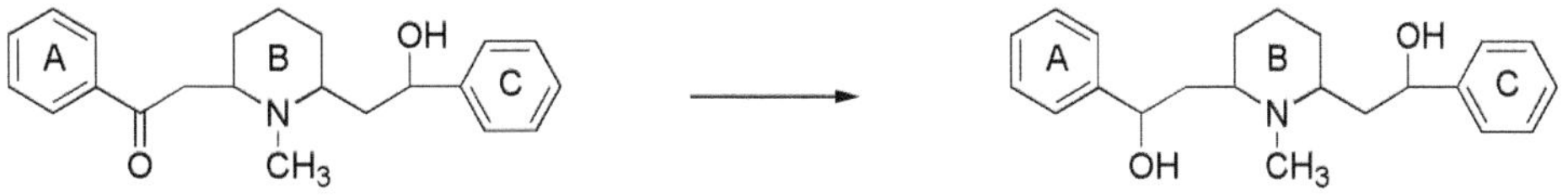

图 14-8　半边莲碱在肝微粒体中转化

4. 双键还原　　即碳碳双键被还原为单键。如异黄酮苷类化合物射干苷在肝微粒体孵育过程中生成苷元,而苷元可发生还原反应生成相应的二氢异黄酮类化合物(图 14-9)。

射干苷

图 14-9　射干苷在肝微粒体中的代谢

5. 二硫化物还原　　即二硫化物被还原为硫醇。

6. *S*-氧化物还原　　即 *S*-氧化物被还原为硫化物。

(三) 水解反应(Hydrolysis Reaction)

含有酯键、酰胺、苷键等结构的化合物,可通过水解反应生成相应的羧酸、糖、苷元及次生苷。

1. 酯水解　　酯酶在各组织中分布广泛,其种类较多,水解性质各异。含有酯键的化合物可在酯酶作用下发生水解。如苍术中含有的 *6E,12E*-十四碳二烯-8,10-二炔-1,3-二醇双乙酯可在体内酯酶作用下发生水解,生成 *6E,12E*-十四碳二烯-8,10-二炔-1,3-二醇。

2. 酰胺水解　　具有酰胺结构的化合物可在酰胺酶的作用下发生水解,其水解速度比酯酶慢。如靛玉红与肝微粒体温孵,除了发生氧化反应外,还可发生酰胺开环的水解反应,其在体内代谢也可发生水解反应。

3. 苷水解　　具有苷键结构的化合物进入肝脏后,可在肝内酶类作用下使苷键及糖间连接键断裂,水解成为糖、苷元或次生苷。如淫羊藿苷在生物体内可水解为淫羊藿素和淫羊藿次苷Ⅱ。

(四) 结合反应(Binding reaction)

Ⅱ相反应又称为结合反应。药物的结合反应会使药物极性增加,有利于其排出体外,对药物起到解毒作用。结合反应类型主要有以下几种。

1. 葡萄糖醛酸结合反应　　中药成分在哺乳动物体内最重要的结合反应是葡萄糖醛酸结合反应,主要在肝脏和肠道中进行,许多成分可被尿苷二磷酸葡萄糖醛酸转移酶催化与葡萄糖醛酸结合生成极性大的化合物而易于从尿液和胆汁排泄。葡萄糖醛酸结合反应的可能机制是尿苷三磷酸与葡萄糖反应生成尿苷二磷酸葡萄糖,尿苷二磷酸葡萄糖被进一步氧化为尿苷二磷酸葡萄糖醛酸后,可与中药成分及其第Ⅰ相反应生成的代谢产物的羟基、巯基、氨基、羧基等基团结合,生成葡萄糖醛酸结合物。

2. 硫酸结合反应　　中药成分的硫酸结合反应也较广泛。在硫酸转移酶催化下,中药成分及其第Ⅰ相反应生成的代谢产物的羟基和氨基与硫酸结合,分别生成硫酸酯和氨基磺酸酯,如小檗碱在人体内可生成与硫酸结合的Ⅱ相代谢产物(图 14-10)。能发生硫酸结合反应的中药成分多数也能发生葡萄糖醛酸反应,而葡萄糖醛酸结合物的结合能力更强,形成的结合物量也更大。由于机体内硫酸酯酶的活性较强,常导致形成的硫酸结合物因酶解作用去掉硫酸。

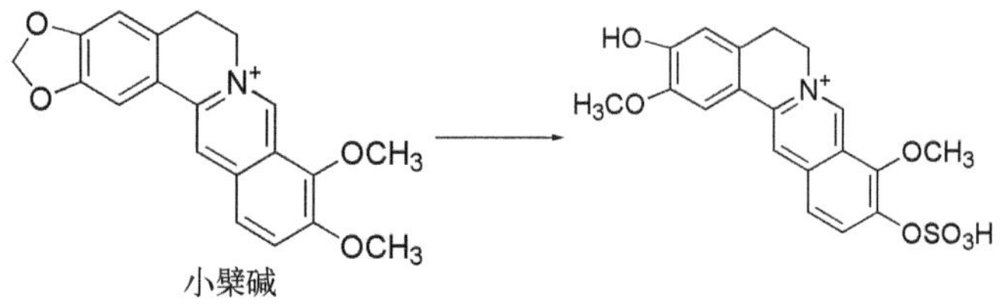

图 14-10　小檗碱硫酸结合反应

3. 乙酰结合反应　　乙酰化反应一般是体内外来物的去活化反应,也是一个重要的代谢途径。在 N-乙酰基转移酶催化下,以乙酰辅酶 A 为辅酶,中药成分利用其提供的酰基生成乙酰基化合物,使中药成分的水溶性降低,活性减小或毒性降低。含有伯胺基(包括脂肪胺和芳香胺)、磺酰胺、酰肼等基团的中药成分或代谢物可发生乙酰化反应,该反应将体内亲水性的氨基结合生成水溶性小的酰胺,不同于葡萄糖醛酸和硫酸结合反应都是使结合物亲水性及极性增加。

4. 氨基酸结合反应　　氨基酸结合反应是许多含羧基中药成分及代谢物的主要结合反应,芳香羧酸、杂环羧酸、芳乙酸均可与体内氨基酸(甘氨酸、谷氨酰胺等)以肽键形式结合,参加氨基酸结合反应的主要是取代的苯甲酸,如异香草酸的甘氨酸结合反应(图 14-11)。

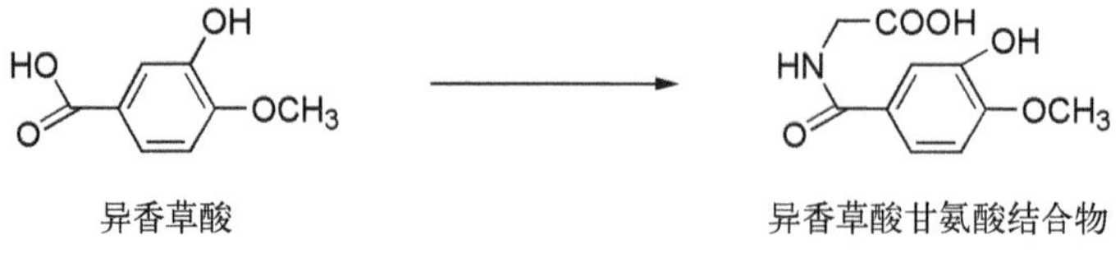

图 14-11　异香草酸的甘氨酸结合反应

5. 谷胱甘肽结合反应　　许多中药成分可在谷胱甘肽转移酶的催化下发生谷胱甘肽结合反应,生成的结合物中的谷氨酸和甘氨酸被解离掉后形成半胱氨酸结合物,在进一步被乙酰化成硫醇尿酸衍生物后可通过胆汁排出体外。谷胱甘肽的结合活性主要取决于它的巯基,而谷胱甘肽 S-转移酶则是影响谷胱甘肽结合反应的关键酶,其催化谷胱甘肽结合反应的起始步骤。

6. 甲基结合反应　　在甲基转移酶(包括 O-甲基转移酶、N-甲基转移酶和 S-甲基转移酶)的催化下,利用 S-腺苷蛋氨酸提供的甲基,中药成分的氧、氮及硫键可被甲基化。除了叔胺化合物甲基化后生成季铵盐水溶性增加有利于排泄外,甲基化反应与乙酰化反应一样,也是降低结合物的极性和亲水性,因此,甲基化反应一般是降低中药成分的活性,而不是用于体内外来物的结合排泄。

二、中药化学成分肠道代谢主要反应类型

中药成分的肠道代谢包含肠黏膜代谢和肠道菌群代谢。肠道中的药物代谢酶主要分布在肠黏膜上皮细胞,当中药成分进入肠道后被肠壁上皮细胞内的酶代谢与生物转化方式与肝内代谢转化相似。而中药成分在肠道菌群作用下的代谢转化方式则以分解反应为主,使中药成分分子量下降,极性变小,有利于肠道吸收。中药成分在肠内菌作用下的代谢反应类型主要有以下几种。

(一)水解反应

肠道菌群产生的 β-葡萄糖苷酶、β-鼠李糖苷酶、酯酶、葡萄糖醛酸苷酶等可使许多含有苷键、酯键、葡萄糖醛酸结构的中药成分发生水解反应,该反应为中药成分在肠内菌作用下的主要生物转化方式,且一般具有特异性。

(二)还原反应

肠道菌群能够产生肝脏中不含的硝基还原酶和亚硝基还原酶,这些酶可对含有硝基结构的化合物产生还原反应,使其转化为相应胺类化合物。此外,肠道菌群还能产生一些酶,可使桂皮酸类衍生物和不饱和脂肪酸类化合物的双键被还原。

(三)环裂解反应

中药成分中不同化学键可在肠道菌群产生的酶作用下发生开环分解反应,并且形成固定的环裂解模式。黄酮类化合物是目前研究较多的一类可在肠道内发生环裂解反应的物质,共有 4 种开环裂解模式,开裂部位分别在 C 环的 C_4 与 A 环的 C_5 之间(A 型裂解)、C 环的 C_3 与 A 环的 C_4 之间(B 型裂解)、A 环(C 型裂解)及 C 环的 1 位和 2 位之间(D 型裂解)。黄酮类化合物开环裂解后可形成苯甲酸、苯乙酸、苯丙酸等化合物。

(四)异构化反应

肠内菌中的某些菌种能够产生使化学成分异构化的酶,可对中药成分的立体结构和光学活性进行转化,在肠道菌群的代谢中甚至可以发生一些在有机合成中不能或难以进行的反应。

(五)结合反应

肠道菌群产生的酶可将自身细胞壁组成成分脂肪酸与中药成分结合成酯类物质,如乌头碱的肠内菌群转化。也可使某些反应活性较高的中药成分转化中间体相互结合,形成稳定的反应终产物,如紫草素在人肠内细菌作用下,可形成 10 种转化产物,其中有 5 个为二聚体化合物。

第四节　中药代谢和代谢组学研究实例

一、中药代谢研究实例

雷公藤内酯

雷公藤(*Tripterygium wilfordii* Hook F.)是一种传统中药,最早收载于《神农本草经》,具有清热解毒、祛风通络、舒筋活血、消肿止痛、杀虫止血等功效,广泛用于治疗类风湿性关节炎、皮肤病、系统性红斑狼疮、肾炎等疾病,还用于治疗肿瘤、内分泌疾病、器官移植抗排异反应等。由于雷公藤具有明显的毒副作用,临床不良反应发生率高,成为近半个多世纪以来发生中毒事件最多的中草药之一。雷公藤内酯(triptolide,TP),又称雷公藤甲素或雷公藤内酯醇,是雷公藤最具代表性的成分之一,为含三个环氧基的二萜内酯化合物,分子式 $C_{20}H_{24}O_6$,相对分子质量 360.4,其化学结构式见图 14-12。

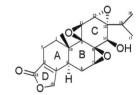

图 14-12　雷公藤内酯的化学结构

雷公藤内酯是雷公藤的主要有效成分之一,也是目前从雷公藤中分离出的活性最高的化学成分之一。药理实验和临床验证表明,雷公藤内酯具有显著的抗炎、免疫抑制、抗肿瘤、抗生育等作用。尽管具有很强的生理活性,但雷公藤内酯所具有的明显毒副作用使其在临床上的应用受到了极大的限制。CYP450 是药物代谢最重要的酶系,其同工酶的种类、活性等存在物种、种族、年龄、性别等个体差异,而且有些同工酶的活性还具有昼夜节律变化的特性,因而对于同一种药物,不同的人服用或同一个人在不同时间服用产生的药效及毒副作用可能不同。雷公藤制剂临床毒性反应的个体差异大,老人与儿童是中毒的高发群体。同时,其毒性反应还具有明显的时辰毒理学特征,中午服药易出现严重的不良反应,而睡前服药可明显降低不良反应的发生。因此,进行基于 CYP450 的雷公藤内酯代谢过程与其毒性反应的相关性研究具有重要意义。

1. 雷公藤内酯在大鼠肝微粒体中代谢特征　　雷公藤内酯与 Wistar 大鼠肝微粒体温孵,HPLC 检测显示产生 4 种代谢产物(M1、M2、M3 及 M4),采用 LC - MS/MS 法初步鉴定代谢产物可能均为 TP 的单羟基化产物。TP 的 2 个主要代谢产物(M3、M4)经制备获得单体化合物,利用液-质联用(LC - MS/MS)及核磁共振(¹H - NMR、COSY、HMBC)鉴定 M3 为雷公藤原植物中含有的成分雷公藤内酯二醇(Tripdiolide),M4 为 19 -羟基雷公藤内酯(19 - Hydroxytriptolide),结构见图 14 - 13。

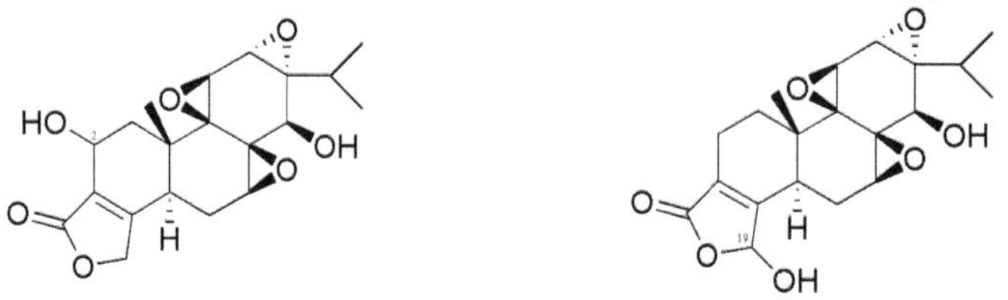

图 14 - 13　雷公藤内酯二醇(M3)和 19 -羟基雷公藤内酯(M4)的化学结构

采用细胞色素 P450 亚型酶 CYP1A2,CYP2D6,CYP2E1,CYP2C9,CYP2C19 及 CYP3A4 选择性抑制剂非那西丁(phenacetin,Pht)、奎尼丁(quindine,Qui)、二乙基二硫代氨甲酸酯(diethyldithiocarbamate,DDC)、氟康唑(fluconazole,Flu)、反苯环丙胺(tranylcypromine,Tra)、酮康唑(ketoconazole,Ket)对雷公藤内酯代谢影响的研究显示,CYP1A2、CYP3A4 和 CYP2C9 介导了雷公藤内酯在大鼠肝微粒体中的代谢,其中 CYP3A4 对 M2、M3 和 M4 的生成起着重要的作用,CYP2C9 同样与 M2、M3 和 M4 的生成有关。CYP1A2 主要影响 M4 的生成,对 M1、M2 的生成也有一定的作用。雷公藤内酯的代谢途径见图 14 - 14。

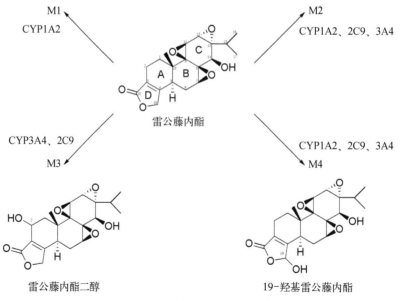

图 14 - 14　雷公藤内酯的代谢途径

在 CYP1A1/1A2 诱导剂三甲基胆蒽(3 - methylcholanthrene,3 - MC)或 CYP3A 诱导剂地塞米松(dexamethasone,DXM)诱导下,雷公藤内酯代谢速率显著提高,V_{max} 分别是正常大鼠肝微粒体的 3.45 和 9.58 倍,K_m 分别是 3.14 和 3.57 倍。在 DXM 诱导的大鼠肝微粒体中代谢产物 M3 生成量显著提高,M4 仅有少量生成,而 M1 和 M2 均未被检测到,同时产生了一个新的二羟基化产物。

2. 雷公藤内酯在不同年龄、性别大鼠肝微粒体中的代谢　　不同鼠龄的雌、雄 Wistar 大鼠肝微粒体总的 CYP450 酶水平无显著性差异,但雷公藤内酯的体外代谢动力学却存在鼠龄及性别差异。雄性大鼠中,幼年(4 周)与大龄鼠(>12 月)的 K_m、V_{max} 及内在清除率(CL_{int})值均相近,而成年鼠(2~3 月)的 K_m 值略低,V_{max} 及 CL_{int} 值则明显高于幼年与大龄鼠,雷公藤内酯在成年鼠肝微粒体中的代谢消除最快;雌性大鼠中,鼠龄对 K_m 和 CL_{int} 值影响较大,雷公藤内酯在幼鼠肝微粒体中的 CL_{int} 值约为成年及大龄鼠的 3 倍。幼年鼠的 K_m、V_{max} 及 CL_{int} 值未显示出性别差异,但成年及大龄鼠的性别差异则很明显。雷公藤内酯在成年及大龄雌性鼠肝微粒体中的代谢产物均未检测到 M4,在所有雌性鼠中 M2 的生成量也极少,显示代谢产物的生成性别差异明显。雷公藤内酯在不同鼠龄、性别大鼠肝微粒体中代谢的动力学参数见表 14 - 3,代谢色谱图见图 14 - 15。

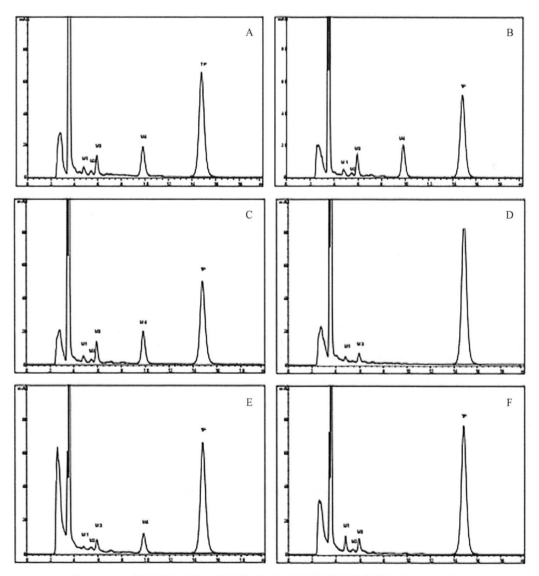

图 14 - 15　雷公藤内酯在不同鼠龄、性别大鼠肝微粒体中代谢的 HPLC 色谱图

A：♂,4 w;B：♀,4 w;C：♂,2~3 m;D：♀,2~3 m;E：♂,>12 m;F：♀,>12 m

表 14-3　雷公藤内酯在不同鼠龄、性别大鼠肝微粒体中代谢的动力学参数

鼠　龄	雌　性			雄　性		
	K_m （μg/mL）	V_{max} （μg/min/ mg pro）	CL_{int} （mL/min/ mg pro）	K_m （μg/mL）	V_{max} （μg/min/ mg pro）	CL_{int} （mL/min/ mg pro）
4 w	59.6	0.143 0	0.002 4	52.1	0.144 8	0.002 8
2~3 m	43.8	0.182 1	0.004 2	125.1	0.114 7	0.000 9
>12 m	61.8	0.130 6	0.002 1	197.2	0.156 9	0.000 8

中药代谢研究实例——淫羊藿

中药代谢研究实例——红参

基于代谢组学的心速宁胶囊抗心律失常作用机制研究

基于 NMR 代谢组学技术的稳心颗粒和维拉帕米保护心脏作用对比研究

二、中药代谢组学研究实例

（一）基于代谢组学研究心速宁胶囊抗心律失常的作用机制

心速宁胶囊是由黄连、半夏、茯苓、枳实、常山、莲子心、苦参、青蒿、人参、麦冬、甘草十一味中药组成的中药复方制剂,具有清热化痰、宁心定悸的功效,主要用于治疗痰热扰心所致的心悸,胸闷,心烦,易惊,口干口苦,失眠多梦,眩晕,脉结代,适用于冠心病、病毒性心肌炎引起的轻、中度室性过早搏动见上述证候者。

实验采用 LC-MS 代谢组学研究方法,探索心速宁胶囊发挥抗心律失常作用的机制。具体内容见知识拓展 14-3。

（二）基于 NMR 代谢组学技术对比研究稳心颗粒和维拉帕米对心脏的保护作用

稳心颗粒是一种由党参、黄精、三七、琥珀、甘松五味中药提取物组成的中药复方制剂。临床常用于治疗气阴两虚,心脉瘀阻所致的心悸不宁、气短乏力、胸闷胸痛等症。实验采用以质子核磁共振(^{1}H-NMR)为技术手段的代谢组学研究方法,比较研究了稳心颗粒和维拉帕米在大鼠心肌缺血再灌注(I/R)损伤模型中的代谢调控作用。具体内容见知识拓展 14-4。

【小结】

中药代谢是指中药成分在体内各种酶、肠道微生物以及体液环境作用下发生化学结构的改变,该过程又称为生物转化。肝脏是中药成分代谢的主要器官,富含 I 相和 II 相代谢所需的各种酶,参与 I 相代谢反应的主要代谢酶为细胞色素 P450。肠道是药物肝外代谢的主要部位,肠黏膜上皮细胞分布的多种药物代谢酶,介导许多中药在肠道中进行 I 相代谢和 II 相代谢。肠道微生物不仅可以直接作用于药物进行生物转化,还可产生各种代谢酶参与不同类型的药物代谢。肝、肠微粒体温孵法是体外研究中药代谢的重要手段,基因重组细胞色素 P450 酶系、肝肠组织切片、肠内容物温孵等也是常用方法,与人类基因有着高度同源性的斑马鱼也被用于中药成分代谢研究。性别、年龄、种属、个体差异、疾病及服药时间可影响中药成分代谢。 I 相代谢包括氧化、还原、水解等反应,主要使药物水溶性增强,活性发生改变; II 相代谢主要是结合反应,经过 I 相和 II 相代谢反应生成的代谢产物都可以直接排泄,而 II 相代谢产物则更易排出。中药成分在肠道菌群作用下的代谢转化方式则以分解反应为主,使中药成分分子量下降,极性变小,有利于肠道吸收。

代谢组学采用现代分析技术定性、定量分析生物体内所有的代谢物,寻找生理病理变化过程中的特征性代谢标志物。锁定与致病因素、药物毒性密切相关的代谢标志物,检测中药干预前后代谢标志物的变化,反映中药对体内代谢通路及其生物学功能的影响,进一步揭示中药的作用机制、评价中药的毒性与安全性。中药物质组学效仿代谢组学的研究思路,对中药材的化学组成进行高通量、无偏差的系统分析,全面快速地对药材的内在品质进行筛查,鉴定药材的真伪、反映药材质量的优劣。中药代谢组学研究方法主要涉及数据采集技术、数据统计分析方法、数据驱动的可视化设计三大部分。核磁共振波谱、超高效液相色谱-质谱、气相色谱-质谱是常

用的数据采集技术。数据转换是进行模识别多元统计分析之前的必要步骤。根据研究目的和实验条件不同,可以选择非靶向、半靶向、靶向的研究策略,从不同层面评价中药的药效或毒性作用。

```
中药代谢
├─ 研究方法
│   ├─ 代谢酶及微生物
│   ├─ 肝脏代谢:肝微粒体体外温孵、基因重组 CYP450、肝细胞体外温孵、肝组织切片、离体肝脏灌流、体内实验
│   ├─ 胃肠代谢:肠微粒体温孵、肠内容物温孵、全粪便温孵、单一菌株温孵
│   └─ 斑马鱼代谢模式
├─ 影响因素
│   └─ 性别、年龄、疾病、时辰节律等
└─ 反应类型
    ├─ 肝脏代谢:氧化反应(O-脱烃基、N-脱烃基、N-氢化等)、还原反应(偶氮还原、硝基还原、羰基还原等)、水解反应(酯水解、酰胺水解、苷水解等)、结合反应(葡萄糖醛酸结合、硫酸结合、乙酰结合等)
    └─ 肠内菌代谢:水解反应、还原反应、环裂解反应、异构化反应、结合反应

中药代谢组学
├─ 数据采集
│   ├─ 核磁共振波谱技术:水峰抑制脉冲序列
│   ├─ 超高效液相色谱-质谱联用技术:非靶向、半靶向、靶向研究策略
│   ├─ 气相色谱-质谱联用技术:柱前衍生化
│   ├─ 毛细管电泳质谱法
│   └─ 超临界流体色谱法
├─ 数据分析
│   ├─ 数据转换:均值中心化、自动标度化
│   ├─ 无监督模式识别:无监督降维方法、孤立点检测
│   ├─ 监督模式识别与多元回归:聚类判别分析、孤立点检测、多元回归、惩罚回归、非参数机器学习与递归划分方法、预测误差率和模型拟合
│   └─ 生物标志物识别的统计方法:统计全相关谱法、生物协同调节相关网络、基于参考匹配和二维统计相关数据的子集优化、统计异质光谱与数据融合
└─ 数据可视化
    ├─ 代谢表型数据的可视化分析:散点图、火山图、气泡图、热图、可视化知识库等
    └─ 用于可视化的工具:Python、R 语言、Cytoscape 等
```

主要参考文献

北京医学院,北京中医学院.中草药成分化学.北京：人民卫生出版社,1980.

陈德昌,鲁静,王宝琹.中药化学对照品工作手册.北京：中国医药科技出版社,2000.

陈卫东,肖学凤.中药药物代谢动力学.北京：科学技术出版社,2017.

丛浦珠.质谱学在天然有机化学.北京：科学技出版社,1987.

冯卫生.波谱解析.2版.北京：人民卫生出版社,2019.

冯卫生,王彦志,郑晓珂.中药化学成分结构解析.北京：科学出版社,2008.

冯卫生,吴锦忠.天然药物化学.北京：中国医药科技出版社,2018.

高锦明.植物化学.北京：科学出版社,2017.

郭春.药物合成反应.北京：人民卫生出版社,2014.

国家药典委员会.中华人民共和国药典.北京：中国医药科技出版社,2020.

何昱.中药化学.北京：科学出版社,2017.

胡昌奇.长春花中抗癌生物碱研究的最近进展.国外医学参考资料.药学分册,1976(6)：322－326.

贾伟.医学代谢组学.上海：上海科学技术出版社,2011.

匡海学.中药化学.3版.北京：中国中医药出版社,2017.

冷欣夫,邱星辉.细胞色素P450的结构、功能与应用前景.北京：科学出版社,2001.

李医明.中药化学.上海：上海科学技术出版社,2018.

刘斌.中药成分体内代谢与分析研究.北京：中国中医药出版社,2011.

裴月湖,娄红祥.天然药物化学.7版.北京：人民卫生出版社,2016.

石任兵,邱峰.中药化学.2版.北京：人民卫生出版社,2020.

孙汉董.二萜化学.北京：化学工业出版社,2011.

万海同,郭莹.中药药物代谢动力学.北京：化学工业出版社,2009.

王喜军.中医方证代谢组学研究进展.北京：科学出版社,2018.

吴宝剑,赵梦静,郭练霞.药物代谢与转运.北京：科学出版社,2020.

吴立军.实用有机化合物光谱解析：有机化合物光谱解析.北京：人民卫生出版社,2009.

吴立军.天然药物化学.北京：人民卫生出版社,2011.

肖崇厚.中药化学.上海：上海科学技术出版社,2018.

邢其毅,裴伟伟,徐瑞秋,等.基础有机化学.第四版.北京：北京大学出版社,2016.

许国旺.代谢组学：方法与应用.北京：科学出版社,2008.

杨世林,严春艳.天然药物化学.2版.北京：科学出版社,2017.

张玉军,刘星.天然产物化学.北京：化学工业出版社,2020.

赵泰,吴寿金,秦永祺.现代中草药成分化学.北京：中国医药科技出版社,2002.

中国科学院上海药物研究所植物化学研究室.黄酮体化合物鉴定手册.北京：科学出版社,1981.

LINDON J, NICHOLSON J, HOLMES E, et al. The Handbook of Metabolic Phenotyping. Cambridge：Elsevier, 2019.